わかりやすい
医学統計の報告
医学論文作成のためのガイドライン

第2版

How To Report
Statistics
in Medicine

Annotated Guidelines for Authors,
Editors, and Reviewers

監訳━━大橋靖雄／林　健一
著　━━Thomas A.Lang
　　　　Michelle Secic

中山書店

Director, Editorial Production: Linda Drumheller
Associate Publisher and Manager, Book Publishing: Tom Hartman
Production Supervisor: Allan S. Kleinberg
Senior Production Editor: Karen C. Nolan
Cover Design: Barry Moshinski
Interior Design and Composition: Michael E. Ripca
System Analyst/Developer: Scott Thomas Hurd

Copyright © 2006 by American College of Physicians

All rights reserved. No part of this publication may be reproduced in any form by any means (electronic, mechanical, xerographic, or other), or held in any information storage or retrieval system without written permission of the publisher.

Japanese translation rights arranged with The American College of Physicians, Inc.
through Japan UNI Agency, Inc., Tokyo.

How to report statistics in medicine: annotated guidelines for authors, editors, and reviewers / Thomas A. Lang, Michelle Secic.—2nd ed.

「知っている人には説明がいらないが，知らない人には説明のしようがない」という統計の禅問答にとまどっているすべての方に．
　そして，どうしたら説明できるかを教えてくれた，シカゴ大学メディカルライティング・エディティングプログラムのすべての学生に．

Thomas A. Lang
カリフォルニア州デイビス

　夫であり最良の友である John，その変わらない愛と援助に．John，あなたは私の礎です．
　いつも人生とは何かを教えてくれる私の娘たち，Stephanie と Nicole に．
　そして私の日々の人生を導いてくれる母 Barbara に．

Michelle Secic
オハイオ州シャンドン

謝辞

Bart J. Harvey, MD, PhD, MEd, FRCPC（カナダ王立医科大学特別研究員），FACPM（米国医学大学特別研究員）
　トロント大学家庭医学・プライマリケア部門の Giblon 教授・准教授

Ken Murray, MD, MS, MT（ASCP［米国臨床病理学会］）
　独立医学指導協会指導医，南カリフォルニア大学家庭医学部門臨床講師

　本書の大部分を査読していただいた Bart と Ken に心からお礼申し上げます．本版にとって極めて重要な貢献をしていただき，大変感謝しています．もし，彼らが我々の誤りを 1 つでも見過ごしていたら，しまったと思うにちがいありません．

前書き

2千年以上前から，医療上の判断には量的な事実が必要だといわれている．紀元2世紀に，Galen[1]は，以下のように書きとめている．

> （経験主義者は）一度しか起こらないことは受け入れられないし，真実であるとも見なせない，数回しか起こらないことも同様である，という．彼らは，頻回に起こること，毎回同じように起こることだけが受け入れられると信じ，真実であると判断する．

何世紀もこの見方は無視されたようである．ようやく，ほぼ2世紀前になって，Pierre-Charles-Alexandre Louis[2]がほぼ同じことを指摘している．

> 異なる治療法のどちらが優れているかという判断は，一方が他方よりも多くの人を治癒できたかどうかを調べることで可能となる．だから数える必要があるのである．ところが，この方法がまったく（またはほとんど）採用されなかったことが，治療法の科学がこれほど不確実なものとなっている原因のすべてではないにしろ，大部分を占めている．

Louisに続いてJules Gavarret[3]は，結論の確からしさを判断するためには，数値データによらなければならないとしたが，これは今日の我々の考え方に近い．

> 医学統計上の疑問に関連することとして明らかにすべきすべてのことは，それ自体が重要な3つの質問である．
> ①類似した事実や比較できる事実から何がわかっているかを明らかにすること．
> ②少数の事例から得られたどのような結論も治療に適用するのには不適切で，治療方法を提供できる統計は数百の観察に基づくものでなければならないこと．
> ③結論を導くルールを示すこと，事後説明はごく限られた例外を除き，真実たりえないこと，その例外を定める方法を用意すること．

Gavarretを「推測医学統計の父」と呼ぶ根拠となったもう一つの貢献は，数学者Poissonの確率計算をLouisの瀉血治療データに適用して，今日の信頼区間に近い計算である死亡率の真値の起こりうる範囲（可能な変動の限界）を示したことであろう．

しかし，Gavarret の医学分野の推測統計に対する貢献は，ほぼ 1 世紀に渡って顧みられなかった．実地医療は引き続き，ほとんどすべて権威あると考えられた格言や意見に依存していた．Thomas A. Lang と Michelle Secic が "*How To Report Statistics in Medicine*" の第 1 版の緒言で述べているように，20 世紀の半ばまで統計解析は事実に基づいた意思決定に大きな貢献をしてこなかったのである．

適切な研究デザインと統計解析は，Wynder と Graham，Doll と Hill による喫煙と肺がんの研究のように，公衆衛生にとって重要な結論をもたらすようになった．今日では，統計手法の知識がない医師でも，疫学研究や医薬品などの治療法に関する臨床試験の報告には，結果を支持する統計学的な根拠があるべきだと考えている．

残念ながら，我々が論文中で目にする統計解析は，必ずしもすべてが統計手法を適切に適用し，解析で得られた知見を明確かつ適切に報告しているわけではない．雑誌の編集者や査読者が論文の掲載を考慮する際に問題となる統計上の欠点を見つけることがあるかもしれないが，査読システムは統計データを判断し，どのように報告すべきかについては必ずしも万全でない．科学的な報告は高い水準で行わなければならないという義務を知っている著者は，彼らの発見について最も強力な統計的証拠を示すべきである．しかし，それだけでは十分ではない．著者はデータを明快に報告して，最も批判的な読者にも信頼でき，妥当であると納得してもらえるようにしなければならない．

1997 年に本書の第 1 版が出版されるまで，この重要な問題について手に入るガイドラインはほとんどなかった．生物医学関連のスタイルマニュアルのいくつかが統計データを公表する際のスタイルにわずかな紙数を割いていたが，それらは，著者が結果を明快，かつ自信をもって報告できるだけの統計学に関する知識があると想定したものであった．この点に特化した Lang と Secic による詳細な説明は，論文の著者のみならず編集者や査読者にとっても価値あるガイダンスとなろう．

その他の多くの医療関係者，医師，看護師，教師にも本書は有用である．彼らは，著者が論文の中でそれぞれの医療上の実務にとって重要な内容を明確に示してくれると期待できる．医学雑誌の読者は，著者が述べた結論を論文中に示された統計手法や結果が支持するかどうかについて，より的確に判断できるようになるであろう．

この Lang と Secic の主要著作の増補改訂版は，これまで以上に有用である．彼らの前書きが新しい内容を特定しているので，私がここでそれについて述べる必要はないであろう．統計に基づく結果を含む論文の著者，編集者，査読者は，引き続き恩恵を受けるであろう．そして，最も重要なことは，我々医療従事者の存在理由である患者が最終的にその恩恵を享受することである．

Edward J. Huth, MD, MACP, FRCP（[イギリス医師会会員]，ロンドン）
"*Annals of Internal Medicine*" 名誉編者

●参考文献
1) Galen. On Medical Experience, ch. 7. In : Three Treatises on the Nature of Science. Translated by Walzer R, Frede M. Indianapolis : Hackett ; 1985 : 59. Cited in : Huth EJ, Murray TJ, eds. Medicine in Quotations :Views of Health and Disease Through the Ages, 2nd ed. Philadelphia : American College of Physicians ; 2006 : 375.
2) Louis PCA. Essay on Clinical Instruction.Translated by Martin P. London : S. Highley ; 1834 : 26-8. Cited in : Huth EJ, Murray TJ, eds. Medicine in Quotations : Views of Health and Disease Through the Ages, 2nd ed. Philadelphia : American College of Physicians ; 2006 : 376.
3) Gavarret J. Principes Généraux de Statistique Médicale. Paris : Bechet Jeune et Labé ; 1840 : 26. [Translation by EJH]

序文

　　観察事実に基づく科学は統計によってのみ進歩できるということは，どの程度反映されているであろうか．もし医学が，この道具立て，進歩のための手段を無視してこなかったとしたら，医学はもっと多くの真実を得ることとなり，不確実な原理，曖昧さ，混乱の科学という批判を受けずにすんだであろう．

Jean-Etienne Dominique Esquirol,
初期のフランスの精神科医
1838年のLancetの引用[1]に基づく

　上記の引用を信じるならば，170年も前から医療従事者は，医療実務に統計学の考え方を取り込むことに気が進まなかったようである．この否定的な態度は，よく言えば不幸なことであり，悪く言えば許しがたいことであるが，いずれにせよわからないわけではない．統計学という学問分野は，医学を志す人の興味をほとんどひかない．細かいところが多く，複雑で理解するのに時間がかかり，身につけるためにはさらに多くの時間がかかるうえに，医学ではなく数学を学んだ人が教えることが多い．学部教育では，大部分の医療従事者が最低1単元の統計学の授業を受けるが，研究の出版物を理解したり，書いたりするのに必要なことを習得するものはまれである．さらに，医学が細胞レベルに拡大し，技術的にも高度になっているため，医学以外の領域に割ける時間は大学院のレベルでも減ってきている．

　時を同じくして，根拠に基づく医療evidence-based medicine（EBM）の進展によって，臨床上の問題解決には最善のエビデンスを用いるべきであるという考え方が確立した．ところが，EBMは医学文献に重きをおくため，公表された研究の質に強く依存する．そして，公表された研究の多くは，適切に報告されていない．実際に生物医学関連の文献では，研究に関する記述と統計に関する報告の質が低いという問題はずっと以前から世界中に広がっていて，重大な結果に陥るかもしれないのに，多くの読者は誤りに気づきもしない．ほとんどの誤りは基本的な方法論や統計学の概念に関するもので，若干のガイドラインを守れば容易に避けることができるにもかかわらずである[2]．

　1997年に我々は，そのようなガイドラインをわかりやすく，とにかくわかりやすく示すために"*How To Report Statistics in Medicine*"を出版した．それ以来，本書は世界中でよく使われる参考書となり，とりわけ中国語に翻訳されるという栄誉にも浴した．第1版の成功は喜ばしいものであり，いったん読者が報告のガイドラインを知り，理解すれば，それを使うはずだという我々の信念を確認することができた．読者がこれらの

ガイドラインを使えば，生物医学研究のよき生産者かつ消費者となり，したがって EBM をよりよく実践できるであろう．

　本書は典型的な統計学の本ではない．これは統計解析や計算に関する教科書ではなく，それらを報告または解釈する際の指針である．書名からもわかるように，生物医学研究の投稿，特に適切なものが査読する雑誌への投稿を考えているか，そうした雑誌の文献を評価する著者，編集者，査読者向けに書かれている．さまざまなトピックを平易な英語で概括し，統計用語や手法をわかりやすく説明した用語集や使いやすい索引などを用意したため，伝統的な大学の講義で生物統計学や医学研究を学ぶものにとっても有用な参考書となるであろう．

　この "*How To Report Statistics in Medicine*" の増補改訂版によって，我々は 85 年以上も前に Lawrason Brown 博士が望んだことを果たせたと期待している．

　　　医学の問題は統計手法にではなく，それをどう使うかを知らない医療従事者にある……誤解しないでいただきたい．誰も読みたがらない無味乾燥な統計の論文がよいといっているのではない．もし，よく好んで使われる「私の個人的な経験によると」という表現を，それを支持するだけの十分なデータがあるとき以外は使わないことがどれだけ重要か，皆さんにわかってもらうことができたとしたら，私の望んだことを達成できたといえよう[3]．

　私たちは，心からこの本が皆様のお役に立つことを願っている．

Thomas A. Lang
Michelle Secic

● 参考文献
1) Esquirol JED. Cited in : Pearl R. Introduction to Medical Biometry and Statistics. Philadelphia : WB Saunders ; 1941.
2) Lang T. Twenty statistical errors even you can find in biomedical research articles. Croatian Med J. 2004 ; 45 : 361-70.
3) Brown L. American Review of Tuberculosis ; September 1920, vol iv. Cited in : Pearl R. Introduction to Medical Biometry and Statistics. Philadelphia : WB Saunders ; 1941.

第1版への序文

> 統計の内容や形式を規定する標準を，著者が論文を書くときのガイドとして作成すべきである．
>
> J. R. O'Fallon, et al. [1]

　医学研究で統計学的確率がもつ意味を考えた最初の学者の一人が，カナダのハリファックスにあるダルハウジー大学の Donald Mainland 医師である．彼は1930年代に *Canadian Medical Association Journal* と *British Medical Journal* に初めて統計を報告したようである [2,3]．その後，医学研究に実験計画や統計解析の原則が次第に適用されるようになり，生物統計が研究の一分野として確立されていった．生物統計家は，医学研究を逸話のような症例報告から対照群をもつ実験的研究へ，そしてついには，科学的な検証として一般に受け入れられている大規模なランダム化比較試験へと移行させるのに必要であった．

　しかし，ここには問題がある．投稿論文の統計学的な品質を検討すると，最も権威ある医学雑誌でさえ，常に統計学的情報の適用，報告，解釈に多くの誤りが見出される．こうしたことを調査した最初の研究（我々が見た範囲では1959年に発表されたものが最初である）以来，主要な医学雑誌でさえ，誤りの割合は80％にも達している [4-19]．「これらの（統計学的な誤りに関する）検討で，対象とした論文の約50％に明らかな統計学的な誤りがあるという，驚くべき，また残念ながら一定した傾向が明らかとなった」[20]．さらに，これらの誤りの多くは，論文中の結論の妥当性に疑問を投げかけるほど重大なものであった [6,21]．

　同時に，これらの誤りの大部分は，ごく初歩的な統計学の教科書に取り上げられている内容に関するものであった．問題が基本的な事柄のようであるにもかかわらず，かくも重大で，広範にわたり，長期にわたって続いているのは，本当に不思議なことである．

　興味深いことに，何度も呼びかけがあったにもかかわらず [1,17,20,22-24]，統計解析の報告方法の助けとなるようなガイドラインや参考書は手に入らなかった．いくつかの一般的なガイドラインが生物医学雑誌に公表されたが [20,25-30]，我々の見るところ，それらは多くの著者や編集者が使うにはあまりにも一般的で，適用範囲が狭く，用語の使い方に特化しすぎていた．適切な報告方法に関するガイドラインを広範に適用しないかぎり，統計解析の報告に関する誤りが続くのは明らかである．

　そこで我々は，医学に関する統計学的な情報を報告するための詳細で網羅的，かつわかりやすいガイドラインを提供することを目的として本書を執筆した．さらに我々は，

解説や実例を示すことによって，また基礎となる数学的原理よりも実際の文中での使用方法に従ってガイドラインを構成することによって，統計学を専門としない人にガイドラインをもっと親しんでもらえるようにした．

　したがって，本書は普通の意味でいう統計学の本ではない．我々は研究デザイン，統計理論や統計手法，あるいは統計学的検定の計算方法を教えることを意図してはいない．我々は「科学的な公表をする際に，統計に関する情報をどのように示すか」だけに注力するとともに，こうした公表を客観的なものにするために役立つ考え方を議論する．我々は著者や研究者に研究の全段階で生物統計家と協力するように要請するものの，基本的な統計を正しく示したり，解釈したりするために全員が統計家になる必要はないとも信じている．もちろん，基本的な統計を正しく示したり，解釈したりするためには，正確，完全かつ理解可能な情報が容易に手に入る必要がある．本書はそうしたことを手助けするために書かれたものである．

　60年以上も前，前述のMainland医師は，統計解析の報告の将来について我々が期待する通りのことを言っている[2]．

>　……基本的な考え方がもっとしっかり理解されれば，さらに進歩するであろう．すなわち，統計手法の基本原理は比較的単純なもので，よく用いられる方法は容易に習得でき，そうした方法は数理に関する深い知識がなくても道具として使うことができ，これらの方法が結果にみせかけの正確さやまがいものの品質を付与するものではなく，こうした方法でもたらされる結果は，しばしば統計の助けを受けない観察者が考えるほど確定的ではないといった考え方である．こうしたことが理解されれば，統計手法はもっと広く使われ，さらに重要なこととして，研究者がどのようなときに統計家の助けを求める必要があるかがわかるようになるであろう．そうなると，すべての医学センターに統計コンサルタントが必要になる日が近づくかもしれない．

　意味を明快にすることこそがメディカルライティングの真髄であり，我々もこの真髄が明確になるようにしている．もし本書が統計解析を明快にする一助となるのであれば，医学研究の実施と解釈の改善につながるかもしれない．

Thomas A. Lang
Michelle Secic

●参考文献
1) O'Fallon JR, Duby SD, Salsburg DS, et al. Should there be statistical guidelines for medical research papers? Biometrics. 1978 ; 34 : 687-95.
2) Mainland D. Chance and the blood count. Can Med Assoc J. 1934 ; 656-8.
3) Mainland D. Problems of chance in clinical work. BMJ. 1936 ; 2 : 221-4.
4) Hall JC, Hill D,Watts, JM. Misuse of statistical methods in the Australasian surgical literature. Aust N Z J Surg. 1982 ; 52 : 541-3.
5) Schor S, Karten I. Statistical evaluation of medical journal manuscripts. JAMA. 1966 ; 195 : 1123-8.

6) Glantz SA. Biostatistics : how to detect, correct and prevent errors in the medical literature. Circulation. 1980 ; 61 : 1-7.
7) Lionel ND, Herxheimer A. Assessing reports of therapeutic trials. BMJ. 1970 ; 3 : 637-40.
8) Altman DG. Statistics in medical journals : developments in the 1980s. Stat Med. 1991 ; 10 : 1897-913.
9) White SJ. Statistical errors in papers in the British Journal of Psychiatry. Br J Psychiatr. 1979 ; 135 : 336-42.
10) Gore SM, Jones IG, Rytter EC. Misuse of statistical methods : critical assessment of articles in BMJ from January to March 1976. BMJ. 1977 ; 1 : 85-7.
11) Freiman JA, Chalmers TC, Smith H Jr, Kuebler RR. The importance of beta, the type II error and sample size in the design and interpretation of the randomized control trial. Survey of 71 negative trials. N Engl J Med. 1978 ; 299 : 690-4.
12) Reed JF, Slaichert W. Statistical proof in inconclusive "negative" trials. Arch Intern Med. 1981 ; 141 : 1307-10.
13) Gardner MJ, Altman DG, Jones DR, Machin D. Is the statistical assessment of papers submitted to the British Medical Journal effective? BMJ. 1983 ; 286 : 1485-8.
14) MacArthur RD, Jackson GG. An evaluation of the use of statistical methodology in the Journal of Infectious Diseases. J Infect Dis. 1984 ; 149 : 349-54.
15) Avram MJ, Shanks CA, Dykes MH, et al. Statistical methods in anesthesia articles : an evaluation of two American journals during two six-month periods. Anesth Analg. 1985 ; 64 : 607-11.
16) Godfrey K. Comparing the means of several groups. N Engl J Med. 1985 ; 313 : 1450-6.
17) Pocock SJ, Hughes MD, Lee RJ. Statistical problems in the reporting of clinical trials. A survey of three medical journals. N Engl J Med. 1987 ; 317 : 426 32.
18) Smith DG, Clemens J, Crede W, et al. Impact of multiple comparisons in randomized clinical trials. Am J Med. 1987 ; 83 : 545-50.
19) Gotzsche PC. Methodology and overt and hidden bias in reports of 196 double-blind trials of nonsteroidal antiinflammatory drugs in rheumatoid arthritis. Control Clin Trials. 1989 ; 50 : 356.
20) Murray GD. Statistical aspects of research methodology. Br J Surg. 1991 ; 78 : 777-81.
21) Yancy JM. Ten rules for reading clinical research reports [Editorial]. Am J Surg. 1990 ; 159 : 553-9.
22) Shott S. Statistics in veterinary research. J Am Vet Med Assoc. 1985 ; 187 : 138-41.
23) Hayden GF. Biostatistical trends in Pediatrics : implications for the future. Pediatrics. 1983 ; 72 : 84-7.
24) Altman DG, Bland JM. Improving doctors' understanding of statistics. J R Statis Soc A. 1991 ; 154 : 223-67.
25) Altman DG, Gore SM, Gardner MJ, Pocock SJ. Statistical guidelines for contributors to medical journals. BMJ. 1983 ; 286 : 1489-93.
26) International Committee of Medical Journal Editors. Uniform requirements for manuscripts submitted to biomedical journals. N Engl J Med. 1991 ; 324 : 424-8.
27) Elenbaas RM, Elenbaas JK, Cuddy PG. Evaluating the medical literature. Part II : Statistical analysis. Ann Emerg Med. 1983 ; 12 : 610-20.
28) Murray GD. Statistical guidelines for the British Journal of Surgery. Br J Surg. 1991 ; 78 : 782-4.
29) Sumner D. Lies, damned lies — or statistics? J Hypertens. 1992 ; 10 : 3-8.
30) Journal of Hypertension. Statistical guidelines for the Journal of Hypertension. J Hypertens. 1992 ; 10 : 6-8.

緒言

> 統計ガイドラインを示すことを統計学の教育と混同してはいけない．
> S. L. George [1]

　1997年に"*How To Report Statistics in Medicine*"が出版されて以来，ほとんど（全部とはいわないものの）の統計解析の報告に関するガイドラインは変わっていない．第2版が必要となったのは，こうしたガイドラインをどう説明するのが一番よいかがわかってきたことと，いくつかの新しいトピックを追加したり，第1版から大幅に変わったトピックを更新したりする必要があったためである．

　この"*How To Report Statistics in Medicine*"第2版は，5部構成の21の章に加えて，5つの付録からなる第6部，そして参考文献と索引によって構成される．

第1部　医学領域の統計の報告に関するガイドライン

　12の一般的な統計の使い方を説明した12の章からなる．これらの章は，統計学の専門家でなくても適切なガイドラインを探しやすいように表題をつけ，章立てを考えた．第2版では，リスクの尺度の報告と疫学的手法の報告に関する2つの新しい章が追加されている．

第2部　研究デザインと研究活動の報告に関するガイドライン

　第1版では第1章に含めていたものである．このトピックは包括的な1つの章とするのではなく，生物医学研究で用いられる主要な研究デザインごとに4つの新しい章に分けた．具体的には，実験的研究（特にランダム化比較試験），コホート研究，ケースコントロール研究および横断研究である．

第3部　研究の統合手法の報告に関するガイドライン

　このトピックに関する第1版の3つの章をそれぞれ更新，改訂したものである．すなわち，系統的レビューとメタアナリシスの報告，経済的評価の報告，決定分析と診療ガイドラインの報告である．これらは，複数の独立した研究を統合し，研究課題により踏み込んだ洞察を与えるための手法である．

第4部　図表を用いたデータと統計量の提示に関するガイドライン

　2つの章で構成し，効果的な図表の作り方に関する最新の考え方や研究成果を盛り込んだ．図表は量的な情報を示すもので，本質的に統計と切り離すことができない．

第5部　統計用語と統計手法のガイド

　第1版から拡張し，550以上の項目を盛り込んだ．これらの項目では，生物医学研究の文脈の中で用語や概念が何を意味するのかを示した．数学的，理論的に純粋な定義を目指したものではない．いずれの項目も，統計学について限られた知識しかもたない読者でも理解できるように記載した．

第6部　付録

　最初に文中での数字の表記方法，2番目に一般的な数学記号や統計記号の表記方法，3番目に統計用語や検定の望ましいつづり方を示した．4番目の付録は，さまざまな学術団体が作成した報告ガイドラインの一覧とインターネットリンクである．最後に生物医学研究を実施または評価するうえで遭遇する誤り，交絡，バイアスの主な原因を示した．

　本書のガイドラインは，徹底した文献精査のうえでまとめたものである（文献一覧参照）．実際，すべてがその領域の権威から広く認められている．また，ほとんどが，理解，評価および正しい適用を容易にするために注釈・解説・説明用の架空の事例を含んでいる．ガイドラインは参照しやすいように番号を付けた．また，ガイドラインが特別な意味をもつ場合には，以下のアイコンを用いた．

- 主要なガイドラインの特別な場合に用いられるサブガイドライン
- 主要なガイドライン中の情報を報告または解釈するうえでしばしば問題となる注意点
- 統計の記述や計算を確認するためのチェック
- 他のガイドラインや他の章にある補足情報への参照

　ガイドラインは，研究の中の統計に関する内容の正確さ，明確さ，完全性を向上するために用いるべきで，これによって研究が適正に評価されるようになる．ガイドラインを見境なく用いるべきではなく，研究のあら探しだけのために用いるべきでもない．本書で提供した情報が単に誤りを明らかにするだけではなく，本当に正しいことは何かを判断するために用いられることを期待する．

● 参考文献
1) George SL. Statistics in medical journals : a survey of current policies and proposals for editors. Med Pediatr Oncol. 1985 ; 13 : 109-12.

臨床的な有意と統計学的な有意との違い

> 片足が氷で凍り，もう一方の足が熱湯に浸かった人は，平均すると快適な状態にあるといわれてきた．
>
> J. M. Yancy [1]

　医学研究の報告と解釈で最もよく認められる誤りは，臨床的有意と統計学的有意とを区別しないことである（メディカルライティングの分野では「有意」は統計学的な意味で使うことになっているため，本書ではこれ以降，「臨床的有意」を意味する際には「臨床的に重要」という表現を用いることとする）．一般に，「臨床的に重要な知見」が患者の治療に意味をもつ結論である．これに対して，「統計学的に有意な知見」は確率に基づく結論である．

　統計学的に有意な知見は，それだけでは医療の実際にはほとんど寄与しない．同様に，単一の事例で認められた臨床的に重要な知見は，生物学的な位置づけを確定するものではない．価値があるのは臨床的に重要かつ統計学的に有意な知見であり，その理由は，そうした知見は（そうでない知見よりも）患者集団で共有される生体内プロセスの結果によるもので，測定，説明，予測，制御が可能と考えやすいためである．

　ここで，統計学的有意差と臨床的な重要性の違いについて読者の注意を喚起したい．

1．統計学的有意差は，偶然が結果に及ぼす影響を反映する．臨床的な重要性は，結果の生物学的な価値を反映する．

　一般に，大きなグループ間の小さな差異は，統計学的には有意だが臨床的には意味がない．2つの成人のグループ間で認められた0.02 kgの体重差は，その差がたとえ100回に1回（$P<0.01$），それどころか10万回に1回（$P<0.00001$）しか偶然では起こらないとしても，臨床的に重要とは考えにくい．

　同様に，小さなグループ間での大きな違いは，臨床的には重要であっても統計学的には有意でないことがありうる．20人の患者のうち1人が死亡したら，統計学的に有意であろうとなかろうと，その死亡は臨床的に重要である．重要な質問は，臨床的に重要な違いが実際に存在するとしたときに，その差を検出できるほど十分に標本数が大きいかどうかである．この質問は検出力に関するものの1つである．

2．統計量は，個人が集まったグループから得られる．一方，医学は特定の個人を対象とする．

　統計は生物学ではなく確率に基礎をおいているため，患者個人ではなく集団を扱う．

医学研究をベースに個々の患者の治療にあたる医師は，まさに賭けをしているようなものである．なぜならば，似たような患者の集団で真実と認められたことが特定の1人の患者でも真実であることを期待しているからである．

3．統計上の結論が意味あるものになるためには十分な量のデータが妥当であることが必要である．一方，医学的な判断は，しばしば不十分なデータで行わなければならない．

小標本の統計量を比較すると，しばしば検出力が不足する．すなわち，研究者が自信をもって結論を下すのに十分な情報を集めないことがしばしばある（たとえば，新しい治療は標準治療と同等またはそれ以上か，に関する結論）．検出力が低いのに，結果がネガティブであったとか，統計学的に有意でないとする研究報告は，実際にはまったくネガティブなものではない．それは結論が出せないということである．同じ理由で，少数ずつの治療群と対照群の投与開始前値に統計学的有意差が認められなかったとしても，両群が同等であると結論するのは不適切である．証拠がないということは，ないことの証拠にはならない．

4．統計の回答は確率論的であるが，治療には断固とした判断が求められる．

統計は確率の概念を取り込んでいる．ある結果が偶然に起こる可能性は1000回に1回より少ない（すなわち $P<0.001$）という場合でも，それでも偶然の結果かもしれない．単に，偶然で説明できる可能性は低いといっているにすぎないのである．ある標本で得られた結果は，より大きな集団で起こるであろうことの推定値となる．95％信頼区間はこの推定結果の精度の指標であるが，これも確率的なものであり，絶対に確実なものではない．

5．統計解析には測定が必要である．医学ではときどき洞察が要求される．

科学とは測定することである．不幸にして，医学ではすべてを簡単に測定できるわけではない．抑うつ，痛み，生活の質 quality of life などがその例である．もっと生体の生理的なもの，たとえば，肝機能や心臓の状態などでも定量的に示すことは容易ではない．測定と確率的な言明は医学に大いに有用ではあるが，多くの場合，経験，見通し，直観に置き換わることはまだできていない．

6．統計と臨床とで「正常」という用語の使い方がしばしば混乱し，曖昧である．

通常，統計では，「正常」という用語は値の分布が左右対称のベル（釣鐘）型であることをさす．グラフに描いた場合にそうした分布になると，データは「正規分布」であるといわれる．これに対して医学では，「正常」はごく普通に，一般的であること，許容できること，健康であることを意味する．

この2つの定義は，不幸なことにしばしば結合してしまい，ある測定値が正規分布の中でよくみられるかどうかで，臨床的な正常が定義される．すなわち，健康な集団から

得られた値の中央部分の95％が正常と考えられ，最も低いほうの2.5％と最も高いほうの2.5％が異常とされる．

　しかし，そうした定義は統計学的なものであり，臨床的なものではない．臨床的な意味での「正常」は，その値が分布のどのような位置にあろうと，病気や障害の可能性が低いことをさすものである．同様に「異常」は，分布の中の位置にかかわらず，病気の可能性が高いことをさすものである．

●参考文献
1) Yancy JM. Ten rules for reading clinical research reports [Editorial]. Am J Surg. 1990 ; 159 : 553-9.

読者への覚書

> 私の本は水だ．えらい人の本はワイン．水ならみんなが飲む．
>
> Mark Twain

　よいワインも生物統計も，複雑さと希少さが特徴で，それを知り尽くすために時間を費やしたわずかな人たちだけにしか深く理解できない．そのような読者には，お詫び申し上げる．この本は，あなた方のために書かれたものではない．むしろ，もっと多くの読者，すなわち統計学の基礎を理解したいと熱望しながらも，細かい点には関心がないという読者のために書かれたものである．本書は，統計解析の結果を報告または解釈するためのもので，確率理論や数理的概念を理解するためのものではない．本書は，水を飲む人のためにある．

　わずかな関連知識しかない読者を対象として，多くの統計的概念を数理的にも正しく，かつわかりやすい言葉で説明することは極めて困難である．我々の説明が細かい点の一部を省き，意味を区別すべきところを省略しているとしたら，それは，我々がそうした細かい点や区別がほとんどの読者の注意を説明からそらしてしまうか，適切ではないと考えたためである．

　本書中の例示は，統計の概念を説明するために創作されたものである．ほとんどすべては仮想のもので，これは教材であるとご理解いただき，医療上の事実とは受け止めないでいただきたい．

日本語版の発行に際して

　本書は How to report statistics in medicine : annotated guidelines for authors, editors, and reviewers 第2版の全訳である．著者の一人である Thomas A. Lang 氏は米国メディカルライター協会で指導的な立場を長く務めてきた方で，欧州やアジアでもメディカルライティングの教育活動に取り組んできた経歴を有する．日本でも，2000年から Drug Information Association，財団法人日本科学技術連盟，特定非営利活動法人日本メディカルライター協会などで毎年講義を実施していただいており，日本のメディカルライターの育成に対する貢献者ということができる．Lang 氏は日本の古武道の愛好家でもあることから，講義中に簡単な日本語を話すなど，日本人聴講者を引き込むための工夫を随所に盛り込んでくださり，その講義スタイルには数多くのファンが存在する．

　How to report statistics in medicine の第1版が出版されたのは1997年である．当時は仮説検定の結果が統計学的に有意か，有意でないかだけを叙述した医学論文や新薬の承認審査資料が氾濫しており，「まず記述統計量をきちんと示したうえで，仮説検定の結果だけでなく，エフェクトサイズとその信頼区間も示す」といったガイドラインはこうした文書の作成に大きな影響を及ぼした．第2版では全体の構成が大きく変更されたが，第1版の1章から4章はメディカルライティングの金字塔であり，これらは第2版の第1部に反映されている．医学論文や承認審査資料を作成した経験の少ない方は，ぜひ本書の第1部を注意深く読んでいただきたい．そうすることによって多くのものが得られるはずである．

　また，第2版では観察研究の報告方法が詳しく解説されている．日常の診療にランダム化という強力な介入をすることによってバイアスを回避する臨床試験と異なり，観察研究ではバイアスの可能性をどれだけ慎重に吟味するかが研究の質を左右する．したがって，観察研究の成績を報告する際にもバイアスの可能性に言及することが重要で，こうした言及が不十分だと，一流誌には論文が受理されないことにもなりかねない．現在ではStrengthening the Reporting of Observational Studies in Epidemiology（STROBE）といった指針も公表されているが，研究の種類ごとに論文作成時の留意点を整理した第2部は，臨床試験に関与する方だけでなく，観察研究に関与する方にとっても有用と思われる．

　中山書店から日本語版の作成を依頼されたのは2006年秋で，それから約5年が経過した．翻訳一次案の作成は当初計画したとおりに進まず，本書に示す翻訳担当者の方々に急遽一次案の作成をお願いするなどの紆余曲折があり，日本語版の発行には予想外の時間を費やしてしまった．さらに，臨床試験の用語とは異なり，観察研究や決定分析の

用語は日本語訳が統一されているとはいえず，こうした用語の翻訳には七転八倒の苦しみを味わうこととなった．本書でも一部には注釈をつけたが，翻訳の苦労は何かの機会に公表できればと考えている．そうすることが翻訳者にとって有用と考えるためである．

　こうした苦労があるだけに，本書が発行されることは監訳者の大きな喜びである．本書は単に解析結果を医学論文や承認審査資料にまとめる際の留意点を述べたものではなく，研究開始時の留意点にも言及している．たとえば，「この研究でどのような疑問を解明したいのか，research question をまず明らかにせよ」といったガイドラインは，多くの研究者にとって役に立つはずである．その意味で，本書は臨床研究全般に対する教科書ということができ，多くの方に読んでいただければ幸いである．

東京大学大学院医学系研究科
公共健康医学専攻生物統計学分野教授
　　　　　大　橋　靖　雄

アラメディック株式会社代表取締役
東京大学大学院医学系研究科非常勤講師
　　　　　林　　　健　一

翻訳担当者一覧

　日本語版の作成に際しては，以下の方々に翻訳一次案を作成いただき，その後，大橋が統計用語の翻訳の正確性を確認するとともに，林が用字・用語・語調などの統一を含めて，全体を改訳しました．

安藤　聡美	滝澤美奈子
伊賀美奈子	西村多寿子
泉　　早苗	藤井　久子
植谷　可恵	藤井真理子
久保　祐一	船渡川　隆
熊倉　智彦	牧野　彩乃
佐藤　彩子	松沢　和子
塩野　未佳	宮武　洋子
高田　昌樹	（順不同，敬称略）

　ご多忙の中，快く翻訳案の作成にご協力いただいたことに深く感謝いたします．ただし，翻訳に関して何らかの誤りがあれば，それはすべて監訳者の責任であることを付記します．

東京大学大学院医学系研究科
公共健康医学専攻生物統計学分野教授
　　　　　　　　　　大　橋　靖　雄

アラメディック株式会社代表取締役
東京大学大学院医学系研究科非常勤講師
　　　　　　　　　　林　　　健　一

CONTENTS

謝辞── iv
前書き── v
序文── viii
第1版への序文── x
緒言── xiii
臨床的な有意と統計学的な有意との違い── xv
読者への覚書── xviii
日本語版の発行に際して── xix
翻訳担当者一覧── xxi

第1部　医学領域の統計の報告に関するガイドライン ── 1

第1章　データを要約する ── 3
数値と記述統計量の報告

第2章　イベントの確率を比較する ── 15
リスクの尺度の報告

第3章　標本から母集団に一般化する ── 32
推定値と信頼区間の報告

第4章　P値とともにグループを比較する ── 38
仮説検定の報告

第5章　複数のP値を調整する ── 52
多重検定の問題

第6章　関係を調べる ── 62
関連と相関の解析の報告

第7章　1つ以上の変数から値を予測する ── 72
回帰分析の報告

第8章　複数の変数を用いてグループを解析する ── 90
分散分析（ANOVA）の報告

第9章　イベント発生までの時間をエンドポイントとして評価する ── 97
生存時間解析の報告

第10章　疾患の有無を決定する ── 105
診断検査の性能特性の報告

第 11 章 「事前確率」を考慮する ……………………………………………… 124
　　　　ベイズ流統計解析の報告

第 12 章 集団内の疾病と障害の傾向を記述する ……………………………… 132
　　　　疫学指標の報告

第2部 研究デザインと研究活動の報告に関するガイドライン ── 145

第 13 章 実験的研究で介入の効果を評価する ………………………………… 149
　　　　ランダム化比較試験の報告

第 14 章 曝露からアウトカムまで前向きに観察する ………………………… 186
　　　　コホート研究または縦断研究の報告

第 15 章 アウトカムから曝露まで後ろ向きに観察する ……………………… 193
　　　　ケースコントロール研究の報告

第 16 章 曝露とアウトカムを同時に観察する ………………………………… 201
　　　　調査や横断研究の報告

第3部 研究の統合手法の報告に関するガイドライン ── 213

第 17 章 関連する研究の結果を合成する ……………………………………… 215
　　　　系統的レビューとメタアナリシスの報告

第 18 章 治療の費用と結果を秤にかける ……………………………………… 236
　　　　経済的評価の報告

第 19 章 治療の選択肢を伝える ………………………………………………… 256
　　　　決定分析と診療ガイドラインの報告

第4部 図表を用いたデータと統計量の提示に関するガイドライン ── 273

第 20 章 表を用いてデータと統計量を示す …………………………………… 275
　　　　表による値，グループおよび比較の報告

第 21 章 視覚的にデータと統計量を示す ……………………………………… 294
　　　　図による値，グループおよび比較の報告

第5部 統計用語と統計手法のガイド ── 329

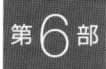 **付録** ──────────── 385

1. 文中に数値を記載する際の規定 ……………………………………… 387
2. 数学記号の表記法 ……………………………………………………… 390
3. 統計学の用語と仮説検定のスペル …………………………………… 391
4. 報告方法に関する他のガイドラインへのリンク …………………… 392
5. 生物医学研究で生じる誤差，交絡およびバイアスの原因 ………… 395

Bibliography ………………………………………………………………… 405
索引 ………………………………………………………………………… 421
著者について ……………………………………………………………… 430

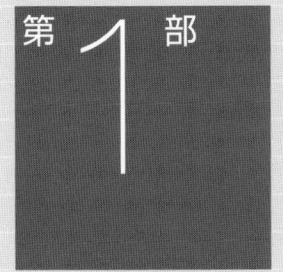

第1部 医学領域の統計の報告に関するガイドライン

適切な推論を妨げる報告は適切ではない．

S. E. Fienberg [1]

●参考文献
1) Fienberg SE. Damned lies and statistics : misrepresentations of honest data. In : Council of Biology Editors, Editorial Policy Committee. Ethics and Policy in Scientific Publication. Bethesda, MD : Council of Biology Editors ; 1990 : 202-6.

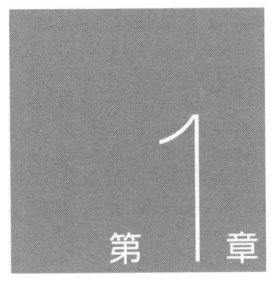

データを要約する

第1章 数値と記述統計量の報告

　いくつかの中からある要約統計量を選択することが，それほど多くはないにしても，公表論文を読む医師の臨床的判断に影響を及ぼすことがある．だとすれば，医学論文中での要約統計量の使用には細心の注意を払う必要がある．

L. Forrow, W. C. Taylor, R. M. Arnold [1]

　記述統計量とは収集したデータを数値で要約したものである．大量のデータを少数の扱いやすい数値に減らすため，通常，要約統計量の生成が研究結果の解析や発表の第一段階となる．たとえば，5000人の患者の脈拍数を列挙することは，実用的でもないし，有用でもないが，そのグループの脈拍数の平均値，最大値，最小値を報告することは実用的かつ有用である．ここで脈拍数の平均値，最大値，最小値は，5000個のデータを3つの数値に要約する記述統計量である．

　本章では，①数値の精度，②パーセンテージ，③カテゴリカルデータ，④連続データ，⑤対応のあるデータ，⑥変換したデータ，⑦小標本のデータ，の報告に関するガイドラインを示す．

数値の精度

1.1 すべての数値を適切な精度で報告する．

　誤った（「偽似」）精度は望ましいものではなく，誤解を招くことがある．平均余命22.085年と報告することは，実際上，平均余命22年という事実に何の追加ももたらさない．Ehrenberg [2] によれば，読者が実際に対応できる有効数字はわずか2桁である．したがって，それ以上の精度が本当に必要でないかぎり，数値は有効数字2桁に丸めるべきである．次の3つの記述（Ehrenbergの考えの適用）を比べてみよう．

①女性研修医は29,942人から94,322人に，男性研修医は13,410人から36,061人に増加した．
②女性研修医は29,900人から94,300人に，男性研修医は13,400人から36,100人に増加した．
③女性研修医は30,000人から94,000人に，男性研修医は13,000人から36,000人に増加

サブガイドライン　チェックの仕方　潜在的な問題　関連情報

した.
　記述①では5桁の数字を比較することが難しいため,医師の数が3倍に増えたということがわかりにくい.有効数字3桁に丸めた記述②のほうがわかりやすいが,それでも3桁目に注意が向く.しかし,記述③は数値を2桁に丸めており,およそ1：3という関係がより明確になる.

> **解析時ではなく,発表時に数値データを丸める**[3)].数値を丸めると情報が失われ,結果の質に影響を及ぼす可能性がある.上記の例では,いくつかの理由から研修医の正確な人数を報告することが必要なのかもしれない.丸めた数字は,読者が結果の全体像をつかむためには有用であるが,より正確なデータの記述が必要な場合には使用すべきではない.

> **ほとんどの臨床研究と多くの生物学的研究では,小数点以下3桁以上の数値を示す場合には,そのような精度が必要かどうかを検討すべきである.**測定にはかなり高い精度を要求するものがあり,そのような精度の報告が必要となることもある.しかし,生物医学研究では精度の高い測定値にはそれほど価値がない.たとえば,報告に必要な最小の P 値は "$P<0.001$" である.

パーセンテージの報告

1.2　パーセンテージの報告では,常に計算の分子と分母を表示する.
　パーセンテージの長所は,サイズが異なるグループを共通の尺度で比較できることであり,短所はパーセンテージだけだと全体を見通せないことである.たとえば,患者の20％が治療に成功したという記述は,5人中1人に対しても,5000人中1000人に対しても正しいことになる.パーセンテージの分子と分母はカッコ内に示すこともできるし,逆にパーセンテージのほうをカッコ内に示すこともできる.例：25％（650/2598）,33％（患者90人中30人）,ウサギ16匹中12匹（75％）.

> **分子と分母を確認し,パーセンテージを再計算する.**これは,標本全体ではなく標本のサブグループに対するパーセンテージを示す場合によく生じる問題である.たとえば,「心臓病を有する男性1000人中800人（80％）は血清コレステロールが高く,この800人中250人（31％）は座っていることの多い人々であった」.31％は250/800のことであって,250/1000のことではない.

1.3　標本サイズが100を超える場合はパーセンテージを小数点以下1桁まで表示し,100未満の場合は整数で表示する.標本サイズが20に満たなければ,パーセンテージではなく実際の数値を示すことを検討する.
　標本数が小さいかどうかの分割点 cutpoint に用いた20という値は,妥当ではあるが,恣意的なものである.特に,小標本では,パーセンテージが示している数値自体よりも

パーセンテージのほうがかなり大きくなることがあり，誤解を招きやすい．例：この実験では，33％のラットが生存し，33％が死亡した．3匹目は逃げてしまった．

1.4 データの変化をパーセントの変化として示す場合は，式［（最終値－初期値）／初期値］を使用し，結果に100を乗じて増加または減少パーセントを求める．

この式を用いて，結果が負の値であればマイナス符号を除いて「変化」を「減少」と呼び，結果が正の値であれば「変化」を「増加」と呼ぶ．

例

- 体温が30℃から40℃に10℃上昇することは33％の上昇である．
  （40－30）／30＝0.33．10℃は30℃の1／3．
- 体温が40℃から30℃に10℃低下することは25％の低下である．
  （30－40）／40＝－0.25．10℃は40℃の1／4．

カテゴリカルデータの要約

記載例

25の腫瘍のうち5つのみが悪性であった．ここでは，
- 悪性腫瘍と良性腫瘍の比 ratio は，5：20．
- 悪性腫瘍の割合 proportion は，5／25または0.2．
- 悪性腫瘍のパーセンテージ percentage は，（5／25）×100％，すなわち20％．
- 5年間の追跡調査後，患者25人中5人に悪性腫瘍が認められたのであれば，5年間再発率 rate は20％である（率 rate は時間的な要因と関連する）．

1.5 率 rate，比 ratio，割合 proportion およびパーセンテージの分母を特定する．

カテゴリカルデータ categorical data（名義データまたは順序データ）は，各カテゴリーの参加者数または観察数を数えたものである．このようなデータはパーセンテージや他の比とともに記述されることが多い．たとえば，ある標本を血液型に基づいて4つの名義データに分けると，各カテゴリーの患者数は合計100％となる4つのパーセンテージで表されるかもしれない．通常，比の分子はすぐに特定できるが，分母はグループ全体またはサブグループのどちらの可能性もあるため，どれを分母とするのか明記することが重要である．例：血液型がAB型のグループは標本内の全患者の15％（100人中15人）で，ある病状をもつ患者18人の67％（18人中12人）である．

図の使用が正当化されるほどカテゴリーの数が多くなければ，カテゴリカルデータは文章で要約する．

1.6 連続データを「分割点 cutpoint」で順序カテゴリーに分けた場合は，分割点とその設定根拠を明らかにする．

たとえば，男性100人の身長の測定値はメートル単位で連続分布として扱うこともで

きるし，低・中・高の3つの順序グループに分類することもできる．統計学的には，順序データと連続データとでは扱い方が異なるため，これらのカテゴリーを使用した時期と理由を知ることは有用である．連続データを順序カテゴリーに分類することは好ましくない可能性がある．なぜならば，個々の値をより少ない数のより一般的なカテゴリーにまとめることによって情報が失われるためである．しかし，計算を単純にする場合には，連続データを順序カテゴリーに分類するのが好ましいこともある．年齢を解析する際，連続変数としてではなく一連の順序カテゴリーとして扱うのは，一般的な例である．

> **連続データとして扱われた順序データの解釈に注意する**[4]．一般的ではあるが，問題のある例は，少数の順序カテゴリーを連続データのように扱うことである．たとえば，病気の重症度を表すのに「1＝疾患なし，2＝軽度，3＝中等度，4＝重度」という4段階のスケールを使用したとする．この場合，数名の患者のスコアを統合して重症度の平均値（たとえば2.3）を算出することがあるが，こうしたスコアはカテゴリー間の概念的な「距離」が一様ではないため，現実的なものではない．「疾患なし」と「軽度」との「距離」のほうが，中等度と重度との「距離」よりもずっと「大きい」かもしれない．こうしたデータの要約には，各カテゴリーの頻度や，最も頻度が大きいカテゴリー（**最頻 modal** スコア）を報告するほうが適しているであろう．
> 　これに対して，順序スコアを平均することが有用なこともある．入院の満足度を7段階で表す場合，3.2や5.3のような端数で平均値を示すのに反対する人は少ないであろう．しかし，ここでも，スコアが近似的に正規分布している場合にのみ平均スコアは適切なものとなる．スコアの分布が歪んでいれば，スコアの中央値（分布を上半分と下半分に分けるスコア）が最も報告に適した値であり，スコアが2峰性の分布を示していれば，2つの最頻スコア（2峰性分布の2つのピーク値）が最も適した値である（**ガイドライン 1.7** 参照）．

連続データの要約

記載例

- 抗体力価の範囲は25～347 ng/mLで，平均値（SD）は110 ng/mL（43 ng/mL）であった．→データが近似的正規分布を示していれば，平均値と標準偏差で適切に記述できる．
- 抗体力価の範囲は25～347 ng/mLで，中央値（四分位範囲）は110 ng/mL（61～159 ng/mL）であった．→データが顕著な非正規分布を示していれば，中央値と四分位範囲で適切に記述できる．

1.7 連続分布を示すデータの要約には，中心傾向とばらつきに関する適切な尺度を用いる．

　連続データ continuous data とは，グラフで表したときに徐々に変化する値の集団（連

続体）として分布を形成するデータである．こうした分布は，中心傾向とばらつきに関する適切な尺度によって要約することができる．平均値，中央値または最頻値などの**中心傾向の尺度** measure of central tendency は，連続体上でデータが集まりやすい場所を表す．一方，標準偏差，範囲，四分位範囲などの**ばらつきの尺度** measure of dispersion は，連続体上でのデータの広がりを表す．

「ベル型の」曲線を形成する分布は「近似的正規分布」と呼ばれ，他のすべての分布は非正規分布となる．近似的正規分布は，平均値と標準偏差で記述することができ，他の分布は中央値と範囲または四分位範囲で記述するほうがよい．

古典的な Tukey のボックスプロット（**図 1.1**）および Cleveland のドットチャート（**図 1.2**）[5] と呼ばれるボックスプロットの変形は，正規分布と非正規分布のどちらのデータを示すのにも優れている[6]．これらは，平均値または中央値，標準偏差または四分位範囲，90%から10%の範囲，外れ値などを表すことができる（**ガイドライン 21.17**，**図 21.13**，**21.15** 参照）．

分布全体の形を表すために，実データの小さなヒストグラムを示すことも有用であろう（**図 1.3**）．

1.8 連続データを平均値と平均値の標準誤差（SEM）で要約しない．

平均値の標準誤差 standard error of the mean（SEM）は，推定する母集団の平均値の精度を示す尺度である．これに対して，標準偏差 standard deviation（SD）は，母集団から得た単一標本の実際のデータが平均値を中心としてどの程度ばらつくかを示したものである．SEM は SD とは異なり，記述統計量ではないため，記述統計量として使用してはならない．しかし，SEM は常に SD よりも小さいため，測定がより精密であるかのようにほのめかす目的で，多くの著者がデータのばらつきを要約するのに SEM を記述統計量として誤用する．

SEM は，推定する母集団の平均値の精度を示す場合にのみ使用するのが正しい．しかし，この場合でも 95%信頼区間 confidence interval（CI）（すなわち，標本平均値の上下約 2 SEM を含む値の範囲）を示すほうが好ましい（**3 章**参照）．

> 例
>
> - 男性 100 人からなる標本の平均体重が 72 kg で，SD が 8 kg の場合（正規分布と仮定する），約 2/3 の男性（68%）の体重が 64 から 80 kg の範囲にあると推定される．ここでは，平均値と SD が男性の体重の分布を表すのに正しく用いられている．
>
>   しかし，標本の平均体重 72 kg は，標本を抽出した母集団の全男性の平均体重の最良推定値でもある．SD = 8 kg, n = 100 に対して SEM = SD/$\sqrt{n}$ の式を用いると，SEM = 0.8 となる．この解釈は，100 人の（ランダムな）標本を同じ男性母集団から繰り返して抽出する場合，これらの標本の約 2/3（68%）の平均値は，71.2 から 72.8 kg（推定平均値の上下約 1 SEM の値の範囲）の間にあると推定されるということである．この例の場合，平均値の推定値とその精度を示すのに望ましいのは，平均値と 95%信頼区間（平均値の上下約 2 SEM の値の範囲）である．「平均体重は 72 kg（95% CI = 70.4〜73.6 kg）であった」ということは，100 人の（ランダムな）

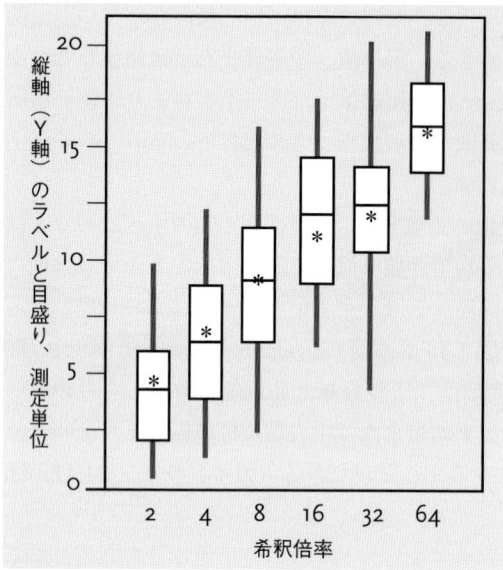

図1.1
Tukey のボックスプロット（または箱ひげ図）は，わずかなスペースで全体の分布を表すことができる．ここで，ボックスは四分位範囲，ボックス内の横線は中央値，アステリスク（*）は平均値をそれぞれ表し，「ひげ」は分布の範囲を表している．ボックスプロットの他の変形では，ひげはたとえば5パーセント点から95パーセント点までの範囲を表し，分布の極限にある個々の値は，外れ値が特定できるよう個々に示される．

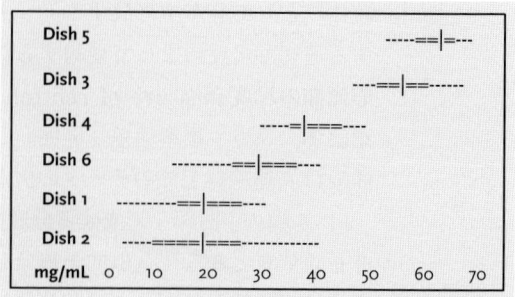

図1.2
図1.1に示される古典的な Tukey のボックスプロットは，その変形である Cleveland のドットチャートによって示すことが可能である．ここでは，中央値は縦線，四分位範囲は二重線，全範囲は点線で表されている．

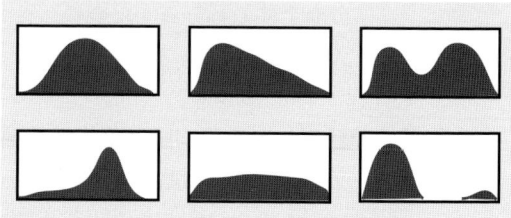

図1.3
小さなヒストグラムも多くのスペースをとることなく，データの分布の大まかな形を表すことができる．記述統計量が十分に分布を記述しない場合や誤解を招くおそれがある場合は，このようなヒストグラムがデータをより明確に記述する．

標本を同じ男性母集団から繰り返して抽出する場合，これらの標本の約95%は平均値が70.4から73.6 kgの間になると推定されることを意味する．

要約すると，これらのデータに対して，
- 記述統計量の望ましい表示方法は，「平均値（SD）=72 kg（8 kg）」である．
- 推定値とその精度の望ましい表示は，「平均値（95% CI）=72 kg（70.4〜73.6 kg）」である．

推定値とその精度を平均値と SEM で示すことは好ましくない．なぜならば，平均値と SD と混同することが多いからである．

> SEM はしばしば以下のように誤用される．
> ① SD の代わりに一連のデータの変動を表す．
> ② 95%信頼区間の代わりに推定値の精度を表す．

正規分布を示すデータの要約

1.9 平均値と標準偏差（SD）は，近似的に正規分布を示すデータを記述する場合にのみ用いる．

　平均値とSDは，連続データのあらゆる分布について計算することが可能である．しかし，医学文献の一般的な読者にとって，平均値とSDが意味をもつ正規（Gaussian）分布，すなわち「ベル型」曲線は，容易に視覚化できる唯一の分布である．したがって，ほとんどの読者は，平均値の±1 SD以内に68％，±2 SD以内に95％，±3 SD以内に99％が分布することを知っている．

　平均値とSDは，Poissonやカイ2乗といった他の既知の分布を記述する際にも正しく用いることができるが，このような記述は統計家以外にはあまり有用でない．このため，平均値とSDは，近似的な正規分布をするデータを示す場合にのみ用いるべきである．顕著な非正規分布は，中央値と範囲（または四分位範囲）で記述すべきである（**ガイドライン1.12**参照）．

⊘ 生物学的な特性のほとんどは正規分布を示さない[4,7-12]．生物学的な特性のほとんどは非正規分布を示すため，医学では平均値と標準偏差ではなく，中央値と範囲（または四分位範囲）を一般的な記述統計量とすべきである．

⊘ 平均値と標準偏差は，要約するデータよりも小数点以下1桁余分に示せばよく，2桁以上余分に示す必要はない[3,13-15]．数値の精度と同様に，可能であれば有効数字2桁に丸める．

✓ 標準偏差が平均値の1/2を超えるデータは正規分布を示さないため（負の値をとりえないデータの場合），中央値や範囲または四分位範囲で記述すべきである[10,11,16-18]．「平均（SD）血漿値は45（25）mg/dLであった」．定義によれば，正規分布を示す標本データの95％は平均値の上下約2 SDの範囲内に入る．この例では，95％の範囲は−5〜95 mg/dL [45−(25+25)=−5, 45+(25+25)=95] となり，このような値をとることは不可能である．これは血漿値が正規分布していないことを示唆している．

✓ 平均値から中央値を引くと，データの歪度の粗推定値が得られる．差が大きいほど歪度が大きくなる[19,20]．正規分布上では，平均値と中央値はほぼ等しい．平均値が中央値よりも顕著に大きい場合，データは「右に裾を引いている」が，これは少数の高値が平均値を増加するためであることが多い．

1.10 平均値と標準偏差を表すのに「±」は使わない

　「±」の記号は不要である．定義によれば，正規分布は左右対称で，SDは平均値の両側に等間隔に広がるからである．

例
- データは「平均値および標準偏差」(「平均値±SD」ではない) として表す．
- 平均値 (SD) は「12 mL (2 mL)」であった (「12±2」ではない).

　医学文献でよく混乱をきたすのが「±」記号で定義される区間である．たとえば，「12±2 mL」は，平均値と標準偏差 (SD) を表すのかもしれないし，平均値と平均値の標準誤差 (SEM) を表すのかもしれない．それどころか，推定値と推定値の 95% 信頼区間 (95% CI) を表しているのかもしれない．「±」記号はそれに続く数字が常に SD であることを意味しないため，± を SD や 95% CI といった統計量を特定する記述に置き換えるべきである．SD や SEM とは異なり，信頼区間は常に平均値を中心として左右対称に分布するとはかぎらない．このため，たとえ「±」が適切な表示だとしても，多くの場合は不正確になる．

　平均値の標準誤差を報告しない．推定値の精度を表す形式は 95% 信頼区間のほうが好ましく，95% 信頼区間を用いる場合は区間の上限と下限を示す必要がある．例：差は 12 mL (95% CI = 10〜14 mL) であった (**3 章**参照).

1.11 正規分布を示す 2 つ以上のデータセットのばらつきを比較するときは，標準偏差ではなく変動係数を使う．

　一般に，生物学的な測定値のばらつきは，値が大きくなるほど増大する．たとえば，出生時の体重の変動は死亡時の体重の変動よりも小さい．なぜならば，体重の増加に伴って変化する範囲が増大するからである．このため，標準偏差を比較して標本間の変動を調べると誤解を招く可能性がある．変動係数 coefficient of variation (CV) は，平均値と標準偏差の両方を単一の尺度に組み入れるため有用である．

　CV は，標準偏差を単に平均値のパーセンテージとして表したものである．したがって，CV は平均値の大きさに対する散らばりの程度を表す．すなわち，平均値が 12 で，標準偏差が 3 であれば，CV は 25% となる．

例
- **表 1.1** では，測定 1 の CV が最も小さいため，変動が最小となる．

　CV は，測定単位ではなくパーセンテージとして表示されるため，測定単位が異なる複数のデータセットのばらつきを比較するのに極めて有用である．たとえば，ある診断テストは画像の面積で報告され，平方ミリメートルで測定されるかもしれないが，競合するテストは放射性トレーサーの摂取量が測定され，1 分あたりのミリリットルで測定されるかもしれない．こうした 2 つの測定値の相対的な散らばりは，CV を比較することによって評価できる．

CV = (SD / mean) × 100% の式を用いて，CV をチェックする．

表1.1 測定値間のばらつきを比較する際の変動係数★と標準偏差

測定	平均値（SD）(mm)	変動係数（%）
1	90 (15)	16.7[†]
2	45 (15)	33.3
3	33 (13)	39.4

★変動係数は，標準偏差を平均値のパーセンテージとして示したものである．
[†]測定1は変動係数が最も小さいため，変動が最も小さい．
SD = standard deviation.

非正規分布を示すデータの要約

平均値と標準偏差は，近似的正規分布かどうかに関係なく，また正規分布であるかを決定するには標本が少なすぎるときでさえ，全データを要約するのに誤用されることが多い．近似的正規分布とはいえない分布の場合には，以下に示すように平均値と標準偏差以外の統計量を用いて記述すべきである．

データは分布を記述するためだけではなく，他の統計学的理由のためにも適切に要約されなければならない．近似的正規分布を示すデータはいわゆる「パラメトリック」検定を用いて解析できるが，顕著な非正規分布を示すデータは「ノンパラメトリック」検定で解析しなくてはならない．ときには，顕著な非正規分布を示すデータを正規分布に近づくように「変換」してから，パラメトリック検定で解析することも可能である（**ガイドライン1.14**参照）．しかし，この場合には，分布の非正規性と変換の両方を報告しなくてはならない．多くの著者は，顕著な非正規分布を示すデータにパラメトリック検定を誤用している．

（訳注：仮説検定の選択方法については，統計学の教科書を参照すること．たとえば，t検定は，分布の正規性に対して頑健な統計手法である．また，標本数が少ないデータにノンパラメトリック検定を用いると，検出力が大きく低下する）

1.12 顕著な非正規分布を示す（歪んだ）データは，中央値と範囲（最小値と最大値）または四分位範囲（25パーセント点と75パーセント点）で記述する．

顕著な非正規分布を示すデータの場合，平均値と標準偏差は，たとえ数学的に正しく計算されたとしても，分布の形状を正しく伝えない．中央値（50パーセント点）と四分位範囲（分布の25パーセント点と75パーセント点で示される範囲）は外れ値の影響を受けないため，分布をよりよく要約する．10パーセント点と90パーセント点のように，他のパーセンタイルの値が範囲に使用されることもある．

専門的にいうと，範囲とは「最小値と最大値との差」のことである．しかし，一般的な用法では，「範囲」は最小値と最大値を意味する．パーセンタイル間の範囲も同様で，専門的にいえば，範囲は25パーセント点と75パーセント点といった数値の差を示すものであるが，通常はそれらの値そのものが報告されている．

> **例**
> - 体重の中央値は72 kg（25パーセント点＝60 kg，75パーセント点＝87 kg）であった．
> - 体重の中央値は72 kg（四分位範囲＝60〜87 kg）であった．
> - 8週間後の体重（中央値および四分位範囲）は72 kg（60〜87 kg）であった．

対応のあるデータの報告

1.13 対応のある観測結果を一緒に報告する．

対応のあるデータ paired data またはマッチさせた matched データとは，同一参加者から得た観測結果（同一参加者の検査前と検査後のデータ，右側と左側から得たデータなど），あるいは，ある因子がアウトカムに及ぼす影響を制御するためにその因子でマッチさせた異なる参加者から得た観測結果である．

図 21.26 と図 21.27 は，検査前と検査後のデータの平均値だけを示したのでは明確にならない個々の変化を示している．対応のあるデータは表で示すことができるが，その場合には，各ペアの差や変化も示し，要約すべきである．たとえば，差の分布は，中央値やパーセンタイルの範囲などともに記述しなくてはならない．

変換したデータの報告

1.14 顕著な非正規分布を示すデータを近似的正規分布に変換したかどうか，どのように変換したかを示す．

歪んだ分布を数学的に近似的正規分布に変換できる場合があり（図 1.4），その場合は，その後の解析で「パラメトリック」検定が可能となる．医学分野での一般的な変換には，対数変換，平方根変換，指数変換，逆数変換がある．

1.15 データを変換した場合，報告時には測定単位を当初の単位に戻す．

データを変換すると，表現される単位が変わる．たとえば，平方根変換によって，「キログラム」は実質的に意味のない「平方根キログラム」となる．このため，解析結果が意味のあるものになるように逆変換しなければならない．この例では，キログラムで表すほうが適切である．

小標本のデータの要約

1.16 観察数が少ない場合や記述統計量が誤解されやすい場合には，適切であれば全データを表示する．

記述統計量は，大量のデータをわずかな要約尺度に減少できるという点で有用である．データを減らしたり，要約したりする必要がなければ，記述統計量を使う必要はない．

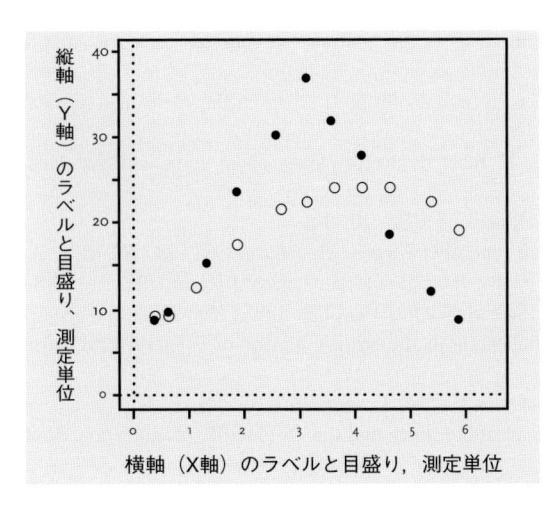

図1.4
数学的に変換する前の非正規分布を示すデータ（白丸）と変換後のデータ（黒丸）．解析終了後は，当初の測定単位が使えるように結果を逆変換すべきである（ここで示した変換後の分布は概算したもので，数学的には正確ではない）．

標準的な記述統計量（平均値および標準偏差）は，小さなデータセットを適切に要約しない可能性がある．たとえば，分布が正規分布を示しているかどうかを決めるのに十分なデータが利用できないかもしれない．平均値と標準偏差はわずか2つのデータからも計算できるが，この状況下ではこれらの統計量にはほとんど意味がない．

1.17 小標本を要約するためにパーセンテージを使用しない．

小標本についてパーセンテージを計算すると，得られるパーセンテージがいくつもないため，パーセンテージとしての意味がなくなる．たとえば，患者7人の研究では，1人が14％，2人が29％，3人が43％などとなる．したがって，有害反応の表は14％，29％，43％といったいくつかの値を示すだけとなり，患者1人，2人，3人に反応があったと報告することと情報は変わらない．

小標本を示す分割点20は，妥当ではあるが，恣意的なものである（**ガイドライン1.3**参照）．

● 参考文献
1) Forrow L, Taylor WC, Arnold RM. Absolutely relative : how research results are summarized can affect treatment decisions. Am J Med. 1992 ; 92 : 121-4.
2) Ehrenberg AS. The problem of numeracy. Am Statistician. 1981 ; 35 : 67-71.
3) Altman DG, Gore SM, Gardner MJ, Pocock SJ. Statistical guidelines for contributors to medical journals. BMJ. 1983 ; 286 : 1489-93.
4) Haines SJ. Six statistical suggestions for surgeons. Neurosurgery. 1981 ; 9 : 414-8.
5) McGill R, Tukey JW, Larsen WA. Variation of box plots. Am Statistician. 1978 ; 32 : 12-6.
6) Simpson RJ, Johnson TA, Amara IA.The box-plot : an exploratory analysis graph for biomedical publications. Am Heart J. 1988 ; 116 : 1663-5.
7) Griner PF, Mayewski RJ, Mushlin AI, Greenland P. Selection and interpretation of diagnostic tests and procedures : principles and applications. Ann Intern Med. 1981 ; 94 : 553-600.
8) Evans M, Pollock AV. Trials on trial : a review of trials of antibiotic prophylaxis. Arch Surg. 1984 ; 119 : 109-3.
9) Feinstein AR. X and iprP : an improved summary for scientific communication [Editorial]. J Chronic Dis. 1987 ; 40 : 283-8.

10) Hall JC, Hill D, Watts JM. Misuse of statistical methods in the Australasian surgical literature. Aust N Z J Surg. 1982 ; 52 : 541-3.
11) Hall JC. The other side of statistical significance : a review of type II errors in the Australian medical literature. Aust N Z Med. 1982 ; 12 : 7-9.
12) Wulff HR, Andersen B, Brandenhoff P, Guttler F. What do doctors know about statistics? Stat Med. 1987 ; 6 : 3-10.
13) Sumner D. Lies, damned lies—or statistics? J Hypertens. 1992 ; 10 : 3-8.
14) Murray GD. Statistical guidelines for the British Journal of Surgery. Br J Surg. 1991 ; 78 : 782-4.
15) Journal of Hypertension. Statistical guidelines for the Journal of Hypertension. J Hyper. 1992 ; 10 : 6-8.
16) Brown GW. Statistics and the medical journal [Editorial]. Am J Dis Child. 1985 ; 139 : 226-8.
17) Evans M. Presentation of manuscripts for publication in the British Journal of Surgery. Br J Surg. 1989 ; 76 : 1311-4.
18) Gardner MJ. Understanding and presenting variation [Letter]. Lancet. 1975 ; 25 : 230-1.
19) Oliver D, Hall JC. Usage of statistics in the surgical literature and the 'orphan P' phenomenon. Aust N Z J Surg. 1989 ; 59 : 449-51.
20) Gore SM, Jones IG, Rytter EC. Misuse of statistical methods : critical assessment of articles in BMJ from January to March 1976. BMJ. 1977 ; 1 : 85-7.

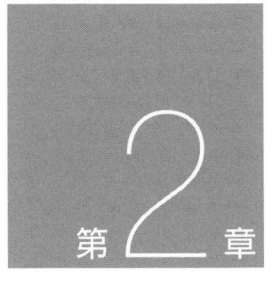

第2章 イベントの確率を比較する

リスクの尺度の報告

> たとえ図で説明されて理解しても，リスクを合理的に考えることは簡単ではなく，合理的に考えれば十分というわけでもない．合理性は意思決定の唯一の要素ではない．
>
> H. Thorton[1]

あらゆる治療的介入の目的は，改善する確率を高めるか，害が生じる確率を低くすることである．こうした確率は比，率，リスクとして示されることが多く，そこでは，あるグループ（通常は，試験群または治療群）と別の治療群やプラセボ対照群とでイベントの発生する確率が比較される．

比，率，リスクにはいくつか種類があり，分子と分母が何を表すかで区別される．ある標準的な比，率，リスクでは，分子と分母に標準的な定義がある．さらに，比較する期間や人数の単位（×1000 人といった単位の乗数）とも関連することが多い．

比 ratio，率 rate，リスク risk という用語は，正確ではないものの，同じ意味で用いられることが多い．このため，本章ではこれらの用語の定義を記載する．さらに，医学論文でよく用いられる比，率，リスクの定義も示し，これらを報告する際のガイドラインを示す．

確率の数学的表現

比

比 ratio は最も一般的な用語で，単純な数値の並列として表現し，分子と分母の間に特定の関係がないことを意味する[2]．

少年と少女の比は 1：4 であった．

ここで示された関係は「少女 4 人に対して少年は 1 人」ということで，分子と分母には数学的な関係がない（一方は他方の部分集団ではない）．比は分数で表すこともできる．すなわち，一方の量を他方の量で除したものとして表すことができる．この場合は，分数は 1/4 になる．

サブガイドライン　チェックの仕方　潜在的な問題　関連情報

リスクの報告に用いる場合，比は100回または1000回，場合によっては100万回あたり1回として表すことが多い．たとえば，1年間に飛行機の墜落で死亡するリスクは1：250,000で，これは1年間に250,000人が死亡するごとに1人が飛行機の墜落で死亡することを意味する[3]．同様に，年間死亡数100万人あたり1人が死亡するリスクは，カヌー旅行では6分ごと，自動車旅行では300マイルごと，ジェット機の旅行では1000マイルごとである[4]．

割合

　割合 proportion は比の特別な種類で，分子は分母の部分集団であり[2]，時間が要因にならない．割合は常に0から1までの範囲である．

　　　その病気の生存者の割合は0.41（53/129）であった．

　この場合，53人の生存者は，その病気にかかった患者129人の部分集団である．**ガイドライン1.2と1.3**で述べたように，すべての割合の分子と分母は本文で簡単にわかるようにする．

百分率（パーセンテージ）

　百分率 percentage は，全体の中の部分（100％の中の部分）として割合を表したものである[2]．すなわち，百分率は割合を100倍したものである．

　　　感染患者129人のうち，生存者はわずか41％（53）であった．
　　　（53/129＝0.41×100＝41％）

　百分率の分子と分母は，本文で簡単にわかるようにする（**ガイドライン1.2**参照）．

パーセンタイル

　パーセンタイル percentile または**パーセンタイル順位 percentile rank** は，ある数値を分布中の残りの数値と比較した場合の位置を示すものである．

　　　彼女のリスクスコアは，検査を受けた人の97番目のパーセンタイルに位置した．

　言い換えれば，彼女のリスクスコアは検査を受けた人の96％よりも高かったということである（すなわち，彼女は非常に高いリスクに曝されていたのである）．

率

率 rate は比の特別な種類で，①分子と分母との間に特定の関係があり，②時間が分母の不可欠な要素となっている[2]．

秋学期の3か月間に新たに風邪をひく率は，生徒1000人あたり55人であった．

率では，分子が分母の部分集団になる．すなわち，秋学期の3か月間に風邪をひいた生徒数が分子，秋学期の3か月間に（風邪をひいたかどうかにかかわらず）風邪をひくリスクがあった生徒数が分母になる．期間は3か月，報告の単位は生徒1000人あたりの風邪の件数である．たとえば，秋学期に生徒15,975人のうち870人が風邪をひいたとすると，3か月間で風邪をひく率は，風邪870件/風邪をひくリスクのあった生徒15,975人，すなわち0.0545件/人，あるいは生徒1000人あたり風邪55件となる（訳注：医薬品の研究でよく用いられる有害事象発現率は，1人の患者がある医薬品を1年間服用した場合に発現する有害事象の件数を示し，単位は「件/人・年」になる）．

率比

率比 rate ratio は，2つの率の単純な比である．率比は，たとえば感染症の発現について「リスクのある集団での率」を「リスクのない集団での率」と比較する．率比の例にはオッズ比，ハザード比，リスク比がある．

魚を食べた後に病気になるリスクは，魚を食べなかったときの5.3倍であった．

このリスク比の例では，夕食に魚を食べた場合は10人中8人が病気になった（リスクは8/10＝0.8）．一方，魚を食べずに病気になったのは20人中3人であった（リスクは3/20＝0.15）．率比は，魚を食べなかった人と比べて魚を食べた人が感染症になるリスクを示す（0.8/0.15＝5.3）．

リスク比は相対リスク relative risk とも呼ばれる．このため，この例では「魚を食べた場合に病気が発生する相対リスクは5.3であった」といった形で結果を報告することもできる．すなわち，魚を食べた人が病気になる可能性は，魚を食べなかった人の5.3倍ということである（食べなかった人のリスクの5.3倍と同程度ということであって，5.3倍よりも高いということではない）．

リスク

リスク risk は，一般に「ある一定期間に好ましくないアウトカムが生じる確率」と定義される[5,6]．おそらく，より頑健な定義は National Academy of Sciences が定めたも

ので，この定義では「リスクとはイベント（通常は有害事象）が生じる確率とイベントの性質と重症度を組み合わせたもの」としている．しかし，リスクは好ましいアウトカムをさす場合にも使うことができ，医学論文ではよく用いられる．とはいうものの，通常は生存の「リスク」について話すのではなく，生存の「確率」について話すのである．

リスクとベネフィットの報告に用いる尺度

リスクとベネフィットの報告によく用いる尺度を以下に示す．数値の計算方法は**表 2.1** および**表 2.2** に示す．これらの尺度には以下のガイドラインが適用される．

2.1 リスクの尺度を報告する．単にリスクを低・中・高と表現するのは，これらの用語がリスクの尺度とともに定義されていない限り，適切ではない[7]．

2.2 ベネフィットの確率と有害事象のリスクを報告するのに用いる尺度を特定する（表 2.1，2.2）．

2.3 尺度の分子と分母で表されるグループを特定し，必要であれば記述する．

2.4 尺度を報告する時間の単位を特定する（例：1 日あたり，1 サイクルあたり，1 年あたり）．

2.5 尺度が適用される集団の単位（乗数の単位）を特定する（例：1 人あたり，10 万人あたり）．

2.6 個々の尺度を適切な信頼区間とともに報告する．

絶対リスク

絶対リスク absolute risk（または単にリスク risk）は，あるイベントが発生する確率である．すなわち，ある特定の状況が個人または集団の健康状態に影響を及ぼす確率である[8]．

統計学では，リスクは疾病や障害をもつ人の数と定義されており，その疾病や障害が起こる可能性のある人の数に対する割合（百分率がよく用いられる）として表される（**表 2.1**）．リスクのある集団（割合の分母）には，対象となる疾病や障害が起こる可能性がある人をすべて含める必要があり，かつそうした人のみを含める必要がある．たとえば，子宮がんのリスクがある女性の集団には子宮が摘出された女性を含めるべきではない．割合の分子はその疾患または障害を有している人で，この例では子宮がんになった女性になる．

表2.1 ランダム化比較試験で前立腺切除または経過観察の処置を受けた前立腺がんの男性400人を対象とした前立腺がんによる死亡のリスクの計算

リスクの尺度	計算式	前立腺切除 (Prostate Resection, PR) ($n=200$)	経過観察 (Watchful Waiting, WW) ($n=200$)
前立腺がんによる死亡者数	臨床試験中(8年間での)死亡頻度	14	22
前立腺がんによる死亡の絶対リスク Absolute risk(AR)	リスクが発現した人数/リスクに曝されていた人数	14/200=0.07=7%	22/200=0.11=11%
自然頻度 Natural frequency	人数/集団の単位	7/100人	11/100人
WWと比較したときのPRの前立腺がんによる死亡の相対リスク Relative risk(RR)	PRのリスク/WWのリスク	(14/200)/(22/200)= 0.07/0.11=0.64★=64% PRに伴う前立腺がんによる死亡のリスクはWWに伴うリスクの64%である.	
PRによってもたらされる前立腺がんによる死亡の絶対リスク減少 Absolute risk reduction(ARR)	PRのリスク−WWのリスク	0.07−0.11=−0.04=−4% PRに伴う前立腺がんによる死亡の絶対リスクはWWに伴うリスクよりも4%低い.	
PRによってもたらされる前立腺がんによる死亡の相対リスク減少率 Relative risk reduction(RRR)	リスク差/WWのリスク	(11%−7%)/11%=0.36=36% WWと比べてPRは前立腺がんによる死亡のリスクを36%減少する.	
前立腺がんによる死亡のオッズ Odds	リスクが発現した人数/リスクが発現しなかった人数	14/186=0.08	22/178=0.12
WWと比較したときのPRの前立腺がんによる死亡のオッズ比 Odds ratio(OR)	PRのオッズ/WWのオッズ	(14/186)/(22/178)= 0.075/0.162=0.66★ PRに伴う前立腺がんによる死亡のオッズはWWに伴うオッズの66%である	
治療必要数 Number needed to treat(NTT):前立腺がんによる死亡を1人余分に防ぐために前立腺切除が必要な人数	1/絶対リスク減少	1.0/0.04=25人の患者(男性) 前立腺がんによる死亡をさらに1人防ぐためには25人の男性で前立腺を切除する必要がある.	

★前立腺切除(PR)をした場合と経過観察(WW)をした場合との前立腺がんによる死亡のオッズ比(0.66)は,前立腺がんによる死亡の相対リスク(0.64)とほぼ等しい.これは,アウトカム(この場合は前立腺がんによる死亡)がそれほど発現しないためである.

表2.2 ランダム化比較試験で根治的前立腺切除または経過観察の処置を受けた前立腺がんの男性400人を対象とした勃起不全のリスクの尺度の計算

リスクの尺度	計算式	根治的前立腺切除 (Radical Prostatectomy, RP) ($n=200$)	経過観察 (Watchful Waiting, WW) ($n=200$)
勃起不全が生じた男性の人数		160	90
RPに対するWWの勃起不全の絶対リスク減少 Absolute risk reduction (ARR)	RPのリスク−WWのリスク	\(160/200\)−\(90/200\)= 0.80−0.45=0.35=35% WWに伴う勃起不全の絶対リスクはRPに伴うリスクよりも35%低い.	
WWと比較したときのRPの勃起不全の相対リスク Relative risk (RR)	RPのリスク/WWのリスク	\(160/200\)/\(90/200\)= 0.80/0.45=1.8★ RPに伴う勃起不全のリスクはWWに伴うリスクの1.8倍である.	
WWと比較したときのRPの勃起不全のオッズ比 Odds ratio (OR)	RPのオッズ/WWのオッズ	\(160/40\)/\(90/110\)= 4/0.82=4.9★ RPに伴う勃起不全のオッズはWWに伴うオッズの約5倍である	
害発生必要数 Number needed to harm (NTH): 勃起不全の発現が1人増えるために根治的前立腺切除が必要な人数	1/絶対リスク減少	1/0.35=3人の男性 3人の男性が根治的前立腺切除を受けるたびに1人で勃起不全が発現するであろう.	

★根治的前立腺切除に伴う勃起不全のオッズ比(4.9)は相対リスク(1.8)よりもかなり大きい.これは,アウトカム(この場合は勃起不全)が比較的よく発現する(>10%)ためである.

$$\text{子宮がんの(絶対)リスク} = \frac{\text{子宮がんのある女性}}{\text{子宮がんになる可能性のある女性}}$$

分母の人数は地理上の地域や関心のある期間に左右されることがあるので,これらが読者に明確になるようにしなければならない(**12章**参照).

大規模な疫学研究では,リスクのある集団のサイズは調査した年で決まることが多い.しかし,調査した年にその疾患に罹患していると同定された人は,それ以前に罹患していた可能性がある.あるいは,調査した年にその疾患に罹患したのに,その年には診断が確定しないかもしれない.さらに,罹患の有無にかかわらず,研究対象の地域には転出者や転入者がいるかもしれない[8].この問題を解決する1つの方法は,研究期間の中央の年や中間点で集団のサイズを見積もることである.

$$\text{2005年にカリフォルニア州に住んでいた女性の子宮がんの(絶対)リスク} = \frac{\text{2005年にカリフォルニア州で子宮がんがあった女性}}{\text{2005年7月1日にカリフォルニア州で子宮がんになる可能性があった女性の推定人数}}$$

絶対リスク差

　　絶対リスク差 absolute risk difference，寄与リスク attributable risk，絶対リスク減少 absolute risk reduction（ARR），または単にリスク差 risk difference は，2つの絶対リスクの差である．すなわち，曝露群のリスクから非曝露群のリスクを引いたリスクの差である（**表2.1**）．この差は，曝露または介入によるリスクである．

相対リスクまたはリスク比

　　相対リスク relative risk または**累積発生率比** cumulative incidence ratio は2つの絶対リスクの比である．すなわち，これは**リスク比** risk ratio である．リスク比はアウトカムが2値（生存・死亡，治癒・非治癒）の前向き研究またはコホート研究で用いられる．2つのグループのリスクを比較することは大局的にリスクを評価するのに役立つ．たとえば，喫煙者が肺がんになるリスクは，非喫煙者が肺がんになるリスクと比較することができる．2つのリスクに大きな差があれば，喫煙と肺がんに関連があることを裏づけることになる．

　　相対リスクはグループの特性と疾病との関連を示す尺度で[9]，次のように定義される．

$$相対リスク = \frac{研究対象のグループの（絶対）リスク}{対照となるグループの（絶対）リスク}$$

または

$$\frac{曝露群の病気の罹患率}{非曝露群の病気の罹患率}$$

または

$$\frac{推定される原因に曝露した後に病気になる確率}{そうした原因に曝露していないのに病気になる確率}$$

または

$$\frac{薬剤服用後に有害事象を経験する確率}{薬剤を服用していないのに有害事象を経験する確率}$$

　　相対リスクの範囲は0から無限大である．相対リスクが1ということは，あるグループのリスクが別のグループのリスクと等しいことを示す．通常，リスクが1よりも小さければ抑止効果があることを示し，1よりも大きければ好ましくない効果があることを示す．たとえば，リスク比が3であれば，曝露群がその疾患に罹患する可能性は非曝露群の3倍と同程度（3倍よりも高いということではない）であることを意味する．すなわち，曝露群の罹患率は非曝露群の罹患率の300％になる（**表2.1**）．

相対リスク差

　　相対リスク差 relative risk difference，**相対リスク減少率** relative risk reduction（RRR）または**寄与分画** attributable fraction は，対照群のリスクに対する百分率とし

て表した2つの絶対リスクの差である（**表2.1**）．たとえば，死亡のリスクが治療群では2％，非治療群では13％の場合，その差である11％は，13％の84％に相当する．すなわち，治療によってリスクが84％減少することを意味する［$(0.02-0.13)/0.13 = -0.84$］．

同様に，感染リスクが曝露群では35％，非曝露群では5％の場合，曝露群の相対リスクは6［$(0.35-0.05)/0.05 = 6$］となる．すなわち，絶対リスクの差が30％ということは，曝露群のリスクは非曝露群の6倍（600％）ということである．

！ RRRは百分率で表されるため，ガイドライン1.3の注意が適用される．すなわち，大きなRRRの値は絶対リスクの値が小さいという事実を隠してしまう可能性がある．相対リスク減少率が絶対リスク減少よりもしばしば大きいという事実は，患者の意思決定に影響を及ぼす[9]．

オッズ

オッズ odds はリスクと同じではない．リスクは，あるイベントが起こる確率を起こりうるすべての可能性と比較したものである．これに対してオッズは，あるイベントが起こる確率をそれが起こらない確率と比較したものである．たとえば，1組52枚のトランプから13枚のハートをひくリスク（確率）は13/52，すなわち1/4で，25％となる．これに対して，オッズは13/39，すなわち1/3で，33％となる．

オッズ比

オッズ比 odds ratio は，2つのオッズの比である．通常，オッズ比はアウトカムが2値データになる後ろ向き研究やケースコントロール研究，ロジスティック回帰分析で用いられる．しかし，オッズ比は後ろ向きと前向きのどちらの研究でも有用な関連の尺度となりうる[10]．

オッズ比はロジスティック回帰分析のアウトカムとなることから，広く用いられている．説明変数が2値データの場合，オッズ比は，あるグループでイベントが起こるオッズと別のグループで起こるオッズとの比になる．喫煙が心臓発作の危険因子かどうかを研究する場合，喫煙の状態は2値の説明変数として「喫煙あり（喫煙者），喫煙なし（非喫煙者）」と表すことができる．反応変数である心臓発作は，標本となる心臓発作の既往がある患者とない患者（ケースコントロールデザイン）の診療記録から調べることができる．データを要約すると，以下の表になる．

喫煙の状況	心臓発作あり	心臓発作なし	合計
喫煙者	14	22	36
非喫煙者	5	33	38
合計	19	55	74

　心臓発作が起こるオッズは，喫煙者では 14/22 = 0.636 となり，非喫煙者では 5/33 = 0.152 となる．オッズ比はこの 2 つのオッズの比，すなわち 0.636/0.152 = 4.2 となる．これは，喫煙者は心臓発作が起こる可能性が非喫煙者の 4.2 倍（4.2 倍よりも高いということではない）ということである．

　オッズ比を交差積比 cross-product ratio ということもある．その理由は，下式のように，表の対角線にあるそれぞれの数をかけ合わせた後，それらを除して求めるためである．

$$\frac{14 \times 33}{5 \times 22} = 4.2$$

オッズ比が 1 であれば，心臓発作が起こる可能性は両グループとも等しいことを意味する．オッズ比が 1 よりも大きければ，分子のグループでイベントが起こる可能性のほうが高いことを意味する．オッズ比が 1 よりも小さければ，そのイベントを防ぐ効果があることを意味する．

　オッズ比 1 は両グループのオッズが等しいことを意味するので，オッズ比を表現する際には，「喫煙者で心臓発作が起こる可能性は，非喫煙者の 4.2 倍と同程度である」といったように述べるのが最もよい．「喫煙者は非喫煙者よりも 4.2 倍心臓発作が起こりやすい」といったように述べると，読者は等しいことを示す 1 を 4.2 に加え，5.2 と考えてしまう可能性がある．

　解釈が難しいにもかかわらず，オッズ比は 2 つの理由から有用である．最初の理由は，先に記載したように，オッズ比は重要な統計手法であるロジスティック回帰分析で得られるアウトカムの単位となるためである．次の理由は，後ろ向き研究の場合，オッズ比は計算できるが，リスク比は計算できないためである．なぜならば，通常後ろ向き研究ではリスク比の真の分母（研究期間中に対象疾患に罹患するリスクがあった総人数）がわからないからである．これに対して，オッズ比の分母は「その研究でイベントが起こらなかった人数」なので，知ることができる．

　オッズ比とリスク比（相対リスク）は同義とみなされることが多い．たとえば，**表 2.1** では，前立腺切除と経過観察との前立腺がんによる死亡のオッズ比（0.66）は，前立腺を切除した場合の前立腺がんによる死亡の相対リスク（0.64）とほぼ同程度である．アウトカム（前立腺がんによる死亡）が比較的まれであれば，2 つの値は近似したものとなる．

　しかし，前立腺切除後の勃起不全のオッズ比（4.9）は，勃起不全の相対リスク（1.8）よりもずっと大きい．この理由は，好ましくないアウトカムの発現割合が前立腺切除群で 80％，経過観察群で 45％と，比較的高いためである．

　一般原則として，アウトカムの出現が 10％を超えると，オッズ比は相対リスクを実

表2.3 閉経後の女性を対象としたホルモン補充療法（HRT）のベネフィットと有害事象の5年間発生率の推定値，すなわち「自然頻度」

アウトカム	プラセボ (n/1000)	HRT (n/1000)	差 (n/1000)
HRTのベネフィット			
股関節骨折	8	5	−3
結腸がん	8	5	−3
HRTの有害事象			
冠動脈疾患	15	19	+4
脳卒中	11	15	+4
血栓	8	18	+10
乳がん	15	20	+5

(Schwartz L, Woloshin S, Welch HG. Putting cancer in context. J Natl Cancer Inst. 2002 ; 94 : 799-804)
HRT＝hormone replacement therapy.

際よりも高く見積もるようになる[11]．

ハザード比

　ハザード率 hazard rate または発生密度率 incidence density rate とは，ある時点で好ましくないイベントが発生するリスクの推定値のことである．驚くことに，ハザード比は2つのハザードの比である．解釈という点からは，ハザード比はリスク比や相対リスクと区別できない．どちらの場合でも，たとえば値が5.5であれば，ある期間にA群の人が疾患に罹患する可能性はB群の人の5.5倍（5.5倍よりも高いのではない）であることを示す（このような表現をする理由は，オッズ比の場合と同じである．すなわち，リスク比やハザード比が1ということは両群のリスクが等しいことを意味するためである）．

　ハザード比は，アウトカムが2値でイベント発生までの時間を評価する前向きの研究に用いられ，Coxの比例ハザード回帰分析の反応変数でもある．イベント発生までの時間およびCoxの比例ハザード回帰分析については9章を参照のこと．

自然頻度

　「自然頻度 natural frequency」とは，単に集団の単位あたりの被影響者数のことである（**表2.1**）．分子は人数，分母はよく用いられる集団の単位で表すため，自然頻度は他のリスクの尺度よりも解釈しやすく，比較しやすい[9,12-14]．Gigerenzer[15]は，理解しやすい事例を用いて，よく目にする確率よりも自然頻度のほうがどれだけリスクを伝えやすいかを示している．

　確率として表すリスク risk expressed as a probability：「40歳の女性が乳がんになる確率は約1％である．乳がんがあれば，マンモグラフィーのスクリーニングで陽性になる確率は90％である．乳がんでなくても陽性になる確率は9％である．では，マンモ

グラフィーで陽性の女性が実際に乳がんである確率はどのくらいか？」

自然頻度として表すリスク risk expressed as a natural frequency：「女性が 100 人いるとする．このうち 1 人は乳がんで，おそらく検査結果は陽性になるであろう（1 × 0.9 = 約 1）．乳がんでない 99 人のうち，9 名は検査結果が陽性になるであろう（99 × 0.9 = 約 9）．したがって，全部で 10 人の女性が検査で陽性になるであろう．検査結果が陽性になった女性のうち実際に乳がんなのは何人か？」（10 人のうち 1 人，すなわち 10％）．

自然頻度を用いると，5 年間のホルモン補充療法のベネフィットと有害事象のリスクは**表 2.3** のようにわかりやすく示すことができる[16]．

報酬に対する労力の指標：治療必要数

報酬に対する労力の指標は，アウトカムを 1 単位余分に得るために何単位の資源が必要かという観点から結果を表すものである[17,18]（すなわち，この指標は前述の「自然頻度」という観点から表されるものである）．この指標は研究対象の単位で結果を表すため，有用である（例：ある疾患に罹患している患者を新たに 1 人発見するためには何回の検査が必要か．新たな薬物乱用を 1 人防ぐためにはいくらの費用が必要か）．

報酬に対する労力の指標は，経済的評価をする際よく用いられるが，その他のいろいろな種類の研究結果を示すのにも有用である．しかし，この指標は頻度を示すものであって，有用度を示すものではない．また，数値は疾患，介入およびアウトカムの関数となる（**ガイドライン 18.22** 参照）．

報酬に対する労力の指標のうち，薬剤に関するものの代表は治療必要数 number needed to treat（NNT）と害発生必要数 number needed to harm（NNH）である（**表 2.1, 2.2**）．NNT は，研究の対象となる状態を 1 人余分に治癒または予防するために治療が必要な患者数という観点で結果を表す．同様に，NNH は介入に関連する有害反応や好ましくない副作用を 1 人余分に発生させるために治療される患者数という観点で結果を表す．その他の指標としては，1 人余分に効果を得るために必要な薬の投与回数，処方せんの枚数といったものがある．

NNT と NNH は，ベースラインのアウトカムの頻度も考慮に入れるため，相対リスクよりも情報量が多い．NNT と NNH は生データからだけでなく，絶対リスク差からも簡単な公式で計算できる（**表 2.1**）．

報酬に対する労力の指標には，欠点もいくつかある．これらは，ベースラインの患者のリスクが高・中・低のいずれでも，ある治療で得られる相対リスク減少率は同じと仮定している．この仮定は常に成立するとは限らない．たとえば，ある疾患は重症になると治療が困難になることがあるし，患者が関心のあるアウトカムを経験する確率のベースライン値は研究によって大きく異なることがある[19]．

報酬に対する労力の指標は，常に一定の期間に基づくものである．したがって，ある病状を 1 回の注射で治療する場合の NNT と，数週間にわたって薬剤を毎日投与して治療する場合の NNT とを比較すべきではない．また，報酬に対する労力の指標を異なる疾患で比較するのも適切ではない．関心のあるアウトカムが異なる場合は特に不適切で

ある．たとえば，死亡を1人防ぐNNTと悪心を1人防ぐNNTとを比較すべきでないのは明らかである．アウトカムが同一で，観察期間が同一である場合のみ，NNTやNNHを研究間で比較すべきである．この場合でも，研究間でベースラインのリスクに差があると，NNTを比較するのは困難かもしれない．

> 報酬に対する労力の指標は，①対象となるグループのベースラインのリスクが同程度で，②対象となる期間が同一で，かつ③対象となるエンドポイントがほぼ同じである場合にのみ比較すべきである．

リスクの受け止め方に影響を及ぼす要因

リスクを定量化することと，リスクを解釈することは，まったく別の問題である．数学的にはリスクは単なる頻度にすぎないが，心理学的にはもっとずっと複雑である．リスクには，不確実さや恐れの要素，さらには個人的，社会的および経済的損失の要素が含まれている．したがって，報告するリスクの尺度と，リスクとその結果をどのように表すかは，リスクの解釈に大きな影響を及ぼす可能性がある．

リスクの尺度自体によってもたらされる受け止め方

ある男性が最近前立腺がんと診断されたと仮定する．前立腺がんと治療（前立腺切除または経過観察）によってこの男性に生じる死亡のリスク（この例では8年間に及ぶリスク）と勃起不全のリスク（1年間に及ぶリスク）は，数種類の方法で示すことができる．いずれも正確であるが，リスクの程度の伝え方は異なる．前立腺切除と経過観察の前立腺がんによる死亡や勃起不全のリスクの尺度（**表2.1**と**表2.2**で計算）は以下のように要約できる．

死亡のリスク
- がんで死亡するリスクは経過観察の場合は11%であるが，前立腺切除の場合はわずか7%である（**絶対リスク**）．
- 前立腺切除によって，がんによる死亡の絶対リスクは4%減少する（**絶対リスク減少**）．
- 前立腺切除後にがんで死亡するリスクは経過を観察した場合のリスクの64%である．すなわち，切除後の死亡の相対リスクは経過観察のリスクよりも36%低い（**相対リスク**）．
- 前立腺切除によるがん死の相対リスク減少率は36%である（**相対リスク減少率**）．
- がんによる死亡のオッズは（がんで死亡しない場合と比較して），経過を観察した場合は0.12，前立腺を切除した場合は0.08である（**オッズ**）．
- 経過観察に対する前立腺切除のがん死のオッズ比は0.66である（**オッズ比**）．
- 経過観察の場合は前立腺がん患者100人あたり11人が死亡し，前立腺切除の場合は100人あたり7人が死亡する（**自然頻度**）．
- 前立腺がんによる死亡を1人防ぐためには約25人で前立腺を切除する必要がある（**治**

療必要数).

勃起不全のリスク
- 勃起不全のリスクは前立腺切除の場合は80％であるが，経過観察の場合はわずか45％である（**絶対リスク**）．
- 前立腺切除によって勃起不全が生じるリスクは経過を観察した場合の1.8倍である（**リスク比**）．
- 前立腺切除による勃起不全のオッズは経過観察によるオッズの約5倍である（**オッズ**）．
- 前立腺を切除する男性3人ごとに1人が勃起不全を経験する（**害発生必要数**）．

2.7 少なくとも各治療群のベネフィットと有害事象の絶対リスクは必ず報告する[7,9]．

あるイベントの絶対リスク，すなわちイベントがあるグループで発生する割合は，最も基本的なリスクの尺度である．特に，オッズ比や相対リスク減少率と比べて，絶対リスクの解釈は単純である．また，各グループの絶対リスクを示せば，読者はリスクの他の尺度を計算することができる（**表2.1**）．

相対リスク減少率として報告するベネフィットは，同じベネフィットを絶対リスク減少として報告するよりも魅力的であることが多い[7,20,21]．間違いなく，これは絶対リスク減少よりも相対リスク減少率のほうが大きな値になるためである．前述の例でみると，同じデータに基づいているにもかかわらず，前立腺切除によるがん死の相対リスク減少率36％は，絶対リスク減少4％に比べてはるかに印象的である．

しかし，たとえ正しく解釈されるとしても，相対リスク減少率は絶対リスクとともに示すべきである．相対リスク減少率が同じ25％だとしても，我々は，発生率が9％から6.8％になるよりも90％から67.5％になるほうが嬉しいはずである．

ベネフィットを相対リスクとして示し，有害事象を絶対リスクとして示している場合には注意が必要である[7]．先に述べたように，相対リスクはベネフィットを大きくみせ，絶対リスクは有害事象の頻度を低くみせる．

たとえば，心イベントのリスクが対照群では11.4％，抗血栓薬投与群では9.3％であったとする．ここで，重篤な出血イベントのリスクは治療群では2.2％であったが，対照群では1.8％であった．この薬剤の成績を述べる場合には，「心イベントの相対リスク減少率は18％（11.4－9.3／11.4＝18％）であったが，重篤な出血の（絶対）リスクの増加はわずか0.4％（2.2％－1.8％＝0.4％）であった」とすることができる．

しかし，逆の方法で成績を示すと，同じ薬は「心イベントをわずか2.1％（11.4％－9.3％＝2.1％，絶対リスク）減少するだけなのに，重篤な出血イベントの相対リスクは8.4％（10.6－9.7／10.6＝8.4％）も増加する」ともいえるのである．すなわち，有害事象のリスクはベネフィットの確率の4倍であるかのようにみえるのである．

2.8 主要なベネフィットと有害事象については報酬に対する労力の指標を信頼区間とともに示す．

報酬に対する労力の指標（特に，治療必要数と害発生必要数）は，根拠に基づく医療

evidence-based medicine を実践する際のアウトカムの尺度として推奨されている．なぜならば，これらは臨床的な資源投入と成果との得失を示すからである．しかし，これらは推定値であるため，95%信頼区間といった精度の指標とともに示すべきである．

2.9 主要なベネフィットと有害事象は自然頻度で報告することを検討する．

リスクの尺度の中では，おそらく自然頻度が最も理解しやすく，その次が報酬に対する労力の指標であろう．オッズとオッズ比は概念的に理解するのが難しく，相対リスクはパーセントの単位で表されるため，リスクの解釈を誤る可能性がある．自然頻度は差も簡単に求めることができて理解しやすいため，意思決定に役立てるべきである（表2.3）．

リスクの記述によって生じる受け止め方の違い

2.10 リスクの差や変化は正確に記述する．

リスクの差や変化を記述する場合は，「〜だけ増加する」と「〜に増加する」とが異なることに注意する．たとえば，30%のリスクの増加は，ベースラインのリスクに追加されたものでなければならない．すなわち，「リスクは10%から40%に30%増加した」となる．最終の推定リスクが30%であれば，「リスクは10%から30%に増加した」となる．また，「〜よりも低い」や「〜よりも高い」は群間差に言及するものであり，1つの群の何倍かに言及するものではない．25%のリスクは5%のリスクよりも5倍高いのではなく，単に5%のリスクの5倍である．

たとえば，アスベスト曝露後の肺がんのリスクが10%（0.10）で，曝露していない場合の罹患率が2%（0.02）だとすると，以下の記述はすべて正しいものである．

- 「曝露群の肺がんのリスクは非曝露群よりも8%高い」．この8%は絶対リスク差である．
- 「非曝露群の肺がんのリスクは曝露群よりも8%低い」．この8%も絶対リスク差である．
- 「曝露群の肺がんのリスクは非曝露群のリスクの5倍である」．10%は2%の5倍である（しかし，「よりも5倍高い」ということではない．以下を参照）．
- 「非曝露群の肺がんのリスクは曝露群のリスクの1/5である」．2%は10%の1/5である．
- 「非曝露群の肺がんのリスクは曝露群の20%である」．2%は10%の20%である．
- 「アスベストへの曝露を避ければ，肺がんの罹患率を10%から2%に下げることができる」．
- 「アスベストへの曝露を避ければ，肺がんの罹患率を80%下げることができる」．80%は10%と2%との相対差である．

同じ例を用いているが，以下の記述は誤りである．

- 「曝露群の肺がんのリスクは非曝露群よりも5倍高い」．実際には4倍高いのである．すなわち，8%の差は2%の4倍であり，5倍ではない（しかし，曝露群の肺がんのリスクは非曝露群の5倍である．ここでは「〜よりも高い」という表現が記述を不正確にしているのである）．

- 「非曝露群の肺がんのリスクは曝露群よりも 5 倍低い」．曝露群のリスクは 10%であるが，「10%よりも 5 倍低い」のはいったい何であろうか（しかし，非曝露群の肺がんのリスクは曝露群の 1/5 である．ここでは「〜よりも低い」という表現が記述を不正確にしているのである）．

2.11 一般的なリスクやまれなリスクと比較することによってリスクの位置づけを把握できるようにする[22]．

何らかのリスクを単独で示すと誤解を招く可能性があるが，他のリスクと対比できるようにすると，リスクを大局的に把握することができる．おそらく一番よく知られているのは，飛行機に乗ることと車でドライブすることのリスクの比較であろう．前者はリスクが高いと考えられており，後者はリスクが低いと考えられている．実際には，宇宙旅行や列車での旅行と比べて空を飛ぶことは，マイルあたりの旅客の死亡で評価すると最も安全な旅行手段であり，平凡な自動車での旅行よりもずっと安全なのである．このほかに，1985 年にニューヨーク市でねずみにかまれた人の数（311）と，同じ年にニューヨーク市民にかまれたニューヨーク市民の数（1519）とを対比した例もある．

ある医師がある処置のリスクを患者に伝える際，このように説明した．「この処置であなたが直面する最も大きなリスクをご存知ですか？ このクリニックまで車を運転してくることですよ」[23]．

2.12 リスクの説明方法がリスクの解釈にどのような影響を及ぼすかを考慮する．

リスクを述べる「客観的な」方法は存在しない．このため，残念なことに，リスクの記述方法によって読者の受け止め方を操作することができる[24-27]．こうした操作とは，リスクの尺度を 1 つだけ示し，本章で示したリスクの他の尺度を示さないことによって，リスクを可能な限り些細にみせることかもしれないし，他の尺度を無視して 1 つの尺度の意味合いを可能な限り意図的に誇張することかもしれない．すなわち，どのようにリスクを示すかは倫理的な問題なのである．複数のリスクの尺度を報告することによって，あるいはポジティブな用語とネガティブな用語の両方でリスクの枠組みを示すことによって，リスクを可能な限りバランスよく記述することを提案するとともに，論文の著者にはリスクの記述方法が読者の受け止め方に影響を及ぼすことを忘れないでいただきたい．

リスクの大きさの受け止め方は，数的なデータのほかにいろいろな要因が影響する[28]．
- 自発的と思われるリスクは，押しつけられたと思われるリスクよりも受け入れやすい．
- ある個人の制御下にあると思われるリスクは，他の人々の制御下にあると思われるリスクよりも受け入れやすい．
- 明確なベネフィットがあると思われるリスクは，ベネフィットがほとんどないか，まったくないと思われるリスクよりも受け入れやすい．
- 公平に生じると思われるリスクは，不公平に生じると思われるリスクよりも受け入れやすい．

- 自然に発生すると思われるリスクは，人為的と思われるリスクよりも受け入れやすい．
- 統計的と思われるリスクは，災難と思われるリスクよりも受け入れやすい．
- 信頼できるソースによって生み出されたと思われるリスクは，信頼できないソースによって生み出されたと思われるリスクよりも受け入れやすい．
- よくあると思われるリスクは，あまりないと思われるリスクよりも受け入れやすい．
- 成人に影響を及ぼすと思われるリスクは，小児に影響を及ぼすと思われるリスクよりも受け入れやすい．

「枠組み」は，結果を示す参照点の選び方に関する用語である．枠組みが変わると，結果を比較する基準が変わるため，解釈が変わることになる[7]．たとえば，時間の枠組みを圧縮するとリスクが即時的なものにみえるため，リスクを誇張することができる．以下の文章を比較していただきたい．「毎年，約31,000人の男性が前立腺がんで死亡する」「毎週，約600人の男性が前立腺がんで死亡する」「17分ごとに1人の男性が前立腺がんで死亡する」．

別の例では，ある処置の失敗率が32%（1年以内の死亡，ネガティブな枠組み）と説明された場合と，同じ処置の成功率が68%（肯定的な枠組み）と説明された場合とでは，患者がその処置に対して異なる意見をもつようになる[24]．同様に，死亡率の曲線を示された人は，生存率の曲線を示された人よりも予防的手術を選択することが少ない[25]．

情報の提示方法がテキストに関する読者の感覚形成にどのような影響を及ぼすかについて詳細に議論することは，本書の範囲を超えるものである．ここでは，重要なのに無視されることが多いこのプロセスに注意を促すにとどめたい．この主題に関する優れたレビューについては，"*Judgment under Uncertainty : Heuristics and Biases*"[26] および "*The Psychology of Judgment and Decision Making*"[27] を参照のこと．

謝辞

本章を入念にレビューし，思慮深いコメントを下さったJessica Anckerに深謝します．

●参考文献

1) Thorton H. Patients' understanding of risk [Editorial]. BMJ. 2003 ; 327 : 693-4.
2) Hennekens CH, Buring JE. Epidemiology in Medicine. Boston : Little, Brown ; 1987.
3) Lauden L. The Book of Risks : Fascinating Facts about the Chances We Take Every Day. New York : John Wiley ; 1994.
4) Siegel JA, Sparks RB. The Biologic Effects of Radiation and Their Associated Risks. http://www.internaldosimetry.com/courses/laymans/linkedpages/compare.html. Accessed 11/8/03.
5) Last J. A Dictionary of Epidemiology, 2nd ed. New York : Oxford University Press ; 1988.
6) Riegelman RK, Hirsch RP. Studying a Study and Testing a Test, 2nd ed. Boston : Little, Brown ; 1989.
7) Gigerenzer G, Edwards A. Simple tools for understanding risks : from innumeracy to insight. BMJ. 2003 ; 327 : 741-4.
8) Timmreck TC. An Introduction to Epidemiology, 2nd ed. Boston : Jones and Bartlett ; 1998.
9) Wills CE, Holmes-Rovner M. Patient comprehension of information for shared treatement decision making : state of the art and future directions. Pat Ed Counsel. 2003 ; 50 : 285-90.
10) Gordis L. Epidemiology. Philadelphia : WB Saunders ; 1996.
11) Rothman, KJ. Epidemiology : An Introduction. New York : Oxford University Press, Inc., 2002.

12) Rothman AJ, Kiviniemi MT. Treating people with information : an analysis and review of approaches to communiating health risk information. J Natl Cancer Inst Monogr. 1999 ; 25 : 44-51.
13) Gigerenzer G, Todd PM, ABC Research Group. Simple Heuristics That Make Us Smart. New York : Oxford University Press ; 1999.
14) Gigerenzer G. Adaptive Thinking : Rationality in the Real World. New York : Oxford University Press ; 2000.
15) Gigerenzer G. Calculated Risks : How to Know When Numbers Deceive You. New York : Simon and Schuster ; 2002.
16) Schwartz L, Woloshin S, Welch HG. Putting cancer in context. J Natl Cancer Inst. 2002 ; 94 : 799-804.
17) Laupacis A, Naylor CD, Sackett DL. An assessment of clinically useful measures of the consequences of treatment. N Engl J Med. 1988 ; 318 ; 1728-33.
18) Laupacis A, Naylor CD, Sackett DL. How should the results of clinical trials be presented to clinicians? [Editorial]. ACP Journal Club. 1992 ; May/June : A-12-4.
19) Cook RJ, Sackett DL. The number needed to treat : a clinically useful measure of treatment effect. BMJ. 1995 ; 310 : 452-4.
20) Malenka DJ, Baron JA, Johansen SJW, Ross JM. The framng effect of relative and absolute risk. J Gen Intern Med. 1993 ; 8 : 543-8.
21) Hux JE, Naylor DC. Communicating the benefits of chronic preventive therapy : does the format of efficacy data determine patients' acceptancve of treatment? Med Decis Making. 1995 ; 15 : 152-7.
22) Wurman RS. Information Anxiety : What to Do When Information Doesn't Tell You What You Need to Know. New York : Bantam Books ; 1990.
23) Edwards A. Communicating risks through analogies [Letter]. BMJ. 2003 ; 327 : 749.
24) McNeil PJ, Pauker SG, Sox HC, Tversky A. On the elicitation of preferences for alternative therapies. N Engl J Med. 1982 ; 306 : 1259-62.
25) Armstrong K. Schwarts JS, Fitzgerald G, et al. Effect of framing as gain versus loss on understanding and hypothetical treatment choices : survival and mortality curves. Med Decis Making. 2002 ; 2 : 76-83.
26) Kahneman D, Slovic P, Tversky A, eds. Judgment under Uncertainty : Heuristics and Biases. Cambridge : Cambridge University Press ; 1982.
27) Plous S. The Psychology of Judgment and Decision Making. New York : McGraw-Hill ; 1993.
28) Fischhoff B, Lichtenstein S, Slovic P, Keeney D. Acceptable Risk. Cambridge : Cambridge University Press ; 1981.

第3章 標本から母集団に一般化する
推定値と信頼区間の報告

　信頼区間が有意差検定に勝る点は，信頼区間は偶然の影響に対する最初の（ときに唯一の）質的評価から，効果の生物学的指標の量的推定へと解釈をシフトする点である．

K. J. Rothman [1]

　生物医学研究の多くは，「母集団の（母集団を代表する）標本でいえることは，多かれ少なかれ，標本が抽出された母集団でもいえる」という前提に成り立っている．したがって，標本の特性を表す指標は，母集団の特性の推定に用いられる．推定の精密さは，測定手技に関するばらつきの程度（測定誤差），標本のサイズと代表性（抽出誤差），その特性に内在する生物学的ばらつき（ランダム誤差）に左右される．推定に関するばらつきの程度は信頼区間として表すことができる．

　信頼区間 confidence interval は数値の幅であり，データと一致し，母集団の実際の（または「真の」）値を包含するとされる．この母集団の「真の」値は通常知ることができないが，確かに存在し，適切に抽出された標本から推定することができる．母集団の推定値を含む信頼区間から，その推定がいかに優れているか，あるいは精度が高いかという感覚を得ることができる．すなわち，広い信頼区間は精度が低いことを意味し，狭い信頼区間は精度が高いことを意味する．

　信頼区間は，上述の母集団の特性の推定値と組み合わせると，記述的に使用することができる．しかし，信頼区間は，たとえば群間差の推定や群内の経時変化の推定など，推論と組み合わせるとさらに有用である．推論は通常，仮説検定と P 値を伴う．このように推論的に使用する場合，信頼区間は P 値に有用な情報を加え，結果の解釈を助けるものとなる．

　以下に説明するように，95％信頼区間は 0.05 の水準での統計学的有意差と関係しており，たとえば推定された変化の区間自体が 0.05 の水準で有意であるか否かを表す．また，区間の広さは推定された変化の精度を表し，そして精度は標本サイズなどと関係する．

　最後に，P 値はしばしば統計学的に有意か（「ポジティブ」な結果），有意でないか（「ネガティブ」な結果）と解釈されるのに対して，信頼区間は起こると考えられる「真の」変化の数値幅を示すため，読者が区間の両端の変化の意味合いを解釈できるようになる．

　サブガイドライン　　チェックの仕方　　潜在的な問題　　関連情報

たとえば，一方の端は臨床的に重要な値を含むが，もう片端は含まない場合には（heterogeneous な信頼区間），その結果は単純な「ポジティブ」「ネガティブ」ではなく，結論が出せない状態にあると見なされる．区間内のすべての値が臨床的に重要か，臨床的なばらつきでは起こりえない場合には（homogeneous な信頼区間），結果がより確定的である．さらに，P 値が単位をもたないのに対して，信頼区間は反応変数の単位で表されるため，読者が結果を解釈しやすくなる．以上の理由から，一般には P 値よりも信頼区間のほうが好ましい．

信頼区間のもつ推測の機能

> **記載例**
>
> 被験群（n=15）と対照群（n=5）の体温の平均値を比較した結果，被験群は対照群よりも統計学的に有意に高い値を示した．すなわち，体温の平均値（SD）は 56℃（3℃）対 33℃（5℃）で，2 群間の平均値の差は 23℃（95% CI=19.9℃〜26.1℃）であった．
>
> ここで，
> - n は標本のサイズであり，群ごとに示される．
> - 平均値および標準偏差は，各群の体温の分布を示す．標準偏差の使用は，データが正規分布していることが前提となる．
> - 23℃は，被験群と対照群との間で実際に観測された平均値の差である．標本を構成する治療群と非治療群との差は，対象となる母集団での治療群と非治療群との間で予測される差の推定値である．この推定値は単一の値であるため，**点推定値 point estimate** と呼ばれる．
> - 「95%CI」とは，点推定値のまわりの **95%信頼区間** のことである．95%は**信頼係数 confidence coefficient** である．信頼区間は点推定値の精度の尺度で，被験群と対照群との平均値の「真の」差は，同様な 100 の試験のうち 95 の試験でこの信頼区間の範囲内に入ると考えられる．

3.1 結果がポジティブ（統計学的に有意である）か，ネガティブ（統計学的に有意でない）かにかかわらず，主要な比較についてはすべて信頼区間を提示する．

統計学的に有意か否かにかかわらず，主要な比較の結果は常に報告すべきである．科学として優れているかどうかは，よい質問に対して正確に答えるかどうかで決まるのであり，統計学的に有意な結果かどうかだけで決まるのではない．また，標本を用いた研究の結果は（集団全員のデータが利用できる**全数調査 census** とは異なり）すべて推定であり，厳密な意味での「真実」ではない．推定はとりうる標本の 1 つに基づくものにすぎず，通常，どの標本をとるかで結果は異なる．このばらつきは推定精度に反映され，信頼区間として表される．したがって，母集団の推定値の信頼区間から，その推定がどの程度精密であるかということがわかる．広い信頼区間は精度が低いことを示し，狭い

信頼区間は精度が高いことを示す．
　医学で最も一般的な信頼係数は95%である（**信頼区間**は選択された係数によって決まる数値の幅である）．しかし，どのような信頼係数でも用いることができ，たとえば小標本では90%を用いる場合もある．
　説明のための例として，たとえば，ある患者群の拡張期血圧が6週間の薬剤服薬後に低下したと仮定する．この結果の記述を，最もよくない方法から最も望ましい方法の順で以下に示す．

- 「この薬剤の効果は統計学的に有意であった」
  この記述は，効果のサイズ，効果が臨床的に重要であるか，または効果がどのくらい統計学的に有意であるかということを明らかにしていない．読者によっては，この例の「統計学的に有意」という表現から，この試験結果がこの薬剤の使用を推奨するものと解釈するかもしれない．

- 「この薬剤の拡張期血圧を低下させる効果は統計学的に有意であった（$P<0.05$）」
  この記述は，変化の方向性（この薬剤は血圧を下げる）と，P値が有意水準（研究者が事前に設定し，統計学的有意差の閾値を定義するもの）よりも小さいという事実を含んでいる．したがって，P値が0.05よりも小さいことは明らかであるが，どの程度小さいかということはわからない．P値が0.049ならば理論上は統計学的に有意であるが，0.05に非常に近いことからP値が0.051の場合と同様に解釈されるべきであり，帰無仮説に対するエビデンスとしては境界域である．さらに，この記述でも薬剤の臨床的な有効性はまだ示されていない．

- 「治療群の拡張期血圧の平均値は100 mm Hgから92 mm Hgに低下した（$P=0.02$）」
  多分，これが最も典型的な記述である．試験前後の検査値は示されているが，その差は読者が計算しなければならない．また，推定された効果（8 mm Hgの低下）は精度とともに示されていないため，読者はその数値の低下のばらつきを標本サイズに照らして推測しなければならない．治療群の患者数が5人であれば，同様の試験を繰り返した場合，この低下はかなり大きくばらつくと予想でき，治療群の患者数が500人であれば，ばらつきは小さくなると予想できる．信頼区間は，標本サイズを考慮してばらつきの程度を数値化して示すことができる．

- 「この薬剤は拡張期血圧の平均を100 mm Hgから92 mm Hgに，8 mm Hg低下させた（95% CI＝2〜14 mm Hg）」
  この記述からは，観測された効果の平均的な大きさ（平均低下量8 mm Hg）も，その計算に用いた前後の血圧の平均値もわかる．また，「95%信頼区間」として，血圧の真の平均低下量が含まれる数値の範囲もわかる．すなわち，この報告と同様に標本数100でこの薬剤の試験を行った場合，血圧の平均低下量は100のうち95の標本でおそらく2 mm Hgから14 mm Hgの間になると考えられる．
  信頼区間を報告すると，読者が効果の臨床的な重要性を判断できるようになる．わずか2 mm Hgの拡張期血圧の低下は臨床的に重要でないであろうが，14 mm Hgの低下は重要であろう．したがって，この試験では平均値の差が統計学的に有意であったとはいえ，起こりうる結果の幅を示す信頼区間が広すぎるため，臨床的には不確実で

ある．信頼区間が臨床的に重要な値のみからなる場合には，その薬剤が臨床的に有効である可能性がより高くなり，信頼区間が臨床的に重要な値を含まない場合には，その薬剤は臨床的に有効でない可能性が高い．

信頼区間は，群間の平均値の差や群内の経時的な平均変化量以外の推定統計量に対しても示すことができる．たとえば，割合，オッズ比，リスク比，ハザード比，相関係数，生存率，回帰直線の傾き，報酬に対する労力の指標 effort-to-yield measure（治療必要数 number needed to treat など），統計モデルの共変量などである（**表7.1**参照）．

✓ 一般に，群間の（または同一群内の経時的な）差の推定値に対する95％信頼区間が0を含まない場合，その結果は0.05の水準で有意である．取りうるすべての差の範囲（たとえば抽出可能な2群の全標本で得られる平均値の差の範囲）のうち，最も極端な5％（差の分布の両端2.5％ずつ）は0.05の水準で統計学的に有意となる（いわゆる「両側検定」，**ガイドライン4.7**参照）．差の中央部分の95％は，範囲の両端の差よりも偶然に起こりやすいため，この差は有意でないとされる．この95％に0が含まれる場合には，差は偶然によるものかもしれない．なぜならば，一方の群が優れるような差（A群の平均値はB群よりも大きい）が生じることもあり，逆の差（A群の平均値はB群よりも小さい）が生じることもあるためである．中央部分の95％に0が含まれない場合に限り，95％の確率で一方の群が優れているということができる．以下に例を示す．

- 2群間の肺機能指標の平均値の差は0.51 L/分であった（95％CI＝0.23〜0.79 L/分）．差は0.05の水準で統計学的に有意である．観測された差（推定）が含まれると考えられる範囲の（中央の）95％に0が含まれていないため，0は残りの5％に含まれる．すなわち，差が0 L/分となるのは100回中5回よりも少ない．
- 2群間の肺機能指標の平均値の差は0.12 L/分であった（95％CI＝−0.16〜0.40 L/分）．信頼区間が0を含むため，差は0.05の水準で統計学的に有意とはならない．すなわち，差が0 L/分となるのは100回中5回よりも多い．

✓ 一般に，2群間のオッズ比またはリスク比の95％信頼区間が1を含まない場合，その結果は0.05の水準で有意である．オッズ比が1よりも大きいということは，一方の群のリスクが他方の群のリスクよりも大きいことを示し，比が1よりも小さいということはリスクの減少，比が1であることはリスクの増減がないことを示す．オッズ比1が95％信頼区間の外側にある場合に限り，95％の確率でリスクは増大（または減少）するということができる（**2章**参照）．

- たとえば，脳卒中発現に関する喫煙者と非喫煙者とのオッズ比が4.2（95％CI＝1.32〜13.33）だとしよう．これは，平均すると喫煙者は非喫煙者の4.2倍脳卒中を起こしやすいことを示す．オッズ比1は喫煙者と非喫煙者のリスクが同じであることを示し，この信頼区間には含まれないため，両群が同じリスク（帰無仮説が真）であると仮定すると，オッズ比が4.2またはそれ以上となるのは100回中5回よりも少ない確率と考えられる（P値は0.05未満である）．

- それでは，オッズ比が 4.2（95%CI＝0.92〜18.63）だとしよう．信頼区間が 1 を含むため，この違いは 0.05 の水準で統計学的に有意とはならない．

3.2 信頼区間の上限と下限を報告する．"±"の記号は，信頼区間が点推定値を中心として対称的に分布し，かつスペースが制限される表中でのみ使用する．

信頼区間の上限と下限を示せば，読者が値を算出する必要がなくなる．また，信頼区間は対称でない場合があり，±の記号では正確に表示できない．たとえば，前述の例の信頼区間 0.92〜18.63 は，推定オッズ比の 4.2 に関して対称ではない．

例
- よくない例：本研究では，差は 28 mg/dL（95% CI＝±3.2 mg/dL）であった．
- 推奨する例：本研究では，差は 28 mg/dL（95% CI＝24.8〜31.2 mg/dL）であった．

本文またはグラフのエラーバー（図 21.4）の"±"が標準偏差，標準誤差（通常は平均値の標準誤差），95%信頼区間のいずれを示すのかが曖昧だと，データを示すうえで混乱の原因となりやすい．
- 標準偏差は記述統計量であり，標本から得られた測定値のばらつきを表す（**ガイドライン 1.8 参照**）．
- 平均値の標準誤差は推測統計量であり，母集団の特性の推定精度を表す．これは本質的には 68%信頼区間である．
- 95%信頼区間は好ましい推測統計量であり，母集団の特性の推定精度を表す．

信頼区間のもつ記述的な機能

3.3 主要な関心の対象となる母集団の特性の推定値にはすべて（95%）信頼区間を報告する．

信頼区間は，母集団の特性を推定するために，記述統計量と一緒に示されることがある．推定値が研究の主要なアウトカムである場合には，精度がわかるように信頼区間を示すべきである．主要な関心の対象となる母集団の特性には，平均値，中央値，割合などがある．

記載例

骨粗鬆症患者 138 人の血清 IGF-I 濃度の平均値は 300 ng/mL であった（95% CI＝273〜327 ng/mL）．
ここで，
- 研究者は，138 人の患者という標本から骨粗鬆症患者という母集団の血清 IGF-I 濃度の平均値を推定している．
- 300 ng/mL は標本の IGF-I 濃度の平均値である．同時に，これは母集団の平均 IGF-I 濃度の点推定値でもある．

- 95％信頼区間（273〜327 ng/mL の範囲）は，推定値の精度の尺度である．これは，集団の「真の」平均値が同様な 100 の標本のうち 95 の標本でこの範囲に含まれることを意味する．

平均値の標準誤差を信頼区間として用いてはならない[2-7]．平均値±標準誤差で表される値は，実際には 68％信頼区間である．より保守的な 95％信頼区間（平均値±標準誤差の約 2 倍）または 99％信頼区間（平均値±標準誤差の約 3 倍）がほとんどの専門家に好まれている．

　理由は以下の通りである．50％信頼区間は，100 回の試験のうち約 50 回では信頼区間から外れる結果が得られるであろうことを意味する．すなわち，結果は偶然にすぎないことを意味する．68％信頼区間（平均値±標準誤差）は，同様な 100 回の試験のうち 32 回では信頼区間から外れる結果が得られるであろうことを意味する．一方，95％信頼区間は，同様な 100 回の試験のうちわずか 5 回では信頼区間から外れる結果が得られるであろうことを意味する．保守性が要求される医学では，68％信頼区間は 50％信頼区間（単なる偶然）にあまりにも近すぎる．平均値の標準誤差を記述統計量（標準偏差の代用）または信頼区間として用いることは推奨できない．

広い信頼区間では推定値の有用性が示されないことがある[8]．人間の平均寿命を 50 歳（95％信頼区間＝5〜95 歳）と推定することは可能であるが，この推定を有用なものにするには精度があまりにも低すぎる．標本サイズを大きくすれば信頼区間の幅が狭くなり，推定精度が向上する．

●参考文献
1) Rothman KJ. Significance questing [Editorial]. Ann Intern Med. 1986 ; 105 : 445-7.
2) Gardner MJ, Altman D. Confidence intervals rather than P values : estimation rather than hypothesis testing. BMJ. 1986 ; 292 : 746-50.
3) Murray GD. Statistical guidelines for the British Journal of Surgery. Br J Surg. 1991 ; 78 : 782-4.
4) Wulff HR. Confidence limits in evaluating controlled therapeutic trials [Letter]. Lancet. 1973 ; 2 : 969-70.
5) Bulpitt CJ. Confidence intervals. Lancet. 1987 ; 28 : 494-7.
6) Altman DG, Gore SM, Gardner MJ, Pocock SJ. Statistical guidelines for contributors to medical journals. BMJ. 1983 ; 286 : 1489-93.
7) Feinstein AR. Clinical biostatistics XXXVII. Demeaned errors, confidence games, nonplussed minuses, inefficient coefficients, and other statistical disruptions of scientific communication. Clin Pharmacol Ther. 1976 ; 20 : 617-31.
8) Gore SM, Jones IG, Rytter EC. Misuse of statistical methods : critical assessment of articles in BMJ from January to March 1976. BMJ. 1977 ; 1 : 85-7.

第4章 *P*値とともにグループを比較する
仮説検定の報告

> 有意差検定は，意思を決定するための方法ではなく，結果を報告するための方法であると考える．なぜならば，医療政策を策定するためには有意差検定の結果以外にも多くのことを検討する必要があるからである．
>
> F. Mosteller, J. P. Gilbert, B. McPeek[1]

医学文献では統計学的に有意という用語がよく使われるが，その意味や解釈が誤っていることは驚くほど多い．有意確率または *P* 値が 0.05 未満だと，治療が有効であることの「証明」と見なされることが多く，同様に *P* 値が 0.05 を超えると，効果がないことの「証明」と見なされることも多いが，これらはいずれも誤りである．実際には，*P* 値は何かの証明になるものではない．

P 値 *P* value は，1920 年に Ronald Fisher 卿によって提唱された根拠の強さの指標であり，統計に対する**頻度論的アプローチ** frequentist approach と呼ばれる統計学の領域と関連する（対照的なのがベイズ流アプローチ Bayesian approach である．**11 章**参照）．頻度論的アプローチには，2 つの仮説のいずれかを選択するという，いわゆる**仮説検定** hypothesis testing の方法が含まれるが，これは 1930 年代に Jerzy Neyman と Egon Pearson という数学者によって提唱されたものである．*P* 値と仮説検定は実際にはかなり異なる概念であるにもかかわらず，いずれも統計学的推測と密接に関連する方法の構成要素であると誤解されることが多い[2]．

実際に，生物医学研究では頻度論的アプローチがよく用いられる．この背景にある論理は洗練されているが，直感的には明らかでないため，しばしば誤解される．本章では，仮説検定，*P* 値および関連する諸問題をとりあげ，これらをどのように報告すべきかを理由とともに説明する．

仮説検定の概要

仮説検定は，得られた研究結果が偶然によるものと説明できる可能性を排除することと関連する．もし偶然によって説明できる可能性が小さければ，別の説明，おそらくは生物学的な説明がよりもっともらしいものになるであろう．偶然がどの程度もっともら

しい説明となるかを検定するために我々は，**差がないという帰無仮説 null hypothesis of no difference** と呼ばれるものを想定する．帰無仮説とは，単に「認められたいかなるグループ間の差も偶然によるものである．すなわち，介入には効果がない」という想定にすぎない．確率論を用いると，帰無仮説下で，得られた結果がどの程度偶然によるかを定量化することが可能になる．この量的指標が P 値である．P 値が大きいほど，差は偶然によるものであるという帰無仮説を支持する根拠が増すことになる．逆に，P 値が小さいほど，帰無仮説を支持する根拠は弱まることになる．もし P 値が十分小さければ（通常は 0.05 未満），帰無仮説を棄却し，差は介入によるものであると結論する．

たとえば，ある薬剤が痛みを和らげるかどうかを検証するために研究を実施するとしよう．この研究では最後に，被験薬群と対照群とで痛みのスコアの平均値を比較する．最初に答えなければならない質問は，実際には医学的な問題である．すなわち，平均値の差は臨床的に意味があるほど十分に大きいかということである．

- 平均値の差が臨床的に意味があるほど十分大きいかどうかを決定するためには，差がどの程度大きいかを知ることが役に立つ．これが両グループの値とその差（**推定値 estimate**）を報告しなければならない理由である．これについては 3 章で説明した．
- 平均値の差が臨床的に意味があるほど十分大きい場合には，その差が被験薬によるものか，それとも偶然によるものかを問う必要がある．この質問は確率の問題であり，**アルファエラー alpha error** あるいは**第 1 種の過誤 type I error** と呼ばれるものと関連する．仮説検定はこの質問に対する答えを明らかにするのに役立つ．
- 平均値の差が臨床的に意味があるほど大きくない場合には，それが無効な被験薬によるものなのか，それとも不十分なデータによるものなのかを問う必要がある．この質問も同様に確率の問題であり，**ベータエラー beta error** あるいは**第 2 種の過誤 type II error** と呼ばれるものと関連する．解析の**統計学的検出力 statistical power** を知ることも，この質問に対する答えを明らかにするのに役立つ．

これらの問題は 1 つずつ扱うこととし，まずグループ間の差に臨床的な意味がある場合を想定する．もし，この差は被験薬によるものと考えたが，本当は偶然がより確からしい説明であることが判明した場合には，我々は第 1 種の過誤を犯したことになる．**有意水準**，すなわち**アルファ（α）**は第 1 種の過誤を犯す確率で，偶然がより確からしい説明なのに，グループ間の差は被験薬によるものと誤って結論しようとすることである．アルファは通常 0.05 に設定される．これは，同様の比較を 100 回行ったときに 5 回は第 1 種の過誤を受け入れることを意味する．

研究のデータから得られた P 値は，帰無仮説が真であるという仮定下で，研究で得られた差またはそれよりも大きな差が偶然によって得られる確率を表す．P 値は帰無仮説の根拠の指標であり，値が小さいほど帰無仮説の確からしさは小さくなる．P 値が有意水準（たとえば 0.05）よりも小さいときに帰無仮説は棄却され，定義によって差は「統計学的に有意」であると宣言する．

次に，臨床的な意味があるとするには差が小さすぎる場合を想定する．もし，差がないのは被験薬の効果がないためと考えたが，本当はデータ量が不十分なことがより確からしい説明であることが判明した場合には，我々は第 2 種の過誤を犯したことになる．

ベータ（β）は第2種の過誤の確率で，データ量が不十分なことがより確からしい説明なのに，差がなかったのは被験薬が無効であったためと誤って結論しようとすることである．ベータは通常 0.1 または 0.2 に設定される．これは，同様の比較を 100 回行ったときに 10 回または 20 回は第2種の過誤を受け入れることを意味する．しかし，通常ベータは統計学的検出力の観点から表現され，これは $1-β$ として計算される．したがって，検出力を 80％または 90％とするのが一般的である．

統計学的検出力は研究の標本サイズを決定するうえで重要である．この例でいえば，「十分な根拠」を示すためにはどれくらいのデータを集める必要があるか，ということである．標本サイズの計算にはアルファエラーやベータエラーの値などいくつかの因子が含まれるが，最も重要なのは検出すべき差をどの程度にするかということである．差が大きいほど，実際にその差が認められた場合には，小さな標本サイズでも差は明らかになる．逆に，差が小さいほど検出には大きな標本サイズが必要となる．実際には，検出力の計算は「ある標本サイズの研究で 10％の差を検出する確率は（そうした差が存在するのであれば）80％である」といったように表現される．すなわち，もし 10％の差が存在するのであれば，同じ母集団から選ばれた 100 個の標本のうち 80 個で検出できるであろうということである．

統計学的検出力は，研究結果が統計学的に有意でない場合は特に重要である．この場合，適切な統計学的検出力をもった研究であれば，ネガティブな研究と解釈できる．すなわち，同等ではないにしても，グループは本当に同じようなものだということである．しかし，検出力が不十分な研究（「検出力不足」の研究）であれば，得られた結果はネガティブなのではなく，結論を下せないということである．すなわち，臨床的に意味のある差はないというだけの十分なデータを集められなかったのである．

> **記載例**
>
> 肘の屈折度の増加を指標として，群間で 4 度の屈折度の差を 90％の検出力で検出できるように研究をデザインした．有意水準は 0.05 とした．電気刺激を受ける患者群（$n=26$）は肘の屈折度が平均で 16 度（標準偏差 4.5）増加し，対照群の患者（$n=25$）は平均で 6.5 度（標準偏差 3.4）増加した．この平均値の差は 9.5 度で，統計学的に有意であった（95％信頼区間＝7.23〜11.73 度，Student の両側 t 検定，$t=8.43$，$df=49$，$P<0.001$）．
>
> ここで，
>
> - 4 度は，肘の屈折度の増加に関して臨床的に意味ありとした最小の群間差である．
> - 90％は研究の統計学的検出力である．すなわち，研究の性質や収集するデータ量を考慮して，もし本当に差が存在するのであれば，肘の屈折度の増加に関して最低 4 度の差を検出できる確率が 90％であることを示す．
> - 0.05 は有意水準であり，研究者によって設定される統計学的有意差の閾値である．
> - n は各群の被験者数である．
> - 9.5 度は実際に得られた平均値の群間差である．

- 95%信頼区間は，9.5度という群間差の推定値の精度を示すものである．すなわち，データが真の状態を反映する限り，7.23度から11.73度の間に真の差が存在しうると研究者は95%確信しているのである．
- 群間比較にはStudentのt検定を使用し，両側検定とした（片側検定というものもある）．Studentのt検定ではt統計量とt分布を用いる．検定統計量は8.43である（通常，検定が両側か片側かという情報は「対象および方法」の中の「統計手法」というサブセクションに記載する．個々の結果を示す際に繰り返す必要はない）．
- P値は，群間に差がないという仮定下で，観察された差と同程度あるいはそれ以上に極端な差が得られる確率を示す．小さなP値は，群間に差がないという帰無仮説を棄却するのに十分な証拠（$P<0.05$）があることを意味する．第3章で述べたように，研究結果を報告する場合はP値よりも信頼区間を用いるほうがよい．この例ではP値と信頼区間の両方を報告している（冗長ではあるが，許容できる方法である）．

緒言の記載に関するガイドライン

4.1 検定する仮説を特定する．

仮説とは，2つ以上の変数間で想定する関係を検証可能な文章にしたものである．たとえば，ある仮説は「研究者は，ある薬がある疾患と診断された患者集団の痛みをかなり緩和するであろうと考える」と表現されるかもしれない．

仮説検定の正式なプロセスでは2つの仮説が設定される．すなわち，帰無仮説と対立仮説である．**帰無仮説** null hypothesis は通常，研究者が真実と考えることと逆のものになる．たとえば，よくみられる帰無仮説は「各グループの反応の平均値は等しい」というものである．この場合だと，これは薬が痛みに対して効果がないことを意味する．**対立仮説** alternative hypothesis は通常，研究者が真実と考えること（薬は痛みをかなり緩和する）で，ここでの対立仮説は「各グループの反応の平均値は等しくない」というものになる．

対立仮説が支持されるか否かは，データに基づいた帰無仮説を支持する根拠の強さによって決定され，P値がこの根拠の強さを示す．P値は，ある薬が痛みに対して効果がないという仮説下で，データから得られた結果と同程度かそれ以上に極端な結果が得られる確率である．P値が小さいほど，帰無仮説を支持しない根拠が強くなる．仮説検定を行った科学的な報告では，ほとんどの場合帰無仮説が特定されることはなく，対立仮説だけが明示されている．

例
- **帰無仮説**：運動プログラムに参加した男子と参加しなかった男子で，6週後の二頭筋の強さの変化量の平均値は異ならない．
- **対立仮説**：運動プログラムに参加した男子の6週間トレーニング後の二頭筋の強さの変化量の平均値は，プログラムに参加しなかった男子よりも大きい．

方法の記載に関するガイドライン

以下に示すガイドラインは，論文の「対象および方法」のサブセクションである「統計手法」で通常報告する事項に関するものである．

4.2 臨床的に意味ありと考えるグループ間の差の最小値を特定する．

臨床的に意味があるグループ間の差の最小値を事前に特定することによって，臨床的な問題に焦点をあてて解析することが可能となり，統計学的な問題を大局的に扱うことができる．最小の差を特定することは検出力の計算にも必要で（**ガイドライン 4.4 参照**），標本サイズをどの程度大きくするかを決定するのに役立つ．

4.3 有意水準，すなわち，それよりも小さければ結果を「統計学的に有意」と見なす確率を特定する．

有意水準 alpha level は統計学的有意差の閾値となる確率で，研究者によって設定される．有意水準は恣意的な値であるが，慣習的に 0.05 か 0.01，まれに 0.001 と設定される（探索的な解析では 0.1 といった比較的大きな有意水準が設定されることがあるが，これは，その後の多変量モデルで可能性のある関連性を確認するためのものである）．いずれにせよ，P 値が有意水準よりも小さければ，定義によって「統計学的に有意」となる．

実際には，有意水準は**第 1 種の過誤**を犯す確率，すなわち，本質的にグループ間の差は介入の結果によるものであると誤って結論する確率である．

4.4 該当する場合は，主要な比較に関して事前に定めた検出力の算出方法の詳細を報告する．

統計学的検出力は，ある大きさの差が真に存在する場合に研究がそれを検出できる能力を示すものである．もし統計学的に有意な差が認められなかったとすれば，それは本当に群間に差がないためかもしれないし，差があるかどうかを決定するには収集したデータが十分でないためかもしれない（すなわち，標本サイズが小さすぎたためかもしれない）．検出力は，研究に必要な標本サイズを決定するために事前に計算する必要があり，「対象および方法」の項で報告しなければならない．対応のある t 検定を例にして，統計学的検出力に影響する因子を**表 4.1** に示す．これらの因子のほとんどは，他の統計学的検定の検出力の計算にも含まれるものである．

グループ間に差はないと誤って結論する**第 2 種の過誤**の確率をベータ（β）とすると，統計学的検出力は $1-\beta$ に等しい．β は 0 から 1 までの値をとる確率で，通常は 0.1（検出力 90％）または 0.2（検出力 80％）である．たとえば，骨の長さを指標とした研究で治療効果の差 15 mm に対して β を 0.2 とした場合は，治療群と対照群との間で 15 mm の差を検出できない可能性が 20％あることを研究者が許容していることを意味する．

例
- 有意水準とベータをいずれも 5％と設定し（すなわち，P 値が 0.05 未満の場合に有

表 4.1 対応のある t 検定の検出力の計算に含まれる変数とそれらが標本サイズ (n) に及ぼす影響

変動[*]	Δ	σ	α	1−β	n
両側検定	5	20	0.05	0.8	127
片側検定	5	20	0.05	0.8	100
Increase Δ	**10**	20	0.05	0.8	25
Increase σ	5	**25**	0.05	0.8	155
Increase α	5	20	**0.01**	0.8	160
Decrease β	5	20	0.05	**0.9**	138

[*]各列の変数を 1 行目の値から太字で示す値に変えることによって，標本サイズにどの程度影響するかを示す．
Δ（デルタ）：検出する差や変化の大きさ．理想的には，臨床的に意味があると考えられる差の最小値で，研究者によって特定される．
σ（シグマ）：標準偏差．対応のある観測値間の差のばらつきの程度で，生物学的な関数である．
α（アルファ）：これよりも小さければ統計学的に有意と宣言される閾値で，研究者によって特定される．
1−β：研究者によって設定される検出力．
n：標本サイズ．

意と見なし，統計学的検出力は 95％である），対照群が薬に反応する割合を 50％としたとき，t 検定を用いて（訳注：一般には，2 値変数の割合の比較にはカイ 2 乗検定や Fisher の直接法を用いる），治療群での 5％の改善を検出するためには 5178 人，10％の改善を検出するためには 1282 人がそれぞれ必要で，25％の改善を検出するのであれば 190 人でよい[3,4]．

> 標本サイズが小さい場合は，検定の統計学的検出力が許容できないほど低いことが多い[5-7]．

4.5 個々の群間比較に用いる統計学的検定を特定する．

統計学的検定の数は非常に多く，関心のある比較に適用できるものも数種類あるであろう．しかし，検定にはそれぞれ前提があり，どの検定が用いられたかを解析ごとに特定することは重要である．検定は，データが収集されるまで特定できないこともある．なぜならば，どの前提が成り立つか（通常はデータがほぼ正規分布に従うかどうか，ときには測定値の水準を変更する必要があるかどうか）はデータが決定するからである．したがって，検定方法は「対象および方法」のサブセクションである「統計手法」で特定すべきであるが，ときには「結果」のセクションで報告されることがあるかもしれない（訳注：測定値の分布が対称であれば t 検定，非対称であれば U 検定といったように，分布の形状を見てから検定方法を選択するのは適切とはいえない）．表中の P 値を算出した検定方法が表の脚注で説明されることもある．比較的よく用いられる統計学的検定とそれが適切に用いられる状況を**表 4.2** に示す．

表4.2 独立した標本および対応のある標本の比較によく用いられる統計学的検定★

比較する グループの数	独立した標本	対応のある標本
	名義データの比較	
2以上	Chi-square test	McNemar's test†
	順序データの比較	
2	Wilcoxon rank-sum test or Mann-Whitney U test†	Wilcoxon signed-rank test†
3以上	Kruskal-Wallis test†	Friedman one-way ANOVA†
	連続データの比較	
2	Student's t test‡ or Wilcoxon rank-sum test or Mann-Whitney U test†	Paired t test‡ or Wilcoxon signed-rank test†
3以上	Analysis of variance（ANOVA or F test）‡ or Kruskal-Wallis test†	Repeated-measures ANOVA‡ or Friedman one-way ANOVA†

★ これ以外の検定も適用可能である．
† ノンパラメトリック検定．
‡ パラメトリック検定．

✓ 第5部「統計用語と統計手法のガイド」を用いて，データに用いた検定手法が適切であることを確認する．

4.6 複雑な検定や一般的でない検定を解析に用いた場合は出典を示す．

他の人が解析を検証しようとする場合は，結果がどのようにして得られたかを知る必要がある．複雑な統計学的検定や一般的でない統計学的検定は適切かもしれないが，読者が自らそれを確認できることが必要である．

⤴ 特に検定の原著が古いか，入手困難な場合は，一般的な最近の文献を引用する[8,9]．

4.7 適切な場合は，検定が片側・両側のどちらなのかを特定する．片側検定を用いた場合にはその妥当性を示す．

両側検定（確率分布の対称性に基づく）では，有意水準（通常0.05，すなわち5%）は以下の2つに分割される．A群のエンドポイントがB群よりも大きい場合に対して2.5%，A群のエンドポイントがB群よりも小さい場合に対して2.5%．すなわち，介入の結果，A群のほうがB群よりもよくなる可能性もあれば，悪くなる可能性もあるとき，両側検定はその両方の可能性を考慮する．一方，結果の方向が事前に予測できる場合，片側検定は5%をいずれかの側（あるいは方向）に対してだけ投入する．

両側検定では，片側検定の場合と同じ統計学的有意差（同じP値）を得るのにより大きな群間差が必要である．群間差の方向が明らかでない場合（すなわち，介入の効果が優れるのか劣るのかがわからない場合）には，両側検定を用いるべきである．両側検定

のほうがより保守的であり，それゆえにしばしば好まれる．片側検定が使われるのは結果の方向（大きさまでは不要）が事前にわかっているときがほとんどである．片側検定を用いる場合，研究者は検定が片側であることを明らかにし，結果の方向を既知とした根拠を報告すべきである．

4.8 検定が対応のないデータ，対応のあるデータ（独立した標本，マッチさせた標本）のどちらに用いられたのかを特定する．

対応のある標本から得られたデータを解析するために用いる検定は，独立した標本から得られたデータに対する解析とは異なる（**表 4.2**）．グループ間の平均値の差だけを考慮する場合とは異なり，対応のあるデータに対する検定では，P 値を算出する際に対応のある観測値間の差を考慮する．

例

- 異なる2つの高校で行った禁煙キャンペーンの結果を比較する研究では，各高校から収集した2つの<u>独立標本</u>を比較する．一方，1つの高校で喫煙の影響に対する各生徒の知識をキャンペーン前後で比較する研究では，<u>対応のある標本</u>を比較する．すなわち，同じ生徒が2度評価され，この評価結果のペアがデータを構成する．

✓ 第5部「統計用語と統計手法のガイド」を用いて，データに用いた検定手法が適切であることを確認する．

4.9 データの解析に用いた統計パッケージまたはプログラムの名称を記載する．

統計解析に用いたコンピュータパッケージを特定することは重要である．なぜならば，一般に市販のパッケージは妥当性が確認されており，アップデートされているが，個人が開発したプログラムは必ずしもそうではないためである．さらに，すべての統計ソフトが同一の統計量を計算するために同一のアルゴリズムやデフォルトオプションを使用しているわけではない．このため，パッケージやアルゴリズムによって解析結果が微妙に異なる可能性がある．

例

- 最もよく用いられるパッケージには，SAS（Statistical Analysis Systems），BMDP，Splus，SPSS（Statistical Package for the Social Sciences），StatXact，StatView，StatSoft，InStat，Statistical Navigator，SysStat，Minitab といったものがある．

結果の記載に関するガイドライン

4.10 すべての主要な解析結果を最初に報告する．

科学論文では，研究の動機づけとなった主要な比較に焦点をあてるべきである．もちろん，ある問題に対して探索的な解析や説明的な解析を実施することは可能で，また実施すべきでもあるが，こうした副次的な探索が主要な解析を隠してはならない．すなわち，より魅力的な（統計学的に有意な）副次解析の結果があるからといって，研究目的

を支持しない（統計学的に有意でない）主解析の結果を無視してはならない．

⚠ **選択的な報告には注意が必要である．** 選択的な報告 selective reporting とは，研究から得られた望ましい所見だけを報告するという慣行である．こうした所見は，通常統計学的に有意な結果である．すべての臨床的に関連する解析結果は，統計学的に有意か否かにかかわらず報告しなければならない．矛盾するデータを隠すことは倫理に反するものである．

✓ 第5部「統計用語と統計手法のガイド」を用いて，統計手法が適切に報告されていることを確認する．

⚠ 副次解析から得られた結果であるという記述がない場合，選択的な報告に対する唯一の対処方法は，報告された関係に生物学的な意味があるかどうかを確認することである．

4.11 すべての外れ値と，それらを解析でどのように取り扱ったかを報告する．

外れ値 outlier は，さまざまな合理的な理由によって起こりうる極端な値である．しかし，それらは極端であるがゆえに，統計解析に歪んだ影響を及ぼす可能性がある．外れ値は，単にそれがあると不都合だという理由だけで無視してはならず，その存在を認め，解析時には適切に処理しなければならない．外れ値の影響を評価するために，外れ値を含めた場合と含めない場合の両方の結果を報告することが適切なこともある．

4.12 検定の前提が満たされていることを確認する．

ほとんどの統計学的検定では，データに対して何らかの前提がある．これらの前提が疑わしい場合は，結果も同様に疑わしいかもしれない．前提を検証したという記述は必ず含めるべきである．

一般的な前提は，データがほぼ正規分布に従うというもので，これによって「パラメトリックな」検定を使うことが許される．この前提は成立しないことも多い．データの分布が明らかに非正規である場合には，正規分布に近づけるために数学的な「変換」をするか，「ノンパラメトリックな」検定（この検定ではデータが正規分布に従う必要はない）が代用されるかもしれない．データを変換した場合やノンパラメトリック検定を用いた場合には，そのことを報告すべきである（訳注：パラメトリックとは，母集団を少数のパラメータ（母数）で規定される分布族に限定することを意味する．パラメトリック検定の多くは母集団が正規分布に従うことを前提にしているが，必ずしも「正規分布を前提とした検定＝パラメトリック検定」ではない．なお，t 検定は分布の正規性に関して頑健な手法であり，標本サイズが大きく異ならない場合は，分布の等分散性に関しても頑健である）．

4.13 すべての主要なエンドポイントに対して変化や差の絶対値を報告する．

グループ間の変化の絶対量または実際の変化量を報告すれば，相対的な変化や変化割

合のみを報告することによって生じる混乱を避けることができる．たとえば，ある患者の血清コレステロール値が最初は 220 mg/dL，最後は 175 mg/dL であった場合，変化の絶対量は 45 mg/dL になる．相対変化だと，血清コレステロール値 20％低下 [(175−220)/220×100％] とも，「最初の値から 1/5 低下」とも記載することができる．これらはいずれも正確であるが，実際に観測された変化量が 45 mg/dL であったという事実は述べていない．

2 つのグループが含まれる場合は，各グループの平均値や割合とともに，グループ間の差や変化を報告することが有用である．

⬇ 独立したグループから得た連続数については，各グループの中央値（適切な場合は平均値）とグループ間の中央値（または平均値）の差の絶対量を報告する．

⬇ 対応のあるグループから得た連続数については，各グループの中央値（適切な場合は平均値）と各ペア間の差の中央値（または平均値）を報告する．

⬇ 独立したグループから得たカテゴリカル変数については，各グループの割合とグループ間の割合の差の絶対量を報告する．

⬇ 対応のあるグループから得たカテゴリカル変数については，各グループの割合を報告する．

4.14　主要なエンドポイントの変化や差の 95％信頼区間を報告する．

治療群と対照群との差，あるいは同一グループ内での治療前後の測定値の差は，原則的には，その治療が目標とする母集団全体に適用された場合に期待される差の推定値である．差の推定値の精度は信頼区間で示される．

信頼区間は標本サイズやばらつきの影響を反映し，標本サイズが大きければ信頼区間は狭くなり，より精度の高い推定値を与える．同様に，データのばらつきが小さければ信頼区間は狭くなり，より精度の高い推定値を与える．

例
- 「その薬は凝固時間を平均 4 分遅延させた（95％信頼区間＝2.5〜5.5 分，$P <$ 0.001）」．ここでの 95％信頼区間は，その薬の効果が同じような 100 個の標本で調査されたとしたら，100 個中 95 個の標本では凝固時間の遅延の平均値が 2.5 分から 5.5 分の間にあることを示す．信頼区間を知ることによって，我々は効果の臨床的な意味を判断することが可能になる．たとえ凝固時間の遅延の平均値が信頼区間の下限値の 2.5 分であったとしても，その値に臨床的に意味があれば，薬の効果は臨床的にも統計学的にも有意ということができる（**3 章**参照）．

4.15　統計学的に有意か否かにかかわらず，実際の P 値を有効数字 2 桁で表す．

P 値が有意水準（通常は 0.05）よりも小さければ「統計学的に有意」と見なされるが，

有意水準以上であれば有意と見なされない．しかし，P 値が 0.051 や 0.049 の場合は，前者が「有意でない」，後者が「有意」と報告されるにもかかわらず，これらの結果は十分に接近しており，ほぼ同じと解釈すべきである（訳注：医薬品の承認審査という観点からは「ほぼ同じ」と解釈しないかもしれない）．実際の P 値を報告すれば，こうした解釈上の問題を避けることができる．また，研究がメタアナリシスに使われる場合には，実際の P 値を報告する価値はさらに増す（**17 章**参照）．いずれにしても，報告すべき最小の P 値は $P<0.001$ である．

> P 値が 1 や 0 といった値をとることはまれで，こうした値が科学論文で報告されていれば疑問である．多くの場合，1 や 0 といった P 値は数値を丸めたことによるものかもしれないからである．

> 結果が統計学的に有意でない場合は，「有意な傾向を示した」とか「ほぼ有意」といった表現を用いてはならない．P 値と有意水準との関係で定義されるように，その結果は単に統計学的に有意でなかったのである（興味深いことに，P 値は単一の数値であるにもかかわらず，有意性に向かう傾向 trend toward significance とみられることはあっても，有意性から離れる傾向 trend away from significance とみられることは決してない）．しかし，結果の臨床的な意味に対してコメントすることは適切である．

4.16 主要な比較に対する検定統計量を報告する．

統計解析では，**検定統計量 test statistic** を算出するためにデータは数学的に統合される．検定統計量は，検定に関する P 値を得るために，適切な確率分布と比較される数値である．検定統計量が与えられれば，読者は P 値を検証することが可能になる．この情報は，数表で検定統計量を見つけてマニュアルで P 値を決定するという状況ではより重要である．このプロセスはコンピュータを使うことによってより正確になり，検定統計量を報告する重要性は低下した．

例

- Student の t 検定は「$t=1.34$，15 df，$P=0.2$」といったように記述される．ここで，1.34 は検定統計量であり，自由度 15 の t 分布と比較される（**ガイドライン 4.17** 参照）．P 値は検定統計量と関連する確率値であり，グループ間に差がないという仮定下で，観測された結果と同程度かそれ以上に極端な結果が得られる確率である．

4.17 適切であれば，主要な比較に対する検定の自由度を特定する．

「自由度」は，よく使われるいくつかの統計学的検定で用いられる概念である．自由度は標本サイズに基づいて計算される．自由度を報告すれば，読者は異なる自由度をもつ適切な分布から検定統計量に基づいて P 値を確認することができる．Student の t 検定，ANOVA，F 検定およびカイ 2 乗検定はいずれも自由度の概念を用いる．

検定統計量の場合と同様に，自由度別に構成される一連の数表で検定統計量を見つけ，マニュアルで P 値を決定するという状況では，自由度はより重要である．

考察の記載に関するガイドライン

4.18 臨床的な重要性と統計学的有意差とを区別する.

　　Gertrude Stein はかつてこのように述べた.「差があれば, 差があるべきだということになり, 差を作り出さなければならなくなる」[10]. 臨床的に重要な差は, その定義に従えば, 統計学的に有意か否かにかかわらず重要である. さらに, 統計学的に有意な差は臨床的には意味がないかもしれない. 統計は解釈すべきものであって,「真実」に対する強固で迅速な証拠を提供するものではない.

　　P 値は効果の大きさを考慮に入れたものではない. したがって, 標本サイズの大きな研究で得られた小さな効果は, 標本サイズの小さな研究で得られた大きな効果と同程度の P 値を示すことがある[2].

　　P 値だけに基づいて結論を導いてはならない. ある研究から結論を導くときには, その研究や結果の種々の側面, すなわち研究デザイン, 研究の実施方法, 効果の大きさ, 信頼区間の幅, 生物学的な蓋然性, 他の確実な証拠なども考慮すべきである.

例
- サイズの大きな標本間から得られた小さな差は統計学的に有意となりうるが, 臨床的には意味がないこともある. ペースメーカーの 2 つのブランド間で, 5 年後の耐久性に 1 週間の差が認められた場合, 統計学的には有意かもしれないが, 臨床的な意味はないであろう. また, 標本サイズが小さな研究から得られた大きな差は, 臨床的に意味があっても統計学的に有意とはならないであろう. たとえば, 現行治療を受けた 16 人中 8 人が生存し, 試験治療を受けた別の 16 人中 12 人が生存していたとしよう. 両者の死亡率の差は統計学的に有意ではないかもしれないが, 試験治療群で生存率が上昇したことは臨床的には意味があるかもしれない (生存者が 8 人から 12 人に増加したので, 生存率は 50% 上昇). この例の場合は, より大きな標本サイズによる追加研究が必要かもしれない.

　「統計学的に差がない」とは「差がない」ことと同義ではない[10,11] (ガイドライン 4.19, 5.2 参照). グループ間に統計学的な差がないことは必ずしも臨床的に同等であることを意味しない. 同等性は, 適切な統計学的検出力を有する研究に基づいて主張すべきである.

4.19 臨床的には意味があるが統計学的に有意でない差については,「有意な傾向がある」と報告するのではなく, 観察された差とその (95%) 信頼区間を報告する.

　　臨床的には意味があるが, 統計学的に有意でない差が認められたとき, その差に対して有意な「傾向」が見られたと報告されることがしばしばある. これは,「標本サイズがより大きければ, そして統計解析の検出力がもっと大きければ, 結果は臨床的に意味があると同時に統計学的にも有意であったであろう」という考えがあるためである. 実際には, もし P 値が「傾向」を示すのであれば (本当はそうではないが), P 値は有意水準に「近づく傾向」があるのと同様に有意水準から「離れる傾向」もあることになる. 重要

なことは，統計学的に有意でないからといって臨床的に意味のある結果が見過ごされてはならないということである[12]．

　結果は「有意な傾向がある」とか「ほぼ有意」という表現で報告すべきではない[13]．結果は，P値が有意水準よりも大きいか小さいかによって，有意であるかないかのどちらかになる．

　検出力が小さな研究で統計学的有意差が認められなかったということは，ネガティブだということではなく，結論できないということを意味する[6,7,10,14-27]．

　Frederick Mostellerは，検出力が低いという概念を以下のように言い表した．最初の部分は彼自身が書いた通りに示し，2番目の部分は下線で示すが，下線部では通常語られない恐ろしい真実が追加されている．

　「新治療法による感染率の上昇は統計学的に有意でなかった．（中略）そして，感染率が30%上昇してもそれを検出できるチャンスは10回に1回もなかったのである」[1]．

　「観察中に何も起こらなかったとしても，何も起こらなかったことの証明にはならない」[28,29]．さらに，「証拠がないことは，ないことの証拠にはならない」[10,30]ともいわれる．検出力不足の研究はよくみられるもので，検出力が報告されないという誤りもよくみられるものである．Freimanらは，治療間に有意差がなかったと報告した71の論文のうち50報（70%）は，たとえ50%の改善があったとしても有意差を検出できなかったことを報告している[6,31]．

　つい最近まで，差が有意でなかった場合は「事後的な検出力の計算」が論文の著者に要求されていた．すなわち，研究結果がネガティブであった場合は，研究の標本サイズが妥当であったかどうかを確認する目的で事後に検出力を計算していたのである．しかし，信頼区間も標本サイズを反映することができ，解釈はもっと容易である．このため，統計学的に有意でなかった結果に対して事後に検出力の計算を要求することはなくなり，信頼区間の報告という別の方法にとって代わられるようになったのである[32]．

● 参考文献

1) Mosteller F, Gilbert JP, McPeek B. Reporting standards and research strategies for controlled trials. Control Clin Trials. 1980 ; 1 : 37-58.
2) Goodman SN. Toward evidence-based medical statistics. 1 : The P value fallacy. Ann Intern Med. 1999 ; 130 : 995-1004.
3) Walker AM. Reporting the results of epidemiological studies. Am J Public Health. 1986 ; 76 : 556-8.
4) Hall JC. The other side of statistical significance : a review of type II errors in the Australian medical literature. Aust N Z Med. 1982 ; 12 : 7-9.
5) Diamond GA, Forrester JS. Clinical trials and statistical verdicts : probable grounds for appeal. Ann Intern Med. 1983 ; 98 : 385-94.
6) Freiman JA, Chalmers TC, Smith H, Kuebler RR. The importance of beta, the type II error and sample size in the design and interpretation of the randomized control trial : survey of 71 negative trials. N Engl J Med. 1978 ; 299 : 690-4.
7) Glantz SA. It is all in the numbers [Editorial]. J Am Coll Cardiol. 1993 ; 21 : 835-7.
8) Bailar JC III, Mosteller F. Guidelines for statistical reporting in articles for medical journals. Ann Intern Med. 1988 ; 108 : 266-73.
9) International Committee of Medical Journal Editors. Uniform Requirements for Manuscripts Submitted to Biomedical Journals. http : //www.icmje.org/index.html. Accessed 3/18/06.
10) Haines SJ. Six statistical suggestions for surgeons. Neurosurgery. 1981 ; 9 : 414-8.

11) Evans M. Presentation of manuscripts for publication in the British Journal of Surgery. Br J Surg. 1989 ; 76 : 1311-5.
12) Gardner MJ, Altman D. Confidence intervals rather than P values : estimation rather than hypothesis testing. BMJ. 1986 ; 292 : 746-50.
13) Squires BP. Statistics in biomedical manuscripts : what editors want from authors and peer reviewers [Editorial]. Can Med Assoc J. 1990 ; 142 : 213-4.
14) Gore SM. Statistics in question. Assessing methods—confidence intervals. BMJ. 1981 ; 283 : 660-2.
15) Stoto MA. From data analysis to conclusions : a statistician's view. In : Council of Biology Editors, Editorial Policy Committee. Ethics and Policy in Scientific Publication. Bethesda, MD : Council of Biology Editors ; 1990 : 207-18.
16) Altman DG. Statistics in medical journals. Stat Med. 1982 ; 1 : 59-71.
17) Hujoel PP, Baab DA, De Rouen TA. The power of tests to detect differences between periodontal treatments in published studies. J Clin Periodontol. 1992 ; 19 : 779-84.
18) Gore SM, Jones G, Thompson SG. The Lancet's statistical review process : areas for improvement by authors. Lancet. 1992 ; 340 : 100-2.
19) Gotzsche PC. Methodology and overt and hidden bias in reports of 196 double-blind trials of nonsteroidal antiinflammatory drugs in rheumatoid arthritis. Control Clin Trials. 1989 ; 10 : 31-56.
20) Hemminki E. Quality of reports of clinical trials submitted by the drug industry to the Finnish and Swedish control authorities. Eur J Clin Pharmacol. 1981 ; 19 : 157-65.
21) Mainland D. Statistical ritual in clinical journals : is there a cure? BMJ. 1984 ; 288 : 841-3.
22) Murray GD. Confidence intervals [Editorial]. Nuc Med Commun. 1989 ; 10 : 387-8.
23) Schoolman HM, Becktel JM, Best WR, Johnson AF. Statistics in medical research : principles versus practices. J Lab Clin Med. 1968 ; 71 : 357-67.
24) Schor S, Karten I. Statistical evaluation of medical journal manuscripts. JAMA. 1966 ; 195 : 1123-8.
25) Young MJ, Bresnitz EA, Strom BL. Sample size nomograms for interpreting negative clinical studies. Ann Intern Med. 1983 ; 99 : 248-51.
26) Altman DG. Statistics in medical journals : developments in the 1980s. Stat Med. 1991 ; 10 : 1897-913.
27) Morris RW. A statistical study of papers in the Journal of Bone and Joint Surgery Br 1984. J Bone Joint Surg Br. 1988 ; 70 : 242-6.
28) Sheehan TJ. The medical literature. Let the reader beware. Arch Intern Med. 1980 ; 140 : 472-4.
29) Schor S. Statistical proof in inconclusive "negative" trials. Arch Intern Med. 1981 ; 141 : 1263-4.
30) Wears RL. What is necessary for proof? Is 95% sure unrealistic? [Letter]. JAMA. 1994 ; 271 : 272.
31) DerSimonian R, Charette LJ, McPeek B, Mosteller F. Reporting on methods in clinical trials. N Engl J Med. 1982 ; 306 : 1332-7.
32) Goodman SN, Berlin JA. The use of predicted confidence intervals when planning experiments and the misuse of power when interpreting results. Ann Intern Med. 1994 ; 121 : 200-6.

第5章 複数のP値を調整する

多重検定の問題

> 1つのデータセットに対して検討する仮説の数が多ければ多いほど，たとえ実際には治療間に差がなくても，どこかで統計学的有意差を見いだす可能性が大きくなる．
>
> S. Yusuf, J. Wittes, J. Probstfield, H. A. Tyroler [1]

多重検定 multiple testing（多重中間検討 multiple look，多重比較 multiple comparison ともいう）の問題とは，同一のデータに対して検討する仮説の数が多いほど，第1種の過誤 type I error を犯しやすくなるというものである．すなわち，実際には偶然による可能性が高いにもかかわらず，差が生じたのは介入の結果であると結論することになる．たとえば，統計学的有意差の閾値（有意水準）を0.05とした場合，P値100個あたり5個は単に偶然によって0.05未満になる可能性がある．現実の多くの場合では，複数の仮説検定を避けることができず，むしろ望ましいことも多いが，多重検定の問題を回避するためには複数の仮説検定を注意深く取り扱うことが必要である [2]．

多重検定の問題は，以下のような場合に生じやすい．

- **群間の均一性の確認**：複数の背景因子や予後因子のそれぞれで被験群と対照群との差を検定する（不均衡が見つからないことを期待して）．
- **対比較の繰り返し**：3群以上のデータに対して別々に2群ずつ比較する．3群以上のデータに対しては分散分析（ANOVA）や重回帰分析を行うことも可能である．
- **複数のエンドポイントの比較**：一連の同じ説明変数が及ぼす複数のエンドポイントへの影響を検定する．
- **追加的な副次解析**：当初の研究デザインで定義していない副次解析をデータ収集後に追加する．
- **サブグループ解析**：当初の研究デザインで定義していないサブグループ解析を追加する．
- **中間解析**：集積中のデータ（複数の時点で測定された単一のエンドポイント）に対して中間解析を実施する．こうした解析は，毒性や有害な作用の可能性が考えられる研究で被験者を不必要なリスクに曝さないためにしばしば行われる．
- **複数時点での比較**：複数の観測時点で群間比較を行い，個々の群間比較を複数回繰り返す．

⬇ サブガイドライン　✓ チェックの仕方　❗ 潜在的な問題　ℹ 関連情報

多重検定の際に懸念されるのが**データ浚い** data dredging と呼ばれる現象である．これは，あらゆる関係性をすべて無差別に解析し，その中から統計学的に有意な結果を報告するという慣行である[3-17]．歴史的にみても，かなりの数値が不当に「統計学的に有意な発見」または「ポジティブな結果」として報告されてきた．実際，公表論文では，著者が検証した仮説が支持された研究のほうが支持されなかった研究よりもはるかに多い．残念なことに，多くの著者は報告に必要な統計学的に有意な関係を見つけたいがために，「あこぎな有意差探し」にやっきになっているように思われる[18]．

しかし，多重検定が有用な場合もある．正式には，研究は特定の問題に対する回答を得るようにデザインされるものの，追加解析（多重検定）でデータを探索することによって，よりよい研究課題を導き出せる場合がある[19]．しかし，こうした探索的な解析は注意深く解釈されなければならない．仮説を作り出す研究（皮肉を少しこめて長靴釣りにたとえられることがある[13]）は，そういうものとして特定すべきである．もし釣り人が長靴を釣り上げたとしても，釣り人はそのまま長靴を投げ返すべきで，「釣ろうと思っていた長靴が釣れた」などと主張すべきではない[20]．さらなる探索の妥当性を示すためには，そうした解析から得られた知見が生物学的に妥当なものでなければならない．探索的な解析から得られた新たな（または驚くべき）結果を調べるために追加研究を実施する場合には，生物学的な妥当性がさらに重要になる．

ほとんどの研究では P 値が複数算出されるため，統計家の間では多重性を調整すべきか否かが議論になる[21-23]．反対意見の1つは，多重性を調整すると，第1種の過誤を犯す危険性が低くなる一方で第2種の過誤を犯す危険性が高くなる，というものである．このため，権威者の中には，研究者が重要な発見をする可能性を逃さないように探索的解析を奨励すべきと主張するものもいる．調整の必要性がほとんど議論されない事例が2つある．1つは ANOVA などで全群を比較した後に対比較を複数実施する例，もう1つは集積中のデータに対して中間解析を実施する例である．

> **記載例**
>
> ANOVA を用いて6グループ間の反応変数の差を比較した．多重対比較には Tukey の方法を使用し，全体の有意水準を 0.05 に設定した．
> ここで，
> - ANOVA はグループの中のどこかに差があるか否かを決定する「群比較方法」である（訳注：一元配置分散分析の帰無仮説は「全グループの平均値は等しい」，対立仮説は「全グループの平均値が等しいとはいえない」となる）．
> - Tukey の方法は，ANOVA が統計学的有意差を示した場合に，多重比較の問題に対処するために用いる多重対比較法である．この多重対比較法では，各群を他のすべての群と逐次比較し，どの群間に有意差があるかを決定できる．この例の場合，6 グループでは 15 回の対比較，すなわち 15 個の P 値が必要で，多重検定の問題が生じる．多重比較法を用いないと（代わりに t 検定を 15 回行って6群を比較すると），群間に有意差ありと誤って宣言する確率は 100 回中5回（全体の有意水準は 0.05）から 100 回中 55 回（全体の有意水準は 0.55）に増加する．

> • 有意水準は統計学的有意差の閾値で，研究者が研究開始前に設定する．これは，有意差の有無を宣言する際に基準となる全体のP値（たとえばANOVA）である．

5.1 多重検定に対する調整を行ったかどうかを明記する．調整を行った場合は，その内容を説明する．

研究者が統計学的有意差の閾値として設定した有意水準よりもデータから算出されたP値のほうが小さい場合，統計学的有意差が宣言される．したがって，多重検定の問題を解決するために有意水準（ときにはP値）を調整する．標準的な手法には以下のものがある．

- より厳しい有意水準を用いる．たとえば，有意水準を0.05ではなく0.01に設定する[9, 15, 24-28]．
- Bonferroniの修正を適用する．これはおおまかな修正の指標で，新たなもっと厳しい有意水準を用いることによって多重検定に対処する[25, 27-32]．
- 事前に定めた主要な仮説に対する信頼性を最も高いものとし，副次的な解析に対する信頼性はそれ以下とする[8, 9, 14, 20, 26, 31-37]．

✓ たとえば10個またはそれ以上といった多数のP値を示す場合，多重検定の問題を考慮したか否かを明確にする．データ漁いは，論文中に多数のP値を示す，すなわち論文をPだらけにするか（訳注：原著ではpeeingにひっかけてP-ingという言葉が使われている），臨床的な価値が疑わしい関係性についてもP値を示すといった行為から判明することがよくある．原則は「論文にP値を記載すること自体を目的としてはならない」ということである[34]．

✓ 多重検定にBonferroniの修正を適用する[30, 32]．Bonferroniの修正方法の1つは，統計学的有意差を決定する新たな有意水準を確立するというものである．たとえば，Studentのt検定（両側）の繰り返しに対処するため，次の式から新たな有意水準を算出する．

「新しい有意水準」＝「もとの有意水準」$/n$

ここで，「新しい有意水準」は有意になるために必要な確率で，比較の数によって決定される．「もとの有意水準」は正式に定義された有意水準，nはその研究で実施した比較の数である．したがって，12回の比較を報告する論文（P値は12個）の場合は，もとの有意水準を0.05とすると，新しい有意水準は0.004（＝0.05/12）になり，これよりも小さいP値だけが有意とみなされる．

しかし，Bonferroniの修正は保守的であるものの，誤った結論を導き出す危険性を完全に防ぐものではない．さらに，P値を数多く算出する研究では，調整後の有意水準がほとんど達成不可能なほど小さくなる．たとえば，比較を30回行う研究の場合（この程度の比較は珍しくない），最初に設定した全体の有意水準が0.05であれば，有意と宣言するためにはP値が0.0017よりも小さくなる必要がある[32]．

群間の均一性の確認

5.2 ベースラインのグループの類似性を評価するために用いた臨床的な観測値を報告する．均一性を評価する際には P 値に頼らない．

通常，治療群と対照群のデータは，研究開始時点での類似性を見る目的で調査される．たとえば，臨床的に意味のある平均値の差によって，グループ間に不均衡があることが示されるかもしれない．

臨床的に意味のある不均衡は必ず特定すべきである（典型的な方法は，多変量解析を用いて不均衡が結果に及ぼす影響を解析することである．**7，8章**参照）．しかし，たとえば10個の背景因子を2群間で統計学的に比較すると，多重検定の問題が生じる可能性がある．

非ランダム化試験では，統計学的に有意な群間差があるかどうか，そしてその差は臨床的に意味があるかどうかを判断するために背景因子を比較することができるし，しばしばそうすべきである．背景因子に関する統計学的有意差は，治療を割りあてる際の系統的なバイアスを示しているかもしれない．しかし，ベースラインで群間に統計学的有意差がなかったからといって，臨床的に意味のある差を検出できるだけの十分な統計学的検出力がなければ，群間の均一性を意味することにはならない．多くの場合には，そうした検出力が不足しているものである．

ランダム化試験では，群間で認められたいかなる臨床的または統計学的な差も，その定義に従えば，偶然によるものである．臨床的な不均衡は，たとえ偶然によるものだとしても実際に存在する以上，多変量モデルに組み込む必要がある．しかし，被験者背景を統計学的に比較した結果を論文で報告する必要はほとんどない．統計学的有意差は偶然によるものであり，統計学的有意差がなかったことは各群の類似性を示しているのではなく，ランダム割り付けが効果的であったことを示しているのである[38,39]．「もしランダム化が適切になされたのであれば，その定義により，2群が同じ集団から得られたという帰無仮説は真である．したがって，有意水準が5％であれば，群間比較が有意な結果になる確率は5％と予測される．すなわち，これらの検定ではランダム化が適切に行われたかどうかを間接的に評価しているのであり，2群の特性が類似しているかどうかを評価しているのではない」[38]．

AltmanとDore[38]が，80報のランダム化比較試験の論文を調査したところ，46試験（58％）が仮説検定を用いて被験者背景を比較していた．論文に記載された背景因子の数の中央値は9個で，39％の試験が10個を超える背景因子を群間で比較していた．結局，46試験全体では合計約600個，1試験あたりの平均では13個の仮説検定（P値）が記載されていたのである．

治療群間の多重対比較

5.3 多群全体で示された統計学的有意差にどの2群が最も影響しているかを確認するために用いた多重比較法を明らかにする．

3群以上のデータを用いて一度に2群ずつ別々に比較すると，たちまち検定の回数が増え，多重比較の問題が生じる．たとえば，4群を比較するためにStudentのt検定を使って一度に2群ずつ比較すると，Studentのt検定を6回行う必要がある．それぞれの比較の有意水準を0.05に設定すると，差がないにもかかわらず差があるという結果になる確率（第1種の過誤の確率）はもはや0.05ではなく，0.3になる．すなわち，P値3個あたり1個が誤って解釈されることになる．

この問題を回避するために，ANOVAなどの比較法で全群のデータを解析し，いずれかの群に差があるかどうかを決定する．差が認められた場合には，次の手順として，**多重比較法** multiple comparison procedure を使って群全体の有意差にどの群が最も影響しているかを確認する．

ANOVAとあわせてよく使われる多重比較法には，Tukeyの方法，Student-Neuman-Keuls検定，Duncanの多重範囲手順，Dunnettの手順，Scheffeの方法，Fisherの最小有意差法，Bonferroniの修正がある（訳注：Neuman Keuls検定およびDuncanの多重範囲手順では，全体の第1種の過誤を適切な水準に調整できないため，これらを用いることは推奨できない．また，Fisherの最小有意差法は，多重比較に伴う第1種の過誤の増加を調整するものではない．このため，統計学の教科書ではこの方法を多重比較の手法に含めないことが多い．また，Scheffeの方法は，多重信頼区間を計算する場合には用いられるものの，検出力が低いため，現在では群間比較には用いられない）．

多重対比較で最も犯しやすい間違いは，ANOVAで全群を比較した後，有意水準を調整せずにStudentのt検定を繰り返して有意差がある2群を探すことである[40-42]．

次の式を使って，何回対比較ができるか求めよ．
$k(k-1)/2$，ここでkは比較に用いることのできる群の数である．

副次（後ろ向き，事後的な）解析

5.4 主解析と副次解析とを区別する．

研究結果から，計画時には想定していなかった新たな関係性が示唆されることがある．しかし，その研究は，新たに示唆されたこれらの関係性を調査するようにデザインされたものではないため，新たな基準に従って再解析をすると，結果の解釈に問題を生じる可能性がある．

例
- 男性と女性の視力の違いを調査するために研究をデザインした．研究者は結果を見てから，性別ではなく年齢別に再解析することにした．計画時には，被験群と対照

群は年齢ではなく性別が均衡するように調整されていたため，たとえ結果がどれほど興味深く，統計学的に有意であったとしても，このような事後解析は探索的と見なすべきである．

サブグループ解析

5.5 サブグループを特定した方法とそれらを解析した妥当性を述べる．

多くの研究プロジェクトでは，主要な比較とは無関係のデータを大量に収集する．たとえば，年齢や性別といった人口統計データはルーチンに収集されている．なぜならば，多くの臨床的な特性がこれらの因子によって変化するからである．抗うつ薬の効果を研究したある研究者が，ある薬が全体としてはプラセボよりも優れてはいないこと見いだしたとする．しかし，続けて実施した解析によって，閉経後の女性ではうつが有意に改善することが示されるかもしれない．これは，当初設定した治療対象集団のサブグループに対する結果である．通常の研究の場合，大量のサブグループ解析は多重検定の問題をもたらす．

サブグループ解析の結果を報告することは差し支えなく，上記の例だと，実際には薬はホルモン量の影響を受けるのかもしれない．しかし，それらは探索的な結果として報告されるべきである．なぜならば，主要な比較，すなわち，うつに対する薬の全体的な効果とは異なる予想外の副産物だからである．

サブグループ解析に代わるものは，各サブグループを別々に解析するのでなく，複数の因子を1つの予測モデル（回帰分析のような数式）に組み入れるという方法である．上記の例では，研究者はうつの改善に対する年齢・性別・治療と薬剤との交互作用を調査することができ，サブグループ解析を回避することができる[15,24,28]（**7, 8章**参照）．

データ収集後に定義したサブグループは治療の効果を反映している可能性があり，不可能でないとしても，治療群間差の結果の解釈を困難にする[43]．たとえば，薬によく反応した全患者というサブグループを設ければ，このサブグループで薬の効果を示すことは容易であろう．この例では循環論法が明らかであるが，別の状況では，サブグループの選択が不適切ということがわかりにくいかもしれない．

サブグループ解析が信頼できないことは明らかである[1,27,31,44-47]．研究全体の参加者数が多いときでさえ，あるサブグループの参加者数は少なくなることがある．「サブグループ解析に含まれる患者数は，常に全体の解析に含まれる患者数よりも少ないため，差がないと誤って結論する第2種の過誤のリスクを大きくする」[46]．

サブグループ解析の根拠には説得力があるか[1,20]？　差を説明する明白な生物学的メカニズムがあれば，結果はより信憑性のあるものになる．以下の場合には，サブグループ解析がより受け入れられやすい．
- 臨床的に意味があるほど群間差が十分大きく，統計学的に有意である．

- サブグループでの比較は事前に計画された解析の1つで，事後解析ではない．
- サブグループでの比較は少数の追加検定の1つで，「データ浚い」の結果ではない．
- 差は単一研究内での比較に基づくもので，異なる研究のデータに基づくものではない．
- 研究間で差が一致している．
- 真の差の存在が他の2次的なエビデンスによって支持される[3,46]．

多重エンドポイント

5.6 研究開始前に関心があった主要なエンドポイントまたはアウトカムを特定する．

複数の説明変数が有意であることが発見される副次解析の問題と同様に，多重エンドポイントの問題は複数の反応変数が有意であることが発見されることである．「……5つのエンドポイントがある試験の場合，それらのエンドポイント間に高い相関がないとすれば，帰無仮説下で少なくとも1つの治療群間差が有意水準 $P< 0.05$ に達する確率は約20%である」[24]．

例
- 血圧の薬が偶然に育毛を促進することがわかった場合，その研究には2つのエンドポイント（血圧と育毛促進）があるかもしれない．副次解析の場合と同様に，一般的な研究では検定される効果の数が多く，多重検定の問題を引き起こす．報告の焦点とすべきなのは主要な比較，すなわち血圧に対する薬の効果であり，幸運にも発見された育毛促進という効果は探索的なものとして報告すべきである．

集積中のデータを用いた中間解析

5.7 集積中のデータを用いたすべての中間解析を報告し，それらの解析の根拠を示す．

多くの研究，特に数か月または数年間に及ぶ研究では，参加者を不必要なリスクに曝さないよう，定期的に結果を調べることが望ましいことがある．こうした中間解析は，研究の早期中止と呼ばれるものと関係する（**ガイドライン5.8参照**）．もし中間解析によって，その治療の効果が統計学的に優れるか明らかに劣ること，あるいはその治療が有害であることが示されれば，研究者は研究を中止したいと考えるかもしれない．患者が不必要なリスクに曝されるのであれば，いうまでもなくその研究は中止すべきである．このほかにも，中間解析によって研究者は，プロトコール遵守状況の確認，データマネジメントの整合性の確認，何らかの問題の研究実施中の迅速な修正などが可能になる[48]．

しかし，中間解析は実施する検定の数を増やし，これまでに述べた事例以外の多重検定の問題となる．極端な例として，各被験者がプロトコールを完了するごとに結果を解析するとしよう．この場合，解析対象となる被験者は解析のたびに1人ずつ増えることになり，データが集積されるにつれて検定結果が偶然有意になる可能性が高まる．たとえば，23人では有意で，27人では有意でなく，34人ではまた有意になる，といったことが起こるのである．

> 「計画していない中間解析は，解釈に重大な問題をもたらす」[49].

5.8 研究中止に対する統計学的な基準を報告し，その基準が研究開始前に作成されたかどうかを示す.

中間解析の問題の1つは，いつ研究を中止すべきかということである．研究があまりにも早期に（あまりにも少なすぎる被験者が研究を完了した時点で）中止されると，統計学的検出力は受け入れがたいほど低くなるかもしれない．逆に研究を継続すると，参加者を不必要なリスクに曝すことになるかもしれない．したがって，中間解析は事前に計画すべきで，早期中止の基準も事前に定義しなければならない．

5.9 中間解析の結果が誰に報告されたかを特定する.

中間解析の結果を医学界に報告すると研究にバイアスをもたらす可能性がある．もし1つの治療が他よりも優れているようにみえれば，医師は自分の患者が研究に参加することを許さないかもしれない．中間解析の結果は期待をもたらし，それが観察や治療方法のバイアスの原因となるかもしれない．さらに，（マスメディアの報道が特にあてはまるが）後の結果が先のものと異なると，科学に関心のある一般の人々が研究の信憑性に対する信頼を失うかもしれない．

> 臨床試験の中間解析の結果を報告することは，最終の完全な結果を報告するという責任を伴う[50]．進行中の臨床試験の予備的な報告には，しばしば中間解析の結果が含まれる．読者はその結果が予備的なものであることを認識する必要があり，また最終結果は詳細に公表される必要がある．いくつかの研究から，公表された抄録の30％から60％は，その後完全な形で結果が公表されていないことが明らかになっている[51-53].

複数の観測時点での群間比較

5.10 群間比較が複数の観測時点で行われる場合，比較に用いた統計手法と多重比較の調整方法を特定する.

研究によっては，研究中のさまざまな時点で2つ以上の群を比較することがあるが，このようにすると，時点ごとに少なくとも1つのP値が算出され，結果として複数のP値が生じる．たとえば，2つの類似した麻酔薬間で麻酔効果の発現時期や持続期間の違いを評価する目的で，12時間にわたって1時間ごとに測定が実施されるかもしれない．どの時点で反応の平均値が有意に異なるかを決定するためには，1時間ごとに2群を統計学的に比較することが可能である．この場合，研究者がよくやるのは時点ごとに複数の群間比較を実施することで，これは多重検定の問題を引き起こす．この例では，12個のP値が生じることになる．多重検定に対して全体の有意水準を調整するのであれば（たとえばBonferroniの修正によって），こうした方法でも適切かもしれない．

● 参考文献

1) Yusuf S, Wittes J, Probstfield J, Tyroler HA. Analysis and interpretation of treatment effects in subgroups of patients in randomized clinical trials. JAMA. 1991 ; 266 : 93-8.
2) Chalmers TC, Smith H Jr., Blackburn B, et al. A method for assessing the quality of a randomized control trial. Cont Clin Trials. 1981 ; 2 : 31-49.
3) Guyatt GH, Sackett DL, Cook DJ. Users' guides to the medical literature. II. How to use an article about therapy or prevention. B. What were the results and will they help me in caring for my patients? The Evidence-Based Medicine Working Group. JAMA. 1994 ; 271 : 59-63.
4) Bailar JC. Science, statistics, and deception. Ann Intern Med. 1986 ; 104 : 259-60.
5) Bailar JC III, Mosteller F. Guidelines for statistical reporting in articles for medical journals : amplification and explanations. Ann Intern Med. 1988 ; 108 : 266-73.
6) Felson DT. Bias in meta-analytic research. J Clin Epidemiol. 1992 ; 45 : 885-92.
7) Fienberg SE. Damned lies and statistics : misrepresentations of honest data. In : Council of Biology Editors, Editorial Policy Committee. Ethics and Policy in Scientific Publication. Bethesda, MD : Council of Biology Editors ; 1990 : 202-6.
8) Gore SM, Jones G, Thompson SG. The Lancet's statistical review process : areas for improvement by authors. Lancet. 1992 ; 340 : 100-2.
9) Haines SJ. Six statistical suggestions for surgeons. Neurosurgery. 1981 ; 9 : 414-8.
10) MacArthur RD, Jackson GG. An evaluation of the use of statistical methodology in the Journal of Infectious Diseases. J Infect Dis. 1984 ; 149 : 349-54.
11) Moskowitz G, Chalmers TC, Sacks HS, et al. Deficiencies of clinical trials of alcohol withdrawal. Alcohol Clin Exp Res. 1983 ; 7 : 42-6.
12) Salsburg DS. The religion of statistics as practiced in medical journals. Am Statistician. 1985 : 39 : 220-3.
13) Smith DG, Clemens J, Crede W, et al. Impact of multiple comparisons in randomized clinical trials. Am J Med. 1987 ; 83 : 545-50.
14) Stoto MA. From data analysis to conclusions : a statistician's view. In : Council of Biology Editors, Editorial Policy Committee. Ethics and Policy in Scientific Publication. Bethesda, MD : Council of Biology Editors ; 1990 : 207-18.
15) Sumner D. Lies, damned lies-or statistics? J Hypertens. 1992 ; 10 : 3-8.
16) Tyson JE, Furzan JA, Reisch JS, Mize SG. An evaluation of the quality of therapeutic studies in perinatal medicine. J Pediatr. 1983 ; 102 : 10-3.
17) Altman DG. Statistics in medical journals : developments in the 1980s. Stat Med. 1991 ; 10 : 1897-913.
18) Morgan PP. Confidence intervals : from statistical significance to clinical significance [Editorial]. Can Med Assoc J. 1989 ; 141 : 881-3.
19) Schoolman HM, Becktel JM, Best WR, Johnson AF. Statistics in medical research : principles versus practices. J Lab Clin Med. 1968 ; 71 : 357-67.
20) Mills JL. Data torturing [Letter]. N Engl J Med. 1993 ; 329 : 1196-9.
21) Savitz DA, Olshan AF. Multiple comparisons and related issues in the interpretation of epidemiologic data. Am J Epidemiol. 1995 ; 142 : 904-8.
22) Thompson JR. Invited commentary : re : "multiple comparisons and related issues in the interpretation of epidemiologic data." Am J Epidemiol. 1998 ; 147 : 801-6.
23) Goodman SN. Multiple comparisons, explained. Am J Epidemiol. 1998 ; 147 : 807-12.
24) Pocock SJ, Hughes MD, Lee RJ. Statistical problems in the reporting of clinical trials : a survey of three medical journals. N Engl J Med. 1987 ; 317 : 426-32.
25) Brown GW. Statistics and the medical journal [Editorial]. Am J Dis Child. 1985 ; 139 : 226-8.
26) Altman DG, Gore SM, Gardner MJ, Pocock SJ. Statistical guidelines for contributors to medical journals. BMJ. 1983 ; 286 : 1489-93.
27) Bulpitt CJ. Confidence intervals. Lancet. 1987 ; 28 : 494-7.
28) Murray GD. Statistical guidelines for the British Journal of Surgery. Br J Surg. 1991 ; 78 : 782-4.
29) Diamond GA, Forrester JS. Clinical trials and statistical verdicts : probable grounds for appeal. Ann Intern Med. 1983 ; 98 : 385-94.
30) Godfrey K. Comparing the means of several groups. N Engl J Med. 1985 ; 313 : 1450-6.

31) Journal of Hypertension. Statistical guidelines for the Journal of Hypertension. J Hypertens. 1992 ; 10 : 6-8.
32) Lee KL, McNeer F, Starmer CF, et al. Clinical judgment and statistics : lessons from a simulated randomized trial in coronary artery disease. Circulation. 1980 ; 61 : 508-15.
33) Altman DG. Statistics and ethics in medical research.VII-interpreting results. BMJ. 1980 ; 281 : 1612-4.
34) Walker AM. Reporting the results of epidemiological studies. Am J Public Health. 1986 ; 76 : 556-8.
35) Grant A. Reporting controlled trials. Br J Obstet Gynaecol. 1989 ; 96 : 397-400.
36) Gelber RD, Goldhirsch A. Reporting and interpreting adjuvant therapy in clinical trials. Monogr Natl Cancer Inst. 1992 ; 11 : 59-69.
37) Bracken MB. Reporting observational studies. Br J Obstet Gynaecol. 1989 ; 96 : 383-8.
38) Altman DG, Dore CJ. Randomisation and baseline comparisons in clinical trials. Lancet. 1990 ; 335 : 149-53.
39) Guyatt GH, Sackett DL, Cook DJ. Users' guides to the medical literature. II. How to use an article about therapy or prevention. A. Are the results of the study valid? The Evidence-Based Medicine Working Group. JAMA. 1993 ; 270 : 2598-601.
40) Glantz SA. It is all in the numbers [Editorial]. J Am Coll Cardiol. 1993 ; 21 : 835-7.
41) Glantz SA. Biostatistics : how to detect, correct and prevent errors in the medical literature. Circulation. 1980 ; 61 : 1-7.
42) Longnecker DE. Support versus illumination : trends in medical statistics. Anesthesiology. 1982 ; 57 : 73-4.
43) Abramson NS, Kelsey SF, Safar P, Sutton-Tyrrell KS. Simpson's paradox and clinical trials : what you find is not necessarily what you prove. Ann Emerg Med. 1992 ; 21 : 1480-2.
44) Simon R. Confidence intervals for reporting results of clinical trials. Ann Intern Med. 1986 ; 105 : 429-35.
45) Murray GD. Statistical aspects of research methodology. Br J Surg. 1991 ; 78 : 777-81.
46) Oxman AD, Guyatt GH. A consumer's guide to subgroup analyses. Ann Intern Med. 1992 ; 116 : 78-84.
47) Begg CB. Selection of patients for clinical trials. Semin Oncol. 1988 ; 15 : 434-40.
48) Ashby D, Machin D. Stopping rules, interim analyses and data monitoring committees [Editorial]. Br J Cancer. 1993 ; 68 : 1047-50.
49) Geller NL, Pocock SJ. Interim analyses in randomized clinical trials : ramifications and guidelines for practitioners. Biometrics. 1987 ; 43 : 213-23.
50) Zelen M. Guidelines for publishing papers on cancer clinical trials : responsibilities of editors and authors. J Clin Oncol. 1983 ; 1 : 164-9.
51) Chalmers I, Adams M, Dickersin K, et al. A cohort study of summary reports of controlled trials. JAMA. 1990 ; 263 : 1401-5.
52) Scherer RW, Dickersin K, Langenberg P. Full publication of results initially presented in abstracts : a meta-analysis. JAMA. 1994 ; 272 : 158-62 [Erratum. JAMA. 1994 ; 272 : 1410].
53) Garvey WD, Griffith BC. Scientific communication : its role in the conduct of research and creation of knowledge. Am Psychol. 1971 : 349-62.

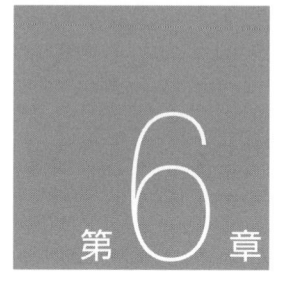

第6章 関係を調べる
関連と相関の解析の報告

> データ解析とは，多くの場合パターンを探すこと，すなわち，観察されたさまざまな項目間で意味のある関係を探すことである．
>
> K. Godfrey [1]

　関連と相関の解析は，変数間の関係を数学的に特定して記述することである．一般には，一方の変数の変化に伴って他方の変数が変化する傾向がある場合に2変数間には関係があると考える．さらに，変数間で想定された関連や相関は，観測された関係が真のものである可能性が高いのか，それとも単に偶然の結果なのかを決定するための仮説検定（P 値）によって確認することが可能である．

　関連や相関という用語は一般的な意味でも使われるが，統計学的に用いる場合には，通常，**関連** association がカテゴリカル変数間の関係，**相関** correlation が連続数間の関係を表す．カテゴリカル変数間の関連の尺度は，目の色と髪の色を例にとると，ある色の目をした研究参加者は特定の髪の色をもつ傾向があるかどうかといったことを示す．また，関係の強さを数値で示すために関連の尺度を計算することが可能である．

　同様に，2つの連続数間の（直線的な）相関の尺度は，たとえば新生児の心拍数と呼吸速度のように，一方の変数の増加に伴って他方の変数も増加する傾向があるかどうかといったことを表す．この関係を示す目的で，新生児一人ひとりの心拍数と脈拍数を散布図で表すことが可能である（図6.1，6.2）．散布図のプロットが直線的で対角線上にあればあるほど，両者の関係は強くなる．また，関係の強さを数値で示すために相関係数を計算することも可能である．

　通常，関連と相関の解析は，解析の対象となる同一個体がもつ2つ以上の特性間の関係を解析するのに用いられる．すなわち，これらの解析は対応のあるデータに基づくことになる．先の例では，新生児ごとに目の色，髪の色，心拍数，呼吸数という4つの特性に関するデータが記録されることになる．これらのデータはすべて同じ「解析対象の個体」から得られたものであるため，新生児ごとに「対応」がある．このため，データは記述的で，説明変数や反応変数といったものはない．したがって，因果関係に関する仮定も存在しない．よく知られているがときどき忘れられる言葉に「関連と因果は異なる」というものがある．これは，関連や相関が記述的であることを思い出させてくれる

　　🔁サブガイドライン　　✅チェックの仕方　　❗潜在的な問題　　ℹ️関連情報

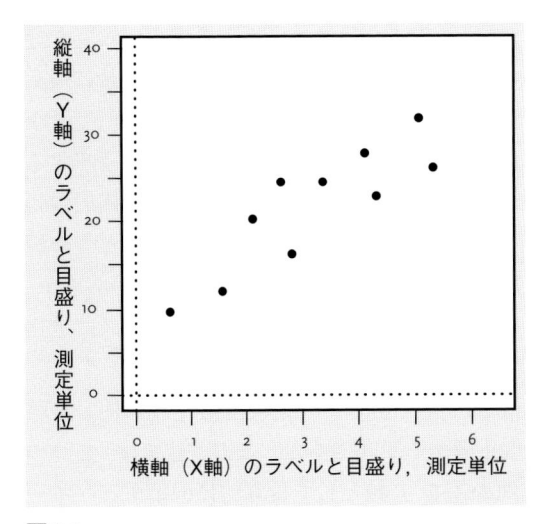

図6.1
強い正の相関を示す散布図．Xの値が増加するとYの値も増加する．

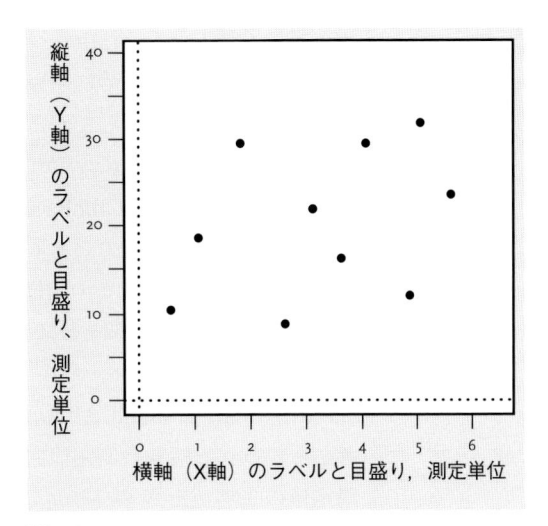

図6.2
弱い相関を示す散布図．あるXの値に対してとりうるYの値が広範囲に分布する．

言葉である．

よくみられる関連と相関の尺度および検定方法を以下に示す．

- 患者の満足度（満足，不満足）と読み書きの能力（高い，低い）との関係といったカテゴリカル変数間の関係は，ファイ（φ）係数 phi coefficient といった関連の尺度，あるいは通常カイ2乗（χ^2）検定 chi-square test といった関連性の検定によって評価される．
- 連続変数および2水準のカテゴリカル変数間（たとえば，酸素摂取量として測定される好気的代謝能と高・低で分類される運動強度）の関係は点二系列相関係数 point biserial correlation coefficient で評価される．
- 連続変数と3水準以上のカテゴリカル変数間（たとえば，酸素摂取量として測定される好気的代謝能と高・中・低で分類される運動強度）の関係は点多重系列相関係数 point multiserial correlation coefficient で評価される．
- 連続変数間（たとえば，年齢と体重の関係）の関係は，Pearson の積率相関係数（r）または Spearman の順位相関係数（ρ）といった**相関の尺度** measure of correlation で評価される．
- その他の関連の尺度には比があり，これは曝露と疾患や，治療とアウトカムとの関連などを記述するものである．比の代表的なものには，オッズ比 odds ratio（2章，ガイドライン7.25参照），リスク比 risk ratio やハザード比 hazard ratio（2章，ガイドライン9.12参照）がある．

関連や相関の尺度と関係するものの，これらとは異なるものに，2つ以上の測定値間の**一致性の尺度** measure of agreement がある．相関や関連が「ある変数の変化が他の変数の変化とどの程度連動するか」を表すのに対して，一致性は値の類似性を表すものである．

- カッパ統計量 kappa statistic（κ）は，評価者内または評価者間の評価の一致度や分類の正確度を測定するのに用いられる．カッパは偶然による一致を除外した後に残る一致度の割合を表す．したがって，とりうる値は 1.0（完全な一致）から −1.0（完全な不一致）の間である．カッパが 0 であれば，偶然による一致にすぎないことを意味する．
- Cronbach のアルファ Cronbach's alpha は，ある指標または質問表の項目の内的信頼性や一貫性を測る尺度で，ある質問表の個々の項目がそれ以外の項目の合計とどの程度相関するかを表す．この指標は「尺度の信頼性の係数」と呼ばれることがあるが，相関係数（本章後半参照）とは異なり，0（低い）から 1（高い）までの数値でスコア化される．
- Bland-Altman 法 Bland-Altman method（または limits of agreement 法）は同じ被験者から得られる複数の測定値間の一致度を調べる手法である．この方法では，2 つの測定値の平均値を X 軸，2 つの測定値間の差を Y 軸として視覚的に図示する[2]．一致性の評価が目的であれば，相関分析よりもこの方法のほうが好ましいため，ここで触れることとする（**10 章**の診断検査参照）．

関連の尺度と検定：2つのカテゴリカル変数間の関係

記載例

対象となった 1760 人の患者のうち，淡色の目をした 1106 人中 542 人（49.0％），暗色の目をした 654 人中 312 人（47.7％）が反射反応を示した．カイ 2 乗検定の結果，反射反応と目の色との間に統計学的に有意な関連は認められなかった（$\chi^2_{1df} = 0.28$，$P=0.6$）．

ここで，

- 反射反応を示した淡色と暗色の目の患者の頻度が示されている．この頻度は偶然によって期待される頻度と差がなかったため，これら 2 変数間に関連があると宣言するにはほとんど，あるいはまったく根拠がなかったことになる．
- χ^2_{1df} という記載から，目の色と反射反応との関連を評価するのに用いられたのは，自由度 1 のカイ 2 乗検定であることが特定される．
- 0.28 はデータから計算されたカイ 2 乗検定統計量で，これを自由度 1 のカイ 2 乗分布と比較することによって，2 変数間に統計学的に有意な関連があるかどうかが決定される．カイ 2 乗検定統計量は，関連の尺度として報告されるべきではあるものの，臨床的な解釈は容易ではない（関連の信頼区間を計算することは可能であるが，検定と同様に臨床的な解釈が難しいため，報告されることはほとんどない）．
- P は，実際には目の色と反射反応との間に関連はないという仮定下で，今回得られた値と同程度かそれよりも大きなカイ 2 乗検定統計量が偶然に得られる確率である．したがって，大きな P 値（0.05 を超える値）は関連なしという帰無仮説を支持する証拠となる．

6.1 何と何の関連に関心があるのかを記述する．

検定の目的は明確に記載されなければならない．カイ2乗検定は関連性の検定にも2群以上の群間の割合の比較にも用いることができるが，両者の目的は同じではない．関連性の場合，解析の目的は単一標本内の変数間の関係を記述することである．一方，群間で割合を比較する場合，解析の目的は同一標本の2群間で割合が有意に異なるかどうかを決定することである．

上記の記載例の場合は，以下に示す4通りの組み合わせの頻度を考慮したうえでカイ2乗検定が目の色と反射反応との関連を評価するのに用いられている．
①淡色の目の人で反射反応あり
②淡色の目の人で反射反応なし
③暗色の目の人で反射反応あり
④暗色の目の人で反射反応なし

この頻度は，偶然生じると期待される頻度と比較される．観察された頻度と偶然によって期待される頻度との間に有意差がなければ，結論は「2つの変数間に関連はない」というものになる．

一方，反射反応を示した被験者のうち，淡色の目の被験者の割合と暗色の目の被験者の割合を比較する場合にも上記と同じカイ2乗検定が用いられる．この場合には，2つの割合の差が0と有意に異なるかどうかを決定するのにカイ2乗検定が用いられるのである（統計学的な群間比較に関するガイドラインについては**4章**参照）．

6.2 関連性の評価に用いた変数を特定し，個々の変数を記述統計量で要約する．

関連性の検定は，カテゴリカル（名義または順序）データの解析に用いられる．変数に名前をつけ，各変数の頻度（例：ワクチンを接種した20,443人の子ども，または40,000人の学生）や観測値の割合（例：調査対象とした350病院の34％）を示すと，比較が明確になる．

例
- カイ2乗検定に用いられる「分割表」の例を**表6.1**に示す．「病院のタイプ」は4つの名義分類のどれか1つ，「専門性」は3つの名義分類のどれか1つとして表される．表中の各セルには解析の対象となるデータ（頻度）が含まれる．

6.3 用いた関連性の検定を特定する．

統計学的検定の多くは「確率分布」のいずれかに基づいている．たとえば，t分布，F分布，Poisson分布などといった分布で，分布にはいろいろなものがある．関連性の検定のいくつかはカイ2乗確率分布に基づいている．カイ2乗検定はさまざまなタイプのカテゴリカルデータの解析に適用できるため，広く多目的に用いられる．

独立性のカイ2乗検定 chi-square test of independence（**関連性のカイ2乗検定** chi-square test of association，**Pearsonのカイ2乗検定** Pearson's chi-square testとも呼ばれる）は，2つのカテゴリカル変数間に関連があるのか，それとも「独立」なのか（関連がないのか）を評価する．こうした検定は，たとえば皮膚障害と呼吸器障害が随伴し

表6.1 病院のタイプと外科医の専門性との関連を評価する分割表

外科医の専門性	病院のタイプ				合計★
	1	2	3	4	
A	56	32	20	14	122
B	13	47	45	34	99
C	27	29	33	45	134
合計	96	108	98	93	355

★行と列の合計は「周辺」または「周辺和」と呼ばれる．この表のデータに基づくカイ2乗検定の検定統計量は60.95，自由度は6〔(行の数－1)×(列の数－1)の式から計算可能．ここでは2×3＝6〕，P値は＜0.001である．この結果から，専門医の種類と病院のタイプとの間には関連があるという結論になる．すなわち，病院のタイプが異なれば，専門医の種類も異なる傾向があるということである．次に，関連の内容はデータを調査することによって決定される．この表に対する1つの解釈は次のようなものである．タイプ1の病院はほかのタイプの病院よりもAの専門医が多く，タイプ4の病院はCの専門医，タイプ2および3の病院はBの専門医がそれぞれほかのタイプの病院よりも多い．

て起こるかどうか，すなわち両者に共通の原因があるのか，それとも両者は「独立」で，同じ患者にみられたとしても偶然によるものなのかを評価するのに役に立つ．

適合性のカイ2乗検定 chi-square test for goodness-of-fit は，研究から得られたカテゴリカルデータの結果を既知または標準化された結果と比較し，研究結果が典型的なものかどうかを決定する．たとえば，ある標本で観察された4つの血液型（A, B, AB, O）の割合を母集団全体の既知の割合と比較することによって，両集団が類似しているかどうかを評価する．

正確検定 exact test（正確なカイ2乗検定，Fisherの正確検定といったように検定名に正確という単語がつく検定）は，「小標本」に対して検定を行う場合に上記の目的のいくつかで用いられる（通常「小標本」とは，分割表のセルの中に偶然生じると期待される観察数が5未満のものがあることを意味する）．

カイ2乗分布には基づかないものの，**ファイ係数**（シンボルφで示される）は，2つのカテゴリカル変数間の関連を表す別の尺度である．係数がとりうる数値は－1から＋1の範囲で，－1は完全な逆の関連，＋1は完全な関連，0は関連がないことを意味する（この尺度はより一般的な相関分析で用いられるものと同じで，2つの連続変数間の関係を記述する．**ガイドライン6.12**参照）．ファイ係数に対してはP値を計算することが可能で，これは係数が0と有意に異なるかどうかを決定するものである．

割合の比較のカイ2乗検定 chi-square test for proportion は，群間比較に用いるものである（**4章**参照）．このカイ2乗検定は関連性の検定ではなく，群間で割合を比較する仮説検定である．

6.4 検定が片側か両側かを特定し，片側検定を用いた場合はその妥当性を示す．

両側検定はより保守的であり，片側検定を用いる特別な正当性がない限り，両側検定が推奨される．

> **ガイドライン4.7**参照（片側および両側検定）．

6.5 検定の前提が満たされていることを示す．

検定の前提を確認したという記述は必須である．関連性の検定の多くは以下の前提に基づいている．

- データはカテゴリカルであり，たとえば連続データの平均値といったものではない．もし連続データが利用可能なのであれば，適切な検定を用いて解析すべきである．
- 標本はランダムに選ばれる．
- 分割表の個々のセル（**表6.1**）は十分な期待度数を有する．いずれかのセルの期待度数がたとえば5未満であれば「正確」な検定を行うべきで，あわせて検定名も報告する．

6.6 実際の P 値を報告する．

実際の P 値（$P=$）を報告するほうが，「～よりも大きい（$P>$）」や「～よりも小さい（$P<$）」という記述や NS（not significant）といった略号，あるいは「水準0.05で有意」のような閾値の記述よりも好ましい．

ガイドライン 4.15 参照（実際の P 値）．

関連と因果は異なる[3]．関連を解釈する際によくみられる誤りは，ある変数の変化がほかの変数の変化の原因だと結論することである．変数間の強い関連は，実際には3番目の変数によって引き起こされるのかもしれない．たとえば，呼吸器疾患の患者には乾燥した気候が好ましいという事実があるにもかかわらず，南西部の州では死亡と呼吸器疾患の関連が有意に高いとする．この場合，気候は死亡の原因でなく，単に呼吸器疾患の患者がこれらの州では極端に多いというだけである．こうした患者が死亡すれば，死亡率は呼吸器疾患を有する人の割合を反映する結果，呼吸器疾患患者が死亡に占める割合は通常よりも高くなる．

6.7 主要な関心のある関連に対して，検定統計量と自由度を報告する．

関心のある比較のデータを用いて統計学的検定を行うと，**検定統計量 test statistic** と呼ばれる1つの数値が計算される．その後，検定統計量は適切な確率分布（カイ2乗分布など）と比較され，その統計量に相応する確率（P 値）が求められる．P 値は，関連がないという仮定の下で，その研究で得られた統計量と同程度か，あるいはそれ以上に極端な値が偶然によって得られる確率を表す．

自由度 degree of freedom は，どの確率分布を用いるかを決定するのに必要な数学的概念である．たとえば，カイ2乗分布にはいくつかの種類があり，それぞれ異なる自由度を有することでほかと区別される．

検定統計量と自由度が報告されれば，読者はその解析が正しく行われたかどうかを確認することができる．しかし，実際には，検定統計量を完璧に報告するのは大変なので，主要な関心のある関連についてのみ詳しく報告することになる．

相関の解析：2つの連続変数間の（直線的な）関係

> **記載例**
>
> 歯の象牙質の鉛の濃度とその家の収入との間には強い逆相関が認められ，貧しい家庭の子どもでは鉛の濃度が高いことを示す（$n = 39$, Pearson's $r = -0.62$, $P = 0.001$）．
>
> ここで
> - Pearson's r は Pearson の積率相関係数を表す．
> - r は係数の値で，-0.62 の相関があることを報告している．負号は逆相関を表す．すなわち，一方の変数の増加に伴って他方の変数が減少することを表す．
> - P は，2変数間には相関がないという仮定のもとで，得られた相関係数と同程度か，あるいはそれ以上に大きな絶対値（符号が正か負かにかかわらず）が偶然によって得られる確率を示す．

6.8 何と何との関係に関心があるのかを記述する．

相関の解析は，それぞれのとりうる値の範囲内で連動すると考えられる2つの連続変数間の直線的な関連を記述する．たとえば，歩幅の広さと身長には正の強い（または直接的な）相関がある．すなわち，身長の高い人は低い人よりも歩幅が広い．

6.9 比較に用いた変数を特定し，記述統計量を用いて要約する．

相関を解析する場合，2つの変数はどちらも連続量である必要があるため，それぞれを平均値と標準偏差，中央値と四分位範囲といった中心の尺度と散らばりの尺度で要約することができる．これらの記述統計量は，特に主要な比較に対して記載されるべきである（**1章**参照）．

6.10 用いた相関係数を特定する．

よく用いられる相関係数には，以下のものがある．

- Pearson の積率相関係数 Pearson's product-moment correlation coefficient（r）：ほぼ正規分布に従う2つの連続変数間の関係を評価するのに用いられる（実際には，2つの変数は「2変量正規分布」に従って変動する）．
- Spearman の順位相関係数 Spearman's rank-order correlation coefficient（ρ）：少なくとも1つが正規分布に従わない2つの連続変数間の関係を評価するのに用いられる．
- Kendall の順位相関係数 Kendall's rank-correlation coefficient（τ）：2つの順序変数間の関係または1つの順序変数と1つの連続変数との関係を評価するのに用いられる．
- 点二系列相関係数（または単に二系列相関係数）point biserial correlation coefficient：1つの連続変数と2つの水準を有する1つのカテゴリカル変数との関係を評価するのに用いられる．
- 点多重系列相関係数 point multiserial correlation coefficient：1つの連続変数と3水

準以上を有する1つのカテゴリカル変数との関係を評価するのに用いられる．

このほかの関連の尺度には，個々の研究参加者から得られた複数の測定値や観察値を特に扱うものとして**級内相関** intraclass correlation および**級間相関** interclass correlation の係数といったものがあり，それぞれ評価者内および評価者間の相関の程度を表す．

6.11 検定の前提が満たされていることを記載する．

検定の前提を確認したと記載すれば十分である．上記の相関係数の説明で示したように，こうした前提は観測値の水準と関係する．

6.12 相関係数の値を報告する．

相関係数は，2変数間の関連の強さと方向を表す．相関係数のとりうる値は -1 から $+1$ の範囲で，1は完全な相関を，0は無相関を表す．負の相関係数（たとえば -0.82）は一方の変数の増加に伴って他方の変数が減少すること，すなわち，関係が逆であることを示す．正の相関係数（たとえば $+0.75$）は両方の変数がともに増加するか，ともに減少することを示す．

相関分析はデータの「散布図」によって視覚的に示されることがよくある（**図 6.1, 6.2**）．プロットが円形に近い散布図は，直線的な相関がほとんど，あるいはまったくないことを示している．散布図のプロットが対角線付近に集中するほど相関は強くなる．変数の複数のペアに対して相関を評価することもあり，この場合，相関係数は標準的な相関行列で示される（**表 6.2**）．

相関は程度の問題である．2つの変数間に「相関がある」という表現はよく用いられるが，どの程度の数値すなわち r であれば「相関あり」とするかの基準は存在しない．おそらく，「相関がある」とか「相関がない」というよりは「変数間に中程度の（または弱い，強い）相関がある」といった表現を用いたほうがよいであろう．

どのように結果を解釈するかは研究の性質にも依存する．出生時体重と65歳以後の退職金との相関係数が0.7であれば，極めて高い値だといえるであろう．なぜならば，これらの変数間の関係は解析が示唆するものよりも明らかに複雑だからである．一方，同じ標本から得られた2つの臨床検査値間の相関係数が0.7であれば，それは低いといえるかもしれない．

相関と因果は異なる[4,5]．手書き文字の質と靴のサイズとの間には強い相関があるが，一方が他方の原因でないことは明らかである．両者は年齢とともに変化するため，文字の上達と靴のサイズが大きくなることの本当の「原因」はおそらく成長であろう．相関性の解析は因果関係を検定するものではなく，関係があるかどうか，関係があるならばその強さはどの程度かを評価するだけである．

表6.2 標準的な相関行列★

変数	変数				
	1	2	3	4	5
	r P n	r P n	r P n	r P n	r P n
1	… … …	−0.24 † 0.20 29	−0.17 0.37 27	0.01 0.94 30	0.009 0.96 30
2	… … …	… … …	−0.22 0.24 28	−0.38 0.03 31	0.03 0.83 31
3	… … …	… … …	… … …	0.32 0.08 29	−0.11 0.53 29
4	… … …	… … …	… … …	… … …	0.28 0.10 32

★ 簡潔に表示するため,重複するセルは空欄とした(省略記号で示した).nは標本サイズを示す.
†ここでは,変数1および変数2の両方を有する被験者は29人で,両変数間の相関はr=0.24(P=0.20)となっている.rは相関係数,Pは確率値を示す.

6.13 相関で得られた実際のP値を報告する.

すべてのP値は有効数字2桁まで報告する.「P値は○未満,あるいは○以上」といった表現は避けるべきである.相関係数に対するP値は,「真の」相関係数は0である,すなわち,2変数間に直線的な関係はないという帰無仮説に対する検定の結果である.P値は臨床的な重要性や関係の強さについては何も述べていない[6].有意差検定では,rの値が通常0と比較されるが,rが−1から+1までの任意の値と異なる尤度を計算することは可能である.

6.14 主要な比較に対して,相関係数の信頼区間(95%)と相関係数が統計学的に有意か否かを報告する.

相関係数が統計学的に有意でないとは,臨床的に重要なr値を検出する統計学的検出力の問題として解釈されるべきである.標本サイズが大きな研究では信頼区間が狭くなる傾向があり,信頼区間は標本サイズの適切性と関連づけるうえで有用である.

ガイドライン3.1参照(信頼区間の報告).

6.15 主要な比較に対してはデータの散布図を示す.

2つの変数間の関係を図で示せば,関係が容易に理解できるようになる.図6.1は2つの変数の(直線的な)相関が強いことを,図6.2は(直線的な)相関が弱いことを示している.

> 相関は視覚的にではなく，数学的に評価されるべきである[7]．

● 参考文献

1) Godfrey K. Simple linear regression in medical research. In : Bailar JC, Mosteller F, eds. Medical Uses of Statistics, 2nd ed. Boston : NEJM Books ; 1992 : 201-32.
2) Altman DG, Bland JM. Measurement in medicine : the analysis of method comparison studies. Statistician. 1983 ; 32 : 307-17.
3) Murray GD. Statistical guidelines for the British Journal of Surgery. Br J Surg. 1991 ; 78 : 782-4.
4) Altman DG, Gore SM, Gardner MJ, Pocock SJ. Statistical guidelines for contributors to medical journals. BMJ. 1983 ; 286 : 1489-93.
5) Schoolman HM, Becktel JM, Best WR, Johnson AF. Statistics in medical research : principles versus practices. J Lab Clin Med. 1968 ; 71 : 357-67.
6) Sheehan TJ. The medical literature : let the reader beware. Arch Intern Med. 1980 ; 140 : 472-4.
7) Badgley RF. An assessment of research methods reported in 103 scientific articles from two Canadian medical journals. Can Med Assoc J. 1961 ; 85 : 246-50.

第7章 1つ以上の変数から値を予測する
回帰分析の報告

> （1つの）線形回帰係数は，他のすべての変数との関連を考慮したうえで（すなわち，他のすべての変数で調整された）アウトカムに及ぼす個々の独立変数の影響の程度を示すものである．
>
> J. Concato, A. R. Feinstein, T. R. Holford [1]

　回帰分析は，1つ以上の既知の説明（独立）変数の値から1つの反応（従属）変数の値を予測または推定しようとする統計分野である．解析に用いる説明変数が1つの場合，手法は**単回帰 simple regression** と呼ばれ，複数の説明変数を組み合わせて用いる場合は**重回帰 multiple regression** と呼ばれる．反応変数が2値のカテゴリカル変数（たとえば，疾患の有無）であれば，**ロジスティック回帰 logistic regression** と呼ばれる．反応変数が連続量で，説明変数と直線関係にあれば，**線形回帰 linear regression** と呼ばれる．線形回帰分析やロジスティック回帰分析でも，単回帰と重回帰の両方が可能である．

　通常，研究者は説明変数となりうるものをいくつか設定してデータを収集し，どの変数が反応変数と最も強く関連するかを評価し，その変数を数学モデル（回帰式）に組み込む．言い換えれば，モデルはデータに「適合」する．このため，重回帰分析の目的は，本質的にどの変数の組み合わせが反応変数を最もよく予測するかを特定することである．

　回帰分析は，反応変数と関連する複数の説明変数で起こりうる交絡作用の「制御」にも利用できる．たとえば，回帰分析によって手術後の生存期間に及ぼす年齢と性別の効果を分離することも可能である．また，回帰分析はリスクスコアの作成にも利用できる．**リスクスコア risk score** とは，複数の変数を単一のスコアに統合したもので，ある特定のアウトカムや疾患のかかりやすさと関連する．この場合，リスクスコアの変数が回帰式の変数になり，スコア自体は回帰モデルで予測される値となる．

　回帰モデルは，**分散分析 analysis of variance（ANOVA）**と呼ばれる統計モデルと密接に関係する．一般に，重回帰分析は連続量の説明変数の解析に用いる．これに対して，ANOVAはカテゴリカルな説明変数の解析に用いる．研究で扱う説明変数に連続量とカテゴリカルデータの両方が含まれる場合，解析手法は一般に重回帰分析と呼ばれるが，**共分散分析 analysis of covariance（ANCOVA）**と呼ばれることもある．通常，ANCOVAでは主要な関心のある説明変数がカテゴリカルデータで，カテゴリカルデータまた

は連続量の交絡変数の影響を制御する必要がある場合に用いられる．ANOVAの報告に関するガイドラインは**8章**で述べる．

回帰分析にはいくつかのタイプがある．

- **線形単回帰** simple linear regression は，単一の連続量の説明変数と，ある範囲内で線形に推移する単一の連続量の反応変数との関係を評価するのに用いられる（**ガイドライン 7.1～7.10 参照**）．
- **線形重回帰** multiple linear regression は，複数の連続量またはカテゴリカルな説明変数と，単一の連続量の反応変数との関係を評価するのに用いられる（**ガイドライン 7.11～7.22 参照**）．
- **単ロジスティック回帰** simple logistic regression は，単一の連続量またはカテゴリカルな説明変数と，単一のカテゴリカルな反応変数との関係を評価するのに用いられる．通常，反応変数は心臓発作の発現の有無といった2値変数である（**ガイドライン 7.23～7.30 参照**）．
- **多重ロジスティック回帰** multiple logistic regression は，複数の連続量またはカテゴリカルな説明変数と，単一のカテゴリカルな反応変数との関係を評価するのに用いられる（**ガイドライン 7.31～7.42 参照**）．
- **非線形回帰** nonlinear regression は，関係が線形でなく，線形な関係に変換することも不可能な変数を評価するのに用いられる．この数式モデルは他の回帰分析よりも複雑な関係になる．
- **多項回帰** polynomial regression は，上記のどの説明変数と反応変数との組み合わせにも使用可能で，変数間の関係が曲線で，たとえばモデル中の1つ以上の変数を2乗または3乗することが必要な場合に用いる．
- **Coxの比例ハザード回帰** Cox proportional hazards regression はイベント発生までの時間の解析（生存時間解析）に用いるもので，複数の連続量またはカテゴリカルな説明変数と単一の連続量の反応変数（イベント発生までの時間）との関係を評価するのに用いられる．一般に，イベント（通常は死亡）が標本の参加者全員に起こることはなく，**打ち切りのある観察が生じる**（**9章参照**）．
- **メタ回帰** meta-regression は回帰分析の応用であり，メタアナリシスで用いられる．ここでは，データポイントがメタアナリシスに含まれる個々の研究の結果になる（**17章参照**）．

ここでは，上記の回帰分析のうち医薬分野で最もよく用いられる最初の4タイプの報告に関するガイドラインを示す．ガイドラインによっては複数のタイプに適用できるものもある．このため，必要に応じて同じガイドラインを重複して示し，解析ごとにガイドラインが完結するようにした．非線形回帰分析および多項回帰分析の説明とこれらの報告に関するガイドラインは，本書が扱う範囲を超えるものである．Coxの比例ハザード回帰は医薬分野の研究でよく用いられるが，反応変数の種類が異なるため，別途**9章**で述べることとする．

線形単回帰分析
1つの連続量の説明変数から1つの連続量の反応変数を予測する

> **記載例**
>
> 453人の被験者のデータを用いて，我々は線形単回帰分析によって体重から血清中濃度を予測することとした．回帰直線の勾配はゼロよりも有意に大きく，体重の増加とともに血清中濃度も上昇することが示された（勾配＝0.25，95％信頼区間＝0.19〜0.31，t_{451}＝8.3，P＜0.001，Y＝12.6＋0.25X，r^2＝0.67）．
>
> ここで，
>
> - 453は標本のサイズである．
> - 0.25は回帰直線の勾配で，回帰式中の説明変数Xすなわち体重の係数として現れる．体重の係数0.25は，体重が1kg増えるごとに平均血清中濃度が0.25 mg/dL上昇することを意味している．
> - 95％信頼区間は，同じような100の研究のうち95の研究で得られると思われる勾配の範囲を推定している．95％信頼区間はゼロを含んでおらず，結果が0.05レベルで統計学的に有意であることを示している．
> - 8.3は，P値を決定するために用いた自由度451のt分布から得られた検定統計量の値である．
> - P値は，実際には変数間に線形の関係がないという仮定下で，今回と同じくらい極端な回帰直線の勾配，あるいはより極端な勾配が得られる確率である．したがって，P値が小さければ（0.05未満），勾配がゼロという帰無仮説に対する反証になる．
> - 方程式は回帰直線を示しており，Yは調査された範囲内の任意のXに対する予測値である．もしデータの範囲内にX＝0kgがあれば，12.6は回帰直線がY軸を通過する点（Y切片）である．0.25は回帰直線の勾配である．また，Xは予測のもととなる値である．12.6や0.25という数字は<u>回帰係数</u>と呼ばれる．ほとんどの統計学的検定は説明変数の回帰係数，すなわち回帰直線の勾配に関するものである．先に記載したように，体重に関する0.25という係数は体重が1kg増えるごとに平均血清中濃度が0.25 mg/dL上昇することを意味している．
> - r^2は<u>決定係数</u>（データの散布図の相関係数の2乗）であり，血清中濃度のばらつきの67％が体重との関係で説明されうることを示している．これはデータに対するモデルの「適合度」の指標である．

7.1 関心のある関係または解析の目的を述べる．

線形単回帰分析は，1つの説明変数と1つの反応変数との直線的な関係，あるいは1つの変数が他の変数を変化させる傾向を評価するのに用いられる．また，線形単回帰分析は説明変数から反応変数を<u>予測</u>する際にも用いられる．たとえば，単回帰分析は，年齢とコレステロール濃度との関係の評価に用いることも可能であるし，年齢からコレス

テロール濃度を予測するのに用いることも可能である．

7.2 比較に用いた変数を明記し，各変数を記述統計量で要約する．

　線形単回帰分析では2つの連続変数が必要で，1つは説明変数，残る1つは反応変数として特定される．個々の変数の分布は，中心の尺度（たとえば平均値）と散らばりの尺度（たとえば標準偏差）で要約すべきである．

7.3 線形単回帰分析の前提が成立していることを確認し，その確認方法を示す．

　前提を検証したことを記載すれば十分である．単回帰分析の前提は以下の通りである．
- XとYの関係は測定値の範囲内で線形を示す．
- Xの個々の値に対するYの分散（または標準偏差）は等しい．すなわち，Xの値にかかわらずYの標準偏差は等しい．
- 個々のYの値と他のYの値は独立している．
- 反応変数Yは説明変数Xの個々の値に対して正規分布を示す．

　これらの前提の検証には，正式のもの（たとえば仮説検定）と略式のもの（たとえば残差を図で示す．図21.26参照）の両方がある．前提を満たさないデータは，前提を満たすように調整されることがある（たとえばデータ変換）．こうした調整を行った場合は，調整方法を特定することが必要である．

7.4 解析時に外れ値をどのように取り扱ったかを報告する．

　外れ値 outlier とは，異常と思われる極端な値のことである．外れ値を無視することはできない．実際，新たな研究領域を開く特別な例を示していることもある．しかし，外れ値は回帰分析の結果に歪んだ影響を及ぼす可能性がある．外れ値はすべて報告しなければならないが，理論的に無視できる場合は，外れ値を除外してデータを解析することが認められることもある．しかし，そのような解析を実施したことは報告する必要があり，外れ値を無視した理由も述べなければならない（たとえば，汚染された標本から得られた観測値，未調整の機器の使用）．外れ値を無視することが妥当でない場合は，外れ値が結果に及ぼす効果を示すため，外れ値を含む場合と含まない場合の両方の結果を報告してもよい．

「たった1つの外れ値でも，回帰直線から得られる関係に重大な影響を及ぼすことがある」[2,3]．

7.5 回帰直線式を報告する．

　回帰直線は，直線を示す方程式（または「モデル」）で表すことができる．
　　　$Y = a + bX$
　ここで，Yは予測される反応変数，aは回帰直線がY軸と交差する点（Y切片），bは回帰直線の勾配，XはYの値の予測に用いる説明変数である．

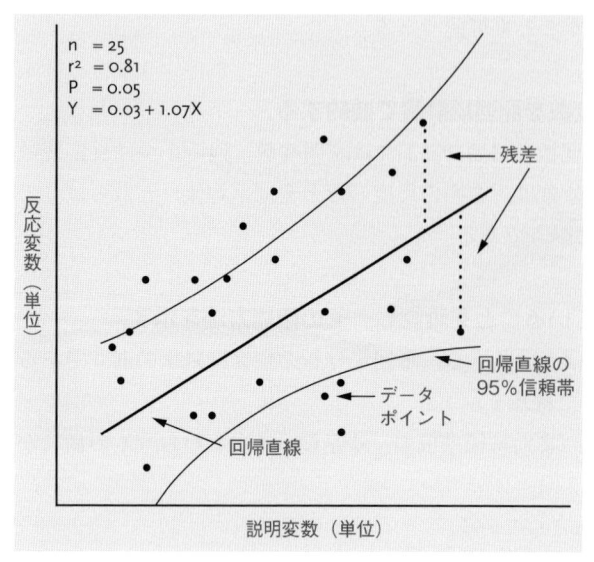

図7.1
この仮想的な散布図は回帰分析を図で表す場合の構成要素を示している．回帰直線のまわりの95%信頼区間（信頼帯）は与えられたモデルの妥当性を示している．この帯は個々の反応または平均的な反応の予測に適したものではなく，回帰直線の精度を示すものである[8]．信頼帯は回帰直線の両端で広がるが，これは，通常測定値の範囲の両端ではデータポイントが少なく，範囲の両端では予測の精度が低下するためである．数学的な回帰分析の構成要素もグラフ上部の左隅に示されている．n は標本サイズ，r^2 は決定係数，P は勾配がゼロに等しいかどうかの検定から得られた確率の値，Y は回帰式から予測した反応変数の値である．

（図中）
n = 25
r^2 = 0.81
P = 0.05
Y = 0.03 + 1.07X
反応変数（単位）
説明変数（単位）
残差
回帰直線の95%信頼帯
データポイント
回帰直線

　説明変数 X の値を与えると，それに対応する Y の値を算出することができる．したがって，X が研究で得られた値の範囲内であれば，いかなる X の値に対しても Y は予測可能である．

　相関係数 r が2つの変数の関係の方向と強さを示すのに対して，説明変数の回帰係数（回帰直線の勾配，すなわち回帰式の b，**図7.1**）は，説明変数 X の単位あたりの変化に対して反応変数 Y が平均してどの程度変化するかを示している．

　数式は，本文またはデータの散布図のどちらに示してもよい（**ガイドライン7.9参照**）．

7.6 説明変数の回帰係数に対する実際の P 値と（95%）信頼区間を報告する．

　線形単回帰では，説明変数の回帰係数（回帰直線の勾配）は2つの変数の関係を示す指標である．勾配ゼロの回帰直線（グラフにすると水平の線）は，変数間に直線関係がないことを示す．すなわち，説明変数 X がどのような値でも反応変数 Y の値は同じになる．したがって，「勾配＝ゼロ」が検証される帰無仮説になる．言い換えれば，P 値は，実際には変数間に直線関係がない場合に観察される勾配，あるいはより極端な勾配が得られる確率を示している．また，回帰直線の勾配は単なる推定値であり，推定の精度を信頼区間の形で示すべきである（**3章参照**）．

7.7 データに対するモデルの「適合度」の指標を示す[4]．

　何かを予測するうえでの回帰モデルの価値は，データにどの程度「適合」しているかに左右される．したがって，「適合度」の指標を示すことは有益で，それによって構築されたモデルがデータをどの程度反映するかが明らかになる．適合度の指標には，**相関係数** correlation coefficient とその P 値，**決定係数** coefficient of determination（r^2）とその P 値，**残差と外れ値の評価** residual and outlier assessment，**残差の標準偏差の平均平方誤差の平方根** root mean square error，**モデルの感度と特異度** sensitivity and specificity，そして数種類の**適合度または非適合度の検定** goodness-of-fit or lack-of-fit test の結果がある．

　線形単回帰分析は，回帰直線を追加することで1つの変数をもう1つの変数の予測に用いるという点を除けば，相関分析の延長と考えることができる．相関分析（**6章**参照）と同様，散布図はこの関係を示すのに有益である（**図7.1**）．**相関係数**自体はモデルからどの程度予測可能かを間接的に示すものである．線形単回帰モデルからある程度の正確さで予測するためには，相関係数は統計学的に有意であると同時に，たとえば0.7を超えるぐらい高くなければならない．

　散布図に伴う相関係数は，**決定係数**（r^2）の形でも利用することができる．決定係数は，反応変数のばらつきをどの程度説明変数で説明できるかを示すものである．たとえば，皮下脂肪と体脂肪との相関係数が0.8の場合には，$r^2 = 0.64$，すなわち64％となる．これは，体脂肪のばらつきの64％は皮下脂肪で説明できることを示している．r^2が1であれば，すべてのデータポイントが回帰直線上に位置することを意味する．これに対して，r^2が0であれば，説明変数（X）と反応変数（Y）との間には直線関係がないことを意味する．

　たとえ相関係数が0.7でも，関心のある分散の約半分（$r^2 = 0.7 \times 0.7 = 0.49 = 49\%$）しか説明していない．したがって，たとえば相関係数が0.3以下であれば，臨床的に有用とはいえない．なぜならば，単一変数ではばらつきのわずかな部分しか説明できないためである（この場合は$r^2 = 9\%$）．ただし，臨床以外では，単一の変数が別の変数のばらつきの9％を説明できれば画期的なことなのかもしれない．

単回帰分析で用いられる決定係数（r^2）は重回帰分析で用いられる決定係数（R^2）と似ているが，両者は異なる．小文字のrは変数が2つ（1つの説明変数と1つの反応変数）のみであることを示す．これに対して，大文字のRは変数が3つ以上（2つ以上の説明変数と1つの反応変数）であることを示す．

回帰分析の相関係数および決定係数は，反応変数（Y）に対する説明変数（X）の影響を示すものであり，Xに対するYの影響を示すものではない[2,5]．

　残差 residual は，モデルによる予測値と収集されたデータの実測値との差である．残差が小さければ小さいほど予測はよいものになる．残差は，線形という前提がどの程度満たされているかを示すために図で示すこともできる（**図21.26**参照）．残差のグラフ（一種の「モデル診断プロット」）を作成した場合，すべてのXの値で残差が小さければ，すなわち差の平均がゼロに近ければ，線形という前提は満たされ，モデルによる予測はかなりよいことを示している．**外れ値の評価** outlier assessment は残差の評価と同様に機能し，外れ値とそれに伴う残差は測定したデータポイントを示すグラフ上で明らかになる．

　より洗練された適合度の指標は，**平均平方誤差の平方根**（RMSE，**残差標準偏差** residual standard deviation とも呼ばれる）である．RMSEは，まず残差の2乗を求め，

次に2乗した値の平均値を求め，その平均値の平方根として計算される．RMSEはデータを2乗した単位ではなく，データと同じ単位で表現され，モデルの「典型的な」誤差の大きさを示す．

回帰モデルの適合度は，どの患者が薬剤に反応し，どの患者が薬剤に反応しなさそうかといった予測をする際にどれだけ正しく予測できるか，で表すこともできる．この場合には，モデルの**感度**，**特異度**または**診断の正確度** diagnostic accuracy が算出される．すなわち，その薬剤に反応した患者を正確に特定できたか（感度），その薬剤に反応しなかった患者を特定できたか（特異度），または正しい判断が全体に占める割合（診断の正確度）である（**ガイドライン 10.8 参照**）．

正式な**適合度検定**では P 値が計算される． P 値が統計学的に有意であれば，モデルはデータに適合しない．よく用いられる検定には，カイ2乗適合度検定，適合度逸脱検定，Hosmer-Lemeshow 適合度検定，Kolmogorov-Smirnov 適合度検定，Cramer-Smirnov-Von Mises 検定，Anderson-Darling 適合度検定といったものがある．

7.8 モデルの妥当性を確認したかどうかを明記する．

説明しようと思ったことを説明していることを示すために，類似したデータセットを用いて回帰モデルの**妥当性を確認する** validate，あるいは調べることができる．

- 標本サイズが大きい場合に妥当性を確認する1つの方法は，たとえば，データの75%でモデルを構築した後，残りの25%で別のモデルを構築し，2つのモデルが類似するかどうかを評価するというものである．
- もう1つの方法は，一度に1人の被験者のデータを除き，モデルを再計算するというものである．そして，全モデルの係数と予測の妥当性を評価する．このような方法を**ジャックナイフ法** jackknife procedure という．
- 3番目の方法は，類似した別のデータでもう1つのモデルを構築し，2つのモデルが異なるかどうかを評価するものである．

7.9 主要な比較には，データの散布図，回帰直線，回帰直線の（95%）信頼区間（または予測帯）を含める．

線形単回帰では，相関分析と同様に，データを散布図としてグラフにすることができ（**図 6.1**，**6.2 参照**），散布図には回帰直線を加えることができる（**図 7.1**）．このようなグラフがあれば，以下のことがわかる．

- 外れ値の存在．
- 関係が実際に線形かどうか（線形性は数学的に評価できるが，数学的な評価は視覚的なものではない）．
- 回帰直線付近の（95%）信頼区間の幅．これは適合度の妥当性を示す．信頼区間は回帰直線の勾配の精度を示すもので，個々の値や予測の精度を示すものではない．

⚠ データを超える範囲まで回帰直線を延長しない[6-8]．回帰直線は，計算に用いられたデータの範囲内のみで妥当性を示す．関係の多くはある一定の範囲内でのみ線形なのであ

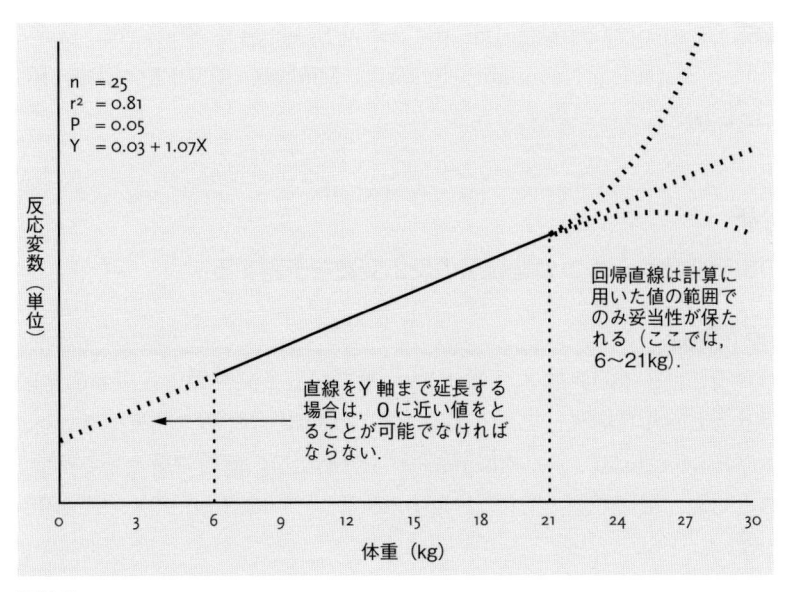

図 7.2
データ範囲を超えてどちらの方向に延長しても妥当性でないことを示す仮想的な回帰直線．たとえば，体重が0kgになることはありえないので，回帰直線の左端がY軸と交差することはない．また，体重が増加すると関係が非線形になるかもしれないので，右端はデータの範囲を超えて延長すべきではない．

り，説明変数より小さな値や大きな値でも回帰直線に変化がないと考えるのは賢明ではない（図 7.2）．

✓ **回帰直線はデータの範囲外に延長すべきでないので，X の値が0を示さない限り，Y 軸を通過すべきではない．**たとえば，身長に対する収入を図にする場合，身長が0になることはありえないので，どの線形単回帰式にも Y 切片があるにもかかわらず，回帰直線を Y 軸と交差させるべきではない（図 7.2）．

✓ **グラフ上のデータポイントの数が報告された観察の数と一致することを確認する．**単純な正確さの確認に加えて，グラフに示した値の数を数えることによって，外れ値が除かれたかどうかが明らかになる．

7.10 解析に使用した統計パッケージまたはプログラムの名称を記載する．

統計解析に使用したコンピュータパッケージを示すことは重要である．なぜならば，一般に市販のコンピュータパッケージは妥当性が確認されアップデートされているが，個人が開発したプログラムは必ずしもそうではないためである．さらに，すべての統計ソフトウェアが同一の統計量を計算するために同一のアルゴリズムやデフォルトオプションを使用しているわけではない．このため，パッケージやアルゴリズムによって解析結果が変わる可能性がある．

最もよく用いられるパッケージには，SAS（Statistical Analysis Systems），BMDP,

SPSS (Statistical Package for the Social Sciences), StatXact, StatView, StatSoft, InStat, Statistical Navigator, SysStat, Minitab, LISREL, EQS, EGE, GLIM といったものがある．

線形重回帰分析
複数の連続量の説明変数から 1 つの連続量の反応変数を予測する

> **記載例**
>
> 我々は，3 つの変数 X_1，X_2，X_3 に基づいて多発性硬化症患者の全般的機能 Y を予測するモデルを構築した．ここで，X_1 は疾患の重症度（最軽症をレベル 1，最重症をレベル 15 とした），X_2 は歩行能力（1 分あたりの歩行速度として計測），X_3 は病斑の数とした．最終モデルでは R^2 が 0.58 で，$Y=40.8+3.98X_1+1.22X_2-2.09X_3$ であった．
>
> ここで，
> - Y は反応変数で，全般的機能のスコアである．
> - X_1，X_2 および X_3 は説明変数（リスク因子と呼ばれることもある）である．
> - X の直前の数字は<u>回帰係数</u>または<u>ベータの重み</u>といわれる．係数は次のように解釈される．X_1 および X_3 が一定である（または疾患重症度と病斑の数が「制御されている」）場合，機能スコアの平均値は約 $1\frac{1}{4}$ 倍（X_2 の係数は 1.22）増加する（**表7.1**）．
> - 決定係数 R^2 はモデルで説明される反応変数のばらつきの量を示している．ここでは，この 3 つの変数が反応変数のばらつきの 58％を説明している．

7.11 関心のある関係または解析の目的を述べる[9]．

7.12 比較に用いた変数を明記し，各変数を記述統計量で要約する．
重回帰分析の反応変数は連続量で，説明変数はカテゴリカルデータや連続量である．

7.13 重回帰分析の前提が成立していることを確認し，その確認方法を示す[9]．
前提を検証したことを記載すれば十分である．重回帰分析の前提は単回帰分析の前提を拡張したものである．
- <u>各説明変数</u> X と Y の関係は測定値の範囲内で線形を示す．
- <u>各説明変数</u> X の個々の値に対する Y の分散（または標準偏差）は等しい．すなわち，X の値にかかわらず Y の標準偏差は等しい．
- <u>各説明変数</u> X の個々の値に対して，個々の Y 値と他の Y 値は独立している．
- 反応変数 Y は各説明変数 X_1，X_2，X_3 などの個々の値に対して正規分布を示す．

表7.1 3つの説明変数がある線形重回帰モデルを報告するための表

変数	係数 (β)	標準誤差	95% CI	Wald χ^2	P値
切片	40.79	2.55	—	—	—
X_1	3.98	2.37	−0.67〜8.63	1.68	0.10
X_2	1.22	0.29	0.66〜1.80	4.20	<0.001
X_3	−2.09	0.28	−2.64〜−1.54	−7.34	<0.001

切片＝数学的定数で，臨床的な解釈はない．
X_1〜X_3＝3つの説明変数．
係数＝回帰式の説明変数の数学的な重み．回帰係数またはベータの重み．
標準誤差＝係数の推定精度．
95%CI＝係数の95%信頼区間．
Wald χ^2＝自由度1のカイ2乗分布と比較するためにデータから算出したWald検定統計量．
P値＝変数2および3は統計学的に有意な反応変数の予測因子である．

7.14 解析時に外れ値をどのように取り扱ったかを報告する[9]．

ガイドライン7.4参照（外れ値の扱い）．

7.15 解析時に欠測値をどのように取り扱ったかを報告する[9]．

　欠測値があると，回帰分析をする際に問題になることがある．なぜならば，補塡した値を用いない限り，標本サイズが小さくなるからである．たとえば，年齢と身長から体重を予測するモデルを作る場合，これらの変数の個々の値は個々の患者から収集しなければならない．もしある患者の年齢がわからない場合，その患者は解析から除外され，標本サイズが1つ小さくなる．変数が数個ある回帰モデルの場合，欠測値による損失はよくみられる．

　しかし，欠測値は**データの補塡** imputationと呼ばれる手法で代入されることがある．**単一値補塡** simple imputationには，欠測値の代わりに全員の全観察値の平均値を用いる，当人の別の時点の観察値の平均値を用いる，当人の前後の観察値（もしあれば）の平均値を用いる，当人の最終観察値を用いる（**最終観察の引き延ばし** last-observation-carried-forwardという医薬品の研究でよく用いられる方法）といったものがある．

　回帰補塡 regression imputationでは，欠測値を予測するための回帰モデルを作る．**ホットデッキ補塡** hot deck imputationでは，全観察値を「18歳から25歳の白人男性」といった特性が類似するグループに分類する．欠測値は，このグループに属する男性の観察値からランダムに抽出して置き換えられる．

　欠測モデル model missingnessでは，「欠測値」に対する変数が作られ，データはあたかもその変数に「欠測値」というカテゴリーがあるかのように解析される．たとえば，重症度のカテゴリーとして，軽度・中等度・重度・不明という4分類を用いることができる．この手法の利点は，解析から抜け落ちる例がないことと，欠測値がある人々のこれまで気づかなかった類似性を新しいカテゴリーによってとらえられることである．

　データ補塡には他の手法を用いることも可能であるが，正しい判断に基づくべきであ

る.

いずれの場合でも，欠測値のある患者とない患者を比較することは常に有用である．たとえば，欠測値のある患者とない患者の年齢，性別，人種，病歴，あるアウトカムといったものが類似していれば，欠測値は問題にならない可能性が高い．

7.16 最終的なモデルの説明変数をどのように選択したかを明記する[9]．

重回帰モデルを構築する際の最初のステップは，反応変数と有意に関連する説明変数を特定することである．この**単変量解析** univariate analysis と呼ばれる過程では，一度にたくさんの変数が考慮されるかもしれない．単変量解析では，反応変数と関連する可能性がある広範囲の説明変数を特定するために，0.1 といった厳格でない有意水準を用いることが多い．すなわち，単変量解析で P 値が 0.1 未満の変数はモデルへの組み入れが考慮される．

モデルが論文の焦点である場合には，単変量解析の結果を報告することが有用かもしれない．変数は，適切な記述統計量（すなわち，平均値と標準偏差または中央値と四分位範囲）や反応変数との関係に対する P 値を示した一覧表にまとめることができる．

回帰モデルを構築する次のステップは，モデルに組み入れる説明変数の最適な組み合わせを特定することである．**同時回帰** simultaneous regression では，すべての説明変数をモデルに組み入れ，グループとして検定する．**階層的回帰** hierarchical regression では，研究者がモデルに組み入れる説明変数の数と順番を定義する．よく用いられる手順には，変数増加法，変数減少法，ステップワイズ法，最適サブセット回帰法がある．

変数増加法 forward variable selection では，反応変数との関連が強いもの（単変量解析で最も小さい P 値を示した説明変数）から順に説明変数を 1 つずつモデルに取り込む．変数を加えるごとにモデルが計算され，R^2 に及ぼす変数の効果を評価する．変数を加えても R^2 が改善しなくなった時点で変数の取り込みを中止する．

変数減少法 backward variable selection では，まず可能性のある説明変数をすべて加えて（同時回帰と同様に）モデルを計算する．次に，反応変数との関連が最も弱い説明変数を除外して再計算する．この過程を，モデルに残った全変数が統計学的に有意になるまで繰り返す．

ステップワイズ法 stepwise selection では変数増加法と変数減少法を組み合わせ，どのステップでもモデルへの変数の取り込み（前進）と，モデルからの変数の除去（後退）を許容する．

これらの選択方法の限界は，説明変数の「最適なサブセット」は 1 つしか存在しないと仮定していることである．しかし，「最適な」サブセットがただ 1 つしか存在しないということにはならないほうがむしろ多い．

✓ 信頼をもってモデル構築の統計手法を用いるために必要な標本サイズのおよその目安は，ケースと変数の比が少なくとも 10 対 1 である[9]．すなわち，5 つの説明変数を用いたモデルであれば，少なくとも患者 50 人の標本に基づくべきである．

7.17 すべての可能性のある説明変数間の共線性（非独立性）を評価したかどうかを明記する[9]．

線形重回帰式の説明変数は互いに独立していなければならない．複数の説明変数間に相関がある場合，すなわち，それらの回帰直線が平行な場合（共線性がある場合）は，それらが独立していないことになる．共線性のある変数はほとんど同じ情報をモデルに加えることになるので，1つしか必要ではない．反応変数と最も強い関係を示す変数を最終モデルに取り込むことを考慮すべきである．

> 相関がある変数を特定できないと，解析結果が妥当でなくなるおそれがある．

7.18 説明変数間の交互作用を調べたかどうかを明記する．

ある説明変数が反応変数に及ぼす作用が第2の説明変数の水準に依存する場合，2つの説明変数には交互作用があるといわれる．交互作用は，変数を別々ではなく，一緒に考慮すべきであることを意味する．したがって，たとえば血中のアルコールと抗生物質に相互作用がある場合，モデルには血中のアルコール濃度に関する変数，血中の抗生物質濃度に関する変数，そして血中のアルコール濃度と抗生物質濃度との関係を示す交互作用項 interaction term がなくてはならない．

7.19 線形重回帰式を報告する，すなわち表形式で要約する．

表7.1は線形重回帰モデルの報告方法を示している．表には，回帰式の変数ごとに回帰係数とその標準誤差，P値，回帰係数の（95%）信頼区間を含める[9]．

7.20 データに対するモデルの「適合度」の指標を示す．

> ガイドライン7.7参照（「適合度」の測定）．

7.21 モデルの妥当性を確認したかどうかを明記する．

> ガイドライン7.8参照（回帰モデルの妥当性の確認）．

7.22 解析に使用した統計パッケージまたはプログラムの名称を記載する．

> ガイドライン7.10参照（統計パッケージまたはプログラムの報告）．

単ロジスティック回帰分析
1つの説明変数から1つの（2値の）カテゴリカル反応変数を予測する

> **記載例**
>
> 　血清中濃度が高値（>220 mg/dL）または低値（≦220 mg/dL）を示す453人の被験者で，体重が血清中濃度の有意な予測因子であることが検証された（体重の係数＝0.44，標準誤差＝0.11，$X^2_{df=1}=16.0$，$P<0.001$，オッズ比＝1.55，95%信頼区間＝1.25〜1.93）．
>
> 　ここで，
>
> - 453は研究に参加した被験者の数である．
> - 0.44は説明変数（体重）の回帰係数である．
> - 0.11は回帰係数の標準誤差で，推定した係数の精度を示す．回帰分析は標準誤差が報告される数少ない手法である．
> - 16.0は標本から計算された検定統計量で，自由度1のカイ2乗分布と比較される．検定統計量はP値を決定するために用いられる．
> - P値は，実際にはオッズ比は1であるという仮定下で，今回観測されたオッズ比と同じぐらい極端あるいはより極端なオッズ比が得られる確率である．ここではP値が小さい（0.05未満）ため，体重が血清中濃度に影響しないことを意味する「オッズ比＝1」という帰無仮説に対する反証になる．
> - 1.55は体重に対するオッズ比で，体重が1 kg増えるごとに，定義された高血中濃度になるリスクが1.55倍になる，すなわち55%高くなる．
> - オッズ比の95%信頼区間は，同様の100の研究のうち95の研究ではオッズ比が1.25から1.93の間になると思われることを示している．
> - **表7.2**は解析結果を別の方法で要約したものである．

7.23　関心のある関係または解析の目的を述べる．

　単ロジスティック回帰分析は，反応変数が2値（しかし，3値以上のこともある）の場合に最もよく用いられる．線形単回帰と同様に，反応変数の予測には1つの連続量の説明変数が用いられる．

7.24　比較に用いた変数を明記し，各変数を記述統計量で要約する．

　説明変数は連続量やカテゴリカル変数で，反応変数は2値データである．特定の測定方法やコード体系は，回帰係数の数値や解釈に実質的な影響を及ぼすことがある[1]．たとえば，年齢の効果は，1歳単位で分類するか，10歳単位で分類するか，それとも2値（65歳未満，65歳以上）に分類するかで異なる．

表7.2 体重と血清中濃度の高低との関係を解析する単ロジスティック回帰分析を報告するための表

変数	係数 (β)	標準誤差	Wald χ^2	P値	オッズ比	95% CI
切片	−1.89	0.48	—	—	—	—
体重	0.44	0.11	16.0	<0.001	1.55	1.25〜1.93

切片＝数学的定数で，臨床的な解釈はない．
体重＝説明変数（X_1）．
係数＝回帰式の説明変数の数学的な重み．回帰係数またはベータの重み．
標準誤差＝体重に関する係数の推定精度．
Wald χ^2＝自由度1のカイ2乗分布と比較するためにデータから算出したWald検定統計量．
P値＝体重は高血清中濃度の統計学的に有意な予測因子である．
オッズ比＝体重が1 kg増加するごとに高血清中濃度になるオッズ比は1.55増加する．
95%CI＝「真の」オッズ比は1.25から1.93の間になる可能性が高い．

7.25 単ロジスティック回帰分析の前提が成立していることを確認し，その確認方法を示す．

前提を検証したことを記載すれば十分である．

単（および多重）ロジスティック回帰分析の前提はこの本で扱う範囲を超えるものであるが，すべての回帰分析と同様に，前提が成立しているという何らかの保証は示すべきで，前提の確認方法に関しても何らかを記載すべきである．先の記載と同様に，前提の確認には正式な方法と略式の方法（図で示す）がある（**ガイドライン7.3参照**）．場合によっては，前提を満たさないデータは前提を満たすように調整されることがある．こうした調整を行った場合は，調整したことを明記すべきである．

7.26 解析時に外れ値をどのように取り扱ったかを報告する．

ガイドライン7.4参照（外れ値の取り扱い）．

7.27 ロジスティック回帰式を表形式で要約する．

ロジスティック回帰式は解釈が難しいため，滅多に報告されることはない．その代わり，**表7.2**に示すような形式で解析を要約する．表には説明変数の回帰係数とその標準誤差，オッズ比，オッズ比の（95%）信頼区間，P値を含める．

ロジスティック回帰式の例は以下のようになる．

$$\text{アウトカムの確率} = \frac{1}{1+e^{-(b_0+b_1 x)}}$$

ここで，eは数学的定数（約2.72に固定），b_0は各モデルに対する定数，b_1は説明変数Xの係数である．

ロジスティック回帰分析では，オッズ比が広く用いられる．2値の説明変数の場合，オッズ比はあるイベントがあるグループで発生するオッズと別のグループで発生するオッズとの比である．オッズ比が1であることは，たとえば，どちらのグループも心臓発作の発現する可能性が同程度であることを意味する．オッズ比が高くなればなるほど，

分子のグループのほうがイベント発現の可能性が高いと予想される.

オッズ比は推定値であるため，推定精度は信頼区間で示すことが可能である．たとえば，結果は「喫煙者は非喫煙者の 4.2 倍心臓発作を起こしやすい（95％信頼区間 ＝ 1.32〜13.33，$P=0.03$）」（**2 章**参照）．

7.28 データに対するモデルの「適合度」の指標を示す．

> ガイドライン 7.7 参照（「適合度」の測定）．

7.29 モデルの妥当性を確認したかどうかを明記する．

> ガイドライン 7.8 参照（回帰モデルの妥当性の確認）．

7.30 解析に使用した統計パッケージまたはプログラムの名称を記載する．

> ガイドライン 7.10 参照（統計パッケージまたはプログラムの報告）．

多重ロジスティック回帰分析
複数の説明変数から 1 つの（2 値の）カテゴリカル反応変数を予測する

> **記載例**
> 我々の研究結果を用いて，喫煙の有無（X_1），体重（X_2），年齢（X_3），性別（X_4）から脳卒中の発現 Y を予測するためのモデルを構築した．
> ここで，
> - Y は反応変数で，脳卒中の有無を示す．
> - X_1，X_2，X_3 および X_4 は説明変数である（リスク因子と呼ばれることもある）．
> - X の前の数値は係数またはベータの重みと呼ばれる．
> - 表 7.3 では仮説検定の結果を示している．

7.31 関心のある関係または解析の目的を述べる．

7.32 比較に用いた変数を明記し，各変数を記述統計量で要約する．

変数をどのようにコード化したかを報告することも重要になることがある[4]．カテゴリカル説明変数が複数のカテゴリーにまたがる場合はダミー変数を用いて解析する．たとえば，雇用のタイプは，事務・重労働・軽労働・非雇用と分類されるかもしれない．そこで，解析のためにコード化する際には「参照」水準を設け，他の水準をすべて「参照」水準と比較し，比較に基づいたダミー変数を定義する．たとえば，以下のようになる．

表7.3 4つの説明変数がある多重ロジスティック回帰モデルを報告するための表

変数	係数 (β)	標準誤差	Wald χ^2	P値	オッズ比	95% CI
切片	−1.88	0.48	—	—	—	—
X_1	1.435	0.589	5.93	0.02	4.2	1.32〜13.33
X_2	−0.847	0.690	1.51	0.22	0.43	0.111〜1.66
X_3	3.045	1.260	5.84	0.02	21.01	1.78〜248.29
X_4	2.200	0.990	4.94	0.03	9.03	1.30〜62.83

切片＝数学的定数で，臨床的な解釈はない．
X_1〜X_4＝4つの説明変数．
係数（β）＝モデルの各変数の数学的な重み．回帰係数またはベータの重み．
標準誤差＝数学的重みの誤差を推定したもの．
Wald χ^2＝自由度1のカイ2乗分布と比較するためにデータから算出したWald検定統計量．
P値＝変数1，3および4は反応変数と統計学的に有意に関連することを示す確率値．
オッズ比＝モデル中の他の変数を制御しながら，たとえば変数1が1単位増えると，関心のあるイベントが発現するオッズは4.2増加する．同様に，モデル中の他の変数を制御しながら変数2が1単位増えると，関心のあるイベントが発現するオッズは0.43減少する．
95%CI＝推定されたオッズ比の95%信頼区間．

- ダミー変数 #1：重労働の場合は1，そうでない場合は0
- ダミー変数 #2：軽労働の場合は1，そうでない場合は0
- ダミー変数 #3：非雇用の場合は1，そうでない場合は0

したがって，3つのダミー変数の組み合わせで全カテゴリー変数を完全に表すことができる．

ダミー変数			説明変数
#1	#2	#3	
0	0	0	事務
0	0	1	非雇用
0	1	0	軽労働
1	0	0	重労働

単に3つのダミー変数に対する3つの回帰係数を報告するだけでは不十分で，どう解釈するのか読者が理解できない．コード化に関する情報か，少なくとも選択した参照水準に関する情報がないと，解釈は不可能である．

一般に，モデルの予測変数1つに対して少なくとも10のアウトカムイベントが必要である[9]．

7.33 多重ロジスティック回帰分析の前提が成立していることを確認し，その確認方法を示す．

> ガイドライン 7.25 参照（単ロジスティック回帰分析の前提）．

7.34 解析時に外れ値をどのように取り扱ったかを報告する．

> ガイドライン 7.4 参照（外れ値の取り扱い）．

7.35 解析時に欠測値をどのように取り扱ったかを報告する[9]．

> ガイドライン 7.15 参照（解析時の欠測値の取り扱い方法）．

7.36 最終的なモデルの説明変数をどのように選択したか，またはモデルにどのように「適合」しているかを明記する[4]．

> ガイドライン 7.16 参照（モデルの変数の選択）．

7.37 可能性のある説明変数間の共線性（相関または関連）を評価したかどうかを明記する[4]．

> ガイドライン 7.17 参照（すべての可能性のある説明変数の共線性の評価）．

> 相関がある変数を特定できないと，解析結果が妥当でなくなるおそれがある．

7.38 説明変数間の交互作用を調べたかどうかを明記する[4]．

> ガイドライン 7.18 参照（説明変数間の交互作用の確認）．

7.39 多重ロジスティック回帰式を表形式で要約する．
　表 7.3 は，多重ロジスティック回帰分析の報告方法を示したものである．表には説明変数の回帰係数と標準誤差，オッズ比，オッズ比の（95％）信頼区間，P 値を含める[4]．

> ガイドライン 7.27 参照（オッズ比の報告）．

7.40 データに対するモデルの「適合度」の指標を示す[4,10]．

> ガイドライン 7.7 参照（「適合度」の測定）．

7.41 モデルの妥当性を確認したかどうかを明記する[4]．

🛈 ガイドライン7.8参照（回帰モデルの妥当性の確認）．

7.42 解析に使用した統計パッケージまたはプログラムの名称を記載する[10]．

🛈 ガイドライン7.10参照（統計パッケージまたはプログラムの報告）．

● 参考文献

1) Concato J, Feinstein AR, Holford TR. The risk of determining risk with multivariable models. Ann Intern Med. 1993 ; 118 : 201-10.
2) Godfrey K. Simple linear regression in medical research. In : Bailar JC, Mosteller F, eds. Medical Uses of Statistics, 2nd ed. Boston : NEJM Books ; 1992 : 201-32.
3) Hosmer DW, Taber S, Lemeshow S. The importance of assessing the fit of logistic regression models : a case study. Am J Public Health. 1991 ; 81 : 1630-5.
4) Bagley SC, White H, Golomb BA. Logistic regression in the medical literature : standards for use and reporting, with particular attention to one medical domain. J Clin Epidemiol. 2001 ; 54 : 979-85.
5) Altman DG, Gore SM, Gardner MJ, Pocock SJ. Statistical guidelines for contributors to medical journals. BMJ. 1983 ; 286 : 1489-93.
6) Altman DG. Statistics and ethics in medical research. VI-Presentation of results. BMJ. 1980 ; 281 : 1542-4.
7) Altman DG. Statistics in medical journals. Stat Med. 1982 ; 1 : 59-71.
8) O'Brien PC, Shampo MA. Statistics for clinicians : 7. Regression. Mayo Clin Proc. 1981 ; 56 : 452-4.
9) Shutty M. Guidelines for presenting multivariate statistical analyses in Rehabilitation Psychology. Rehab Psych. 1994 ; 39 : 141-4.
10) Bender R, Grouven U. Logistic regression models used in medical research are poorly presented [Letter]. BMJ. 1996 ; 313 : 628.

第8章 複数の変数を用いてグループを解析する
分散分析（ANOVA）の報告

> 治療の平均値の一様性，あるいは治療効果がゼロかどうかの検討について語ることがある．平均値の一様性を検討するのに適切な手段は分散分析である．
>
> D. C. Montgomery [1]

　分散分析 analysis of variance（ANOVA）は，2つ以上の変数を含む研究に用いる仮説検定の1つで，回帰分析と呼ばれる別の手法と密接に関連している．一般に，分散分析はカテゴリカルデータの説明変数を評価するために用いられるが，回帰分析は連続量の説明変数を評価するのに用いられる．連続量とカテゴリカルデータの両方が説明変数として研究に含まれる場合，その解析は重回帰 multiple regression または共分散分析 analysis of covariance（ANCOVA）と呼ばれることがある．回帰分析の報告に関するガイドラインについては7章で述べる．一般に，単に分散分析という場合には「一元配置分散分析」（下記参照）をさすが，「回帰分析」が多くのタイプの回帰分析をさすのと同様に，この用語はいずれのタイプの分散分析をさす場合にも用いられる．どちらの解析も，説明変数と反応変数の関係を要約する方程式，すなわち「モデル」を含む．

　簡潔に説明すると，分散分析では全データの変動を2つに分ける．すなわち，各群の平均値と全群全体の平均値との間の変動（**群間変動** between-group variability）と，各研究参加者とその参加者が含まれる群の平均値との間の変動（**群内変動** within-group variability）である．群間変動が群内変動よりもかなり大きい場合には，各群の平均値の間に差がある可能性がある．

　分散分析は，研究対象とした群間に統計学的有意差が存在するかどうかを評価する**群比較** group comparison である．有意差が示された場合には，分散分析に続いて**多重比較** multiple comparison で各群の組み合わせを比較し，群間に何らかの差があるかどうかをさらに調べることがある．最もよく行われる多重比較法は「対比較」である．対比較では，各群の平均値が他のすべての群の平均値（一度に2つずつ）と比較され，どの群間に有意差があるかを明らかにする．多重比較は5章で述べた多重検定の問題を生じるため，この問題に対応できるようにデザインされた手法で行われる．

　多変量分散分析 multiple analysis of variance（MANOVA）は，複数の反応変数に対するカテゴリカル変数の主効果および交互作用を調べるために用いられる．MANOVA

では，分散分析と同様に1つ以上のカテゴリカルな説明変数を予測変数として用いるが，複数の反応変数が存在する点で分散分析とは異なる．MANOVAとMANCOVAは，「一般線形モデル」というタイプである．

　生物医学研究で最もよく用いる分散分析の手法を以下に述べる（これらの例は，分散分析のさまざまなタイプを区別するためにあげたものである．一度に1つずつ変数を加え，逐次的に解析を拡張していくことは推奨しない）．

　一元配置分散分析 one-way ANOVA は，1つの連続反応変数に対する1つの（それゆえ「一元」と指定する）カテゴリカル説明変数（因子と呼ばれることもある）の効果を評価する．因子（カテゴリー）には3つ以上の選択肢（または「水準」や「値」．たとえば，血液型はA，B，AB，Oである）がある点にも留意すること．選択肢が2つ（2群）しかない場合，この解析はStudentの t 検定となる．

例
- 骨粗鬆症の女性を標準治療，新治療，プラセボの3群の1つにランダムに割りあてた．反応変数は骨密度（連続変数）の変化量である．説明変数は群ごとに異なる治療法である．この結果は一元配置分散分析で解析することが可能である．

　二元配置分散分析 two-way ANOVA は，1つの連続反応変数に対する2つのカテゴリカル説明変数（これも因子と呼ばれることがある）の効果を評価する．

例
- 上記の例に今度は第2の説明変数として年齢を加える．年齢は，30〜40歳，41〜50歳，51〜60歳，61歳以上の4つの順序カテゴリーのいずれか1つにコード化される．このデータは，治療（または群）と年齢という2つのカテゴリカル変数を用いて二元配置分散分析で解析することが可能である．

　多元配置分散分析 multiway ANOVA は，1つの連続反応変数に対する3つ以上のカテゴリカル説明変数（この場合も因子と呼ばれることがある）の効果を評価する．

例
- 上記の例に，さらに食事（菜食主義者か，菜食主義者でないか）やアルコール消費量（1日に2オンス未満，1日に2〜5オンス，1日に6オンス以上）といったカテゴリカル説明変数を追加することによって，二元配置分散分析から四元配置分散分析，または単に多元配置分散分析へと移行することになる．

　共分散分析（ANCOVA） では，他の（おそらく連続量の）説明変数（今度は共変量と呼ばれる）の影響を制御しながら，1つの連続反応変数に対する1つ以上のカテゴリカル説明変数の効果を評価する．

例
- 上記の例に対して，今度は疾患の重症度をコントロールしたいと思うかもしれない．骨粗鬆症がより重症な女性の骨密度は，それほど重症でない女性のものとは異なる可能性がある．骨密度に対する治療と年齢との関係を検討する場合，疾患の重症度

を調整しなければならない．そこで，別の（カテゴリカル）説明変数である疾患の重症度（軽症，中等症，重症）を追加する．この解析を共分散分析（ANCOVA）と呼ぶ．

反復測定分散分析 repeated-measures ANOVA は，同一の参加者について，異なる条件下（例：臥位，座位，立位で測定した血圧）または異なる時点（例：手術後1，5，10，20日目に測定した筋力）で測定した複数の測定値または反復測定値を評価するために用いる．

例
- 再度上記の例を利用し，全患者の骨密度を症状発現時，症状発現後6か月および12か月の時点で測定したとする．今度は「時間」を説明変数としてモデルに加えることができる．ここでは，時間が「反復された測定」である．各女性は1つの治療群と1つの年齢カテゴリーに属しているが，3つの時点（0，6，12か月）で骨密度を測定している．

緒言の記載に関するガイドライン

記載例

骨粗鬆症の女性66人は，治療群1（$n=22$），治療群2（$n=22$），対照群（$n=22$）の3群のいずれか1つに順番に割りあてられた．6週間後にベースラインからの骨密度の変化量を測定した．一元配置分散分析による解析では群間に統計学的有意差が示された（$F_{2,63}=61.07$，$P<0.001$）．

さらに，多重検定をコントロールするために行ったTukeyの対比較の解析では，全体の有意水準を0.05としたとき，治療群2の変化の平均値（±SD）（$1.6 g/cm^2±0.2$）が治療群1（$1.1 g/cm^2±0.2$）および対照群の平均値（$1.0 g/cm^2±0.2$）よりも有意に大きかった．

ここでは，
- 各群のサイズ n が示されている．
- 治療を順番に割り付けていく方法は真のランダム割り付けほどよい方法ではないが，患者を各群に割り付けた方法は明記されている．
- 群比較は一元配置分散分析であると明記し，比較の結果が**表8.1**に示されている．
- Tukeyの手法を用いて追加の多重検定が行われており，（「±」はそれほど好ましい形式ではないが）比較した群の実際の変化量の平均値と標準偏差が示されている．これによって，読者は結果の臨床的な重要性を評価することができる．
- 有意水準，すなわち統計学的に有意とする閾値が0.05として示されている．
- データから算出された61.07は F 検定統計量で，分子の自由度は2，分母の自由度は63である（$F_{2,63}$ の下付き文字として表示されている）．

> - P 値は「群の効果」，すなわち骨密度に対する治療の効果を得る確率で，実際には全群の平均値が等しいとした場合に，観察された値またはそれ以上に極端な値が得られる確率を示す．ここでは，異なる治療を受けた患者は統計学的に有意な反応の差を示している．小さな P 値は，群の平均値に差がないという帰無仮説に反する証拠がデータ中に存在することを反映している．

8.1 関心のある関係または解析の目的を記述する．

一般に，分散分析はある反応変数に関する3つ以上の群の平均値を比較するために用いる．追加の説明変数を含むように拡張することは可能で，反応変数に対する説明変数の効果を同時に評価することができる．回帰分析の通常の目的が反応変数の値を予測することであるのに対して，分散分析の通常の目的は反応変数の平均値の差を群間で比較することである．

方法の記載に関するガイドライン

8.2 比較に用いた変数を明記し，各変数を記述統計量で要約する．

説明変数は通常カテゴリカルデータである（群を指定する）．反応変数は連続量で，適切な場合は，中心を示す尺度（平均値または中央値）とばらつきを示す尺度（標準偏差または四分位範囲）を用いて要約すべきである．

8.3 使用した分散分析のタイプを明記する．

分散分析のタイプは先に述べた通りである．同一の参加者から得た一連の測定値は異なる方法で解析する必要があるため，反復測定分散分析を用いたかどうかを明記することは重要である．

> ⚠️ 分散分析のタイプを特定する際には，群の数と因子の数とを混同しない．分散分析では，群とは1つの因子に対する一般的な用語であり，3群以上の特定の群を含む可能性がある．一元配置分散分析では群だけが比較の対象となり，「群」が解析の唯一の因子である．二元配置分散分析では，「群」と第2の追加因子（複数の「水準」または細分化されたグループを含む場合がある）に対する解析が行われる．たとえば，血液型が因子である場合，A，B，AB，Oはこの因子の水準である．このように，分散分析のタイプは，水準・群・カテゴリーの数によって決まるのではなく，因子の数によって決まるのである．

結果の記載に関するガイドライン

8.4 解析の前提が成立していることを確認する．

前提を確認したという記述があれば十分である．分散分析の前提は以下の通りである．
- 反応変数 Y は，各因子（説明変数 X）の各水準内でほぼ正規分布している．
- Y の分布の分散（または標準偏差）は，各因子（説明変数 X）の各水準内で等しい．

表 8.1 一元配置分散分析の結果を報告する表：骨粗鬆症女性患者（$n=66$）を対象とした3つの治療群間の差の解析★

Source of Variation	df	Sums of Squares	Mean Square	F	P
Group	2	4.96	2.48	61.07	<0.001
Error	63	2.56	0.04	—	—

★「一元」は因子（「群」）が1つであることを示し，ここでは治療群1，治療群2，対照群の3つの「水準」がある．本章の記載例を参照．
Source of variation（変動要因）＝モデルの因子および偶然の誤差（因子では説明できない変動）として骨密度の変動要因を示すもの．ここでは群が唯一の因子である．
df＝自由度（数学的概念）である．ここでは，3つの群に対するdfは3−1，すなわち2であり，患者66人の誤差に対するdfは［(66−1)−(3−1)］，すなわち63である．
Sum of squares（平方和）＝群については群間差の大きさの尺度であり，誤差については群内差の大きさの尺度である．
F＝データから計算した検定統計量であり，F分布と比較される．群間平均平方を群内平均平方で除した値と等しい．
P値＝全群の平均値が等しいとした場合，群の効果，すなわち骨密度に対する治療効果が偶然によると考えられるものよりも大きい確率である．すなわち，各群の治療に対する反応は統計学的に有意に異なっていた．

すなわち，Xの値に関係なく，Yの標準偏差は等しい．
- Yの値は，他のYの値から独立している（すなわち，Yの値には対応がなく，相関もしていない）．定義上，同一参加者の反復測定値には相関があるため，この前提は反復測定分散分析には適用されない．反復測定分散分析はこの相関に応じた設計となっている．

8.5 分散分析の結果を表で報告する．

表8.1と表8.2は一般的な分散分析の結果の提示方法である．

8.6 説明変数間の交互作用を調べたかどうか，どのような方法で調べたかを明記する．

反応変数に対する1つの因子の効果が第2の因子の水準に依存する場合，これら2つの因子（説明変数）には交互作用があるといわれる．交互作用は，因子を別々ではなく，一緒に考慮すべきであることを意味する（**ガイドライン7.18**参照）．

8.7 各説明変数に対する実際のP値を報告する．

分散分析で検証される一般的な帰無仮説は，全群の平均値が等しいというものである．全体として群間差があることを示す有意なP値が得られた場合は，どの群間の平均値が異なるのかを明らかにするために多重比較が実施される．さらに，反応変数と有意に関連する全因子（説明変数）に対して，因子間の交互作用も含めて，多重比較法を用いてさらに評価することが可能である．

表8.2 二元配置分散分析の結果を提示する表：2つの因子（群と年齢）の解析[*]

Source of Variation	df	Sums of Squares	Mean Square	F	P
Group	1	0.64	0.64	2.24	0.16
Age	3	3.92	1.31	4.57	0.02
Group×age	3	4.91	1.64	5.72	0.01
Error	12	3.43	0.29	—	—

[*]解析には群（2つの水準またはカテゴリー）と年齢（4つのカテゴリーまたは水準）の2因子が含まれる．各カテゴリーの水準は研究方法の記述の中で述べるべきである．群と年齢の交互作用は有意なので，一緒に考慮する必要がある．
Source of variation（変動要因）＝モデルの因子（群，年齢，群と年齢との交互作用）および偶然の誤差（因子では説明できない変動）として，反応変数の変動要因を同定する．
df＝自由度（数学的概念）である．ここでは，2つの群に対するdfは2−1，すなわち1であり，4つの年齢カテゴリーに対するdfは4−1すなわち3である．群と年齢との交互作用（群×年齢）に対しては，各因子の自由度をかけ合わせる．すなわち，3×1＝3．
Sum of squares（平方和）＝一元配置分散分析とは異なり，多元配置分散分析の平方和の説明は容易ではなく，平均平方を算出する際の単なるステップと見なすのが最善である．
Mean square（平均平方）＝平方和を自由度で除したもの．基本的に，データの変動の推定値である．
F＝F分布にあてはめる検定統計量である．交互作用の効果および主効果を検定する．各因子の平均平方を誤差の平均平方で除したものに等しい．
P値＝反応変数に対する各因子の影響の統計学的有意性を示す確率値である．年齢と群は，反応変数に影響を及ぼす際に相互に作用し（$P=0.01$），あわせて検討されなければならない．すなわち，群または年齢の「主効果」はそれぞれ単独で評価すべきではない．

8.8 データに対する分散分析モデルの適合度の評価を示す．

適合度を評価することによって，データに認められた関係をモデルがどの程度説明しているかがわかる．回帰分析（7章参照）と同様に，残差（観察値とモデルの推定値との差）を調べることは，モデルの適切性を評価するのに役立つ．残差の解析結果を報告する必要はなく，残差を調べたことと，モデルがデータによくあてはまったかどうかを記述すれば十分である．

8.9 モデルの妥当性を確認したかどうかを明記する．

説明しようと思ったことを説明していることを示すために，類似したデータセットを用いて分散分析モデルの妥当性を確認または調べることができる．
- 標本サイズが大きい場合に妥当性を確認する1つの方法は，たとえば，データの70%でモデルを構築した後，モデルが類似しているかどうか確かめるために残りの30%で別のモデルを構築することである．
- 別の方法は，一度に1人の被験者のデータを除き，モデルを再計算することである．その後，全モデル（数百となることもある）の係数を比較する．このような方法をジャックナイフ法 jackknife procedure という．
- 第三の方法は，結果が異なるかどうかを調べるために，類似した別のデータセットに対して新たなモデルを構築することである．

8.10 解析時に外れ値をどのように取り扱ったかを報告する．

外れ値 outlier は，異常（データ収集や記録のエラーとは異なる．これらは単なるミスにすぎない）と思われる極端な値のことである．真の外れ値は無視することができない．実際，真の外れ値は新たな研究領域を開く特別な例を示していることが多い．しかし，外れ値は分散分析の結果に歪んだ影響を及ぼす可能性がある．外れ値はデータの分布を歪めることがあり，このため，データの変換によって対応可能な場合もある（**ガイドライン 1.14 参照**）．外れ値はすべて報告しなければならないが，理論的に無視できる場合には，外れ値を除外してデータを解析することが認められることもある．ただし，そのような解析を実施したことは報告する必要があり，外れ値を無視した理由も述べなければならない．外れ値を無視することが妥当でない場合は，外れ値が結果に及ぼす影響を示すため，外れ値を含む場合と含まない場合の両方の解析結果を報告してもよい．

8.11 解析に使用した統計パッケージまたはプログラムの名称を記載する．

統計解析に使用したコンピュータパッケージを示すことは重要である．なぜならば，一般に市販のパッケージは妥当性が確認されアップデートされているが，個人が開発したアルゴリズムは必ずしもそうではないためである．さらに，すべての統計ソフトウェアが同一の統計量を計算するために同一のアルゴリズムやデフォルトオプションを使用しているわけではない．このため，パッケージやアルゴリズムによって解析結果が変わる可能性がある．

分散分析は，ほとんどの主要な統計パッケージに含まれている．普及しているパッケージとしては，SAS（Statistical Analysis Systems），BMDP，SPSS（Statistical Package for the Social Sciences），StatXact，StatView，StatSoft，InStat，Statistical Navigator，SysStat，Minitab，LISREL，EQS がある．

●参考文献

1) Montgomery DC. Design and Analysis of Experiments, 2nd ed. New York : John Wiley and Sons ; 1984.

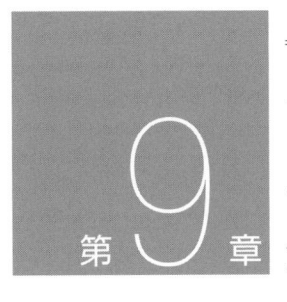

第9章 イベント発生までの時間をエンドポイントとして評価する
生存時間解析の報告

　生存時間曲線は，生存確率の推定値を研究参加からの時間の関数として表す．これは，異なる治療群の生存に関する経過の違いについて，最も完全な全体像を示すものである．

F. Mosteller, J. P. Gilbert, B. M. McPeek [1]

　イベント発生までの時間の解析は，異なる時点でイベントが起こる確率を推定する．たとえば，工学分野の **failure-time 解析** failure-time analysis は，ある部品が設計通りに機能する時間を推定するものである．**生存時間解析** survival analysis は，医学では最も広く用いられるイベント発生までの時間の解析であり，生存確率を開始時点（たとえば診断日や介入開始日）からの時間関数として推定する．この章では死亡を関心のあるイベントとするが，死亡以外にも疾病の再発，機器の故障，症状の消失など，あらゆる出来事をこうした解析のイベントとすることができる．

　生存データの解析では，本書の他の章で解説する統計手法を用いることができない．なぜならば，全患者の追跡期間が同一とは限らないからである．そして，もっと重要なことは，解析実施時にエンドポイント（ここでは死亡）が全患者で起こっているとは限らないということで，実際，研究期間中にエンドポイントがまったく起こらないこともありうる．エンドポイントが起こらなかった参加者や，アウトカムが起こったかどうかが不明な参加者から得られたデータは**打ち切り** censored と呼ばれる．生存時間解析は，打ち切りデータを考慮してデザインされる．

　生存時間解析では，開始時から死亡（対象者が生存している場合は解析前の最終追跡調査日）までの期間が対象者ごとに記録される．そして，特定の時点（1か月ごと，1年ごと，5年ごとなど）まで生存する対象者のパーセンテージを用いて，典型的な患者が一定期間生存する確率を推定する．グラフにすると，これらの推定値が異なる時点での生存確率の分布を表すことになる（生存時間曲線）．また，複数の生存曲線を比較することで，生存率として測定された有効性が複数の治療間で統計学的に異なるかどうかを判定できる．さらに，統計モデルを作成することで，ある特性に関する死亡リスクを推定したり，性別や年齢といった他の特性による影響を調整したりすることも可能である．

サブガイドライン　チェックの仕方　潜在的な問題　関連情報

> **記載例**
>
> 我々が対象としたがん患者では，治療後の5年生存率のKaplan-Meier推定量は，手術群（$n=55$）では67%（95%CI=52.9%～81.1%），内科的治療群（$n=46$）では10%（95%CI=0.6%～19.4%）であった（図9.1）．ログランク検定では，期間全体を通した生存率に統計学的有意差が示された（$P<0.001$）．生存期間中央値は手術群では6.3年であったが，内科的治療群ではわずか3.8年であった．この結果から，手術は生存期間を延長するうえで内科的治療よりも有効であることが示された．さらに，治療効果を考慮して調整したCoxの比例ハザード回帰分析では，がんが転移した患者ががんで死亡する確率は転移のない患者の6.5倍であることが示された（ハザード比またはリスク比の95%CI= 2.8～15.0，$P<0.001$）．
>
> ここで，
>
> - 図9.1はこのデータのKaplan-Meier曲線を示す．
> - 研究対象集団は，がんの治療を受けた患者101人（手術を受けた患者55人，内科的治療を受けた患者46人）である．
> - Kaplan-Meier法による生存時間解析では，手術群および内科的治療群の5年生存率はそれぞれ67%および10%であることが推定された．これらの推定量の95%信頼区間も示されている．
> - 手術を受けた患者の50%が術後6.3年以内に死亡すると推定され，残る50%は生存するか，術後6.3年以降に死亡すると推定される．一方，内科的治療を受けた患者の半数は治療後3.8年以内に死亡すると推定される（これらの結果が<u>生存期間中央値</u>である）．
> - 生存曲線を2群間で比較するログランク検定では，統計学的有意差が示されている．
> - Coxの比例ハザード回帰分析によれば，群間差の調整後（手術または内科的治療の効果を考慮した調整後）の転移がんのハザード比（リスク比）は6.5対1であった．この結果は，転移が認められた患者ががんで死亡する可能性は転移のない患者の6.5倍であることを意味する．
> - ハザード比の95%信頼区間は，この推定の精度を示す．
> - P値は，帰無仮説のもとでは，2群間の生存期間の差やがんの転移による死亡のリスクが偶然では説明できにくいことを示す．すなわち，P値が小さければ，差がないという帰無仮説を否定する根拠となる．

9.1 関心のあるイベントとそれを研究した理由との関係を記載する．

関心のあるイベントを特定する．生存時間解析でのエンドポイント（または反応変数）はイベントそのものではなく，<u>イベント発生までの時間</u>であることを思い出していただきたい．あわせて，イベントと関連すると考えられる因子，すなわちイベントの発生を促進または抑制すると考えられる因子（説明変数）を特定する．イベントが死亡ではなく，機器の故障や臨床症状の消失などの場合は，そのイベントの臨床上の重要性とその

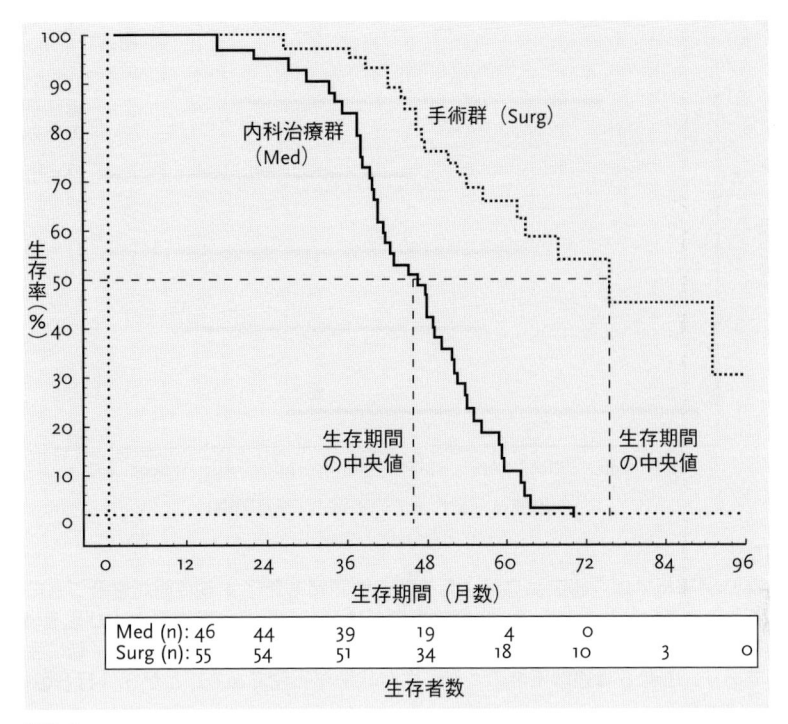

第9章 イベント発生までの時間をエンドポイントとして評価する：生存時間解析の報告 | 99

図9.1
Kaplan-Meier曲線は階段状の関数であり，研究開始後の複数の時点で推定された生存患者のパーセンテージを示す．この例のように，主要な時点ごとの生存患者数と推定に用いた患者数を示すべきである．ここでは追跡不能の患者がいたため，生存期間中央値での生存患者数は全対象患者の50％未満となっている（手術群では，生存期間中央値での生存患者数は10人未満となっているが，生存期間中央値とは対象55人のうち22人または23人が生存している時点である）．

イベントを予測する意義を明確にすべきである．

9.2 研究の対象となった集団の臨床的な特性を記述する．

同じ疾病の患者でも多くの特性が異なる場合はアウトカムに影響を及ぼす可能性がある．少なくとも，以下の事項について適切なものを記述する．

- **人口統計学的特性 demographic feature**：年齢，性別，職業，生活習慣（喫煙，運動の程度，食事など）
- **臨床的特性 clinical feature**：症状および徴候の内容と期間，主要な診断名など
- **準臨床的特性 paraclinical feature**：疾患のステージや進行度を示す検査や画像診断
- **併存疾患 co-morbidity**：その他の健康に関する状態で，研究対象の疾患や治療に影響を及ぼす可能性のあるもの

9.3 解析の開始となる観測開始時点を特定する．

生存時間は，症状発現日，検査値異常が最初に認められた日，診断日，入院日，治療開始日，「術後死亡」の期間を過ぎた日など，異なる開始時点から測定することができる．曖昧さをなくすため，観測開始時点は明確にしなければならない．治療が優れていたた

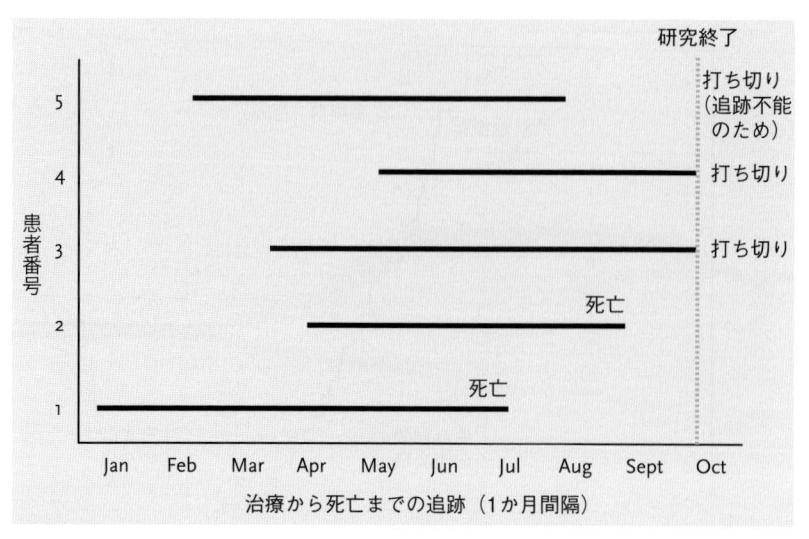

図9.2
生存時間解析では，研究に登録される時期や観察を終了する時期が患者ごとに異なることが多い．したがって，一部の患者では（この例では患者3および患者4），研究終了時までにイベントが起こらない．患者3および患者4は研究終了時に生存しており，患者5は追跡不能のために生存状態が不明であることから，「打ち切り」データとなる．

めではなく，単に早く診断されたことによって，早期に診断された患者の生存時間中央値が長くなるというリードタイムバイアス lead-time bias があるため，開始時点が異なる研究は比較できないことがある．

9.4 データの打ち切りとなる状況を特定する．

生存時間解析は，打ち切りのあるデータとないデータの2種類を扱う．**打ち切りのないデータ** uncensored data は「完全なデータ」であり，たとえば死亡というイベントが起これば，開始時点から死亡までの期間が判明する（図9.2）．また，死亡理由は研究の対象となる介入や診断と関係すると考えられる．

これに対して，**打ち切りのあるデータ** censored data は「不完全なデータ」であり，以下のような参加者から得られる．
- まだ生存している患者．解析時に死亡していないため，生存時間がわからない．
- 疾病や治療と無関係の理由で死亡した患者（理論的には研究対象の疾病や治療と関係しないため，死亡がイベントとして記録されない場合がある）．
- 研究への参加をとりやめた患者．脱落または追跡不能となった患者も含む．研究が intention-to-treat 解析を用いる場合は，脱落または追跡不能となった参加者の内訳を報告することも重要である（**ガイドライン 13.37 参照**）．

9.5 生存率の推定に用いた統計手法を特定する．

生存時間データの解析にはいくつかの統計手法を用いることができるが，最も一般的なのは以下の手法である．

- **Kaplan-Meier法** Kaplan-Meier method（またはproduct-limit法）は，個々の死亡が日付で記録される．この手法は大標本と小標本のいずれにも適する．
- **生命表法** life table method（またはCutler-Ederer法，actuarial法，Berkson-Gage法）は，死亡が期間（たとえば1か月間隔や1年間隔）ごとに記録される．生命表法は，集団の疫学研究など非常に大きな標本によく用いられる．

9.6 生存時間解析の要件を満たすことを確認する．

生存時間解析の要件を満たすか否かを簡潔に述べる．
Kaplan-Meier曲線または生命表のいずれにも必要な生存時間解析の要件を以下にあげる．

- 研究中は診断，治療，追跡の方法が変わらない．
- 研究期間全体を通じて結果のリスクが変わらない（Coxの比例ハザード回帰分析での「比例ハザード性」の仮定）．
- 死亡，脱落，患者の組み入れは追跡期間を通じて一定に生じる．
- 打ち切りデータのある患者では，他の患者と同様に結果が分布すると考えられる．

9.7 群ごとに適切な追跡時間での推定生存率，信頼区間および各時点の生存者数を示す．

生存率 survival rateは，ある時点で生存する参加者のパーセンテージである．他のあらゆる推定値と同様に，生存率も推定精度を表す95％信頼区間とともに示すべきである．各推定値のもととなる参加者の数および状態（生存または死亡）を示すと，推定値の全体像が見られるようになる．推定値は論理的な追跡時間で提示する（たとえば，1年・5年・10年，または3か月・6か月・12か月）．

> 生存率は基本的に全死亡率の代替エンドポイントであり，慎重に解釈する必要がある．同一疾患の生存率と死亡率との関係は必ずしも単純ではない（詳しい説明は**12章**の「罹患率と死亡率」参照）．

> 生存時間解析の結果は<u>生存時間中央値</u>として報告するのが望ましいことがある．生存時間中央値は標本の50％が死亡するまでの時間である．

生存時間解析の結果は，<u>参加者の生存時間の長さ</u>として表すことも可能である．群内の全員が死亡すれば，生存データには打ち切りがなく，参加者一人ひとりの生存時間の分布は中央値と四分位範囲（データが正規分布に近い場合は平均と標準偏差）で記述できる．

しかし，参加者は異なる時点で死亡するため，特定の時点で生存している参加者のデータは打ち切りと見なされる．打ち切りのある参加者の生存時間はわからないため，生存時間の分布を正規分布と見なすことができず，平均値は分布の中心を表す適切な指標とはならない．したがって，このような場合は生存時間中央値が生存時間の傾向をよりよく説明する指標となる．生存時間中央値は参加者の50％が死亡するまでの時間であり，残る50％はその時間を超えて生存することを意味する[2]．

表9.1　患者145人の標本でのKaplan-Meier推定量の要約★

Time (Years)	Survival (%)	95%CI (%)	Number of Deaths	Number Censored	Number at Risk
0.5	97.9	95.5～100.0	3	0	142
1	97.2	94.5～100.0	4	0	141
2	95.1	91.6～95.1	7	3	135
3	85.2	79.7～90.7	21	68	56
5	77.6	68.0～97.2	26	118	1

★他の項目を加えてもよい．
Time＝推定量算出の対象となる期間（または間隔）．解析を開始する時点から測定され，研究者が定める．
%Survival＝オリジナルの標本のうち特定の時点で生存しているパーセンテージ，生存率ともいう．
95%CI＝生存率の推定精度を示す尺度．95%信頼区間の代わりに平均値の標準誤差が示されることもある．
Number of deaths＝研究の対象とした原因で死亡した患者数．すなわち，生存期間が完了した患者数．
Number censored＝期間の開始から打ち切りがあった患者数．追跡不能となった患者，研究の対象とした原因以外で死亡した患者，最終期間の終了時に生存していた患者を含む．
Number at risk＝期間の終了時に生存している（すなわち，死亡するリスクがある）患者数．

9.8　必要であれば，全体の結果をグラフまたは表で示す．

　ある種の研究では，生存に関する単一の推定値（例：がんの研究報告によく用いられる5年生存率）のみに関心があることがある．一方，長期間にわたる複数時点での推定値が要求される研究もある．複数時点の推定値を図示する最も一般的な方法がKaplan-Meier曲線（図9.1）である．これは経時的に階段状に下がるグラフであり，一定時間の経過後に生存している集団のパーセンテージをプロットするものである．Kaplan-Meier推定量は表（表9.1）でも示すことができ，これは生命表法の結果の示し方（表9.2）と同様である．

9.9　2つ以上の生存曲線の比較に用いた統計手法を特定する．

　2つ以上の生存時間曲線は，統計学的有意差を確認するために仮説検定を用いて比較することができる．以下の2つは生存時間曲線を比較する最も一般的な手法である．
- ログランク検定 log-rank test（Cox-Mantel 検定とも呼ばれる）．後期の生存確率の差の検出に優れる．
- Wilcoxon 検定 Wilcoxon's test（またはBreslowの一般化Wilcoxon検定）．早期の生存確率の差の検出に優れる．

　生存時間解析の要件が満たされていれば，いずれの手法を用いることも可能である（ガイドライン9.6参照）．

9.10　2つ以上の生存時間曲線を仮説検定で比較した場合は，実際の P 値を報告する．

　生存の分布には群間で差がないというのが帰無仮説である．P値は，生存の分布が等しいという仮定下で生存時間曲線の差または観察された以上に極端な差が得られる確率を示す．

表9.2　患者1999人の生命表★

Year After Diagnosis	Patients Lost to Follow-up (n)	Patients Dying (n)	Patients Exposed to Risk (n)	Proportion Survived	Standard Error
0〜1	0	300	1999	1.00	—
1〜2	35	212	1682	0.85	0.003
2〜3	20	150	1443	0.74	0.009
3〜4	21	180	1272	0.67	0.011
4〜5	25	130	1069	0.58	0.019
5〜6	43	89	328	0.50	0.033

★他の項目を加えてもよい．
Year after diagnosis＝生存期間の推定の対象となる期間．
Patients lost to follow-up＝生死が不明な参加者の数．
Patients dying＝期間内に死亡した参加者の数．
Patients exposed to risk＝期間中に生存していた（死亡するリスクがあった）参加者の数．
Proportion survived＝期間の開始時に生存していた参加者の割合．累積生存率ということもある．
Standard error＝推定された累積生存率の精度の推定量．生存者の割合が1.0の場合は標準誤差がない．

9.11　説明変数と生存との関係の評価に用いた回帰モデルを報告する．

　説明変数と生存率との関係を評価する一般的な手法は，Coxの比例ハザード回帰分析（Cox回帰分析とも呼ばれる）である．この解析の結果は方程式またはモデルとして得られ，表9.3のような表で示すことができる．

9.12　説明変数ごとにリスクの指標を報告する．

　Cox回帰分析で説明変数ごとに得られるリスクの指標は通常ハザード比である（時間と関係するという点を除けば，リスク比と同じ概念である）．2値変数のハザード比が1の場合，参加者にある特性があるかないかにかかわらず死亡リスクが等しいことを意味する．ハザード比が1よりも大きい場合は，その特性があるとリスクが増加することを示し，ハザード比が1よりも小さい場合は，その特性があるとリスクが減少することを示す．したがって，脳卒中に対する高脂肪食のハザード比が5.4だとすると，高脂肪食を摂取する患者が脳卒中を起こすリスクは低脂肪食を摂取する患者の5.4倍であることを意味する．一般に，ハザード比は説明変数の単位またはレベルの増加に伴うリスクの増加量である．

　ハザード比および95％信頼区間はCox回帰分析の結果を報告する表で示すことができる（表9.3）．

9.13　生存者の生活の質 quality of life を記述する．

　生存が常に医療の適切なエンドポイントであるとは限らない．技術によっては，死を遅らせるというよりは苦しむ時間を延長するだけのこともある．医療技術を賢明に利用するためには，生存だけでなく生活の質に対する効果を評価することが必要である．

表9.3 Cox比例ハザード回帰モデルが示す5変数の死亡リスクへの影響★

変数	係数 (β)	標準誤差	Wald χ^2	P値	リスク比	95% CI
X_1 (Age)	0.23	0.07	10.80	0.001	1.26	1.10〜1.44
X_2 (Blood pressure)	1.46	0.62	5.55	0.02	4.31	1.28〜14.52
X_3 (Serum cholesterol)	0.84	0.43	3.82	0.05	2.32	1.00〜5.38
X_4 (History of smoking)	0.27	0.14	3.72	0.05	1.31	1.00〜1.72
X_5 (History of heart disease)	1.44	0.27	28.44	<0.001	4.22	2.49〜7.16

★データは仮想のものである.
変数＝説明変数または調査項目．Xは説明変数を表すシンボルである．
係数＝回帰係数は回帰方程式の各変数の重みで，パラメータ推定値と呼ばれることもある．説明変数の正の回帰係数は，値が大きいとハザードが高くなり，予後が悪くなることを示す．負の回帰係数は，その変数の値が大きい患者では予後がよいことを示す．ベータの重みと呼ばれることもある．
標準誤差＝各係数の推定値のばらつきを示す．
Wald χ^2＝データから算出された検定統計量で，これをもとにP値が計算される．
P値＝帰無仮説が正しい場合，観測された結果あるいはより極端な結果が得られる確率．ここでは，すべての変数が死亡リスクと有意に関連することがP値によって示されている．
リスク比（ハザード比）＝他のすべての変数を考慮して調整した後，各変数と関連するリスクの程度．2値変数の場合，リスク比が1であれば，その変数で示される特性はイベントを促進も抑制もしないことを意味する．リスク比が1未満であればリスクが低下し，1を超えればリスクが上昇する．ここでは，心疾患の既往歴がある患者では既往歴のない患者と比べて5年以内に死亡する確率が4.22倍となる．通常，リスク比は説明変数の単位または水準ごとに上昇するリスクの程度を示す．
95%CI＝推定されたリスク比の精度．信頼区間が狭いほど推定精度が高い．

● 参考文献

1) Mosteller F, Gilbert JP, McPeek B. Reporting standards and research strategies for controlled trials. Control Clin Trials. 1980 ; 1 : 37-58.
2) Altman DG, Gore SM, Gardner MJ, Pocock SJ. Statistical guidelines for contributors to medical journals. BMJ. 1983 ; 286 : 1489-93.

第10章 疾患の有無を決定する

診断検査の性能特性の報告

診断検査の有用性を判断する究極の基準は，その検査が他の方法では得られない情報を追加するか否か，そして，その情報が最終的に患者の利益になるような医療管理の変更と結びつくか否かである．

R. Jaeschke, G. H. Guyatt, D. L. Sackett [1]

　効果的な治療は，患者の病状をどれだけ正確に診断できるかに依存する．診断検査にはさまざまな種類がある．たとえば，臨床的徴候や症状の有無の観察，組織の生化学分析，質問表，X線の読影，電位の変化，細胞型の発現などである．

　残念なことに，多くの診断検査は正確に評価されていない．検査の使用方法を説明した文献には情報が乏しく，検査の使用方法もあまり一致していない [2]．その結果，診断検査は大きな経済的浪費のもととなっている [3]．

　これから示すガイドラインは，新しい診断検査の開発とその特性を述べる際に適したものである．しかし，診断検査に関する文献の多くは大規模研究での使用に関するものであるため，本来考慮されるべきガイドラインの数が少なくなっている．また本章では，診断検査の特性を示す際に使用されることがあるBayesの定理の適用方法も簡単に解説する．ここには，診断検査の性能特性を報告するSTARD声明の内容も含まれている [4]．

記載例

　現在研究中の子宮鏡検査を閉経前女性の子宮がんの診断に使用した．病理学的分析を参照基準として比較した場合，子宮鏡検査の感度は80%，特異度は90%，陽性尤度比は8である．我々が対象とした地域での子宮がんの有病率は10%なので，子宮鏡検査の陽性的中度は47.1%であった．陽性の検査結果は，治療すべき悪性疾患の存在を示した．評価者間信頼性は約82%である．

　ここで，

- **感度 sensitivity** とは，問題とする疾患を有することがわかっている患者をこの検査が正しく特定できる能力である．この例では，実際に子宮がんがあると病理学的に診断された女性のうち，80%が子宮鏡検査で陽性と判定されるであろう．感度は「真陽性」の結果の割合である．残り20%の罹患者は，子宮鏡検査では陰性と判定されたが，実際には子宮がんが存在する女性である．このような結果を「偽陰性」という．

- **特異度 specificity** とは，その疾患を有さないことがわかっている患者をこの検査が正しく特定できる能力である．この例では，実際に子宮がんがないと病理学的に診断された女性のうち，90％が子宮鏡検査で陰性と判定される．特異度は「真陰性」の結果の割合である．残り10％の非罹患者は子宮鏡検査では陽性と判定されたが，実際には子宮がんがない女性である．このような結果を「偽陽性」という．

- **参照基準 reference standard** とは，インデックス検査（研究の対象となる検査）の正確性を検証する基準となる検査である．参照基準は「真」の結果，または現在の検査法のうち可能な限り真に近い結果を表す．

- **検査の陽性尤度比 likelihood ratio for a positive test** とは，感度と特異度を組み合わせて単一の数値にしたもので，対象疾患を有する患者の検査結果が陽性である可能性（尤度）と，対象疾患を有さない患者の検査結果が陽性である可能性を関連づける．尤度比が8ということは，対象疾患の罹患者が陽性と判定される確率は非罹患者の8倍だということを意味する．

- **疾患の有病率 prevalence of disease** は，対象疾患に罹患している集団の割合を表し，陽性的中度や陰性的中度の算出に用いられる．

- **陽性的中度 positive predictive value** は，子宮鏡検査が陽性の患者が実際に子宮がんを有する確率である．陽性的中度が47％ということは，子宮鏡検査で陽性と判定された100人の女性のうち47人は子宮がんを有する可能性があることを示す．陽性的中度は感度と同義ではない．陽性的中度は検査結果が与えられた場合の患者の罹患状況を示すのに対して，尤度比は患者の真の罹患状況が与えられた場合の検査結果を示す．感度は対象集団の有病率の影響を受けないが，陽性的中度は影響を受ける．有病率が前述のように10％ではなく90％の場合，陽性的中度は98.6％になり，検査が陽性であった人はほぼ全員が罹患していることになる．しかし，有病率がわずか1％であれば，陽性的中度はわずか7.5％となる．

- **評価者間信頼性 inter-rater reliability** は，子宮鏡検査を行う評価者間で悪性腫瘍の有無の判定が一致する程度を示す．上記の例の場合，検査結果とは評価者の判定結果なので，評価者間信頼性は検査の信頼性のよい尺度となる．上記の例では，複数の評価者が同じ患者を検査し，判定の82％が一致していた．

検査の目的

10.1 検査の目的を特定する．

　診断検査の目的は，ある特定の病状を有すると考えられる特定の集団で検査が特定の機能を果たすことである．これら3つの要素を以下に説明する．

　検査が検出，定義または鑑別しようとする医学的な病状または診断を明らかにすべきである．同様に，可能であれば，病状が進行する中で検査が適切な時期（たとえば，早期がんや進行がん）も特定すべきである（**ガイドライン10.2参照**）．

また，検査が適切な集団を特定し，人口統計的および臨床的な特性とともに記載すべきである．たとえば，検査対象が貧血の幼児なのか，火傷した成人なのか，あるいは合併症のある妊婦なのかがわかることが重要である[5]．

一般に，診断検査は次の5つの機能のうちのいずれか1つをもつ[6]．

- **スクリーニング検査** screening test は，外見上健康で症状のない人々を対象とするもので，診断検査や処置の追加や，状況によっては直接的な予防が必要な「ある特定の異常を有するリスクが十分にある人」を特定するために実施される[7]．健康フェアで実施される血圧測定はスクリーニング検査の例である．
- **ルーチンの検査** routine test は，一連の検査の一部として実施されるもので，「症例の発見」につながることもあるし，現在の状況とは無関係な陽性の検査結果が出ることもある．たとえば，ルーチンの身体検査の一部として医師が命じた「標準的な血液検査」から貧血が見つかることがあるかもしれない．
- **診断を確立するための検査** test used to establish a diagnosis は，異常を確定するか，異常の可能性を排除するために行われるもので，生検で腸内のポリープが良性か悪性かを明らかにする場合がこれに該当する．
- **病期検査** staging test は，悪性腫瘍の転移の範囲や僧帽弁閉鎖不全の血液逆流の程度のように，医学的な異常の性質または範囲を明らかにするために実施されるものである．
- **モニタリング検査** monitoring test は，患者の経過を経時的に追跡するために実施される．インスリン依存性糖尿病患者のインスリンの用量を調整する目的で実施する血糖検査は，モニタリング検査の1つである．

検査はどの程度有用か？ 染色体分析を行わなくてもアヒルとヤクはめったに混同しないように，混同しそうもない疾患を見分ける診断検査を広く適用しても得るものは少ない．診断検査の意義は，検査をしないと混同しやすい疾患を鑑別する能力にあり，特に，その予後や治療法が大きく異なる場合にその価値がある[6]．

10.2 検査が適切な病期を特定する[5]．

検査の中には，病型の早期と後期では検出力が異なるものがある．この「スペクトル効果」[8]または「症例の混合」[9,10]は3つの要素から説明可能であり，病期を特定する際に考慮されなければならない．

- 疾患の重症度または範囲の病理学的要素．たとえば，転移したがんは局所のがん病変よりも容易に検出できる可能性がある．
- 症状の重症度または慢性度の臨床的要素．たとえば，疾患の急性症状はゆっくり進行する慢性疾患よりも容易に検出できる可能性がある．
- 他の疾患の合併の要素．研究の対象となる疾患と直接関係しないが，検査結果に影響を及ぼす可能性がある．

検査を正確に行える疾患のスペクトルを把握することは重要である．なぜならば，診断検査の真価は，密接に関連する症例や疑わしい症例を鑑別する能力にあるからであ

る[6]．したがって，より早期にがんを検出する検査は後期に検出する検査よりも有用である．

適切であれば，検査が特に有効なサブグループを特定する[10,11]．疾患の全スペクトルを含む集団に実施しても十分に機能しない診断検査の中には，狭いスペクトルのサブグループではよく機能するものがある．

10.3 検査結果の陽性・陰性の臨床的な意味を説明する．

通常，陽性の検査結果は異常または望ましくない状態を示す．これに対して，陰性の検査結果は正常または望ましい状態を示す．しかし，陽性または陰性の結果の臨床的な意味は，「正常」「異常」をどのように定義するかに依存する（図10.1）．

- **診断上の定義 diagnostic definition** では，正常とはある状態が存在しない測定値の範囲であり，その範囲を超えるとその状態が存在する可能性がある．診断上の定義の正常は健康なことを示し，測定値が正常範囲にあれば病変が存在せず，異常範囲にあれば疾病が存在するというエビデンスに基づいている（または，基づくべきである）．ここでは，陽性の結果は疾患を有するという診断を支持し，陰性の結果は支持しないことになる．

- **治療上の定義 therapeutic definition** では，正常とは（治療が無効か，それどころか有害なために）治療の適応ではない測定値の範囲を特定するもので，その範囲を超えると治療が有益となる．この定義も，治療の有効性のエビデンスに基づく場合は臨床的に有用なものである．したがって，陽性の結果は治療の必要性を正当化し，陰性の結果は正当化しないことになる．

ほかの正常の定義も散見されるが，それらはあまり用いられることがなく，臨床的な意思決定をする際の有用性は上記の定義よりも低いであろう．

- **リスク因子の定義 risk-factor definition** は，代替エンドポイントや疾病マーカーの測定値に基づくものである．ここでの正常はリスク因子の測定値の範囲によって定義され，疾病のリスクが増加しない範囲が正常で，正常の範囲を超えると疾病のリスクが増加する．この定義は，リスク因子が変化すれば疾病の実際のリスクも変化すると想定する．たとえば，たまに例外はあるものの，血清コレステロールの高値はそれ自体が危険なのではない．コレステロールの測定値を「異常」にするのは，高コレステロール値と関連する心疾患のリスクの増加である．陽性の検査結果は疾病のリスクの増加を示し，陰性の結果はリスクの増加を示すものではない．

- **Gaussの定義 Gaussian definition** での正常とは，疾病のない集団の測定値に基づくものである．正常範囲は，通常，平均値の上下2標準偏差の範囲として定義される．すなわち，全測定値の中央95％の範囲である．しかし，「異常な」スコアとされる上限2.5％と下限2.5％には臨床的な意味がなく，単にまれな値というだけかもしれない[12,13]．ルーチンの血液検査のほとんどは，Gaussの定義の正常を用いて結果が報告される．通常，この定義は，検査結果が正規分布に従う（すなわち，検査結果がGauss分布またはベル型の曲線に従う）ことを前提にしている．残念なことに，検査

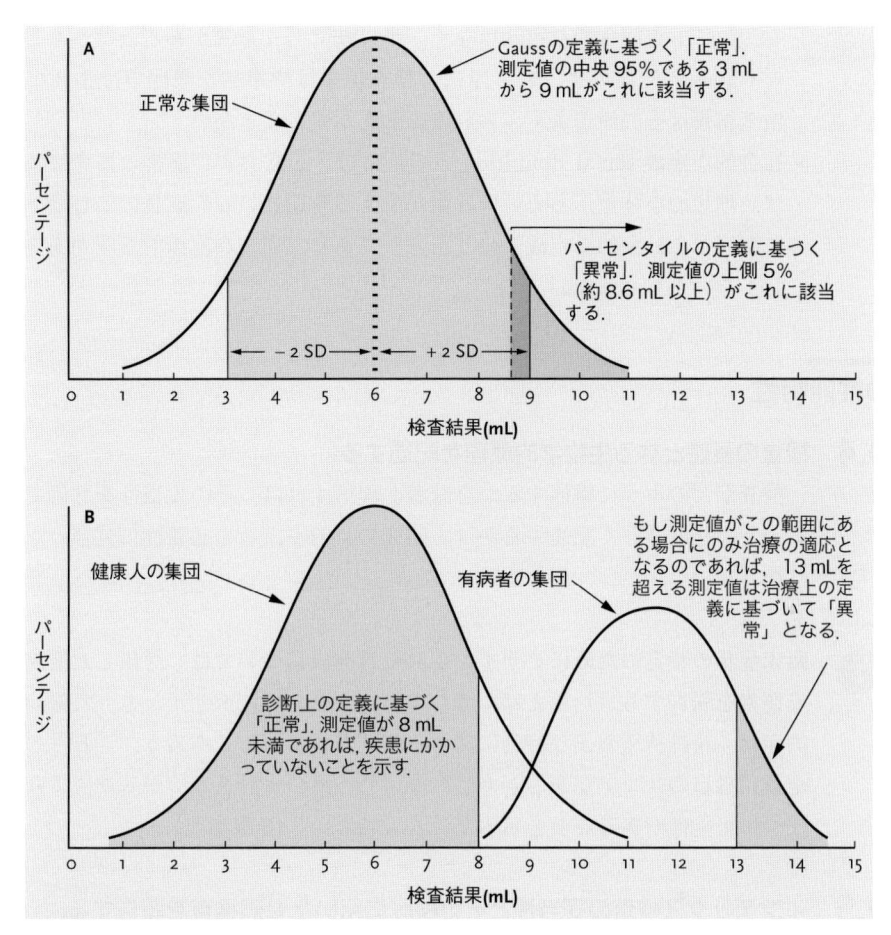

図10.1
いくつかの正常の定義

A：統計学的な定義．Gauss の定義は正規分布に基づき，通常，「正常」を平均値の上下 2 標準偏差の間（分布の中央 95％の測定値）と定義する．この例では，3 から 9 mL の範囲が「正常」と考えられ，この範囲を超えるもの（測定値の上側 2.5％と下側 2.5％）が「異常」と考えられる．**パーセンタイルの定義**では，測定値の下側（または上側）95％の範囲を正常と定義する．この例の場合，0 から 8.6 mL が下側 95％になる．この定義では，上側（または下側）の 5％のみが異常と考えられる．

B：臨床的な定義．診断上の定義は，検査結果に対する疾患の可能性を示す．この例の場合，8 mL 未満の数値は疾患にかかっていないことを示している．**治療上の定義**では，検査結果に対する治療の有用性を示す．たとえば，これまでの医学的エビデンスから，治療が適切なのは 13 mL を超える検査結果が得られた患者のみかもしれない．言い換えれば，治療上の定義では，陽性の結果は患者を管理する方法を変えるということである．

結果はめったに正規分布に従わない[6]．しかし，まれな値は必ずしも病気を示すものではなく，正常値も必ずしも病気でないことを示すわけではない．したがって，陽性の検査結果は健康な集団ではまれな値であることを示し，陰性の結果は健康な集団ではよくみられる値であることを示すにすぎない．

- **パーセンタイルの定義** percentile definition では，正常とは全領域の上側（または下側）のパーセンテージとして，正常域が恣意的に示される．たとえば，全検査結果の下側 95％の測定値はすべて正常とし，上側の 5％のみを異常として定義することがあ

る．ここでも臨床的な意味はなく，単に統計的な意味があるだけかもしれない．上記のGaussの定義のように，陽性の検査結果は標準的な集団ではまれな値で，陰性の検査結果はその値がよくみられることを示すにすぎない．
- **社会的な定義** social definition での正常は，正常および異常の通念に基づく．たとえば，理想的な体重，あるいは乳歯が生える時期といった成長の節目は，これらの事象に関連した社会的な定義での「正常」であり，妥当な臨床的意味があるかもしれないし，ないかもしれない．

検査の性能特性

10.4 検査の基礎となる生物学的原理を記述する．

検査がどのように機能するかを読者が理解すれば，その妥当性を評価できるようになる．どの程度詳しく記述するかは，研究の目的や読者の必要性に見合ったものでなければならない．

臨床症状の特定のためにデザインされた質問表については，評価した構成概念または構成要素を報告する． たとえば，うつを特定するためにデザインされた質問表には，身体的症状，精神状態および行動に関する質問が含まれるであろう．これらの構成要素それぞれに独自のスコアがあるかもしれないし，単に合計スコアが基準点よりも高い場合にうつの可能性があることを示すだけかもしない（**16章**参照）．

10.5 インデックス検査の妥当性とその検証に用いた参照検査を報告する．

妥当性 validity とは，インデックス検査が正確な測定値を示せる能力であり，当該検査と参照検査の結果がどの程度類似しているかによって決定される．参照検査はよく使用される他の検査かもしれないが，理想的には，**参照基準** reference standard（または，好まれない用語ではあるが「ゴールドスタンダード」）で，その状態を明確に測定する方法として受け入れられているものがよい．たとえば，運動負荷検査の結果は，参照検査である冠動脈造影の結果と比較することができる．冠動脈造影は，冠動脈疾患の診断の参照基準でもある．

妥当性の確立のために広く一般に行われてはいるが，誤った方法として，同一患者にインデックス検査と参照検査の両方を実施し，その相関係数を計算する方法がある．しかし，相関は患者間の測定値のばらつきの影響を受け，このばらつきは，ある検査方法の測定値が他の方法の測定値とどの程度一致するかとはまったく関係がない．

よりよい方法は，対応のある測定値の差をグラフのY軸，2つの測定値の平均値をX軸に示すBland-Altman法（またはlimits of agreement法）である[14]．この方法は，線形回帰分析で残差をグラフに示すのと似ている（**図21.26**参照）．このグラフでは，X軸上の全測定域で測定値の差が0に近い場合に高い一致性があると見なされる．

インデックス検査と参照検査を実施する間隔は，患者の状態が大きく変化しないようにできるだけ短くすべきである[5]．また，インデックス検査の結果（陽性，陰性）は，

疾患の立証（疾患の有無）とは独立していなければならない[5,6,8,9,15-20]．独立性を確立するためには，参照基準を知らせずにインデックス検査を評価するのが最もよい．インデックス検査の結果は，参照検査の結果を知らない状態で解釈すべきであり，参照検査の結果はインデックス検査の結果を知らない状態で解釈すべきである[5]．

インデックス検査の独立性と参照基準に対する検証は，少なくとも次の3つのバイアスの影響を受ける[9]．

- 精査バイアス（または立証バイアス）は，先に行われた診断検査の結果によってインデックス検査を予定している者が影響を受ける際に生じる．先の検査が陰性の結果だと患者がインデックス検査を受ける可能性が減少し，陽性の検査結果だとインデックス検査を受ける可能性が増大する可能性がある[5]．
- 診断の参照によるバイアスは，インデックス検査を解釈する者がその前に行われた検査の結果を知っている場合に生じる．たとえば，CTスキャンで肺結節が明らかであれば，胸部X線写真だけでは検出されないような病変が明らかになる可能性がある[17]．盲検下で評価すれば，検査を開発する際の評価段階で生じるこうしたバイアスを減らすことができる．しかし，臨床医が日常診療の中で他の検査の結果を知らされないことはないため，盲検試験は非現実的かもしれない[11]．
- 混合バイアスは，参照検査の結果だけでなく，インデックス検査の結果自体も含めて診断が確立される場合に生じる．インデックス検査の結果を診断に取り込むことは，参照基準に対するインデックス検査の独立性を侵すことになる．

参照検査とインデックス検査のそれぞれによって同定された有病者と非有病者の割合を，検査結果とともに報告することは有用なことがある．

10.6　検査の信頼性を報告する．

信頼性またはtest-retest再現性は，検査が類似した環境下で実施された場合に一貫した結果をもたらす能力である．信頼性にはいくつかの要因が影響する．

- 検査の実施方法の相違[6]．たとえば，経食道心エコー検査の結果は，プローブの位置を定める技術によって異なる．
- サンプルの処理方法の相違．異なる検査施設では，処理手順，装置のキャリブレーション方法，試薬の種類などが異なることがある．
- 患者が検査を受ける条件の相違．たとえば，血液検査を1日の異なる時間帯に実施すると結果が異なることがあるし，病気のステージや患者集団（たとえば，妊娠中の女性）が異なっても結果が異なることがある[12,21]．
- 観察者間信頼性とは，同じ検査結果に対して複数の判定者の解釈がどの程度異なるかということで，X線，CTスキャン，超音波検査などの読影では頻繁に生じる．
- 観察者内信頼性とは，同じ検査結果に対して同一判定者の解釈がどの程度異なるかということである．

信頼性の尺度には，カッパ統計量，Cronbachのアルファ，級内外相関係数，Bland-Altman法がある．

10.7 はっきりしない検査結果があれば記述し，性能特性の計算時にそれらをどう取り扱ったのかを説明する．

すべての検査が，明確に陽性か陰性の結果を示すわけではない．たとえば，バリウムの全量が摂取されなかったかもしれないし，腸内ガスが腹部組織の超音波画像を見えづらくしたかもしれないし，気管支鏡下で生検を行ったが診断を否定も確定もしなかったかもしれないし，観察者が臨床的徴候の解釈に同意できなかったりするかもしれない．非陽性と非陰性の数と割合は大切である．なぜならば，そのような結果が検査の臨床的有用性や再検査・追加検査の必要性に影響するからである[5]．

Simel ら[22]は，はっきりしない検査結果を以下の3つに分類した．

1. **中間的な結果 intermediate result** は，陰性と陽性の間にあたる結果である．青に染まる細胞の存在を判定する組織検査で「青っぽい」細胞は，染色されなかったとも，青に十分染まったともいえないので，中間的な結果と見なされる．

2. **確定できない結果 indeterminate result** は，陰性と陽性のどちらの所見も示さない結果である．たとえば，子宮頸部細胞診でよくみられるのは，「意義不明な異型扁平上皮細胞 atypical squamous cells of unknown significance（ASCUS）」である．

3. **解釈不能な結果 uninterpretable result** は，検査が定められた遂行基準に従って実施されない場合に生じる．たとえば，標準的な胸部X線写真は，X線画像板に患者が正面を向いて撮影される．仮に患者が画像板に背を向けた場合には，正しく撮影された場合と画像の割合が異なるであろう．そうなると組織のサイズが正確に判定できなくなり，結果は解釈不能になる．

感度と特異度を計算する際には，このようにさまざまに解釈できる検査結果の取り扱い方法を報告すべきである．結果を陽性に入れたのか，陰性に入れたのか，それともまったく数に入れなかったかによって，これらの特性は変わってくる（**ガイドライン 10.8，表 10.1** 参照）．

10.8 信頼区間（95％）を含めて検査の診断感度と特異度を報告する．

理想的な診断検査とは，疾患に罹患している患者はすべて陽性の結果を示し，罹患していない患者はすべて陰性の結果を示すものである．しかし，完璧な検査はほとんどない．多くの検査にはいくらかの測定誤差があり（妥当性と信頼性は100％未満である），偽陽性や偽陰性の結果を示す場合もある．

さらに，健康な参加者と疾患に罹患している参加者の検査結果はしばしば重複する（**図 10.2**）．ある分布の高値が他の分布の低値と重なる場合，重なり合う範囲の値は健康な者と病気がある者とを区別しない．正確な検査結果であっても，重なり合う範囲に存在すると誤診を招くことがありうる．

診断の正確さを示す検査の質的指標は，**感度 sensitivity** と**特異度 specificity** である．これらの計算方法を**表 10.1** に示す[21,22]．

- **感度 sensitivity** は「もし患者が疾患に罹患していれば，どの程度陽性の検査結果が出るか」という質問に答えるものである[8]．感度90％は，その疾患があるという確定診断を受けた100人のうち，検査は90人を陽性と検出できることを意味する（真陽性

表10.1 診断検査の特性の計算方法★

検査結果	母集団の実際の健康状態		合計
	疾患がある人	疾患のない人	
陽性	a (真陽性) 感度	b (偽陽性)	a+b
陰性	c (偽陰性)	d (真陰性) 特異度	c+d
合計	a+c	b+d	a+b+c+d

★以下の式では,疾患の真の有病率が表の作成に用いられた標本で再現されたと想定する.

感度＝真陽性の割合＝a/(a+c)
特異度＝真陰性の割合＝d/(b+d)
偽陽性率＝偽陽性の割合＝b/(b+d)＝1－特異度
偽陰性率＝偽陰性の割合＝c/(a+c)＝1－感度
有病率＝病気にかかっている人の割合＝(a+c)/(a+b+c+d)
陽性的中度＝検査が陽性で疾患がある人の数/検査が陽性であった人の数
　　　　　＝(有病率)(感度)/[(有病率)(感度)+(1－有病率)(1－特異度)]
　　　　　＝a/(a+b)(表が有病率を反映している場合)
陰性的中度＝検査が陰性で疾患がない人の数/検査が陰性であった人の数
　　　　　＝(1－有病率)(特異度)/[(1－有病率)(特異度)+(有病率)(1－感度)]
　　　　　＝d/(c+d)(表が有病率を反映している場合)
診断の正確度＝正しい結果の割合＝(a+d)/(a+b+c+d),
　　　　　　＝(有病率)(感度)+(1－有病率)(特異度)
検査の陽性尤度比＝[a/(a+c)]/[b/(b+d)]＝感度/(1－特異度)
検査の陰性尤度比＝[c/(a+c)]/[d/(b+d)]＝(1－感度)/特異度
診断のオッズ比＝(a/c)/(b/d) すなわちad/bc

率90％).残る10人の陰性の結果は「偽陰性」と呼ばれる.

- **特異度** specificity は「もし患者が疾患に罹患していなければ,どの程度陰性の検査結果が出るか」という質問に答えるものである[8].特異度75％は,その疾患がないことが確認された100人のうち,検査では75人が陰性になることを意味する(真陰性率75％).残る25人の陽性の結果は「偽陽性」と呼ばれる.

真陽性と偽陽性の違い,真陰性と偽陰性との違いを覚える1つの方法を以下に示す.

- **真陽性の結果** true-positive result は,疾患が確定している患者の中で疾患がわかった患者を示す.
- **真陰性の結果** true-negative result は,疾患がないことがわかって**安心した者**を示す.
- **偽陽性の結果** false-positive result は,実際には疾患がないのに疾患ありの**烙印を押された者**を示す.
- **偽陰性の結果** false-negative result は,誰にも知られずに疾患を有している「**隠れた**」患者を示す.

感度と特異度を定義する分割点を選んだ理論的根拠を示す.感度と特異度との間にはトレードオフが存在する(**図10.2**).正常範囲と異常範囲の値は重なることが多いため,

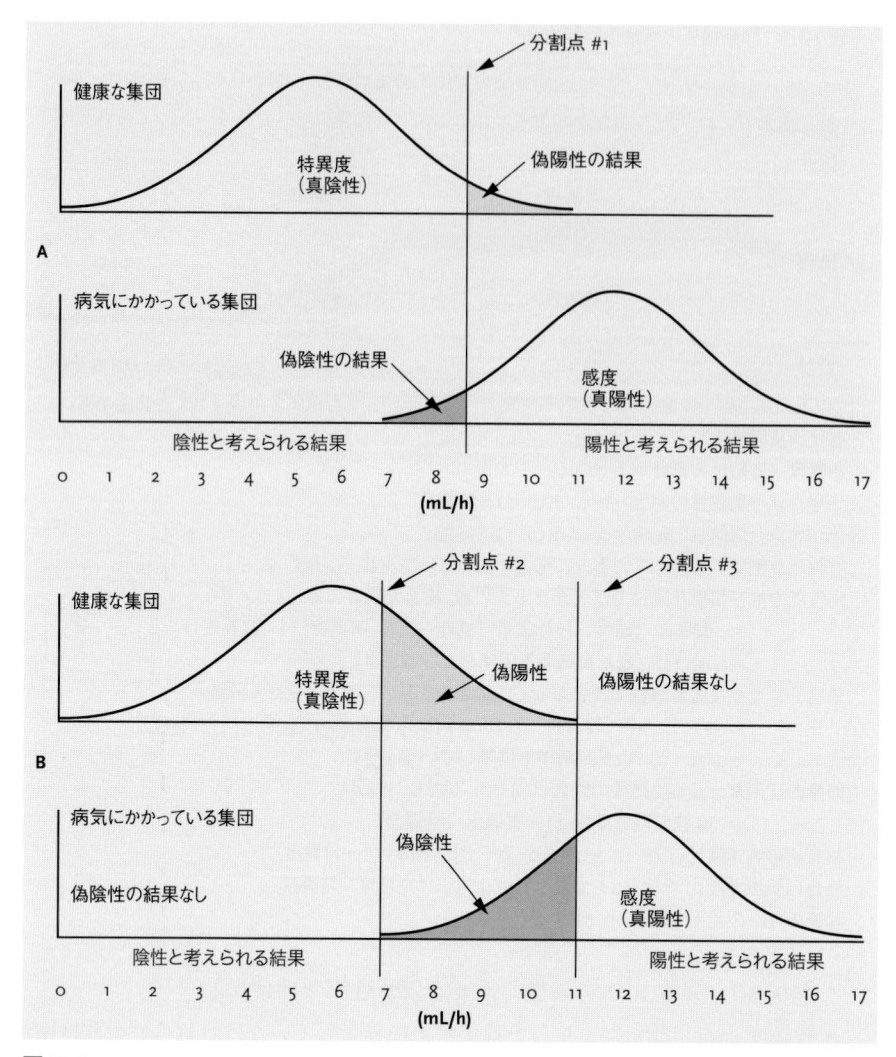

図10.2
多くの場合，健康な人と病気にかかっている人の測定値は重なり，決定閾値または分割点を変えることによって検査の感度と特異度が変化する．ここでは，7から11 mL/hの範囲で分布が重なっている．
A：この範囲の中央にある分割点（#1）が偽陽性と偽陰性の数のバランスを保っている．
B：分割点を7 mL/h（#2）に移動することによって偽陰性の結果はなくなるが，偽陽性となる結果の割合は増加する．同様に，分割点を11 mL/h（#3）に移動すれば偽陽性の結果はなくなるが，偽陰性となる結果の割合は増加する．

　重複部分を分割する点は「決定閾値」を定義するのに用いられる．決定閾値は，検査の感度と特異度を変えるために位置が変更される可能性がある．
　感度や特異度とともに報告されるものとしては，**診断の正確度 diagnostic accuracy**または**診断効率 diagnostic efficiency**がある（**表10.1**）．診断の正確度は，正しい判定が全体に占める割合である（真陽性と真陰性の数を全体の数で割った割合）．しかし，検査の正確度は有病率に左右される．より洗練された正確度は，受信者動作特性 receiver operating characteristics（ROC）曲線で得られる（**ガイドライン10.10 参照**）．

ROC 曲線では，曲線下の面積が「異なる分割点（感度と特異度を変更したもの）での検査の正確度」を表す．すなわち，ROC 曲線は疾患の有病率と独立している．

10.9 検査の陽性尤度比と陰性尤度比を報告する．

尤度比は診断の正確度のもう1つの尺度で，診断検査の特性を報告する際に用いることが増えている．尤度比は，検査の感度と特異度を単純に1つの数字にまとめたものである．すなわち，**検査の陽性尤度比** likelihood ratio for a positive test は，感度（真陽性の結果の割合）を1−特異度（偽陽性の結果の割合，**表10.1**）で割った比である．言い換えれば，検査の陽性尤度比は次のようになる．

$$\frac{有病者で陽性の結果が得られる尤度}{非有病者で陽性の結果が得られる尤度}$$

たとえば，検査の陽性尤度比が6.2である場合，有病者で陽性の結果が出る可能性は非有病者の6.2倍である．検査の陰性尤度比は，有病者に対して非有病者で陰性の結果が得られる可能性を示す．

10.10 診断検査が研究の主要な位置を占め，検査の解釈が連続数の分割点に依存する場合には，受信者動作特性（ROC）曲線を用いて検査の特性を示す．

診断検査の特性を表現する有用な方法が受信者動作特性（ROC）曲線である（**図10.3**）．ROC 曲線は，Y 軸に感度（真陽性の結果の割合），X 軸に1−特異度（偽陽性の結果の割合）を示すグラフである．すなわち，陽性尤度比のグラフということができる．検査の決定閾値が変化すると，すなわち健康な者と病気がある者とを区別する分割点が変化すると（**ガイドライン10.8参照**），検査の感度と特異度が変化する．これらの値がプロットされ，点が結ばれて ROC 曲線が描かれる．

検査による疾患の検出が偶然による検出と変わらない場合，ROC 曲線は X 軸と Y 軸の切片からグラフの右上に向かう45度の線に沿って伸びる（**図10.3** の「直線」）．この直線上の点は，真陽性と偽陽性の数が同じになることを示す．したがって，検査は健康な者と病気がある者を区別することができない．最も正確な ROC 曲線は，グラフの右上に向かう前に左上に向かって弓型を形成する曲線である．感度と特異度のバランスがとれる最良の分割点は，左上に最も近い曲線上の点で示される．

尤度比（**ガイドライン10.9参照**）と ROC 曲線は，検査の感度と特異度（**ガイドライン10.8参照**）から導かれる．

✓ 感度と特異度が同程度に重要と考えられる診断検査を比較する場合には，「ROC 曲線下の面積」が大きな検査がより正確な検査であると考えられる（**図10.3**）．

⬇ ある検査が研究の中で主要な位置を占める場合は，感度と特異度を決定するために検査した有病者と非有病者の数および割合を報告する．

従来，検査の感度と特異度を確立するためには，おおよそ同数の健康な被験者と病気

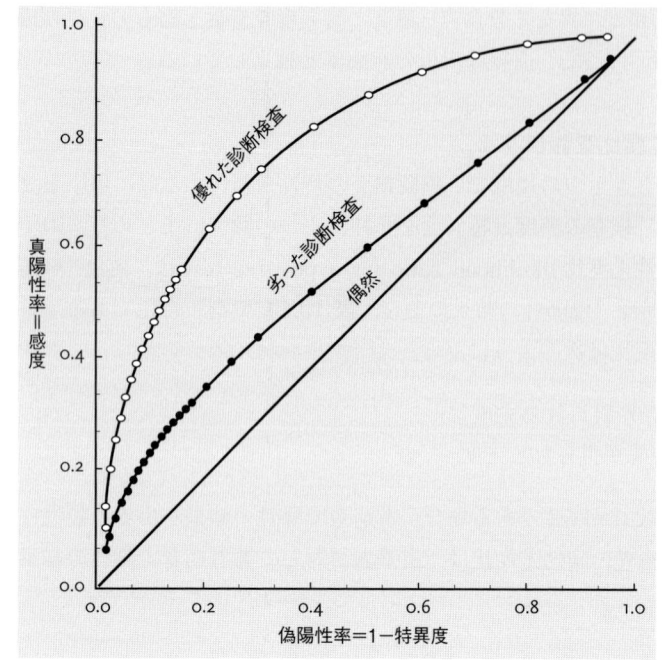

図10.3
結果が連続数として表される検査の場合，受信者動作特性（ROC）曲線は，ある分割点の範囲内で偽陽性の割合（1－特異度）に対する真陽性の割合（感度）をプロットしたものである．点が対角線上にのる場合は，検査結果が偶然によるものと変わらないことを示す．点が左上の隅に近づけば，分割点は真陽性の結果を最大にし，偽陽性の結果を最小にすることを意味する．検査を比較する場合，感度と特異度のバランスをとることが目標であれば，ROC曲線下の面積が最も大きな検査が好ましい検査になる．

の被験者が選ばれており，このことが検査の検出力を最大にしている[15]．しかし，研究対象集団以外でこうした比に遭遇することはめったにないため，検査を臨床現場に適用する際には，別の性能の尺度（陽性的中度や陰性的中度）が結果の解釈を助けるために必要である．感度と特異度は（上述の条件下で計算された場合は）検査自体の特性であり，疾患の有病率によって変化することはない．これに対して，検査の陽性的中度と陰性的中度は，感度と特異度だけでなく，集団内での疾患の有病率にも左右される．

検査の臨床への適用

10.11 検査の実施方法を記述する．

検査が採用されることになれば，臨床現場で検査を実施する方法を説明することが必要である[5]．あてはまる場合には，以下を記載する．

- 検査を実施する場合のプロトコール
- 結果を解釈する方法
- 検査に向けた患者の事前準備（特別食，活動制限，薬剤，水分摂取など）
- 検査中と検査後に患者が経験する事項
- 検査前，検査中，検査後の注意事項
- 生体試料の採取，貯蔵，輸送および分析方法
- 検査前，検査中，検査後に起こりうる不確定な出来事[6]

表10.2 感度80%，特異度90%で，有病率が変化する場合の診断検査の陽性的中度および陰性的中度（ある患者が疾患にかかっている検査前確率）

特性	疾患の検査前確率（有病率）			
	1%	10%	50%	90%
陽性的中度（%）★	7.5	47.1	88.9	98.6
陰性的中度（%）†	99.8	97.6	81.8	33.3
診断の正確度（%）	89.9	89.0	85.0	81.0

★ 疾患の有病率が1%の場合は，検査結果が陽性であった100人の患者のうち7〜8人（7.5%）のみが疾患にかかっている可能性があり，残る人の結果は偽陽性である．疾患の有病率が90%の場合は，100人の患者のうち98〜99人（98.6%）が疾患にかかっている可能性がある．
† 疾患の有病率が1%の場合は，検査結果が陰性であった100人の患者のほぼ全員（99.8%）が疾患にかかっていない可能性があり，あるとしても偽陰性はわずかである．しかし，疾患の有病率が90%の場合は，検査結果が陰性であった100人の患者のうち34人（33.3%）のみが疾患にかかっていない可能性があり，残る人の結果は偽陰性である．

10.12 検査の陽性的中度，陰性的中度および測定値と関連する疾患の有病率を報告する．

正しく決定された場合，感度と特異度（ガイドライン10.8参照）は診断検査自体の特性であり，疾患の有病率には依存しない．しかし，個々の患者にとって検査結果が有用かどうかは，検査が実施される集団の有病率に左右される．すなわち，疾患がまれな場合よりも広く認められる場合に，陽性の検査結果はより真実である可能性が高い．「ひづめの音を聞いたら，シマウマではなくウマを探しなさい」ということである．言い換えると，シマウマにもひづめはあるが，ひづめの音はシマウマよりもウマのほうがよくみられるという事実を考慮して解釈すべきである．したがって，ひづめの音はシマウマよりもウマが発した可能性のほうがはるかに大きい．疾患の有病率は，感度や特異度と組み合わせることで，診断の正確度に関する有用な尺度を生み出す．それが陽性的中度と陰性的中度である（表10.1，10.2参照）．

- **陽性的中度** positive predictive value（または陽性という予測の正確度）は，「検査が陽性であった場合に患者が疾患を有する可能性はどのくらいか？」という質問に答えるものである．疾患の存在を検出するためには高い陽性的中度が望ましい．陽性的中度83%は，検査が陽性を示した100人中83人は病気の可能性があることを意味する．
- **陰性的中度** negative predictive value（または陰性という予測の正確度）は，「検査が陰性であった場合に患者が疾患を有していない可能性はどのくらいか？」という質問に答えるものである．疾患の存在を排除するためには高い陰性的中度が望ましい．陰性的中度94%は，検査が陰性を示した100人中94人は病気でない可能性があることを意味する．

検査の的中度を報告する有用な方法を図10.4に示す[23]．的中度は疾患の有病率に対してプロットされ，感度と特異度は陽性的中度と陰性的中度の2つの曲線に反映される．臨床医は，有病率を使って自分の患者にあてはまる的中度を推定することができる．

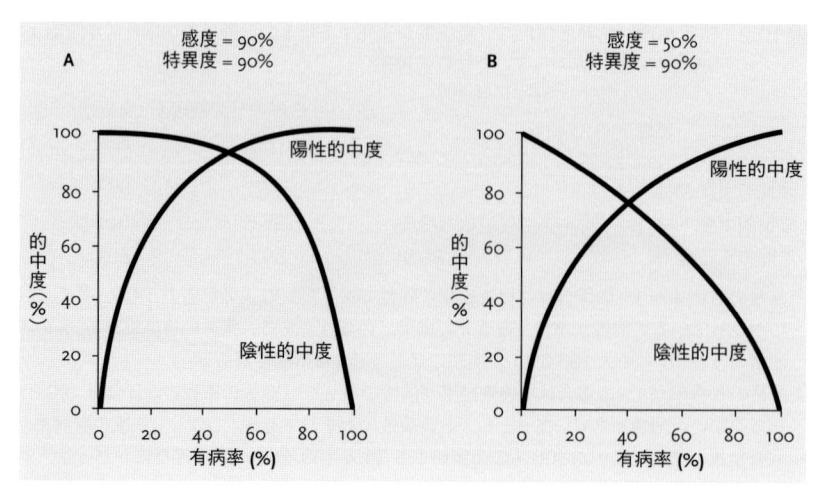

図10.4
診断検査の特性を報告する図．臨床現場では，検査の陽性的中度は感度や特異度よりも有用である．
A：感度が90％，特異度が90％である．
B：感度が50％，特異度が90％である．
(Eisenberg MJ. Accuracy and predictive values in clinical decision-making. Cleve Clin J Med. 1995；62：311-6.から許可を得て転載)

診断検査に対するBayesの定理の使用

　　　的中度は，Bayesの定理 Bayes' theoremを用いて計算されることが多い．この理論は，「事前（検査前）確率」「尤度」「事後（検査後）確率」の関係から得られる方程式である．簡単にいうと，Bayesの定理では，新しい情報（尤度，検査結果によって追加された情報）を用いて，古い情報（検査前確率）が更新される．更新された結果が検査後確率で，この場合は，検査の的中度である（**11章**参照）．

- 疾患の事前（検査前）確率 prior（or pretest）probability of the disease は，単に疾患の有病率としてよいことがある．言い換えれば，ランダムに選ばれた患者に疾患がある確率である．しかし，疾患の徴候や症状が認められるといったように，特定の診断に関する「疑い」をもたらす情報を含むこともある．

- 尤度 likelihood とは確率のことで，ここでは特定の状況下で診断検査がある結果をもたらす確率をいう．そのような2つの「特定の状況」は，検査の陽性および陰性尤度比で表現される（**ガイドライン10.9**参照）．検査の陽性尤度比を表す際に分子に示される確率は有病者での陽性結果の尤度，言い換えれば，検査の感度である．一方，分母に示される確率は非有病者での陽性結果の尤度で，1－特異度である（**表10.1**）．

- 疾患の検査後確率 posterior（or post-test）probability of the disease は，有病率と診断検査の結果がわかっている場合に，患者が疾患を有する確率である．すなわち検査の陽性的中度または陰性的中度である．

　　例
- 疾患の検査前確率（その疾患の定期的なスクリーニングを受けている集団の有病

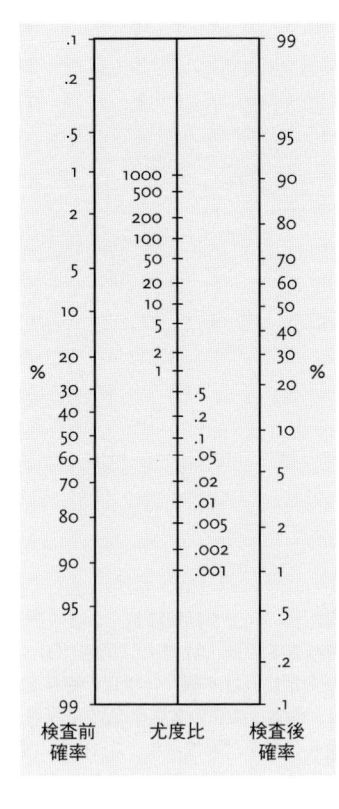

図 10.5
検査の陽性尤度比と対象集団の疾患の有病率（疾患の検査前確率）から，陽性および陰性的中度（疾患の検査後確率）を決定するためのノモグラム．
(Fagan TJ. Nomogram for Bayes' theorem [Letter]. N Engl J Med. 1975；293：257. から許可を得て転載）

率）が 10% で，検査の陽性尤度比が 20 とすると（有病者が陽性になる確率は非有病者の 20 倍であることを意味する），検査が陽性になったことによる疾患の検査後確率は約 70% である．したがって，この例では，スクリーニングを受けた集団で陽性の結果が出た人は 70% の確率で疾患を有する．この結果はノモグラムで容易に確認できる（**図 10.5**）[1,24]．

✓ 有用な診断検査は尤度比が高いため，疾患の「検査後確率」を著しく変える．

10.13 **複数の診断検査の併用を報告する場合は，検査を実施した順序，個々の検査の性能特性および最終結果への寄与の程度を示す．**

診断の有用性の向上や経費節減，またはその両方を目的として，感度や特異度が異なる複数の検査を同時または順番に行うことがある．実際，検査は単独で実施するよりも順番に実施するほうが多い[9]．このような場合は，検査の関係と特性を示すダイアグラムを示すことが望ましい（**図 10.6**）．

検査を採用する際に考慮すること

検査の採用の促進に焦点をあてた論文であれば，以下の記述が必要である．

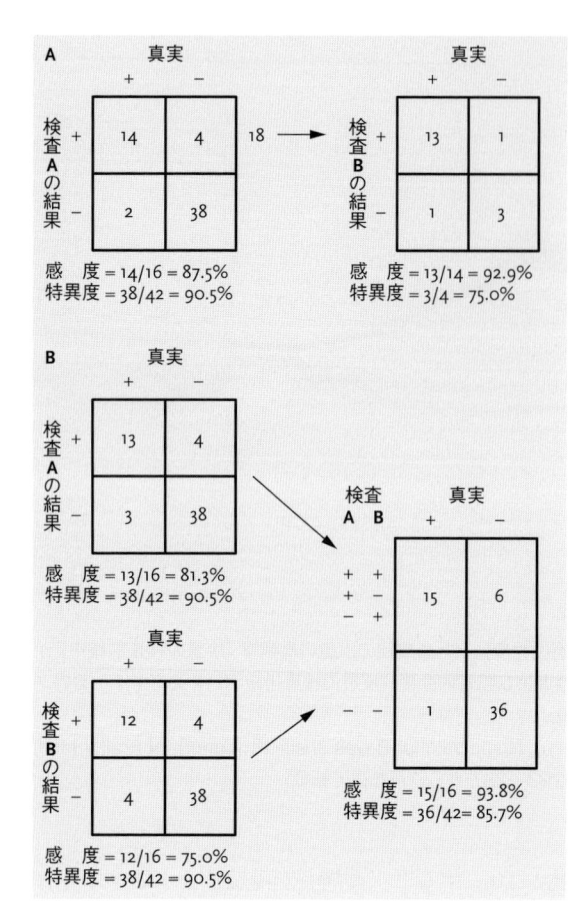

図10.6
診断の有用性の向上や経費節減，またはその両方を目的として，診断検査を順番（A）または同時（B）に行うことがあるが，最終決定に及ぼす個々の検査の寄与を示すべきである．ここでは，標本は疾患の有病率30％を反映している．
A：検査Aの結果が陽性となった18人の患者が引き続いて検査Bを受け，感度が約88％から93％に上昇した．
B：2つの検査を同時に実施し，どちらかの結果が陽性となった患者全員が陽性と考えられた結果，どちらか一方の検査のみを受けた場合に比べて感度が上昇した．

10.14 患者の管理および疾患の経過に及ぼす検査の影響を記述する．

診断検査の究極の目的は，患者に対する診療を改善することである．したがって，その検査が患者の診療や疾患の経過に及ぼす影響を記述することが不可欠である[9,25]．

10.15 その検査に関連する情報を示す．

多くの診断検査は十分に評価がなされないまま，早まって採用されている．以下の5つの各段階で価値が確認された検査は，そうでない検査よりも臨床的価値があるといえる[24]．

- 第1段階：その検査は，厳格に管理された条件下で，明らかな病変がある事例を正確に特定し，結果に信頼性がある．
- 第2段階：その検査は，明確に定義された狭い疾患スペクトルで，疾患を有する患者群と健康な対照群とを正確に区別し，結果に信頼性がある．
- 第3段階：その検査は，それほど典型的ではなく，それほど重症でもない患者を含む広いスペクトルで，疾患を有する患者群と健康な対照群とを正確に区別し，結果に信頼性がある．
- 第4段階：その検査は，多様な人々で構成される集団で，疾患を有する患者群と健康

な対照群とを正確に区別し，結果に信頼性がある．特に，合併症を有する患者が両群に含まれるべきである．こうした合併症には，その検査で診断したい疾患や病状と混同しやすいものや，合併症の存在や合併症に対する治療が検査を妨げる可能性があるものを含むべきである．
- 第5段階：その検査は，標準的な臨床現場で遭遇すると思われる患者集団で，疾患を有する患者群を正確に区別し，結果に信頼性がある．このような研究では，有病者・非有病者・合併症がある人とない人・検査の対象になる可能性が大きい人を含む全スペクトルの患者を対象とすべきである．

検査が臨床現場で採用される際に，開発中に検査結果の解釈に用いた臨床データが利用できるかどうかを明記しておくことは重要である[5]．

検査の効果は，技術的進歩や検査実施者の経験の蓄積とともに変化する可能性がある[9]．

10.16 ある状況下で必要な人的，経済的および物理的資源を記述する．

医療技術は日々複雑化しているため，検査を行うには，現在明らかになっているよりも多くの資源が必要になる可能性がある．
- 必要な**人的資源** human resources には，熟練した検査実施者，整備・補修ができる資格をもった技術者および現場のサポートができるスタッフが含まれる．
- 必要な**経済的資源** financial resources には，機器の購入にかかるコスト，維持費，諸経費，材料費，運営費，研修費，保険料，買い換え費用が含まれる．
- 必要な**物理的資源** physical resources には，検査機器をおくスペース，コンピュータやデータ管理の容量，環境が制御された空間が含まれる．

10.17 検査が採用されることによる医療費と利益を記述する．

検査の医学的意義には，以下のものが含まれる．
- 診断の妥当性
- 侵襲性
- 有害反応を引き起こす可能性，有害反応を防ぐ可能性
- 入院が必要になる可能性，入院が不要になる可能性
- 結果がわかるまで治療が先送りになる可能性
- 診断される数が急速に増加した場合に医療供給に及ぼす影響
- 検査の結果として誤診された患者に及ぼす影響．たとえば，偽陽性の結果は不必要な検査や不安を招くのに対して，偽陰性の結果は必要な治療を遅らせることがありうる[26]．

10.18 検査が採用されることによる経済的コストと利益を記述する．

早期に正確な診断を下す検査はよりよい医療を提供できるようにするが，同時に医療の経済的意義も変えてしまうことがある．経済的意義としては，以下のものがあげられ

- 患者1人あたりおよび全体の検査の経費
- 検査費用の負担者の変更
- 検査実施に伴って必要になる手順，不要になる手順にかかる費用
- 高額な検査に代わることによって節約される資金
- 中間検査の削減と，それに伴う費用の削減
- 検査の失敗や誤診の影響

10.19 類似する検査とどのように比較するかを記述する．

新しい検査が他の検査と比較して有利な点を議論すべきである．重要なのは，「その検査は現在の標準と比べて何をよくするか？」である[2]．検査は，正確性（可能な場合は，ROC曲線で比較する[5]），信頼性，実施の容易さ，実施費用および患者への影響（侵襲性，不快感，利便性）に基づいて比較することができる．

● 参考文献

1) Jaeschke R, Guyatt GH, Sackett DL. Users' guides to the medical literature. III. How to use an article about a diagnostic test. B. What are the results and will they help me in caring for my patients? The Evidence-Based Medicine Working Group. JAMA. 1994 ; 271 : 703-7.
2) Evidence and Diagnostics. Bandolier Evidence-Based Health Care ; February 2002. Available at www.ebandolier.com. Accessed August 8, 2005.
3) van Walraven C, Naylor CD. Do we know what inappropriate laboratory utilization is? A systematic review of laboratory clinical audits. JAMA. 1998 280 : 550-8.
4) Bossuyt PM, Reitsma JB, Bruns DE, et al. Towards complete and accurate reporting of studies of diagnostic accuracy : the STARD initiative [Review]. BMJ. 2003 ; 326 : 41-4.
5) Whiting P, Rutjes AWS, Dinnes J, et al. Development and validation of methods for assessing the quality of diagnostic accuracy studies. Health Technol Assess. 2004 ; 8 : 1-234.
6) Haynes RB. How to read clinical journals : II. To learn about a diagnostic test. Can Med Assoc J. 1981 ; 124 : 703-10.
7) Wald N, Cuckle H. Reporting the assessment of screening and diagnostic tests. Br J Obstet Gynaecol. 1989 ; 96 : 389-96.
8) Ransohoff DF, Feinstein AR. Problems of spectrum and bias in evaluating the efficacy of diagnostic tests. N Engl J Med. 1978 ; 299 : 926-30.
9) Begg CB. Biases in the assessment of diagnostic tests. Stat Med. 1987 ; 6 : 411-23.
10) Begg CB, Pocock SJ, Freedman L, Zelen M. State of the art in comparative cancer clinical trials. Cancer. 1987 ; 60 : 2811-5.
11) Reid MC, Lachs MS, Feinstein AR. Use of methodologic standards in diagnostic test research. JAMA. 1995 ; 274 : 645-51.
12) Griner PF, Mayewski RJ, Mushlin AI, Greenland P. Selection and interpretation of diagnostic tests and procedures : principles and applications. Ann Intern Med. 1981 ; 94 : 557-92.
13) Diamond GA, Forrester JS. Clinical trials and statistical verdicts : probable grounds for appeal. Ann Intern Med. 1983 ; 98 : 385-94.
14) Altman DG, Bland JM. Measurement in medicine : the analysis of method comparison studies. Statistician. 1983 ; 32 : 307-17.
15) Metz CE. Basic principles of ROC analysis. Semin Nucl Med. 1978 ; 8 : 283-98.
16) Cooper LS, Chalmers TC, McAlly M, et al. The poor quality of early evaluations of magnetic resonance imaging. JAMA. 1988 ; 259 : 3277-80.
17) Jaeschke R, Guyatt GH, Sackett DL. Users' guides to the medical literature. III. How to use an article about a diagnostic test. The Evidence-Based Medicine Working Group. A. Are the results of the study

valid? JAMA. 1994 ; 271 : 389-91.
18) Sox HC Jr. Probability theory in the use of diagnostic tests : an introduction to critical study of the literature. Ann Intern Med. 1986 ; 104 : 60-6.
19) Sheps SB, Schechter MT. The assessment of diagnostic tests : a survey of current medical research. JAMA. 1984 ; 252 : 2418-22.
20) Arroll B, Schecter MT, Sheps SB. The assessment of diagnostic tests : a comparison of medical literature in 1982 and 1985. J Gen Intern Med. 1988 ; 3 : 443-7.
21) Riegelman RK, Hirsch RP. Studying a Study and Testing a Test, 2nd ed. Boston : Little, Brown ; 1989.
22) Simel DL, Feussner JR, Delong ER, Matchar DB. Intermediate, indeterminate, and uninterpretable diagnostic test results. Med Decis Making. 1987 ; 7 : 107-14.
23) Eisenberg MJ. Accuracy and predictive values in clinical decision-making. Cleve Clin J Med. 1995 ; 62 : 311-6.
24) Nierenberg AA, Feinstein AR. How to evaluate a diagnostic marker test. JAMA. 1988 ; 259 : 1699-1702.
25) Guyatt GH, Tugwell PX, Feeny DH, et al. A framework for clinical evaluation of diagnostic technologies. Can Med Assoc J. 1986 ; 134 : 587-94.
26) Welch HG. Should I Be Tested for Cancer? Maybe Not and Here's Why. Berkeley : University of California Press, 2004.

第11章 「事前確率」を考慮する
ベイズ流統計解析の報告

> ベイズ流統計学は与えられたデータに基づいて仮説の確からしさを扱う．一方，頻度論的統計学（古典的仮説検定を用いるもの）は与えられた仮説に基づいてデータの確からしさを扱う．
>
> R. J. Lewis, R. L. Wears [1]

　本書中の統計解析のほとんどは，統計的な考え方が始まった1920年代以降最も一般的な流れである「頻度論的なアプローチ」または「古典的仮説検定」と呼ばれるものに基礎をおいている．しかし，「ベイズ流統計学」と呼ばれるもう1つの流れが一部の医学研究者の間でしだいに人気を呼んでいるので，ここで簡単に触れておく．ベイズ流解析は医学研究ではあまり使われないため（ただし，診断検査ではBayesの定理がよく用いられる．**ガイドライン10.13**参照），このタイプの解析をどのように報告するかについて書かれたものは多くない．我々もここではいくつかのガイドラインを示すにとどめる．

ベイズ流統計学の概略

　Bayesの定理は，ロンドンの長老派教会牧師でアマチュア統計家の創始者Thomas Bayes卿（1702-1761）にちなんで名づけられた．ベイズ流統計学はBayesの定理に基づくもので，ある試験のデータ（尤度として表される）が与えられた場合に，あるイベントの事前（試験前）確率と事後（試験後）確率の数学的関係を述べるものである．簡単にいえば，Bayes法はある信念（事前確率）からスタートし，その信念を試験で得られたデータ（尤度）に基づいて変更し，「事後確率」と呼ばれる新たな信念に更新するのである[2]．すなわち，「ベイズ流解析は，試験が行われる前の意見を試験結果がどのように変更するかを決めるものである」[3]．

　ベイズ流アプローチは慣習的な意思決定をモデルにしているため，概念として魅力的である[4]．たとえば，薬の有効性に関する意思決定のほとんどは，以前に薬がどのように奏効したかという知識に基づいて行われる．ほとんどの場合，経験や過去の研究結果は，一般的な意味で薬の期待される有効性がどの程度かを示すものである．薬に関する知識が増すにつれて，そうした期待は最終的に確定するまで更新されていく．ベイズ流統計学はこの過程を明確にモデル化したものである．さらに，ベイズ流の手法はこうし

た推定の不確かさをきちんと表現する．

ベイズ流統計学と頻度論的統計学との違い

　ベイズ流統計学と異なり，古典的仮説検定は仮説が「真」であることの不確かさをきちんと表現しない．確率分布は帰無仮説下で観測されたデータにのみ与えられる．それゆえ，このアプローチ，そしてこの理論は理解するのが難しい[5]．そもそも，仮説検定は薬が有効である確率を示すのではなく，薬が無効だと想定して，この想定に対する反証の尺度（P値）を計算するものである．反証が十分なとき（すなわちP値が小さいとき）のみ，研究者は間接的に薬が有効であると結論する．そして，この結論はその確かさ（または不確かさ）の程度を測定することなく下される．

　もう少し詳しくいうと，実際に検定されるのは帰無仮説，すなわち治療群と対照群には差がないという仮説である．もし試験から得られたエビデンスが帰無仮説を否定するほど十分なものであれば（すなわち，差がないという帰無仮説が真だと仮定すると，観察された差と同程度，またはより極端な差が認められる確率が100回中5回未満の場合），帰無仮説は通常棄却され，対立仮説（薬はプラセボよりも効果がある）が採択される．しかし，対立仮説は数多く存在するのに（たとえば，治療群と対照群の差を5％，7％，10％，12％とする仮説），通常は研究者が事前に設定した仮説のみが述べられる．これに対して，ベイズ流のアプローチは，データが与えられれば，たとえば治療群のアウトカムの平均値がプラセボ群の平均値よりも大きい確率を明確に示す．また，ベイズ流統計学は「治療効果の平均値がプラセボ効果の平均値よりも5％以上優れる確率はどのくらいか」という質問にも答えを示すことができる．

　さらに，古典的仮説検定は薬に関する事前知識を盛り込んでいない．個々の試験は同じ仮説（差がないという帰無仮説）に基づいて構築される．したがって，薬に関する知識がどんなに豊富であっても，試験はいつでも「効果がない（プラセボと比較して）」または「効果に差がない（対照薬と比較して）」という仮説からスタートする．

　たとえば，新薬が冠動脈狭窄を減少するかどうかを検証する臨床試験を考えてみよう．研究者は標本となる被験者に新薬かプラセボ対照をランダムに割りあて，両群の冠動脈径の初期値を記録し，指示通りに新薬かプラセボを投与し，数か月後に両群の冠動脈径のフォローアップ値を測定する．そして，群間の冠動脈径の平均変化量の差が統計学的に評価され，新薬の臨床的価値に関する結論が得られる．

　研究者が古典的仮説検定を用いる場合は，最初に差がないという帰無仮説を立て，この仮説を棄却できる条件を設定する．言い換えれば，彼らは「新薬には効果がなく，2群間の平均値の差は偶然の産物である」という仮定のもとで試験を進めるのである．彼らはまた，群間の差が設定した値よりも大きく，その差が帰無仮説下で偶然に生じる可能性が特定の値（たとえば100回に5回）よりも少なければ，帰無仮説を棄却して対立仮説（群間の差は偶然によるものではなく，新薬によるものである）を採択すると決めておく．そして，結果は「新薬は狭窄を5％減少させ（95％ CI＝0.7％〜9.3％），この減少は0.05の水準で統計学的に有意であった（$P=0.02$）」といったように記載される．

研究者がベイズ流統計学を用いる場合，彼らはまず新薬がある程度の効果をもつ確率の事前分布を推定する．この**事前確率分布 prior probability distribution**（または単に**事前 prior**）は，公表成績，**パイロット研究 pilot study** または専門家の意見から推定される．事前確率は「薬が冠動脈狭窄を平均で5％以上減少する確率は60％である」といったように要約される．そして，試験から得られたデータ（数学的には**尤度関数 likelihood function** で表される）が事前確率（既存情報）を更新し，医薬品が有効という**事後 posterior** すなわち**試験後確率 post-trial probability** を算出するのに用いられる．新たな結果は「薬が狭窄をプラセボよりも5％以上減少させる確率は83％であると結論した」といったように表現されるであろう．

ベイズ流に対する代表的な，そして多くの場合最も重要な批判は，効果に関する信頼できる事前確率分布を特定することが，不可能とはいわないまでも，困難だという点である[1,6]．加えて，主要な統計ソフトウェアにはベイズ流の確率計算に対応できるものがほとんどないため，ベイズ流の解析をするためにはかなりの努力が必要である．一方，長所は概念として魅力的であり，臨床的に解釈しやすい結果を示すことである．また，収集中のデータの中間解析で生じる古典的仮説検定の問題（同じデータから多数の P 値を計算すると，第1種の過誤を犯す確率が増加する．**5章**参照）を回避することができる．

Bayes因子と尤度比

ベイズ流解析では，データの強さに関する2つの仮説を比較することが可能である[7,8]．頻度論的統計学であれ，ベイズ流統計学であれ，ある問題には任意の数の仮説を設定できることを思い出してほしい．冠動脈狭窄の例では，以下のような仮説を設定することが可能である．

- 薬はプラセボが減少する以上には狭窄を減少しない（帰無仮説）．
- 薬はプラセボ群と比較してちょうどX％だけ狭窄を減少する（Xは任意の値）．
- 薬はプラセボ群と比較してX％以上狭窄を減少する（Xは任意の値）．
- 薬はプラセボ群よりも狭窄を増加する．
- 狭窄減少の事後確率は狭窄減少の事前確率のX％である（ここでもXは任意の値）．

さらに，仮説は古典的仮説検定のように表現することもでき，結果を標準的なアウトカムの尺度，たとえば，cmやmg/dLといった単位での変化量，オッズ比，リスク比，百分率や百分率の差でも表すことが可能である．

ベイズ流解析の長所の1つは，**Bayes因子 Bayes factor** と呼ばれるものによって，これらの仮説のどのような組み合わせも比較できることである．Bayes因子は，ある仮説を支持するデータの強さと他の仮説を支持するデータの強さとの比である．たとえば，Bayes因子の0.05は，ウイルス量を20％減少する事後オッズが20％減少する事前オッズよりも20倍大きいことを示す．すなわち，治療はウイルス量を20％減少する確率を大きく上昇させたといえる．

仮説の群間差が単一の数字（たとえば，血清クレアチニンの減少がちょうど5％）である場合，Bayes因子は尤度比と同一になる（**2章**参照）．この場合，他の比を示す場

合と同様に，Bayes因子についても分母と分子の定義を明確にする必要がある．なぜならば，どちらの仮定を分母にして，どちらを分子にするのか，標準的な運用方法がないからである．上述の例では因子を0.05と提示しているが，分子と分母は「オッズ比2」と「オッズ比40」かもしれない（2/40＝0.05）．しかし，分子を40，分母を2として，分子は分母の20倍（40/2＝20）大きいと報告することもある．いずれの表示方法も正しく，単に報告の際には明示することが必要だということである．

　仮説の差が数値の範囲である場合（たとえば，血清クレアチニンの減少は5％よりも大きい），Bayes因子は**尤度関数 likelihood function**になる．尤度関数は確率分布のようにみえるが，そうではなく，あるアウトカムの観測値がとりうる範囲内で「ある仮説と他の仮説との比」を図で示したものである．狭窄の例では，冠動脈径1mmごとの値となる．Bayes因子は尤度関数から算出でき，あらゆる設定可能な仮定に対して，データがそれを支持する強さを示す．事前確率が一定であれば，事後確率分布は尤度関数と同じような形状になる．尤度比のみが解釈可能で，尤度の絶対値に推測上の意味はない．尤度比はY軸に単位をもたない（比をとるので単位がない）ことから，解析で「データが何をいっているのか」を示すために，尤度関数は事前および事後確率分布と合わせて示すか，事前および事後確率分布に重ねて示すことが多い（**図11.1**）．

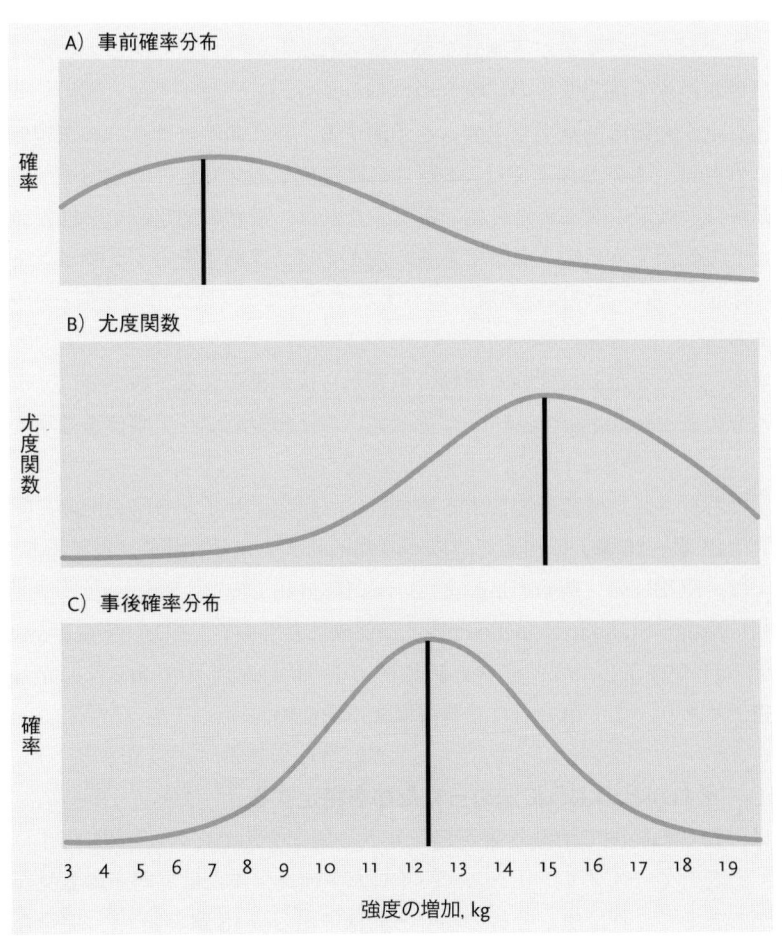

図11.1
ウェイトトレーニングプログラムを評価するベイズ流解析の仮想的な確率分布と尤度関数.
A：事前確率分布は，プログラムの完了者は6.5kg増加する可能性が最も高いことを示している.
B：尤度関数は，今回の研究からは14.5kg増加する可能性が最も高いことを示している.
C：尤度関数と今回の研究結果を用いて事前確率分布を更新した結果，事後確率分布は12kg増加する可能性が最も高いことを示している.
しかし，今回の研究で得られた14.5kg増加の確率は，研究結果で事前確率分布を更新した際には約半分になっている．事前および事後確率分布は，それらが確率分布であるがゆえに，曲線下の面積は1である．すなわち，各分布の確率の総和はすべての可能性を含むことになる.

Bayes因子は，必ずしも常にベイズ流解析で計算または報告されるわけではないが，報告する場合，あるいは報告された結果から算出する場合は，事後確率と一緒にすると便利である．Bayes因子の重要な特徴は，帰無および対立仮説の事前確率にはそれほど（ときにはまったく）依存しないことである．すなわち，Bayes因子はエビデンスの尺度であって，確率ではない．Bayes因子は，帰無仮説に反するエビデンスの強さはP値で示されるものよりも弱いことを示すことが多い．

予測分布

　ベイズ流統計学は，**予測分布 predictive probability** と呼ばれる特殊な事後確率分布を求める際にも使われる．この分布は，すでに観察されたアウトカムに基づいてイベントが将来起こる確率を示すものである．予測分布にはさまざまな使い方がある．

- **いつ試験を中止するかを決める**．これは予測分布が早期中止の基準として使えるということである．適切な早期中止の基準は，エンドポイントに関する十分な情報，たとえば十分に狭い信頼区間（後述）や，特定の仮説に関する適切な高い確率（後述）などに基づくことがある．
- **将来の患者のアウトカムを予測する**．これは，試験の結果が得られれば，新たな患者で治療が成功するかどうかの確率が予測分布から得られるということである．この確率は，医師や患者が治療を決定するのに役立つ．
- **代替エンドポイントから臨床的なアウトカムを予測する**．異なる時点で2つの測定値が患者から得られれば，ある条件下では，1回目の測定値から2回目の測定値を予測することが（2回目の測定の前でも）可能である．これは，最初の測定値を2回目の測定値の代用として使用するということである．たとえば，豊胸手術のインプラントの破裂（最初の測定）から，その後の健康上の有害なアウトカム（第2の測定値）を予測することもある．
- **欠測値を補填する**．データが揃っている同様の患者から値が得られる，あるいは，データはランダムな欠測 missing at random に従っていると想定して，欠測値を補填する．

　ベイズ流統計学で解析された研究を報告する場合には，研究デザインや研究活動に関するガイドライン（**13章～16章**）に加えて，以下のガイドラインを適用すべきである．このガイドラインは，ROBUST（Reporting Of Bayes Used in Clinical Studies）基準[3]，BaSiS グループ（Bayesian Standards in Science）が作成したもの[9]，FDA（Food and Drug Administration）が提案したガイドライン案[12]から引用したものである．しかし，この分野は発展途上であり，よく用いられる基準はまだ少ない．

11.1　事前確率を報告し，それがどのように決められたかを特定する[3,9-12]．

　事前確率分布は，任意の範囲で治療効果が起こりうる確率を示している（**図11.1**）．事前確率分布は，公表論文，メタアナリシス，パイロット研究，または専門家の意見などから得ることができる．これは決定分析の場合と同様である（**13章参照**）[3]．完全な

ベイズ流解析 fully Bayesian analysis は，その研究で得られたデータから独立した事前確率分布を用いる．これに対して，**経験的なベイズ流解析** empirical Bayesian analysis はデータから得られた事前確率分析を用いるもので，完全なベイズ流解析ではない．多くの場合，経験的なベイズ流解析は頻度論的アプローチに極めて類似した結果をもたらし，同じ結果をもたらすこともある．

しかし，事前確率のもととなる信頼できる情報がほとんどない場合には，事前確率分布が多かれ少なかれ「平坦」な「情報のない事前分布」を用いることもできる．ほぼ平坦な事前確率分布というのは，たとえば治療群と対照群との生じうる差に対して（ほとんど）同じ事前確率を与えるということである．このような事前確率分布は，しばしば頻度論的手法による推定と同様の結果になる．Lewis と Wears[1]は「多くの現実の状況では，特定の形式の事前情報は最終結果にほとんど影響を及ぼさない．なぜならば，実験で得られたエビデンスの重みのほうがはるかに大きいからである」と報告している．

研究者が事前確率に関する「感度分析」を実施することもある．ここでは，「疑わしい事前確率分布」と「強く支持する事前確率分布」を用いて，それぞれの条件下で治療効果を評価する[3]．もし実施したのであれば，感度分析の結果を報告すべきである．

> **異なる事前確率分布を用いれば，同一研究から異なる事後確率分布が導かれる．だからこそ，事前分布のもととなったものを記述し，分布の形状を報告しなければならないのである．**特に，選ばれた事前確率分布がその研究の参加数よりもはるかに多い患者から得られたものに基づく場合，事前確率分布は「情報が多すぎる」かもしれない．すなわち，事前確率分布が研究から得たデータを圧倒してしまい，好都合な事前確率分布が不都合な研究結果を隠してしまう可能性がある[12]．

11.2 事後確率とその確率の区間を報告する[3,9-12]．

事後確率分布は，平均値と標準偏差（またはパーセンタイル間の範囲）で記述すべきである[12]．確率分布を図（図11.1）で示すのもよい方法である[2,3,10-12]．事前確率分布が妥当なものであれば，試験データを取り込むことによって事後確率のばらつきは小さくなるはずである．

ベイズ流の「確率区間」または「確信区間」[2,12]は，古典的仮説検定の信頼区間に多少似ているが，信頼区間にはない意味をもつ．それは，報告された区間内にX％の確率で真の値が存在することである．確率区間は結果のとりうる範囲とその範囲内での確率の総和を示す．たとえば，「薬は腫脹の発現を5％減少する（95％確信区間0.7％～9.3％）」ということは，真の減少率が0.7％と9.3％の間にある確率が95％だということである．この記載は，同じ事後確率曲線に基づいた「薬が腫脹の発現を減少する事後確率は（たとえば）98.9％である」という記載へと続く．事前確率分布が平坦な場合は，ベイズ流の確率区間と頻度論的な信頼区間は通常一致する．

11.3 事後確率を解釈する[3,9-12]．

ベイズ流解析では，研究がポジティブかネガティブかを区切る恣意的な分割点を用い

ない（これに対して，古典的仮説検定では恣意的な $P<0.05$ がポジティブな結果，$P>0.05$ がネガティブな結果と受け取られることが多い）．ベイズ流解析からは，関心のある仮説が真である確率（たとえば，治療が有効である確率）も得られ，差なしという帰無仮説下で「観察された差およびそれ以上に極端な差」が生じる確率しか得られない古典的仮説検定とは異なる．

　ベイズ流の仮説は意思決定のルールを用いて検定できる．よくみられる意思決定のルールは，もし事後確率が十分に大きければ（たとえば，95％または99％），疑いを排除するに十分で，仮説が立証されたとするものである[12]．

11.4 ベイズ流解析に用いたソフトウェア，統計手法およびモデルを報告する[12]．

　ベイズ流のソフトウェアと統計手法は，古典的手法に比べると標準化が進んでいないため，計算手順を記載することが重要である．一般的な手順には以下のものがある．Markov連鎖モンテカルロ法（たとえば，GibbsサンプリングとMetropolis-Hastingsアルゴリズム），Gauss求積法，事後分布のサンプリング，Laplace近似，重点サンプリング法など．

　ベイズ流統計学では，しばしば徹底した数学的モデリング（特に，事前確率分布，共変量が患者のアウトカムや欠測値に及ぼす影響）が用いられる[12]．ベイズ流モデルの柔軟性とその複雑さは間違いや誤解を生みやすいため，詳細に記述すべきである．また，異なるモデルは異なる結論を導く．特に，ベイズ流モデルがデータに適合するかどうかを確認した手法（たとえば残差分析）と感度分析に用いた手法を特定すべきである．

　ベイズ流統計解析を行うのに最も一般的なソフトウェアは，WinBUG（Bayesian inference Using Gibbs Sampling）である．これはウェブから無料で入手できる．よく用いられる有償のプログラム（S-PLUS）も，現在ではBayesモジュールを搭載している．

> 結果を解析する際に，研究者はベイズ流の手法と頻度論的手法を切り替えてはならない．そのような事後解析は科学的に健全なものでなく，研究の妥当性をそぎやすい[12]．

謝辞

　本章の初期の原稿を校閲いただき，コメントをいただいたCarnegie Mellon大学統計学科博士課程 Jason Connor氏とToronto大学公衆衛生学および統計学准教授 Michael Escobar博士にお礼を申し上げます．また，Johns Hopkins Kimmelがんセンター生物統計部腫瘍学准教授 Steven Goodman博士には，ご指導，ご協力をいただき，厚く感謝します．しかしながら，本稿中のいかなる間違いについても，その責は私たちにあります．

● 参考文献

1) Lewis RJ, Wears RL. An introduction to the Bayesian analysis of clinical trails. Ann Emerg Med. 1993 ; 22 : 1328-36
2) Abrams K, Ashby D, Errington D. Simple Bayesian analysis in clinical trials : a tutorial. Control Clin Trials. 1994 ; 15 : 349-59.

3) Sung L, Hayden J, Greenberg ML, et al. Seven items were identified for inclusion when reporting a Bayesian analysis of a clinical study. J Clin Epidemiol. 2005 ; 58 : 261-8.
4) Berger JO, Berry DA. Statistical analysis and the illusion of objectivity. Am Scient. 1988 ; 76 : 159-65.
5) Connor JT. The value of a P-valueless paper. Am J Gastroenterol. 2004 ; 99 : 1638-40.
6) Jonson NE. Everyday diagnostics : a critiques of the Bayesian model. Med Hypotheses. 1991 ; 34 : 289-95.
7) Goodman SN. Toward evidence-based medical statistics. 1 : The P value fallacy. Ann Intern Med. 1999 ; 130 : 995-1004.
8) Goodman SN. Toward evidence-based medical statistics. 2 : The Bayes factor. Ann Intern Med. 1999 ; 130 : 1005-13.
9) The BaSiS Group Bayesian Standards in Science (BaSiS). Available at http://lib.stat.cmu.edu/bayesworkshop/2001/BaSisGuideline.htm. Accessed 5/3/06.
10) Spiegelhalter DJ, Myles JP, Jones DR, Abrams KR. Bayesian methods in health technology assessment : a review. Health Technol Assess. 2000 ; 4 : 1-30.
11) Hughes MD. Reporting Bayesian analyses of clinical trials. Stat Med. 1993 ; 12 : 1651-63.
12) Center for Devices and Radiological Health, Food and Drug Administration. Draft Guidelines for the Use of Bayesian Statistics in Medical Device Clinical Trials. Available at http://www.fda.gov/cdrh/osh/guidance/1601/pdf.Accessed 5/24/06.

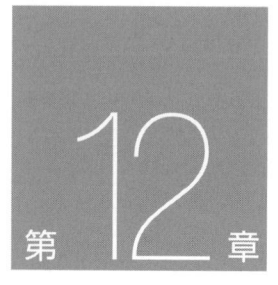

第12章 集団内の疾病と障害の傾向を記述する
疫学指標の報告

疫学者は，人，場所，時間と関連する疾病の特徴を明らかにし，疾病の罹患の変化と環境因子の変化との相関を評価する．

B. A. Lashner, J. B. Kirsner [1]

疫学 epidemiology は，集団内の疾病や障害の分布，規定因子および頻度を調査し，その成果を健康に関する問題の管理に適用する学問である[2,3]．これらの3要素（分布，規定因子，頻度）は疫学のあらゆる原理や方法に共通して用いられる[3]．

疫学は伝染病流行の研究に始まり，現在では，生活習慣と関連する慢性疾患，犯罪パターン，ヘルスケアの提供など，多様な健康状態および生活環境に疫学的手法が適用されている．したがって，本章では「流行」に関する用語（例：疾病，患者）を使用するが，この概念を適用できる範囲は幅広い．すなわち，「疾病」はあらゆる障害または健康状態を意味すると解釈すべきで，「患者」はあらゆる健康状態にある個人を意味すると解釈すべきである．

疫学の主な目標を以下に示す．
- 疾病の原因や発生する可能性を高めるリスク因子の特定
- 地理的，文化的，地政学的な疾病分布の範囲の特定
- 疾病の自然史と進行の調査
- 新しい予防や治療の方法や新しいヘルスケア供給方法の評価
- 公衆衛生および環境安全領域の政策や規制に関する意思決定のためのデータ提供[4]

疫学は，①疾病や障害はランダムには発生しない，②疾病や障害の原因や予防因子は系統だった研究によって特定できる，という2つの基本的な仮定に基づく[3]．通常，こうした研究では以下の要素間の関係を特定し，記述する．
- 病気や傷害のリスクがある（またはない）人々の**集団** population
- 病気や外傷のある**宿主** host（「ケース」または患者，被害者）
- 微生物（例：連鎖球菌），毒物への曝露（例：タバコの煙），行動（例：無謀な運転），イベント（例：機械の故障）などのように，病気や傷害をもたらす**病因（原因）** agent
- 病因を宿主へ運ぶ**ベクター** vector（たとえば，蚊はマラリアのベクターである．また，紙巻きタバコは喫煙という病因のベクターだという人もいる）

⬇サブガイドライン　✓チェックの仕方　❗潜在的な問題　ℹ関連情報

- 病因，宿主，ベクターが存在する**地域 geographical area** または**環境 environment**，場合によっては社会的，文化的，経済的，政治的な環境を含む
- 病因と宿主が発生して相互に作用する**時間 time**

　疫学と生物統計学は２つの異なる学問であるが，相補的な分野である．一般に，生物統計学は数学への指向が強く，選択された治療群と対照群で治療介入に対する個人の反応を比較する実験的研究のデザインや解析に適用される．これに対して，疫学は一般に公衆衛生への指向が強く，大きな集団の観察研究（後ろ向きまたは前向き）のデザインや解析に適用されることが多く，特定の診断や特性によって定義されたグループが観察される．実験的研究と観察研究のデザインと内容に関する報告のガイドラインは **13 章**から **16 章**に示す．

　最後に，**臨床疫学 clinical epidemiology** は根拠に基づく医療 evidence-based medicine の動向を受けて比較的新しく発展した分野で，集団を対象とした疫学の原理を個別の患者ケアに適用する[5]．

疫学指標の構成要素

　疫学指標は以下の４つの要素で構成される．①分子，②分母（この２つの数値が比較に用いられる），③期間，④比較される単位人口（単位乗数）．疫学指標の正確な報告と解釈には，標準的な指標の分子と分母に何が含まれ何が含まれないのか，比較が適用されるのはどの期間か，対象となる集団の単位は何か，を知ることが必要である．

12.1　対象となる集団を定義する．

　疫学でいう集団とは，病院，家族，アクシデントなど同じ分類に属すると考えられる人や単位のグループである[2]．集団は，居住地，リスク因子，国籍，診断，その他の特性など，少なくとも１つ以上の共通する特性をもつ人々のグループである．

　参照集団 reference population は**ユニバース universe** と呼ばれることもあり，疫学の結論が適用される集団全体のことである．たとえば，少なくとも理論的には，Hodgkin リンパ腫の患者に関する研究結果はより大きな参照集団に一般化しうることから，この例では Hodgkin リンパ腫の診断を受けた世界中の全患者が参照集団となる．一方，**試験対象集団 experimental population** または**研究対象集団 study population** は，試験や研究の対象となる標本である．理想的には，研究対象集団は参照集団を代表するものにすべきで，そのようにすれば，研究結果をより大きな参照集団に一般化することが可能となる．

　リスク集団 at-risk population は，通常比の分母となるため，疫学では特に関心の対象となる．そして，リスク集団の中で対象疾患に罹患した人が分子となることが多い．**ハイリスク集団 high-risk population** はリスク集団の部分集団で，関心のある疾患を罹患するリスクが最も高い集団である．

　最後に，**標的集団 target population** は，データ収集や介入の対象となるグループである．リスク集団と同じ集団，またはリスク集団の部分集団かもしれない．疫学研究で

はハイリスク集団を標的集団とすることが多い．

集団の定義の違い，住民数の集計のもととなる地域の違い，住民数の経時変化（出生，死亡，転出，転入による）など，人間の集団を定義することは潜在的な問題を含んでいる．これらの問題については以下で述べることとする．

12.2 対象となる診断，イベント，曝露がどのように定義されたかを報告する．

科学とは測定することである．しかし，何が測定されたか，どのように測定されたか，なぜ測定されたか，いつ測定されたか，誰が測定したか，どのような状況で測定されたかを定義するのは，必ずしも容易ではない．これらについては以下を考慮すること．

- **何が測定されたか**．マーカーや「代替エンドポイント」によって診断または追跡される健康状態もあるが，こうしたマーカー類はその状態や疾病の存在を示すこともあれば，示さないこともある．たとえば，ライノウイルス消失の代替エンドポイントとして風邪症状の消失が用いられるかもしれない．

- **どのように測定されたか**．たとえば，不安はいろいろな方法で「測定」することが可能である（いくつかの症状の組み合わせ，不安に関する質問表から自動的に計算されるスコア，セラピストによる専門家としての判断，患者による自己申告）．分類方法が異なれば，同じ状態でも異なるカテゴリーに分類されるかもしれない．また，疾病に対する認識の変化に伴って，時とともに分類方法自体が変化するかもしれない．

- **なぜ測定されたか**．さまざまな人々や団体が異なる目的でデータを収集する．ある市の薬物中毒がどれほど深刻かは，保健所の調査では薬物中毒による入院数として測定されるであろうが，司法機関では薬物に関連した逮捕数を深刻度の指標として用いるであろう．

- **いつ測定されたか**．測定は，いつ行われたかによって異なる可能性がある．体温は1日の間に変動し，ホルモンの濃度は1か月の間に変動する．疾病のなかには1年の特定の時期に増加するものがある．ほかの生理的指標も，睡眠サイクル，ライフサイクル，消化サイクルなどのステージで変化する．測定は「疾病スペクトラム」によっても変化するため，疾病の早期には進行後とは異なる特性があるかもしれない．

- **誰が測定したか**．何かを測定する際，専門家の判断が唯一の現実的な（または唯一の）測定方法となることがある．臨床での診断や，疾病が軽度・中等度・重度のいずれかを判定する場合は，評価者が受けた教育，トレーニング，経験が測定結果に大きく影響する．

- **どのような状況で測定されたか**．血圧は，事故現場の救急救命士による測定，待合室での看護師による測定，患者の自宅での介護士による測定など，異なる状況でルーチンに測定される．たとえば，「白衣症候群」は，多くの患者では家族が測定する血圧よりも医療従事者が測定する血圧のほうが高いという事実を言い表すものである．

12.3 対象となる地域または環境を定義する．

人間の集団を定義する方法の1つは居住地を定義することである．しかし，州および国の境界が明確に引かれていたとしても，たとえば「大ロサンゼルス地域」の住民を数

えるのは難しいであろう．

地域は，炭鉱・集中治療室・都心部近郊などのように，場所に共通する特性によって定義される場合もある．

流行 epidemic は地方，地域または国での疾病の集団発生であるのに対して，**世界的流行 pandemic** は世界中に及ぶ疾病の集団発生である．

12.4　対象となる期間を定義する．

いかなる研究でも，その対象となる期間を特定すべきであり，期間を特定することで研究開始前，研究期間中，研究終了後の変化という観点から結果を解釈することができる．疫学では，率の算出には研究期間が不可欠である．期間内に生じる変化は，疾病の罹患率および有病率の推定値に影響する．期間の特定に関する留意点を以下に論じる．

- **研究期間中の報告または分類の変更**．既存の診断カテゴリーを分割して新しいカテゴリーやサブカテゴリーにすることは，治療上は有用かもしれないが，疾病が報告される相対頻度まで変えてしまう可能性がある．
- **研究期間中の診断手技の変更**．疾病を診断する方法の変更は，疾病の罹患率と有病率の推定値を増減しうる．分析感度の高い新たな検査が研究期間中に導入されることによって，現行の標準検査よりも多くの人が有病と判定されるかもしれない．
- **研究期間中の治療効果の変化**．新しく，より有効な治療は疾病の罹患率および有病率を減じうる．たとえば，ヘリコバクター・ピロリによる潰瘍の治療に抗生物質療法を導入することによって，潰瘍のある人の数が大きく減少した．
- **研究期間中の研究対象集団の加齢**．観察期間が長くなると，加齢が研究結果に及ぼす影響が大きくなる．多くの疾病パターンは年齢と関連しており，特にライフサイクルの始まりと終盤では密接に関連する．10年間追跡された人は，ある年代でリスクに曝された後，次の年代でもリスクに曝されることになる．
- **疾病頻度の季節傾向および長期傾向**．感冒のような疾病は年間を通じて一定の率で起こるわけではなく，特定の季節に起こりやすい．したがって，感冒の研究ではこのような季節変動を考慮すべきである．長期傾向とは，通常，数年間あるいは数十年間といった長い期間を通じた変動である．

疾病の頻度の指標

疾病の発生は，どのくらいの速度で集団内に蔓延するか（罹患率），集団内にどのくらい広く蔓延するか（有病率）という観点から表される．疾病の**罹患率 incidence** はある期間内の新たな発生数を示すのに対して，**有病率 prevalence** はある特定の時期に疾病を有する人の数を示す．罹患率と有病率はしばしば混同される．2つの概念の違いを**表12.1**に示す．罹患率の2種類の指標である累積罹患率と発生密度，有病率の2種類の指標である時点有病率と期間有病率を以下に説明する．

表12.1 罹患率と有病率の違い

罹患率	有病率
・率	・割合
・ある期間内にある疾病に罹患する確率	・ある時点ですでにある疾病に罹患している確率
・分子は新規発生数のみで構成される	・分子は新規および既存の発生数で構成される
・新規発生を特定するために個々の対象者を追跡することが必要である	・個々の対象者の追跡は不要で，調査によって特定可能である
・罹病期間の影響を受けない	・罹病期間の影響を受け，罹病期間が長いと有病率は増加する
・因果を調べる際の指標として好まれる	・ある集団での疾病の負荷を推定する指標として好まれる

(Gerstman BB. Epidemiology Kept Simple : An Introduction to Classic and Modern Epidemiology. New York : Wiley-Liss ; 1998)

累積罹患率

罹患率はある期間内に集団でイベントが起こる数を示すもので，割合または率として表すことができる．割合として表された罹患率は**累積罹患率** cumulative incidence と呼ばれる．率として表された罹患率は**発生密度** incidence density と呼ばれる（次項参照）[6]．

累積罹患率は以下のように表現される．

$$\frac{集団内で一定期間内に発生した新規発生数 \times 1000}{集団内でその期間内に疾病にかかるリスクがある人数}$$

疾病の罹患率は6002/125,767，すなわち1000人あたり0.048人であった．

罹患率を理解する鍵は，一定期間内に集団で発生する新規の発生数と覚えることである．分母に含まれる人はすべて分子の一部となる可能性を有している．

累積罹患率の同義語には，**罹患割合** incidence proportion，**発病率** attack rate，**罹患リスク** incidence risk，**平均罹患リスク** average risk of disease がある．累積罹患率はリスクの指標でもある（以下を参照）．

発生密度

累積罹患率は，研究対象の全期間を通じて対象集団の全員が追跡された場合に用いられる．しかし，多くの研究では，追跡からの脱落や地域からの転出，死亡などがあり，すべての個人を全期間追跡することはないであろう．このような場合には，各個人がリスクに曝された時間の合計が分母となり，通常は，人-年といった「人-時間」を単位として表される．たとえば，1人が1年間追跡された場合は1人年となり，6人が9か月（0.75年）追跡された場合は4人年（6×0.75＝4）となる．こうした例では，結果として得られる率は**発生密度** incidence density と呼ばれる．このほかの一般的な人-時間単位には，乗客-マイル（たとえば，航空会社のセーフティレコードの報告），タバコのパッ

ク–年（喫煙曝露の指標），コンタクト–時間（教育やトレーニングプログラムの指標としてよく用いられる）がある．

発生密度は以下のように計算される．

$$発生密度 = \frac{集団内の新規発生数}{疾病なしでリスクに曝露された人–時}$$

患者3人（追跡期間は1人が3年，1人が5年，1人が6年）のうち1人が再発した．再発率は0.07（1/14）人–年であった．

発生密度は，**瞬間リスク** instantaneous risk，**ハザード率** hazard rate，**ハザード関数** hazard function，**人–時間発生率** person-time incidence rate，**罹病率** force of morbidity とも呼ばれる．

発病率

発病率 attack rate は，食中毒のような急性感染症の発生を記述する際によく用いられる罹患率である．この場合も，人数が数えられた期間と場所を読者に明示しなければならない．

$$特定の食物による発病率 = \frac{ある食物を食べて具合が悪くなった人の数}{その食物を食べた人の総数}$$

1次発病率 primary attack rate は原因（ここでは食物）から直接感染した人数に基づいて算出される．一方，**2次発病率** secondary attack rate は感染した人を介して罹患した人数に基づいて算出される．**特定の食物による発病率** food-specific attack rate は，発病率のうち特に食中毒の調査に用いられる．通常は疾病の潜伏期間（曝露から症状発現までの時間）がわかっているため，時間には特に言及しない．

有病率

有病率 prevalence は，ある期間内に（新規例だけでなく）疾病を有していた全人数を，同一期間にリスクに曝露された全人数で割ったものである．

$$有病率 = \frac{特定の期間に集団内で疾病を有していた人数 \times 1000}{その期間に集団内で疾病にかかるリスクに曝露されていた人数}$$

しかし，研究期間中にリスクに曝露される人数は研究中にしばしば変化し，その変化は研究が長期間に及ぶほど大きい．この変動性を考慮して，研究期間の中間点での曝露人数または研究期間中の平均人口を分母として用いることが多い．

$$\frac{特定の期間に集団内で疾病を有していた人数 \times 1000}{その期間にリスクに曝露された平均人数}$$

表12.2 有病率に影響する要因

有病率を増加する要因	有病率を減少する要因
・疾病がある人の対象地域への転入 ・免疫がある人の対象地域からの転出 ・罹病期間を延長する治療（疾病は治癒しないが延命効果がある治療など） ・罹患率の上昇（新規発生数の増加）	・疾病がある人の対象地域からの転出 ・免疫がある人の対象地域への転入 ・疾病を治癒し，罹病期間を短縮するような治療 ・（予防効果などによる）罹患率の低下（新規発生数の減少） ・疾病による死亡率の低下 ・健康な人々の平均余命の延長

(Timmreck TC. An Introduction to Epidemiology, 2nd ed. Boston : Jones and Bartlett ; 1998)

　有病率は，1時点（**時点有病数** point prevalence）または特定の期間（**期間有病数** period prevalence）の集団内の疾病の水準を表す．有病率は疾病の罹患率および罹病期間の両方の影響を受け，罹患率や罹病期間は他の要因の影響を受ける（**表12.2**）．有病率は割合であり，率ではない．定常状態では，有病率は罹患率に平均罹患期間を乗じたものに等しい．

　上記以外にも紹介すべき一般的な指標が2つある．**生涯有病数** lifetime prevalence は，生涯に一度でもその疾病に罹患した人の総数である（訳注：本書末尾の統計用語のガイドでは，lifetime prevalence を生涯に一度でも疾病や障害を経験した人の割合と定義しているため，生涯有病率と訳した．ここでは人の総数と定義しているため，生涯有病数と訳した）．**年間有病数** annual prevalence は1年間にその疾病に罹患した人の総数である．

集団の健康の指標

罹病率，死亡率

　罹病 morbidity とは，「生理的または心理的な安寧状態からの主観的または客観的な離脱」のことである[2]．すなわち，罹病は病気や障害をさすものである．罹病率は病気になる頻度をさすかもしれないが，この用語よりも罹患率や有病率を用いるほうがよい．むしろ，罹病率は，薬物有害反応，交通事故，手術合併症などの頻度を表す指標として用いられることが多い．

　死亡 mortality は当然死を意味する．死亡統計は，個人または集団内の死の原因・種類・状況に関する統計である．

　致命率 case-fatality rate は，疾病の重症度の指標の1つで，その疾病で死亡した人の割合である．

$$致命率 = \frac{ある疾病によって死亡した人の数 \times 100}{その疾病に罹患した人の数}$$

　致命率とともに，あるいは致命率の代わりに，一般によく用いられる他の疫学指標が

5年生存率 5-year survival rate であり，これは診断を受けてから5年後に生存している人々の割合である．たとえば，がん治療の報告などでよく用いられ，このような場合は5年生存率が全死亡の代替エンドポイントとして重要である．しかし，同一疾病の5年生存率と死亡率との関係は必ずしも単純ではない[8]．

5年生存率が増加すると死亡率が減少するという仮定は，新しい治療が実際に有効な場合には成立する．しかし，5年生存率が増加しても全死亡が変わらないこともあり，このような場合は，有効な治療以外の何らかの要因が生存率に影響を及ぼしている．

こうした矛盾は，全死亡と無関係な理由で5年生存率が増加することがあるために生じる．疾病が以前よりも早期に発見されるようになった場合（「リードタイムバイアス」と呼ばれる現象）や，疾病がより軽度の状態で発見されるようになった場合には，生存率が増加する．5年生存率はこれらの2つの状況に影響を受けるため，5年生存率は医療の質を表す指標としては信頼性が低い[8]．

しかし，ランダム化試験の結果として報告される場合には，5年生存率が治療の有効性を表す確かな指標となる．ランダム化試験の場合，ベースラインでは各群が類似しており，同様の状況下で診断される．したがって，「時計」が両群とも同じ時点から動き始めるため，ある群の5年生存率が優れていた場合は，その群の治療効果が確かに優れていたことを示すのである．

5年生存率は医療の質を表す信頼性の低い指標である（ランダム化試験以外）．スクリーニングプログラムや早期治療が5年生存率の改善を根拠に推奨される場合は，そのスクリーニングや早期治療が本当に生存を改善しているかどうかを判定するために，全生存率を確認しなければならない[8]．

死亡については，ほかの2つの指標が役立つ．**総コホート死亡率** total cohort mortality はあらゆる原因による死亡の率であり，**特定疾病死亡率** disease-specific mortality は特定の疾病による死亡の率である．ある薬が総コホート死亡率を減らすことなく特定疾病死亡率を減らす場合，この薬の価値は疑わしい．たとえば，薬が心臓発作による死亡を減らすとしても，その一方で自殺を増やすとしたら，認知機能や情緒機能に影響する有害な副作用があるのかもしれない．

未調整罹病率と調整罹病率，未調整死亡率と調整死亡率

12.5 罹病率または死亡率の調整の有無，調整方法，調整した変数を明記する．

表 12.3 および表 12.4 は，A市とB市という2つの集団のすべての理由による死亡数（all-cause mortality）を示すものである．しかし，死亡者の絶対数が集団の比較や傾向の比較に役立つことはまれで，死亡数だと集団間の違いが隠れてしまうことがある．リスクが同等と仮定すると，小さな集団よりも大きな集団では，単にその大きさのために死亡数が多くなる傾向がある．したがって，死亡数は死亡のリスクがある集団と関連づける必要がある．この関係は通常，**未調整死亡率** unadjusted death rate，**粗死亡率** crude death rate，**総死亡率** overall death rate として表される．たとえば，表 12.3 の

表12.3 2つの地域の年齢別の粗死亡率または総死亡率

	A市			B市		
年齢	① 観察された死亡数	② 総人口	③ 1000人あたりの粗死亡率 (①/②) ×1000	④ 観察された死亡数	⑤ 総人口	⑥ 1000人あたりの粗死亡率 (④/⑤) ×1000
0〜19歳	140	20,000	7.0	20	9,000	2.2
20〜49歳	50	10,000	5.0	75	10,000	7.5
50歳以上	20	5,000	4.0	150	11,000	13.6
全年齢	210	35,000	**6.0**	245	30,000	**8.2**

表12.4 年齢で調整した死亡率の算出（表12.3に示した地域のデータ）★

		A市		B市	
年齢	⑦ 基準人口 ②+⑤	③ 1000人あたりの粗死亡率	⑧ 予測死亡数 (⑦×③)/1000	⑥ 1000人あたりの粗死亡率	⑨ 予測死亡数 (⑦×⑥)/1000
0〜19歳	29,000	7.0	230	2.2	64
20〜49歳	20,000	5.0	100	7.5	150
50歳以上	16,000	4.0	64	13.6	218
合計	**65,000**	**6.0**	**390**	**8.2**	**531**

★基準人口は2つの地域の人口を合計することによって算出した（カラム番号は表12.3からの続きである）.

粗死亡率はA市では1000人あたり6.0，B市では1000人あたり8.2である.

しかし，この2つの市の集団では年齢の分布が異なる．最も若い年齢のグループは，A市では全体のほぼ60%（20,000/35,000）なのに対して，B市ではわずか30%（9000/30,000）である．一方，最も年齢が高いグループはA市では14%（5000/35,000）なのに対して，B市では36%（11,000/30,000）である．粗死亡率にはこれらの違いが反映されない．

死亡率は多くの変数の影響を受けるが，なかでも年齢は最も重要な変数である．上記の例では，年齢層ごとに総死亡率が異なることから，年齢分布に違いがあると死亡率を比較することが困難である．したがって，年齢分布の違いを補正するために，通常は年齢別死亡率 age-specific death rates（ASDRS）を年齢調整死亡率 age-adjusted death rates（ADRS）に換算する．最も一般的な2種類の年齢調整法として，直接法と間接法を以下に説明する．ここでは年齢の調整方法を扱うが，これらの方法はあらゆる変数の分布差の調整に用いることができる．

12.6 直接（年齢）調整に用いる基準人口を特定する．

直接年齢調整 direct age adjustment では，比較する各集団の年齢別死亡率を基準人口の年齢分布に適用させる．この基準人口は特別な特性をもたず，単に各群の死亡率を

表12.5 部品製造業従事者の年齢区分別の標準化死亡比の算出

年齢	① 対照群1000人 あたりの死亡率	② 部品製造業 従事者の人数	③ 部品製造業従事者の 予測死亡数 (①×②)/1000	④ 部品製造業従事者の 観察死亡数	⑤ 標準化死亡比(部品製造業 従事者/対照群) (④/③)×100
0〜19歳	9.0	8,000	72	140	194
20〜49歳	5.0	12,000	68	100	147
50歳以上	4.0	13,000	60	58	97
合計	5.6	33,000	200	298	149

適用するための共通の基盤にすぎない．どのような集団でも基準人口にすることが可能であるが，通常は比較する集団を合計することによって基準人口を作成する．

直接年齢調整の計算方法を**表12.3**，**表12.4**に示す．基準人口(**表12.4** ⑦)は，A市とB市の各年齢別人口を合計することによって作成した(**表12.3** ②と⑤)．A市の各年齢グループの死亡率(**表12.3** ③)を基準人口の年齢グループに適用し，基準人口でもA市と同じ死亡率で人が亡くなったと仮定した場合の死亡者数を算出する(**表12.4** ⑧)．B市でも同様に計算すれば，それぞれの市の年齢別死亡数を直接比較することができる．

基準人口のサイズは任意に設定できるため，両市の年齢別死亡数は相対的なものである．実際の数字は意味をもたない．しかし，それぞれの値が同じ基準人口から算出されたものであれば，これらの数値間の関係は解釈することが可能である．上記の例では，年齢分布の違いが調整されているにもかかわらず，A市ではB市の4倍子どもが死亡していることがわかる(230対64)(**表12.4**).

12.7 間接(年齢)調整に用いる基準人口を特定する(標準化死亡比).

標準化死亡比 standardized mortality ratio (SMR) は，異なるグループ間の死亡率の比較に役立つもう1つの指標である．職業別の死亡率と一般的な集団の死亡率の比較に用いられることが多く，以下の式によって計算する．

$$\text{SMR} = \frac{1年あたりの観察死亡数}{1年あたりの予測死亡数}$$

ここで観察死亡数は，対象集団で1年間に死亡した人の数である．予測死亡数は，対象集団の死亡率が標準的な人口または基準人口の死亡率と等しいと仮定したときに予測される対象集団の死亡数である．部品製造業に従事している人々と，対照となる部品製造業以外に従事している人々での計算を**表12.5**に示す．

SMRが100とは，観察死亡数と予測死亡数が等しいことを意味する．SMRが100よりも大きければ観察死亡数は予測値よりも大きく，100よりも小さければ観察死亡数は予測値よりも小さい．したがって，この例では，若い年齢では部品製造業従事者の死亡率は部品製造業以外の従事者からなる対照群の死亡率の約2倍であるが(194，⑤)，最年長の部品製造業群と対照群の死亡率は同程度である(97，⑤)．全体的に，部品製造業従事者の死亡率は対照群の死亡率の1.5倍である．これらの数値から，部品製造業は

表12.6　444人の患者から収集された5年間の生存データ

治療年	患者総数	治療を受けて生存している患者数				
		1996	1997	1998	1999	2000
1995	83	71	65	50	42	33
1996	97	—	77	65	54	43
1997	89	—	—	80	69	56
1998	76	—	—	—	60	49
1999	99	—	—	—	—	85
合計	444	71	142	195	225	266

表12.7　前年から当年の生存率を算出するための生命表（表12.6のデータに基づく）

治療年	患者総数	1年生存者数				
		1年目	2年目	3年目	4年目	5年目
1995	83	71	65	50	42	33
1996	97	77	65	54	43	—
1997	89	80	69	56	—	—
1998	76	60	49	—	—	—
1999	99	85	—	—	—	—
合計	**444**	**373**	**248**	**160**	**85**	**33**
	①	②	③	④	⑤	⑥
翌年の計算に利用できない患者数		85 ⓐ	49 ⓑ	56 ⓒ	43 ⓓ	—
生存確率		0.84	0.86	0.80	0.82	0.79
算出		373/444	248/(373−85)	160/(248−49)	85/(160−56)	33/(85−43)
年度末の患者数 / 初年度の患者数		②/①	③/(②−ⓐ)	④/(③−ⓑ)	⑤/(④−ⓒ)	⑥/(⑤−ⓓ)

特に若者にとっては危険な職業であり，年長の2つのグループで予測死亡率が低下するのはある種の選択の効果のためか，年月に伴う熟練のためと説明できるかもしれない．

平均余命の推定

12.8　平均余命の推定に用いる方法を特定する．

　健康に関する人口統計学的および臨床的に有用な指標は平均余命である．通常，平均余命は出生時，50歳，治療した年といったある特定の時点からの年数や月数で表される．医学，特にがん治療の領域でよく用いられる平均余命の指標は，5年生存率である．以下に，**生命表法** life table method（またはCutler-Ederer法，生命保険数理法，Berkson-Gage法）を用いて平均余命を推定する方法を説明する．平均余命を推定する別の方法には Kaplan-Meier法 Kaplan-Meier method があり，9章のイベント発生までの時

間の解析，すなわち生存時間解析で説明する．

生命表 life table は，前年まで生きていた人がある特定の年数を生きる確率を示す．**表12.6** は1995年から1999年の5年間に治療を受けた患者444人の生存データを示す．5年間追跡されたのはわずか33人であったため（1995年に登録された83人中の生存者），このグループの5年生存率は33/83，すなわち40％である．しかし，この方法では1995年より後に登録された患者を無視することになり，収集された生存データのすべてを活用できていない．

表12.7 は，平均余命の算出方法を示すとともに，どのようにしてデータを最大限活用するのかを示すための生命表である．1年間の生存確率を求めるためには，1年生存データが存在する373人全員のデータを用いることができる．研究の初年度に登録された患者83人中71人の生存データに対象が限定されるわけではない．したがって，71/83は約86％の生存率であるが，すべての1年生存データを用いることによって，より頑健な生存率を算出することができる．その結果，1年生存率は373/444，すなわち84％となる．これらの結果は2段目の太字の行に示される．

5年間生存する確率は，過去4年間の各年の生存確率の積である．したがって，この例（**表12.7**）で5年間生存する確率は $0.84 \times 0.86 \times 0.80 \times 0.82 \times 0.79 = 0.3743$，すなわち37％である．

● 参考文献

1) Lashner BA, Kirsner JB. The epidemiology of inflammatory bowel disease : are we learning anything new [Editorial]? Gastroenterology. 1992 ; 103 : 596-8.
2) Last JM. A Dictionary of Epidemiology, 2nd ed. Oxford : Oxford University Press ; 1988.
3) Hennekens CH, Buring JE. Epidemiology in Medicine. Boston : Little, Brown ; 1987.
4) Gordis L. Epidemiology. Philadelphia : WB Saunders ; 1996.
5) Sackett DL, Haynes RB, Guyatt GH, Tugwell P. Clinical Epidemiology : A Basic Science for Clinical Medicine, 2nd ed. Boston : Little, Brown ; 1991.
6) Gerstman BB. Epidemiology Kept Simple : An Introduction to Classic and Modern Epidemiology. New York : Wiley-Liss ; 1998.
7) Timmreck TC. An Introduction to Epidemiology, 3rd ed. Boston : Jones and Bartlett ; 2002.
8) Welch HG. Should I Be Tested for Cancer? Berkeley : University of California Press ; 2004.

第2部 研究デザインと研究活動の報告に関するガイドライン

　統計手法が生物統計学の最も重要な論点なのではない．純粋な統計学上の問題ではなく，科学の本質こそが論点なのであり，それは結果や考察に用いたデータの数値ではなく，研究デザインの構造と関連する．

A. R. Feinstein [1]

　統計解析は，研究の一部分の中ではなく，より大きな研究活動の文脈の中で理解しなければならない．研究で解明したい疑問 research question，研究デザイン，標本の抽出方法，データの収集方法によって，どの統計手法が適切なのか，いつ，どのようにしてその手法をデータに適用するのか，が決定される．したがって，研究デザインおよび研究活動のガイドラインは，解析の報告に関するガイドラインを補完するものである．

　根拠に基づく医療 evidence-based medicine の最初期の貢献の1つは，生物医学研究の報告の質が極めて低いことに広く注意を喚起したことであった．もちろん，医学の領域によっては，この問題に長い間注意を促してきた個人も存在したが，そうした「孤独な声」にはほとんど効果がなかった．さまざまなタイプの研究の報告に関する包括的な指針を公表することによってこの問題に取り組み始めたのは，メタアナリシスを実施する人々，すなわち，研究の中で公表されたランダム化比較試験の論文を用いる人々であった．

　こうした努力の最初の成果は，Consolidated Standards of Reporting Trials（CONSORT）グループ（それ自体は Standards of Reporting Trials すなわち SORT グループと，Council of Biology Editors [当時の Asilomar Working Group] との共同の取り組み）で，1996年にランダム化比較試験の報告に関する CONSORT 声明を発表した[2,3]．この後，CONSORT をモデルとした声明が次々と発表された．それらは，1996年の費用効果分析の報告に関する勧告[4]，1999年の Quality of Reporting of Meta-analyses（QUOROM）声明[5]，2000年の Meta-analysis of Observational Studies in Epidemiology（MOOSE）声明[6]，2002年の臨床診療ガイドラインの報告に関する指針[7]，2003年の Standards for

Accurate Reporting of Diagnostic Tests（STARD）[8]，2004年のTransparent Reporting of Evaluations with Nonrandomized Designs（TREND）[9]，2005年のStrengthening the Reporting of Observational Studies in Epidemiology（STROBE）[10]といったものである（**付録4参照**）．

　これらの声明はすべて，さまざまな研究デザインの特徴（そうした研究を適切に評価できるように［最低限］報告すべきもの）を特定することを意図したものである．声明の多くは，雑誌に投稿する原稿に記載すべき事項のチェックリストとして提示されている．したがって，最終的な声明では簡潔さが考慮されている．本書の目的は，著者，編集者および査読者に研究の報告を促すことだけでなく，こうした人々を教育することなので，このセクションの後に示すガイドラインは，前述の声明よりも包括的なものにしている．

　この結果，第2部では医学分野で最も一般的な4つの研究デザインの報告に関するガイドラインを示すこととした．すなわち，実験的研究，特にランダム化比較試験（13章），コホート研究（14章），ケースコントロール研究（15章），横断研究（特定の時点での医療データベースを用いた調査や研究）（16章）である（**図を参照**）．それぞれの研究デザインには固有のガイドラインがいくつかあるが，デザイン間で重複するものも多い．したがって，13章には，第2部の残り3章と第3部で繰り返されるものも含めて，すべてのガイドラインに関する注釈を記載している．

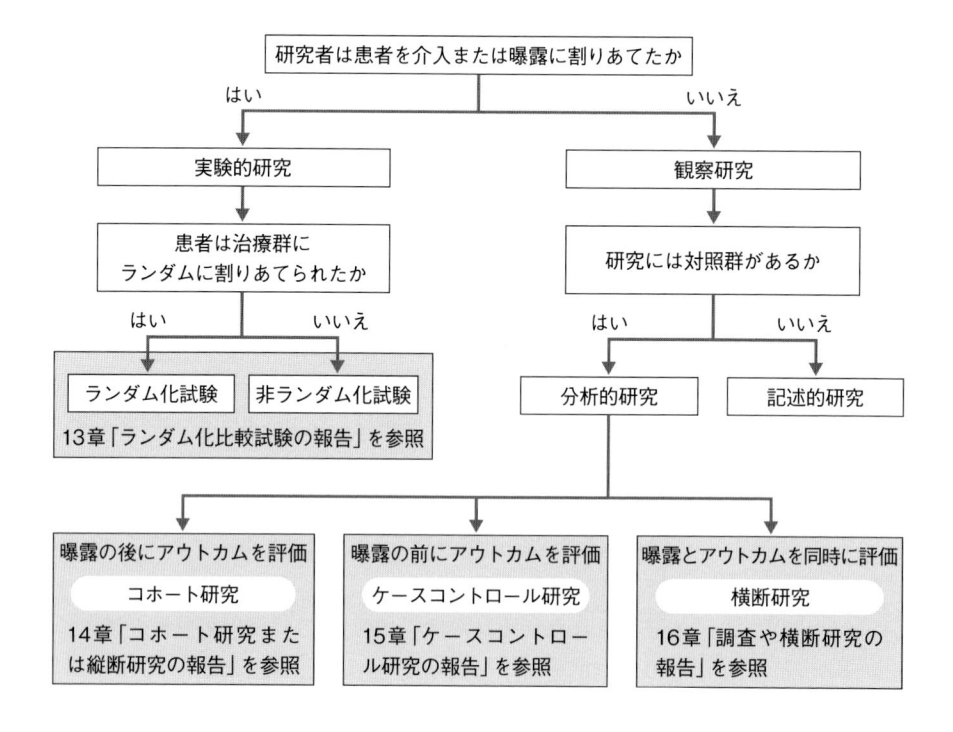

```
                    研究者は患者を介入または曝露に割りあてたか
                   はい                              いいえ
                    │                                │
               実験的研究                         観察研究
                    │                                │
          患者は治療群に                     研究には対照群があるか
          ランダムに割りあてられたか
            はい        いいえ                  はい        いいえ
             │           │                      │           │
         ランダム化試験  非ランダム化試験     分析的研究    記述的研究
         13章「ランダム化比較試験の報告」を参照

   曝露の後にアウトカムを評価    曝露の前にアウトカムを評価    曝露とアウトカムを同時に評価
        コホート研究              ケースコントロール研究           横断研究
   14章「コホート研究また       15章「ケースコントロー       16章「調査や横断研究の
   は縦断研究の報告」を参照    ル研究の報告」を参照         報告」を参照
```

●参考文献

1) Feinstein AR. Clinical biostatistics XXV. A survey of the statistical procedures in general medical journals. Clin Pharmacol Ther. 1974 ; 15 : 97-107.
2) Begg CB, Cho MK, Eastwood S, et al. Improving the quality of reporting of randomized controlled trials : the CONSORT Statement. JAMA. 1996 ; 276 : 637-9.
3) Moher D, Schulz K, Altman DG, for the CONSORT Group. CONSORT statement : revised recommendations for improving the quality of reports of parallel-group randomized trials. Ann Intern Med. 2001 ; 134 : 657-62.
4) Siegel JE, Weinstein MC, Russell LB, Gold MR. Recommendations for reporting cost-effectiveness analyses. Panel on Cost-Effectiveness in Health and Medicine. JAMA. 1996 ; 276 : 1339-41.
5) Moher D, Cook DJ, Eastwood S, et al., for the QUOROM Group. Improving the quality of reports of meta-analyses of randomized controlled trials.The QUOROM Statement. Lancet. 1999 ; 354 : 1896-900.
6) Stroup DF, Berlin JA, Morton SC, et al. Meta-analysis of observational studies in epidemiology : a proposal for reporting. JAMA. 2000 ; 283 : 2008-12.
7) Shiffman RN, Shekelle P, Overhage JM, et al. Standardized reporting of clinical practice guidelines : a proposal from the Conference on Guideline Standardization. Ann Intern Med. 2003 ; 139 : 493-8.
8) Bossuyt PM, Reitsma JB, Bruns DE, et al. Towards complete and accurate reporting of studies of diagnostic accuracy. The STARD Initiative. BMJ. 2003 ; 326 : 41-4.
9) Des Jarlais DC, Lyles C, Crepaz N, and the TREND Group. Improving the reporting quality of nonrandomized evaluations of behavioral and public health interventions. The TREND Statement. Am J Public Health. 2004 ; 94 : 361-6.
10) von Elm E. The STROBE Statement. http://www.strobe-statement.org/. Accessed July 4, 2005.

第13章 実験的研究で介入の効果を評価する
ランダム化比較試験の報告

医学全体がわかりやすい臨床試験の報告に依存している．

D. Rennie [1]

ランダム化盲検試験に関する最初の解説は，1884年のCharles Sanders Peirce [2] によって公表されたものと考えられている．Peirceは記号学（社会生活に占めるサインやシンボルの役割を研究するもの）の生みの親である．彼の影響は，本書の20章および21章（図表を用いたデータおよび統計量の報告）でも明らかである．しかし，ランダム化比較試験 randomized controlled trial（RCT）の近代的な幕開けは，1948年の英国医学研究委員会 United Kingdom's Medical Research Council による有名なストレプトマイシンを用いた肺結核治療の試験 [3] で始まったと考えられている．

臨床試験成績の報告や評価のためのチェックリストは，これまでにも作成されてきた [4]．本章および14～16章のガイドラインは，著者，編集者および査読者が広範囲の疑問点（もしこれらに取り組んだとしたら，科学的な報告の正確性，完全性，明確性，すなわち報告の信頼性を改善する可能性のある疑問点）を考える際の一助となるように構成した．すべてのガイドラインがすべての臨床試験に適切なものとは限らないし，ここに記載しなかった情報が要求される試験も多い．ガイドラインは，科学論文に記載すべき順番にほぼ並べているが，多くの論文では順番が異なるかもしれない．

緒言の記載に関するガイドライン

13.1 試験の開始に至った問題の背景，性質，範囲および重要性を示す [5,6]．

論文の著者の多くは，「読者は研究を実施した理由を知っているだけでなく，なぜこの研究が重要なのかも知っているはずだ」という誤った推測をする．この推測が原因で，「なぜそれをしたか」ではなく，「何をしたか」から書き始める科学論文が多い．すなわち，どのような文脈（流れ）の中でこの研究をしたのかを理解する必要があるのに，その文脈がしばしば抜け落ちてしまうのである．このようなことから，緒言の最初の部分では，問題の背景，問題が及ぼす影響や問題の意味合い，問題の範囲および重要性，問題の影

● サブガイドライン　✓ チェックの仕方　❗ 潜在的な問題　ⓘ 関連情報

響を受ける集団を明らかにしなければならない．

> "LIKA"試験に注意する．LIKA試験とは，「～に関してはほとんど解明されていない（Little Is Known About ...）」という文で正当化される試験のことである．未解明だというだけでは，なぜその関係性を研究したのか，あるいは，なぜこの研究を報告することが重要なのかの説明として十分とはいえない．

13.2 試験の全般的な目的を述べ，問題に取り組むためにとった理論的または科学的な手法をすべて特定する[5,7]．

研究目的を記載することが重要なのは明らかであるが，研究報告書ではこの記載がしばしば抜け落ちてしまう．著者はある領域の専門家であることが多く，論文の読者は誰でも研究を実施した理由を知っていて，研究の目的も知っていると考えてしまう．研究の目的は単に記載していないだけのこともあるが，当初の目的が忘れ去られてしまい，研究だけが展開していくように見えることもある．

ほとんどの臨床試験の目的は**優越性** superiority の検証，すなわち，ある治療がプラセボや他の治療よりも優れていることを検証することであるが，**同等性** equivalence（ある治療は他の治療と実質的に異ならないこと）や**非劣性** non-inferiority（ある治療が少なくとも他の治療に劣らないこと）を検証するようにデザインされた試験も増えてきている．

治療の同等性を検証する試験では，以下のようにして同等性を定義することが多い．
① 理想または目標とする治療効果を特定する．
② その治療効果を中心として臨床的に意味のない値だけを含む範囲（**同等性マージン** equivalence margin）を定義する．
③ 同等性試験のエフェクトサイズ effect size とその95％信頼区間が完全に同等性マージンの範囲内にあるか否かを特定する[8,9]．

いうまでもなく，同等性マージンの定義方法には議論がある．医学的な関心に加えて，マージンが狭ければ不合理に大きな規模の試験が必要になり，マージンが広ければ同等と見なすには異なりすぎる治療を許容するという問題がある．このほかにも，同等の範囲は0を中心に対称とすべきか，エフェクトサイズは intention-to-treat 解析と per-protocol 解析のどちらで決定するのかといった問題もある[8-10]．

同等性試験の大きな問題は，たしかに2つの治療は同等であるが，実際にはどちらも無効である可能性があることである．このため，既存の治療は有効であるという何らかの保証が必要で，この保証があれば，同等性が確認された場合に新しい治療も有効と考えることが可能となる．

Schwartz と Lellouch[11] および Simon ら[12] は，治療を評価する研究の目的は説明的か，実践的かのどちらかで，その両方ではないという興味深い議論を展開している．**説明的研究** explanatory study または**有効性を評価する研究** efficacy study は，疾患や治療の過程を理解する必要性から実施されるものである．こうした研究は，被験者選択，治療，データ収集，経過観察が厳格にコントロールされるという「最適な条件」または「実験

室のような条件」のもとで実施されるのが最もよい．その結果，これらの研究は高い「内的妥当性」（バイアスがより厳格に管理されている）を有することになるが，研究結果は他のセッティングにはよく一般化できないかもしれない．これに対して，**実践的研究 pragmatic study** または**効果を評価する研究 effectiveness study** は，臨床的な判断を下す必要性から実施されるものである．一般に，こうした研究は，医療が通常提供される環境を反映する「通常の条件」のもとで実施される．たとえば，実践的研究は医療供給に関する研究の主流となっている．

　臨床試験が説明的，実践的のどちらとしてデザインされたかを特定することは有用である[11,12]．しかし，医学研究の多くは，両方の目的の要素を有している．もし試験がこれに該当するのであれば，試験方法の質を評価したり，結果を解釈したりする場合に個々の目的に留意すべきである．

　このほかには，**病態生理学的研究 pathophysiologic study**（結果は患者のケアには直接適用されない），**疫学的研究 epidemiologic study**（結果が大きな集団に適用可能である），**治療的研究 therapeutic study**（結果は研究対象となった標本と同様の特性を有する患者集団に一般化される）といった区別をする研究者もいる[13]．

13.3 誰が試験に出資したかを述べ，試験の実施や結果の発表に出資機関が果たした役割を記載する．

　たとえ要求されなくても，資金の出資者および試験に関するあらゆる制限を論文の本文中に明記するのが適切な書き方である[14,15]．これまでにも，資金の出資者は投稿原稿のタイトルページや編集者へのカバーレターに記載されてきたし，現在でも慣習的に記載されている．出資者の公表はさらに進み，通常は雑誌に掲載する論文に出資者の名前を記載するようになっている．

　優れた科学は，重要な未解明の事項に対する答えを得られるようにデザインされた厳密な方法によって特徴づけられる．問題に対する理論的または科学的な取り組み方を緒言で述べることによって，読者は報告に焦点をあてることができるようになり，未解明の事項に対する取り組み方に関する研究の信頼性を高めることになる．緒言に出資者を明記すれば，読者は誰がこの問題に関心を寄せているかを知り，試験がこの形態をとった理由をよりよく理解するかもしれない．

　出資者に加えて，試験のデザインおよび実施（データの収集・管理・解析・解釈，投稿用原稿の作成・レビュー・承認）に出資者が果たした役割を記述することは，現在では多くの医学雑誌で要求されている[16]．また，多くの雑誌では，最初の原稿が著者以外の人によって書かれた場合はその旨を記載するように要求している．

13.4 臨床試験の登録番号を報告し，プロトコールおよびオリジナルデータの入手方法を記載する．

　科学雑誌への選択的な投稿や重複投稿を防ぐため，2004年にInternational Committee of Medical Journal Editors（ICMJE）は，論文の掲載条件として，すべての臨床試験を被験者の登録開始前にNational Institutes of Health（clinicaltrials.gov）などに登録

することを提案した．受理された登録は，登録をしようとする者全員に公開され，利用および検索が可能で，登録データの妥当性を検証するメカニズムが存在し，非営利団体によって管理されなければならない．このため，雑誌は著者に対して登録した試験名，登録番号および登録したウェブサイトのアドレス（URL）を公表するように求めることがある．

このほかに，**デジタルオブジェクト識別子 digital object identifier（DOI）の使用を支持する雑誌もある**．DOI は，ワールドワイドウェブ（www）といった電子的環境下でコンテンツの対象（または知的財産の単位）を一意に特定できる固有の番号である．DOI は，コンテンツ（またはコンテンツに関する情報）をインターネット上のどこで得ることができるか，といったことに関する最新の情報も提供する．電子的なオブジェクトに関する情報は時間とともに変化するかもしれないが，DOI 自体は変わらない．システムは International DOI Foundation（www.doi.org）が管理し，米国，オーストラレーシア（オーストラリア，ニュージーランドおよび南太平洋諸島）および欧州の登録機関と提携し，誰でも参加できる共同事業体となっている．

通常，研究のデータは収集するのが困難で，費用もかかる．こうしたデータを追加研究や再解析に利用できれば，時間・労力・費用を大幅に節約することが可能になる．このため，National Institutes of Health や National Science Foundation といった公的機関の資金を用いた研究で収集されたデータは一般に利用できるようにすべきだという議論もなされてきた．多くの研究者はデータを公開したがらないが，これはおそらく第三者がその研究のあら探しをしたり，異なる結論を下したりすることを危惧しているからであろう．

また，データおよび他の技術的付録はインターネットや National Technical Information Service（NTIS，政府出資の科学・技術・エンジニアリング・ビジネス関連情報の中央リソース）から入手および利用できることもある．

JAMA は，著者が「要求されれば，編集者またはその代理人が調査できるように原稿のもととなったデータを提出する」という条項に同意することを掲載の条件としている[16]．こうした要求は，科学に関する不正行為を調査する手段を提供するものである．

方法の記載に関するガイドライン

13.5 プロトコールを承認した施設内審査委員会を特定する[5]．

ほとんどの臨床および非臨床試験のプロトコールは，試験に参加する被験者（または動物）の健康，安全および法的権利の保護に責任を有する施設内審査委員会 institutional review board（IRB）によって承認されることが必要である．承認は試験開始前に得なければならず，複数の IRB から得ることが必要な場合もある．たとえば，多施設共同試験の場合は通常，各施設の IRB によるプロトコールの承認が必要となる．研究者が収集したデータを本来の目的以外に使用する場合にも，同様の承認を得ることが必要なこともある．

通常，被験者の扱いは，世界医師会のヘルシンキ宣言（1989 年改訂）で定義された原

則に従わなければならない．人間を対象としたランダム化試験の倫理的行為に関する要件は ASSERT Statement で議論されているので，参照いただきたい[19]．

通常，実験動物の扱いは，National Institutes of Health (*Public Health Service Policy on Humane Care and Use of Laboratory Animals*, National Institutes of Health, Office of Laboratory Animal Welfare, 2002 年 8 月改正を参照) または National Research Council (*Guide for the Care and Use of Laboratory Animals*, Institute of Laboratory Animal Resources, Commission on Life Sciences, National Research Council, National Academy Press, Washington D.C., 1996 年を参照) のガイドラインに従わなければならない．

13.6 インフォームド・コンセントが文書で得られたことを確認し，該当する場合は同意を取得した状況を説明する．

人間の被験者を対象としたほとんどの研究は同意取得後に実施しなければならず，同意の取得方法，同意取得者，同意を取得する状況によって被験者が試験に参加するかどうかが決定する．こうした同意を取得するまでの経緯を記載すれば，不適切な圧力や状況が被験者の意思決定に影響を及ぼした可能性を読者が評価できるようになる (適格な患者が試験に参加しない理由で最も多いのは，医師が特定の療法を好み，試験に参加しないよう勧めることである[20])．

13.7 正式に表明した「試験で解明したい疑問」または「検証したい仮説」を含めて，その試験固有の目的を記載する[5,6]．

ほとんどの臨床試験には，デザイン設定（特に標本サイズの設定）のもととなった**主要な比較** primary comparison があり，同様に**副次的な比較** secondary comparison がある試験も多い．個々の比較には固有の目的があり，比較ごとに主要，副次のどちらなのかを明確にする．論文の方法および結果の項を記載する場合は主要な比較を優先し，考察の項でも主要な比較を最初に考察できないかどうか検討する．

主要および副次的な比較は，形式上，解明したい疑問や，帰無仮説，対立仮説として表すことが可能である．解明したい疑問は，どのような形式で回答が得られるかを示すものの，関心のある領域全般を特定するにすぎない．これに対して，仮説を明らかにすることは，それが帰無仮説および対立仮説のどちらであっても，解明したい疑問よりも具体的で，特定の統計手法によって検証でき，誤っているかどうかを検証することが可能である．

例
- **解明したい疑問**：「薬物を添加した包帯は胸部外科手術を受けた患者の創傷治癒の質および速度にどのような影響を及ぼすであろうか」（したがって，研究はこの集団の「創傷治癒の質および速度」に関連していなければならない）．
- **帰無仮説**：「胸部外科手術を受け，薬物を添加した包帯を用いた患者の創傷治癒に要する時間の平均値は，薬物を添加しない標準的な殺菌包帯を用いた患者の値と変わらない」．

- 対立仮説：「胸部外科手術を受け，薬物を添加した包帯を用いた患者の創傷治癒に要する日数は，薬物を添加しない標準的な殺菌包帯を用いた患者よりも平均で3日以上短い」．

13.8 試験がランダム化比較試験であることを特定し，ランダム化のデザインを選択した理由を説明する[5]．

介入群または対照群にランダムに割りあてられた患者を比較する臨床試験（ランダム化比較試験）は，いくつかのバイアスを回避することができるため，臨床研究のデザインとしてしばしば好まれる．

ランダム化試験では，群間で認められたベースライン値の差は偶然生じたもので，系統的な要因によるものではないことを保証することによって選択バイアスを回避する．どちらの群に所属するのかを患者自身，患者を治療する人，患者のデータを収集する人，さらにはデータを解析する人にさえ知らせない（盲検プロセス）ことによって，予測に関するバイアスを最小にし，その結果，治療，データの収集および解析のプロセスがより客観的になる．

ランダム化試験は前向きであるため，時間的な（因果）関係を判断することが可能である．さらに，標本サイズが十分に大きければ，他の交絡因子は群間で同様に分布するか，適格性の基準や統計解析によって特定または制御できるため，ランダム化試験は介入の評価に最適な機会をもたらす．

ランダム化試験の短所は，有益な結果が見込まれる場合しか実施できないことである．たとえば，受動喫煙が心臓疾患や肺がんの発現に及ぼす影響を研究する場合にはランダム化のデザインを用いることができない．なぜならば，有害とわかっている介入に患者を曝すことは倫理に反するからである．ランダム化試験，特に数千名の患者が参加するような大規模な試験は，複雑で費用がかかり，経験豊富な医師が必要となる．めったに発生しない状態，遠い過去の曝露が原因で生じたかもしれない状態，将来健康上の問題を発生する可能性がある曝露といったものを研究するには不向きである．

ランダム化試験にはいくつかの種類があるため，どの種類なのかを特定する．

- **クロスオーバー試験 cross-over trial** では，患者をランダムに被験群または対照群に割りあてた後，試験期間中のある時点で他方の群へ「クロスオーバー」する．このため，個々の患者自身が対照となり，解析にバイアスおよび交絡をもたらす可能性が大きく減少する．クロスオーバー試験は薬剤の研究に用いられることが多く，特にアウトカムが迅速に得られると予想される場合に用いられる．
- **要因試験 factorial trial** では，1つの試験で2つ以上の介入を評価する．介入が互いに独立して作用する場合，要因試験で有効性を検証するのに必要な被験者数は，別々の試験で介入を評価する場合よりもかなり少なくてすむ．たとえば，薬剤Aのみを投与，薬剤Bのみを投与，薬剤AおよびBの両方を投与，プラセボを投与という4つの群を同時に設けることによって，併用可能な2つの薬剤を同時に評価することが可能である．
- **クラスター試験 cluster trial** は，ランダム割り付けの単位を個々の患者ではなく，あ

る病院の患者といった患者の集団にするものである．このような試験では，病院ごとに2つの試験治療のどちらを用いるかがランダムに割り付けられる．そして，患者に対する効果が2つの病院群で比較されるのである．

- **オープンラベル継続試験** open-label extension trial は，盲検を解除した後に継続されるランダム化試験に対する用語である．すなわち，患者，介護者，研究者および統計家がどの患者にどの薬剤が投与されたかを知った後の試験をさすものである（これに対して，単なる「オープンラベル」試験の場合は，誰にも治療の内容を伏せない）．
- **N-of-1試験** N-of-1 trial はクロスオーバー試験の1種で，1人の患者に複数の治療期間を設け，試験治療または対照が治療期間ごとにランダムに割りあてられるものである．N-of-1試験も薬剤の研究ではよくみられるが，うつ病のような慢性疾患で，かつ症状が安定し，投与後に作用が迅速に発現して投与終了とともに作用が消失するような薬剤の維持療法を評価する場合に使用が限定される[17]．

試験デザインのタイプではないが，**多施設共同試験** multi-center trial では，複数の医療施設が同一のプロトコールを用いて同一タイプの患者に同一の介入を行い，同一のアウトカムを評価する．このような試験は，疾患が稀少である，治療やアウトカムが一般的なものではない，あるいは予測される治療の効果が小さいといったように，1施設では十分な数の被験者を試験に組み入れられる見込みがない場合に用いるものである[18]．多施設共同試験では，異なる施設が異なる背景因子をもつ被験者を組み入れる可能性があるため，外的妥当性（一般化可能性）を改善することができる．また，複数の施設が同一プロトコールを適切に実施することに成功した場合，その結果はより広く一般化できる可能性がある．

13.9　関心のある観測の単位を特定する．

関心のある観測または試験の単位とは，研究の対象となるもののことである．臨床研究の場合，解析の単位は通常（いつもそうというわけではないが）患者である．ただし，観測の単位は，眼，心臓発作または家族かもしれない．観測の単位は混乱をもたらすことがあり，17個の眼球を対象とした研究は17人の被験者を含むのか，9人の被験者を含むのかがわからない．心臓発作を対象とする研究は複数回の発作歴がある患者を含むのか，家族を対象とする研究は家族よりも人間の数のほうが多いかどうかがわからない．したがって，解析の単位または集約のレベルを明確にして単位またはレベルが混乱するのを避けることは重要である．たとえば，2つ以上の腫瘍を有する複数の患者を対象として観測が実施されるかもしれない．すなわち，腫瘍ごとに生検を複数回行い，生検ごとに複数の標本を作成し，標本ごとに細胞のタイプを特定する目的で複数回の染色が実施されたとする．この結果は，細胞の数，標本の数，生検の回数，腫瘍の数または被験者の数として報告することが可能である．このため，こうした単位を区別することが重要なのである．

あるイベントや状態が複数回発現する場合も，観測の単位を考慮しなければならない．たとえば，1人の被験者が複数回の片頭痛，褥瘡，再発，入院または有害事象を有する

といった場合である．

観測の単位が混乱しがちな医学領域には以下のものがある．
- 眼科（眼球の数と被験者の数）
- 整形外科（腕または脚の数と被験者の数）
- 歯科（歯の数と被験者の数）

> 観測の単位が混乱する可能性がある試験では，観測されたものの中にペアがないかどうか注意する．なぜならば，こうした試験では1人の被験者に対して複数回の観測がなされることがあるからである．たとえば，7人の被験者の11の耳を対象とした試験の場合，4人の被験者では両方の耳が観察されたはずである．定義に従えば，これらのデータには対応がある（**ガイドライン1.13**参照）．

13.10 関心のある標的集団を記述する．

関心のある集団を記述することは必要で，この記述によって読者は標本の適切性を確認することができ，結果がどの集団と関連するのかを知ることができる．この記述には，適切な人口統計，診断（疾患のステージを含む），予後に関する因子，合併症に関する因子を含めなければならない[21-24]．さらに，集団の中で主要な関心のあるサブグループも特定すべきである[25]．

> **例**
> - 関心のある集団は，アルコール中毒の既往がある末期肝疾患患者で，肝移植が検討されているものすべてである．
> - 妊娠第3期の超音波診断で異常が認められた妊婦は，すべて本試験に参加可能とした．
> - 我々が関心をもったのは，「首都圏および郊外に住む低・中・上流の社会・経済的地位にある家庭出身の18歳以下の子どもを対象とした自転車用ヘルメットの着用」である．

> 人種および民族要因を報告する場合には，①用いた分類方法，②分類の担当者，③分類のオプションが患者または研究者によって定義されたかどうか，④試験中に人種または民族要因を評価した理由，を記述する[16]．「人種」は社会構造に関するもので，厳密には生物学的な意味がない[26,27]．

13.11 被験者が選ばれるもととなった集団を定義する．

通常は1つのセンテンスで十分である．たとえば「中規模の都市にある当がんクリニックに本人の意思で来院した外来患者を試験に組み入れた」といったように記載すればよい．

13.12 試験に参加可能な者を特定した方法を記述する[5]．

関心のある患者全員を対象とした研究では標本が存在しない．関心のある集団全員を

評価する方法は**全数調査** census と呼ばれる．たとえば，1976年に流行して最終的にレジオネラ症と名づけられた疾患の犠牲者の評価は全数調査である．ほとんどの集団は大規模で広範囲に分布しているため，全数調査は実施できない．したがって，このような集団では**標本** sample が必要となる．多くの統計手法は標本の無作為抽出を前提としているため，標本の抽出方法は試験の質に影響を及ぼす（訳注：ランダム化比較試験には被験者から同意を取得するというプロセスがあるため，無作為抽出は想定していない．無作為抽出されていない標本を対象とするから，試験結果の一般化可能性を検討する必要が生じるのである）．一般的な標本の抽出方法を以下に示す．

- 母集団からの**無作為**選択（すなわち，個々の被験者が試験に組み入れられる確率は等しい）．
- through-the-door 選択：ある期間中に選択基準に該当した患者はすべて治療を受ける．
- **都合のよさに基づく選択**：研究者の裁量に基づく．
- **自己選択**：自ら志願した者が参加する．
- **マッチング** matching または**ペアリング** pairing：群間のばらつきを小さくするため，被験者の特性（通常は人口統計学的な変数）の類似性に基づいて，ある被験者と他の被験者が「マッチする」ように選択する．

13.13 試験に参加可能な者を組み入れた方法を記述する．

適格性を満たす患者とどのような方法でコンタクトし，試験に組み入れたかを記述することには価値があるかもしれない．よくみられるリクルート方法には，支援団体のニュースレター，新聞，医師の紹介，医療施設の広報活動，該当者に直接電話，医師が直接コンタクト，といったものがある．あわせて，試験参加に対する金銭面またはそれ以外の援助があったかどうか（患者に対する直接的な援助，医療提供者による間接的な援助のどちらでも）を記載する．

13.14 試験参加に対する適格性の基準を報告する[5,6]．

適格性の基準 eligibility criteria とは，試験の選択基準および除外基準のことである．選択基準は研究者の関心がある説明変数（診断名，年齢など）であり，除外基準は研究者が回避したいと考える潜在的な交絡変数（妊娠または合併症など）である．通常，適格性の基準と呼ばれるこれら2つの基準は，被験者の選択過程に偽りがないこと，関心のある集団への結果の一般化可能性を確実なものにするために特定しなければならない．

適格性の基準を設定する際に重要なのは，その試験が説明的なものか実践的なものかである（**ガイドライン13.2**参照）．通常，実践的研究では多様な標本，説明的研究では一様な標本が用いられることが多い[7]．標本の多様性は主要な比較および試験のタイプと整合している必要がある．

多数の選択基準や除外基準を設定することは説明的研究ではよくあるが，実践的研究ではあまりない．プロトコールの適格性の基準が多いと，試験参加者の人数およびタイプに大きく影響することがある[20]．たとえば，がんを対象とした9つの多施設共同試

験のレビューでは，除外基準の数の平均値が 23 であった[20]．説明的研究では，選択基準を満たさないと判定される患者の割合が大きくなることがある．たとえば，Begg[20] はがんを対象とした 4 つの試験では，除外された患者の割合が 44%〜76% であったと述べている．

患者で適格性の基準がどのように診断され，どのように評価されたかを明確にすることが必要なこともある[28]．特に，その試験が単一疾患のみを有する患者に限定したのか（説明的研究に多い），それとも合併症を有する患者も含めたのか（実践的研究に多い）を報告し，試験に含まれた疾患の範囲を評価する．

13.15 標本が何らかの因子で層別されたか，あるいはペアがとられたかを示し，該当する場合は，層別やマッチングに用いた因子を記載する[5,6]．

層別標本 stratified sample とは，ある特性に従って患者がグループ化された標本のことである．疾患の重症度に基づく層別化は，たとえば標本を軽度，中等度，重度などに分けるもので，これによって研究者は重症度に関連するデータのパターンを調査できるようになる．ときには，解析時の各層の被験者数が十分になるようにするため，ある層の標本は実際の割合以上にサンプリングされる（**過剰標本抽出 oversampling** と呼ばれる手順）こともある[29]．

標本を層別化すると，被験群と対照群との間で重要な背景因子が同様に分布するようになり，バイアスを回避でき，重要なサブグループでの解析が可能になる．たとえば，認知機能に利き手が及ぼす影響を研究する場合は，左利きの人を過剰標本抽出する必要があるかもしれない．なぜならば，左利きの人は人口の約 20% しか存在しないからである．試験デザインで層別化をしない場合は，層化因子を説明変数の 1 つに加えることによって，統計解析の段階で行うこともある．

層別化は，1 つまたは複数の層や患者のサブセットごとにランダム化を図ることによって，個々の層ごとに各介入を受ける患者数がほぼ同じになるようにすることができる．

多くの場合，層別化は**ブロック割り付け blocking** を伴う．ブロック割り付けは，各層または各群に組み入れる患者数を等しく，あるいはほぼ等しくするために用いられる．被験者数の男女比の均衡をとるには，たとえば 10 人を 1 ブロックとして，ブロックごとに男性 5 人，女性 5 人を割りあてる．

ブロック割り付けは，ランダム化の予見可能性を増す可能性がある．たとえば，各ブロックの男性被験者の割合を 50% としなければならない場合，1 ブロック 10 人のうち 8 人がすでに登録され，そのうち 5 人が女性だとすれば，残る 2 人は男性が登録されることが明らかである．この予見可能性に対抗するため，ブロックサイズはしばしばランダムに変更され，この方法は**可変ブロックデザイン**と呼ばれる．

被験群と対照群の間のばらつきを減らすためには，1 つまたは複数の変数で参加者を**対応させるかマッチングさせる**．たとえば，心疾患に及ぼす食事療法の影響を評価する場合，被験者は年齢および性別でマッチさせ，こうした因子に伴う心疾患のばらつきを減少させる．この結果，各群とも同年齢の女性および男性の人数が等しくなる．

> 対応のあるデザインはその後の解析で無視されることが多い[30,31]．マッチさせた被験者のデータはセットで解析されるため，ペアの1人のデータが欠測した場合には，両方のデータが欠測とされる．こうしたデータの欠測を避けるため，対応のあるデザインは放棄され，全被験者のデータが所属するグループの中でプールされるかもしれない．そして，集積されたデータが群間で比較され，ペア間のマッチングは不適切に無視され，対応があるというペアリングの長所が失われる（**ガイドライン4.8**参照）．

> 対応のあるデータを用いた研究デザインは，対応のあるデータのための統計手法を用いて解析すべきである（**表4.2**参照）．対応のあるデータのための手法は，対応のある被験者間の関係性を解析時に維持するが，独立標本のための手法は維持しない．定義によれば，対応のあるデータには相関があり，解析時には相関があるものとして取り扱わなければならない．

13.16 目標とした標本サイズとその設定方法を記述する[5-7]．

試験が優越性または非劣性のどちらを検出するようにデザインされたかにかかわらず，標本サイズは適切なものでなければならない．ランダム化試験では，標本サイズは**統計学的検出力 statistical power** の計算によって決定することが望ましい．こうした計算は複数の要因に基づくが，特に，検出すべき差の最小値と，研究者がこの差を見逃すことをどの程度まで許容するかが計算を左右する．典型的な検出力の計算は，たとえば次のようなものである．「生活の質 quality of life スコアの5ポイントの差を90％の確率で検出できるように，スコアの共通の標準偏差を8ポイントと見積もり，有意水準を両側5％に設定した結果，少なくとも110人の患者を組み入れることとした」．

結果に対する望ましい精度を得るために標本サイズを計算することも可能である．たとえば，推定値の95％信頼区間の範囲（推定値±2.5％）をあらかじめ特定し，これに基づいて必要な標本サイズが計算される．

試験結果が統計学的に有意でない場合，統計学的検出力の適切性は最も重要になる．検出力不足の試験はネガティブなのではなく，結論を下せないのである．すなわち，こうした試験は関係性を支持することも，排除することもできないということである．したがって，このような試験で何らかの科学的知見が得られたとしても，それはほとんど役に立たない．十分な検出力をもった試験がネガティブであった場合のみ，関係性を否定することができ，真にネガティブと宣言できるのである（統計学的に有意な結果を有する試験は，その定義により，適切な検出力を有している．**4章**参照）．

> 多くの試験は標本サイズが不十分で，したがって「検出力不足」かもしれない．臨床的に意味のある所見を検出できるためには，その他の事項も含まれるものの，特に標本サイズが適切であることが前提になる[32]．

13.17 データを収集した地域およびセッティングを特定する．

試験が実施されたセッティングを公表すれば，その試験を大局的に見ることが可能に

なる．たとえば，郡の病院と民間のリハビリテーション病院とでは診療内容が異なり，診察を受ける患者の社会経済的特性も異なるかもしれない．「特に重要なのは，試験を実施したセッティングが一般社会なのか，1次診療の施設なのか，民間またはある組織の病院なのか，救急や入院での処置なのかである」[33-36]．

どのようにして患者が紹介されたかを記載することも適切である[37,38]．3次医療機関に紹介されて入院した患者は，開業医や地域の病院に来院した患者とは異なる可能性がある．**紹介-フィルターバイアス referral-filter bias** は，疾患の罹患率や有病率が要因となる試験では特に重要である．3次医療機関では，通常よりも稀少で重症の患者が来院する可能性が高く，こうしたまれな患者を頻繁に治療するための，人的および技術的リソースを有していることが多い．

13.18 いつ，どのようにして患者が試験治療に割りあてられたかを記載する[5-7]．

患者が試験に参加してから治療が割りあてられたのか，治療の割り付けが決定してから患者を組み入れたのか[5,39]を述べ，治療の割り付けから治療開始までの標準的な時間（短いほどよい）を明記することも重要である[5,31,40]．

実験的な試験では，担当医師は通常，患者を治療群または対照群に割りあてる．この過程がどのように行われたかは，重要な方法論上の意味と統計学的な意味をもつ．臨床試験の場合ではランダム割り付けおよび「最小化法」と呼ばれる手法が受け入れ可能なものとして推奨されているが，ランダムでない割り付けには大きな短所があり，推奨されない．

ランダム割り付け random assignment の目的は，群の割り付けの過程に偶然またはランダムな変動を盛り込むことによって，割り付け時の被験者選択のバイアス（すなわち，系統的な誤差）を回避することである．通常，被験者が治療群または対照群にランダムに割りあてられる（randomize という動詞は適切ではない［訳注：ある番号に治療の種類を割り付ける際には allocate という動詞を用い，そのコード表に従って被験者に治療を割りあてる際には assign という動詞を用いる］）確率は等しく，その確率は事前に知ることができる．単純なランダム割り付けは（ブロック割り付けおよび層別割り付けとは異なり），治療群と対照群の①数の等しさ，②背景因子の類似性，を保証するものではなく，被験者数や背景因子の差は偶然生じたもので，バイアスによるものではないことを保証するものである．

ランダムでない割り付けには，交互割り付けが含まれる．交互割り付けでは，適格者が1人おきに同じ群に割り付けられる．カルテ番号が奇数か偶数か，誕生日が奇数か偶数かに基づいて割り付ける方法もある．これらの方法は偶然以外の要因が割り付けに影響を及ぼすため，割り付けを予測できる可能性があり，割り付け方法やこれまでの患者がどちらに割り付けられたかを知れば割り付けを変更できる．したがって，こうした方法は推奨されない．

ランダム割り付けは「でたらめに」割り付けることではない[23,39,41,42]．真のランダム割り付けとは，偶然を割り付けの唯一の要因とする意図的なプロセスである（**ガイドライン13.19** 参照）．

最小化法 minimization はランダム割り付けの手法ではないが，ランダムでない割り付け方法の中で唯一許容できるものである．最小化法を用いれば，ある因子に関する群間のバランスを確実に保てるようになる．この方法の場合，最初の患者では真のランダム割り付けが行われる．2人目以降は，個々の患者が登録されるごとに，そのときの群間の不均衡を最小にするように割り付けが実施される．この際，必ず不均衡が最小になるように群を割り付けることもあるし，不均衡を最小にする側への割り付け確率に重み（たとえば確率0.8）をつけたうえで介入をランダムに割り付けることもある．通常は，ランダムな要素を入れることが推奨されている．最小化法は，たとえ被験者数が少なくても，ある背景因子については群間の分布の類似性を確実に保つことができる．最小化法を用いた試験は，たとえランダムな要素が組み込まれていなくても，ランダム化試験と方法論的には等しいと考えられている．

13.19 割り付けに用いた乱数の発生方法を明記する[5,6]．

ランダム割り付けは本当にランダムであったことを読者が確認できるように，乱数の発生方法を記載する．バイアスの入っていない乱数の発生方法には，妥当性が確認された乱数表および乱数を発生するコンピュータ・プログラムなどがある．

13.20 割り付け表を開示しなかったかどうか，開示しなかった場合はどのような方法で非開示にしたかを明記する[6,7,43]．

ランダム割り付けに関連する概念は**割り付けの非開示 allocation concealment** で，これは，患者が群に割りあてられるまで割り付けの中身を伏せることによって，選択バイアスを回避しようとするものである．もし割り付けが予測できれば，意図的であれ偶然であれ，患者を特定の治療群に割りあてることが可能になってしまう．たとえば，ランダム割り付け表が被験者番号23は実験的介入を受けることを示していれば，割り付け表の内容を伏せることによって特定の患者を被験者番号23にするという行為を回避できる．実際に，ランダム割り付けをしなかった試験や割り付けを適切に伏せなかった試験では，適切に割り付けを伏せたランダム化試験よりも群間の差が大きいことが認められており，少なくともいくつかの試験の結果には選択バイアスが影響を及ぼした可能性が示唆されている[43,44]．

割り付けを非開示にする方法で一般的なものは，割り付け表を所有する者と患者に治療を割りあてる者とを分けることである[6]．この場合，研究者は，被験者が試験に組み入れられるたびに，どの治療が割りあてられるかを知るために試験のデータ管理センターに電話をかけることとなる（**中央によるランダム化 central randomization** と呼ばれるプロセスである）．

このほかの一般的な方法は，連番を振った不透明な封筒に個々の割り付けを入れて封印するというものである．この封筒は，被験者ごとに1枚用意され，研究者に渡されて

割り付けのたびに開封される（訳注：この方法だと，第三者が封筒を管理しない限り，封筒を破ってから被験者を選択することが可能になる．したがって，被験者を組み入れる医師などに封筒を渡すのは好ましくない）．

このほかにも，薬局を用いて割り付けを伏せるという方法がある．この場合は，薬局が治療薬またはプラセボ用の容器を用意し，統計家が作成したランダム割り付け表に従って事前に番号またはコードを割り付ける．

割り付けはコンピュータを用いた技術によって伏せることも可能である．ここでは，施設のコンピュータ内のロックされたファイルに割り付け表を格納し，新規に組み入れられた患者の初回データが入力されるまでアクセスできないようにしている．そして，初回データを入力したときに割り付けを知ることができるようにしている．このように，割り付けを事前に開示しなければ，被験者を各群に割りあてる際に手が加えられる可能性が回避される．

13.21 もし盲検を保ったのであれば，誰に対して盲検を保ったかを明記し，盲検化の方法を記述する[5,6]．

盲検化 blinding とは，試験に関与するさまざまな集団に割り付けを知らせないことで，患者，介護者および統計家にも患者がどの群に割り付けられたかを知らせないことによって，期待から生じるバイアスを減少する．試験担当者および被験者の期待は試験にバイアスをもたらすため，盲検化の方法を記載し，盲検化が成功したかどうかを報告することは重要である（**ガイドライン 13.65 参照**）．実際，介護者と同様に，被験者自身も自分がどの群に割りあてられたのかを推測しようとしがちである．

一般に単盲検試験では，患者のみに盲検が保たれる．二重盲検試験では，患者およびデータ収集者（介護者，担当医師，またはその両者）に盲検が保たれるが，データ評価者（担当医師，生物統計家，またはその両者）には割り付けが知らされることもある．三重盲検試験では，患者，データ収集者およびデータ評価者に盲検が保たれる．しかし，盲検試験で誰に盲検を保つかについては考え方に大きな違いがあることを考慮すると[44,45]，どの集団に盲検が保たれたかは明確に定義されなければならない．

盲検を保つ一般的な方法は，プラセボまたは偽治療を用いることである（**ガイドライン 13.23 参照**）．

実際には，抗がん薬などの介入は副作用をもたらすため，実薬が投与された患者を容易に特定でき，盲検化はほとんど不可能である．

13.22 用いた介入およびプロトコール治療を記述する[5,6]．

試験に用いた介入を詳細に記述するとともに，介入の実施方法も記載する．完全な介入の記述に加えて，開始，変更および中止の基準[46]，そして診断および管理の詳細[41]を記述することが必要な場合もある．計画した治療期間も記載する．

薬を使用する試験の場合は，以下を特定する[47]．
- 薬の一般的名称および商品名
- 製造者の名称および所在地

- 剤形（例：錠剤，カプセル剤，軟膏剤）
- 投与経路（例：経口投与，静脈内投与，経皮投与）
- 投与量
- 投与回数
- バイオアベイラビリティ試験の結果（バイオアベイラビリティは薬物投与後に薬物が標的組織でどの程度利用できるかを示す．たとえば，経口剤は胃酸によってバイオアベイラビリティが低下することがある）[12,21,48]
- 安全性試験の結果（薬が安全か否かを示す）
- 有効性試験の結果（処方どおりに投与した場合に有効か否かを示す）

該当する場合は以下も報告する．

- 薬の力価
- 薬を溶解する場合は溶媒または溶剤での濃度
- 投与速度（静脈内投与の場合）
- 投与期間
- 投与開始または中止の基準

外科的手技を含む試験では，手術の詳細[33]，外科医の訓練，技術および経験の詳細を報告する[48]．

治療に機器を使用した場合は，機器の名称および型番，製造者の名称および所在地，さらに必要であれば，機能および仕様を記載する．

13.23 対照群として用いたプラセボ，偽治療または代替治療を記述する．

盲検を有効にするためには，対照群に用いる介入の外観は被験治療となる介入の外観とできる限り類似していなければならない．プラセボの色，形，味および触感は被験薬とマッチしていなければいけない．同様に，偽の治療手技もできるだけ納得できるものにする．これらの例には，臨床試験での偽鍼の使用または動物試験での偽手術が含まれる．

代替治療を受ける対照群を含む試験では，以下を報告する．

- 代替治療または併用治療の内容および強度
- プラセボの入手先または調製方法の詳細
- 外見，味および触感の点で，プラセボがどの程度まで被験薬と似ているか
- 偽治療の詳細

13.24 収集した人口統計学的・臨床的データ，その他のベースライン共変量を特定する[5]．

試験開始時の標本の人口統計学的および臨床データの特性は，標本の記述，試験中の群内変化の評価，データ内の関係性の評価（ある特性と介入との交互作用の評価など）をする際に重要となる．たとえば，高血圧の人は外科手術の予後がよくないかもしれない．

13.25 評価したアウトカムを特定し，各アウトカムの定量方法を説明する．あわせて，観測値がバリデートされたかどうかを示す[5,6]．

方法の項に試験のアウトカムをリストするのは賢明な考えで，アウトカムごとに，操作上の定義，アウトカムの尺度の水準（名義，順序，連続）および測定単位を記載する．**操作的定義** operational definition は，定量可能または測定可能な用語で変数を記述したものである．たとえば，血圧の値は，順序尺度として低血圧，正常血圧，高血圧と定義することができ，各カテゴリーは mmHg 単位で測定した収縮期血圧の範囲（各カテゴリーが含む値の範囲）によって操作上定義される．

試験間で結果を容易に比較できるよう，可能であれば，確立した定義および測定方法を使用する[33,49,50]．

操作的定義は，問題とする変数を必ずしも満足に測定できるわけではない．視力のように，ある概念自体が操作的定義となるものもあるが，うつ病のように，定義が困難なものもある．「うつ評価のスコアが 50 点未満の場合，被験者はうつ病と判定された」はうつ病の操作的定義であるが，この定義が実際にどれだけうつ病を反映するかには議論があるかもしれない．

データの質は，その収集方法によって影響を受ける可能性がある．たとえば，看護師が（水銀圧力計から）読み取った血圧と電子モニターから得られた血圧では値が異なるかもしれないし，心臓専門医が目視で評価した心エコー図の解釈はコンピュータの自動評価に基づく解釈とは異なるかもしれない．

データが観察または判断に基づく場合は，以下を特定する．
- 評価者の訓練および経験
- 評価が行われた状況（例：評価者は盲検化されていたか）
- 観察はチェックリストなどで構造化されていたか．もしそうであれば，どの部分が構造化されていたか．

データの収集に機器を用いた場合は，以下を特定する．
- 機器の名称および型番
- 製造者および所在地
- 試薬（使用した場合）
- 分析方法
- 機器の調整方法および調整の有無
- 機器の分析精度または解像度の限界
- 測定の正確性

代替エンドポイント surrogate endpoint は，患者がどのように「感じたか，機能したか，または生存したか」を測定する直接の臨床的エンドポイントの代わりに用いられるアウトカムである[51,52]．これらは通常，CD4 細胞数（AIDS の代替エンドポイント）といった臨床検査値，または冠動脈造影で測定した動脈閉塞の程度（アテローム硬化性心疾患の代替エンドポイント）といった潜在性疾患の測定値である．通常，代替エンドポイントは測定がより容易で，標的となる臨床イベント（心臓発作や死亡）の前に測定で

きるため，より小規模で短期間の臨床試験を設定することができる．たとえば，血清コレステロール値は，心疾患の代替エンドポイントとしてしばしば用いられる．これはすべての患者で容易に測定でき，このエンドポイントを利用すれば，心臓発作や脳卒中が発現するまで多数の患者を追跡する必要がない．

代替エンドポイントが妥当なものであるためには，「疾患の原因から結果への経路の中に位置づけられる」ことが必要である[51]．すなわち，代替エンドポイントと臨床的エンドポイントとの間には強い関連，独立した関連，かつ一貫した関連がなければならない．したがって，代替エンドポイントの改善は臨床的エンドポイントの改善と関連していなければならない．さらに，介入は臨床的エンドポイントを反映しない代替エンドポイントに影響を及ぼしてはならない．しかし，妥当性が厳密に確立された代替エンドポイントはほとんど存在しない[52]．

> 代替エンドポイントが信頼できる臨床的エンドポイントの完全な代用となることは，たとえあったとしても，ごくまれである．代替エンドポイントは介入の真の臨床的な作用を適切に予測しないことが多い[52]．

複合エンドポイント composite endpoint は，複数のエンドポイントの集合体で，それらのどれかが発現すればイベントとしてカウントされる．たとえば，アテローム性心疾患でよくみられる複合エンドポイントは，急性狭心症，心臓発作または脳卒中の発現である．こうしたエンドポイントは，ある疾患に対する治療の広範囲な効果をとらえるという点で有用である．

複合エンドポイントを用いる場合は，各エンドポイントのイベントの頻度を報告しなければならず，特に，重症性という点でエンドポイント間に大きな差がある場合は必須である．たとえば，同じ疾患の推移から得られる結果だからといって，軽微な一過性脳虚血発作と致死的な心筋梗塞を同じに扱うことは賢明とはいえない．

13.26 評価した有害事象を特定し，その定量方法を説明する．

雑誌に公表する場合，有害事象が報告されることは非常に少ない．「雑誌では，介入のネガティブな結果よりも論文の著者の所属機関に多くのスペースが割かれている」ことを報告した研究もあるぐらいである[53,54]．しかし，有効性評価試験ではまれな有害事象を検出するための検出力が不十分で，こうした事象を検出するためには数千人の患者と長い追跡期間が必要である．

13.27 計画した追跡調査の内容および期間を記載する．

生物学的効果の多くは，正・負の効果のどちらであっても，発現するまでに時間を要する．臨床試験では**追跡期間** follow-up period を設けて，内科的または外科的な介入後に参加者を一定期間経過観察することが多い．追跡期間中のデータ収集の頻度と内容は，すべて報告しなければならない．追跡期間の長さが適切で，データ収集活動は関心のあるベネフィットと害 harm を検出するのに十分なものであったことを読者が納得できるようにすべきである．追跡期間の検査を誰が行ったかを報告することも重要であろう．

⚠ 追跡期間が不十分で，重要なベネフィットと害が発現しない場合がある[55,56]．

13.28 クロスオーバー試験の場合はウォッシュアウト期間の長さを示す．

クロスオーバー試験では，個々の患者が自分自身の対照になる．実薬で試験を開始した患者は，別の治療にクロスオーバーする前に体内から薬剤が消失していなければならない．この期間がウォッシュアウトまたは導入期間であり，実薬が次の試験時期に「持ち越す効果」を避けるために十分な期間がなければならない．

13.29 評価者に割り付けを伏せたかどうかを示し，盲検化を図った場合はその方法を示す[6]．

評価者とは，その試験で患者の臨床的または生物学的な特性に関するデータを収集するか，判断を行う者のことである．理想的には，観察にバイアスが入らないようにするため，評価者には割り付けがわからないようにする．収集されるデータが客観的な基準ではなく判断に基づく「ソフト」なエンドポイントである場合，盲検化は特に重要である．試験に用いた介入に関する意見や，データを収集する背景の理解，データを調べるときの注意深さの変化などによって割り付けがわかってしまうと，画像，細胞培養，行動，臨床的な徴候や症状の解釈すべてにバイアスが入る可能性がある[44]．

13.30 バイアス，交絡および誤差として考えられる要因とそれらの防止策を特定する．

バイアス，交絡および誤差は，試験で調べる因果関係の正確な評価や理解を妨げる要素となる．実際，科学的な研究で最も重要なことは，こうした要素の作用を最小限にする取り組みにある．バイアス，交絡および誤差としてよくみられる要素は**付録5**に記載する．

バイアス bias は系統的な誤差であり，治療効果の大きさや方向を一貫して過小または過大評価することにつながるものすべてをさす．バイアスは，対照群よりも治療群の患者を詳細に診察する医師，較正が不正確なために全患者の測定値を高く示す血液ガス測定装置，状態が良好で試験を完了できた患者だけから得られた試験の結論などによってもたらされる．バイアスを回避するための方法には，無作為抽出，ランダム割り付け，盲検化，詳細に記述された計画書に従った治療やデータ収集，第三者による試験の監視，データ収集・解析・解釈の点検とバランス，といったものがある（訳注：一般的に臨床試験では無作為抽出は行わない）．

交絡 confounding とは，推定される原因と推定される効果との関係性を曖昧にする要因のことである．たとえば，アルコールの摂取は抗生物質の有効性を低下させ，アスピリンは抗凝固薬の効果を増強する可能性がある．こうした相互作用により，抗生物質と抗凝固薬を用いた試験では解釈に交絡が生じる可能性がある．

交絡を回避する方法には，潜在的な交絡因子を除くことによって試験への組み入れを厳格にする，ばらつきを減らすために重要な変数で患者をマッチングする，ランダム割り付け，層別化，交絡を統計学的に制御する多変量解析といったものがある．

誤差 error とは，系統的でないランダムな誤差（生物学的変動），測定の精度不足，データ収集・分析・解釈の誤りのことである．仮説検定ではランダムな誤差の尺度（P 値）が示される．妥当性および信頼性のあるデータ収集方法は測定誤差を減らすことができ，研究過程で慎重かつ厳密な注意を払えば誤りを最小限にすることが可能である．

13.31 データの収集および管理の完全性・正確性を確実にするために用いた品質管理の手法を記載する[57]．

品質管理の手法には，データの収集やスコア化を標準化するための評価者訓練，キーボード入力を検証するデータのダブルエントリー，データベースの管理（妥当な数値のみ入力可能とするソフトウェアなど），原資料とデータベースとのランダムなチェックといったものがある．

大規模なランダム化試験では，中央登録方式や外部機関によるデータの部分的レビューなどの方法がとられることが多い[25,58]．特に，外部機関のレビューでは，個々の被験者に関して以下の3つを問うべきである[25]．

- 被験者はその試験の適格性を満たしていたか．
- プロトコールに従ったか（プロトコール固守の客観的な証拠はあるか）[50,59,60]．
- 主要なエンドポイントが記録されているか．

多くの大規模試験には**データ安全性モニタリング委員会** data and safety monitoring boards があり，通常，以下の場合に委員会が設置される[19]．

①死亡や重大なイベントをアウトカムとして有意差が検出できるようにデザインされている．
②治療成分のリスクが未知．
③治療成分には重症の副作用があることが知られている[19]．

こうした委員会は，試験の過程をモニターし，患者が不必要なリスクに曝されている場合（すなわち，臨床的に意味がある，あるいは統計学的に有意な作用が予想よりも早く検出された場合）に試験を中止する役割を担っていることが多い．

統計手法

企業が出資した研究の論文を投稿する場合，雑誌によっては，企業の解析とは別に，独立した統計家が生データを解析することを掲載条件として要求することがある．この場合には，独立した統計家の氏名，所属，解析に際して報酬や資金を得たかどうかを報告すべきである．

13.32 優越性（有効性）試験では，臨床的に意味があると考えられるアウトカムの変化や差の最小値を示し，非劣性（同等性）試験では，臨床的に許容される差の最大値を示す．

臨床的に意味があると考えられる差の最小値は，科学論文では言及されないことが多い[61]．この差は，標本サイズの算出に必須の要素（統計学的検出力にも関係する）であり，統計学的有意差ではなく臨床的な重要性に焦点をあてることにも役立つため，重要

である.

　2つの治療が同等と考えられる場合に起こりうる群間差の最大値を**許容できる差の最大値** maximum allowable difference という．許容できる差の最大値よりも大きな差は，その定義によれば，治療が同等でないことを示している．許容できる差の最大値は，ある介入の治療効果について確立した同等性マージンの一方（上限または下限）であり，別の介入の効果が同等と考えられるためには，その効果がこの範囲内に収まることが必要である（**ガイドライン 13.2** 参照）．

13.33　解析した関係性とその解析に用いた統計手法を特定する [6,7]．

　評価した1次的および2次的な関係の説明変数と反応変数は明確にしなければならない．なぜならば，それらが関係の解析に用いる統計手法を決定するからである．また，統計手法自体も特定し，出典を明らかにする．手法が特殊なものであれば，内容を簡潔に記述することも必要である．

　試験で用いる統計的な比較方法はデータ収集前に特定するのが望ましい．しかし，特定の統計手法は，データ自体の水準（たとえば，連続データが正規分布しているかどうか）に依存して決定することがあり，特定の手法を事前に提示できないこともある．このような場合には，使用する手順の一般的な分類（たとえば，関連の検定，対応のある2群の比較，生存時間解析）のみをプロトコールに記載すればよい．そして，実際に試験で使用した特定の手法（たとえば，カイ2乗検定，t 検定，Cox の比例ハザード回帰分析）は，解析結果とともに結果の項に記載する．

13.34　統計解析の前提がデータと一致しているかどうかを確認する．

　多くの統計学的検定および統計の手順は，1つまたは複数の前提に基づいている．これらの前提を満たさない場合は，解析結果が疑わしいものになる．前提を満たした場合は，その旨のみを記載すればよい．

13.35　中間解析と早期中止の基準を特定する [6]．

　臨床試験の多くは長期間に及ぶため，試験過程のモニタリングや問題検出のためにデータの**中間解析** interim analysis を行うことが多い．また，個々の中間解析に**早期中止の基準** stopping rule が適用されることもある．中間解析の結果，治療の有効性が極めて高い，対照治療よりも明らかに劣る，あるいは有害であることが示された場合は，試験を中止することができる．これによって，患者を不必要なリスクに曝すことを回避でき，対照群の被験者が有益な治療をできるだけ早期に受けられるようになる [62]．「群逐次法」や「α消費関数」は，早期中止の基準を決定するための一般的な手法である（訳注：これらは中間解析に伴う第1種の過誤の増加に対処するための手法である）．

　中間解析結果の公表は慎重に行われなければならない．なぜならば，結果を公表すると患者の募集や試験担当者の客観性に影響を及ぼし，進行中の試験にバイアスをもたらす可能性があるからである．また，一般に中間結果は早まった結論に結びつく可能性があるため，試験の最終結果が得られたときに結論が覆されることもある．

中間解析は多重解析の問題を引き起こすため，結論を導く際には多重解析の影響を考慮することが必要になる可能性もある（**ガイドライン 5.7〜5.9 参照**）．

> 時間に依存するアウトカム（生存率や他の time-to-event データ）を評価する試験が早期に中止された場合は，より長期の追跡をした同様の試験と早期の介入の効果が異なる可能性がある[62]．

13.36 検出力の計算方法の詳細を記載する．

少なくとも，検出力を算出したかどうかは記載すること．優越性試験では，検出すべき最小の差，この差を検出できる統計学的検出力（通常 80％または 90％，β の値であればそれぞれ 0.2，0.1），有意水準（通常 0.05），エンドポイントが連続数の場合はデータのばらつきを記載する．非劣性試験では，許容できる最大の差，統計学的検出力，有意水準，エンドポイントが連続数の場合はデータのばらつきを記載する（**4 章**参照）．

13.37 解析が intention-to-treat 解析か，per-protocol 解析か，またはその両方なのかを特定する[6]．

intention-to-treat（ITT）解析はランダム化試験で用いられる解析戦略で，すべての患者は当初の割り付けの群に従って解析され，患者が実際に適格性の基準を満たしたか，試験薬をすべて服用したか，計画通りに試験を完了したかといったことは考慮しない[63]．これに対して，per-protocol（PP）解析は計画通りに試験を完了した患者のみを対象として解析する．

ITT 解析では，ランダム割り付けの利点を維持できる．すなわち，グループ間のベースラインの不均衡はすべて偶然によるものであり，バイアスによるものではない．さらに重要なのは，ITT 解析は試験を早期に中止した被験者によって発生するバイアスも回避できることである．ときには医療上の必要性のために患者が試験を計画通りに完了できないこともあるが，試験治療が原因で患者が試験から脱落することもある．もしそうであれば，結果は，試験を完了できるほど十分に反応した被験者のみに基づくことになりかねない．

しかし，計画通り試験を完了した患者で試験治療がどの程度有効であったかを判断するために PP 解析が必要となることも多い．このため，多くの場合は ITT および PP 解析の両方が実施され，その結果が報告される．

完全な ITT 解析集団には，解析に加えるとプロトコールの正確な評価を妨げることになる患者が含まれることがある．たとえば，適格性の基準を満たさない患者，試験治療を受ける前に試験から脱落した患者，大量の欠測データがある患者などは，多くの場合，modified intention-to-treat（MITT）解析では除外される．除外理由を記載し，その妥当性を示していれば，こうした修正解析によって試験結果をより正確に評価できることもある．

患者が何らかの理由で早期に試験から脱落した場合（最も一般的なものは死亡，追跡不能または医学的理由による脱落）は，アウトカムのデータが欠測する．完全な ITT

解析では完全なデータが要求されるため，次に示すような対応が図られる．
①真に適格な患者のみを試験に組み入れる[62]．
②患者を試験にとどめる．
③理由にかかわらず脱落した患者をすべて追跡する．
④試験に参加した全患者を考慮に入れる．
⑤解析時に欠測値をどう取り扱ったかを報告する（**ガイドライン 13.63** 参照）．

> 誤って組み入れられた（登録後に適格性の基準を満たさないことが判明した）患者は，ITT 解析に含めるべきである．臨床試験という管理された環境下でも誤って組み入れたのであれば，通常の臨床の場でも同様の誤りが起こりうる[63]．

> どのような理由であれ，大部分の患者がプロトコールを計画通りに完了できなかった場合は，ITT 解析の解釈が困難になる[62]．このような場合には，MITT 解析を行うべきなのかもしれない．

13.38 計画したサブグループ解析または共変量を用いた解析を特定する[6]．

サブグループ解析は，各群の部分集団間での比較である．たとえば，研究者は治療群と対照群を比較した後，治療群の男性と対照群の男性を比較し，次に治療群の若い男性と対照群の若い男性を比較するかもしれない．生物学的に意味のあるサブグループは限られるものの，サブグループ全体の数は膨大なものになることがある．しかし，サブグループの数が増えれば，個々のグループは小さくなるため統計学的検出力が低くなり，その一方で P 値の数が増大し，多重検定の問題を引き起こす（**5 章**参照）．ただし，試験開始前に計画したサブグループ解析は，「データ浚い」（研究者が統計学的に有意な何かを探すこと）にはなりにくい．

> サブグループ解析に代わるもっと有効な方法は，関心のあるアウトカムに対して 2 変数間に交互作用の可能性があるかどうかを評価することである．

たとえば，男性と女性で別々に治療効果を比較するよりも，治療と性別との交互作用を評価するほうがよい．

13.39 交絡を制御するために用いた統計学的調整を特定する[6]．

たとえ RCT の場合でも，ある変数のベースライン値に不均衡が認められれば，それが偶然によって生じたとしても，試験に交絡が生じる可能性がある．たとえば，試験治療群のほうが重症患者の割合が高い場合には，試験治療の有効性が実際よりも低く見えるかもしれない．この場合，研究者は疾患の重症度に関する因子を統計解析に含めることで重症度を「調整」または「制御」することが可能である．ただし，このような調整を可能にするためには，「重症度」を定義し，定義された変数のデータが収集されていなければならない．

13.40 判断に基づく観測の一貫性または一致性をどのような方法で評価したかを記載する．

判断に伴うバイアスを減らすため，観測は通常2回以上実施し，カッパ統計量などの一致性の尺度を用いて，それらの一貫性や一致の程度を評価する（**6章**参照）．

たとえば，放射線科の医師2人が骨折の有無を調べるために25枚のX線写真を評価したとする．もし25枚中23枚のX線写真の判断が同じであれば，彼らの判断の「一致度」は92％（23/25）であり，「不一致度」は8％となる．これはカッパ統計量の0.82に相当する．

13.41 感度分析を計画した場合はその内容を記載する．

感度分析は，アウトカムに及ぼす前提の影響を評価するために，さまざまな前提下でデータを探索および解析する方法である．たとえば，アウトカムが外れ値にどの程度「敏感」なのかを調べるために，外れ値を含める場合と含めない場合でデータを解析することがある．ITT解析の結果をPP解析の結果と比較するのは，別のタイプの感度分析である．

13.42 多重検定を制御するために用いた手順を明らかにする[6]．

同一データに対して実施する統計解析が多いほど，P値が生物学的な関係を示すものとして誤って受け入れられる可能性が高くなる．P値が0.05未満の場合に統計学的に有意と考える場合，これは，実際には治療がプラセボと差がない場合に100回中5回は差が治療に起因すると誤って判断してしまうことを意味する．すなわち，100個のP値のうち5個（20個のうち1個）は，誤って解釈する可能性があることを意味する．この多重検定の問題を制御するために，研究者は**有意水準 alpha level**（統計学的有意差の閾値，通常は0.05）を調整することがあり，その調整方法を報告すべきである．たとえば，0.01といったように，より保守的な有意水準を用いるのかもしれない（**5章**参照）．

13.43 有意水準を特定する．

有意水準は第1種の過誤が起こる確率であり，研究者によって設定される．これは統計学的有意差の閾値である．P値が有意水準よりも小さければ統計学的に有意で，有意水準よりも大きければ統計学的に有意ではない．標準的な有意水準は0.05および0.01である（**4章**参照）．

13.44 仮説検定が片側か両側かを明らかにする．片側検定を用いた場合はその妥当性を説明する．

両側の仮説検定は片側検定よりも保守的である．なぜならば，同じレベルの統計学的有意差（同じP値）を得るためには，より大きな治療効果が必要だからである．片側検定は，グループAのエンドポイントは常にグループBよりも大きいことが他の研究で示されている場合など，差の「方向性」が事前に判明している場合に用いられることが多い．データが同じでも両側検定と片側検定ではP値が異なることから，どちらを用いたのかを特定することが必要である．片側検定を用いた場合は，その理論的根拠を常

に記載すべきである(**4章**参照).

13.45 データの解析に使用した解析ソフトウェアのパッケージを特定する.

統計解析に使用したソフトウェアを特定することは重要である.なぜならば,一般に市販のプログラムは妥当性が確認されてアップデートされ,その時点の検査に合格しているが,個人が開発したプログラムの動作特性は未知のことが多いからである.さらに,すべての統計解析ソフトウェアのプログラムが同一の統計量を計算するために同一のアルゴリズムやデフォルトオプションを使用しているわけではない.このため,パッケージによって結果が変わる可能性がある.プログラムの名称,使用したバージョン(例:3.2),開発者の名称および所在地を記載すること.

結果の記載に関するガイドライン

13.46 試験の実施時期を特定する.組み入れ,治療,データ収集の各時期と,これらを設定した理由を示す[6].

試験を時間枠の中で位置づけることは重要である.なぜならば,技術の進歩,患者の治療手順の変化,時代の変化に伴う報告に関する慣習の違いがアウトカムや解釈に影響を及ぼす可能性があるからである.

13.47 規定された介入からの逸脱が試験実施中にあれば,すべて説明する[5].

規定された介入からの逸脱の数と内容から,患者が介入をどの程度固守することができ,どの程度忍容できるかに関する洞察が得られる.さらに,この情報からITT解析とPP解析の状況もわかることになる.

13.48 フローチャートを用いて試験の各段階の被験者数および内訳を示す[6,64].

フローチャートは試験デザインを視覚的に示したダイアグラムであり,読者が試験の段階ごとに各群の被験者数を特定するのに役立つ(**図13.1~13.3**参照).こうした図は,試験全体を通した被験者数の内訳を説明するのに役立ち,試験の段階ごとに各群の分母を特定でき,通常は試験デザインを示すものとなる.視覚的に情報を伝えることができれば,ダイアグラムの形式は重要ではない.

ランダム化試験の被験者の内訳を要約する際には,以下に該当する被験者数を示すことが望ましい.

- 適格なのに試験に参加しなかった被験者
- 適格性が評価されたが,選択基準を満たさなかった被験者
- 選択基準を満たしたが,参加を辞退した被験者
- 適格であり,試験に組み入れられた被験者
- 各群に割りあてられた被験者
- 計画通りに治療を完了しなかった被験者(中止または「脱落」)
- 治療は完了したが,追跡不能であった被験者

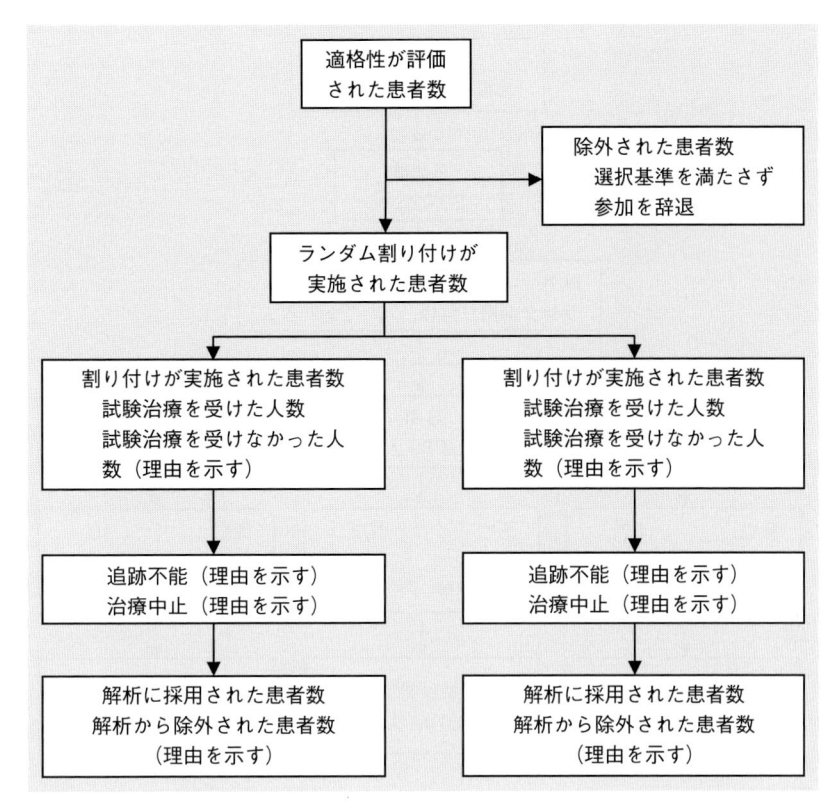

図13.1
CONSORTに示されたランダム化比較試験の一般的なフローチャート
(Egger M, Juni P, Bartlett, for the CONSORT Group. Value of flow diagrams in reports of randomized controlled trials. JAMA. 2001；285：1996-9)

- 治療および全追跡期間の両方を完了した被験者

13.49 適切な記述統計量を用いて各群の被験者背景を報告する[5,6]．

適切な記述統計量を用いて各群の特性を示す．連続数は中央値と四分位範囲で要約する．ただし，正規分布に従っている場合は，平均値と標準偏差で要約してよい．最大値と最小値も読者にとって役立つことが多い．名義尺度および順序尺度として観測された変数のカテゴリーが少ない場合（たとえば，5以下）には，各カテゴリーの観測数とパーセンテージを報告する．カテゴリーが6以上の順序尺度であれば，中央値，四分位範囲および最頻値を報告する（これらの統計量がデータの特性を正確に表す場合）．そうでなければ，各カテゴリーの観測数とパーセンテージを示す（**1章**参照）．

13.50 被験者が標的集団をどの程度代表しているかを示す．

試験結果を適切に一般化するためには，標本は関心のある集団を反映していなければならない．

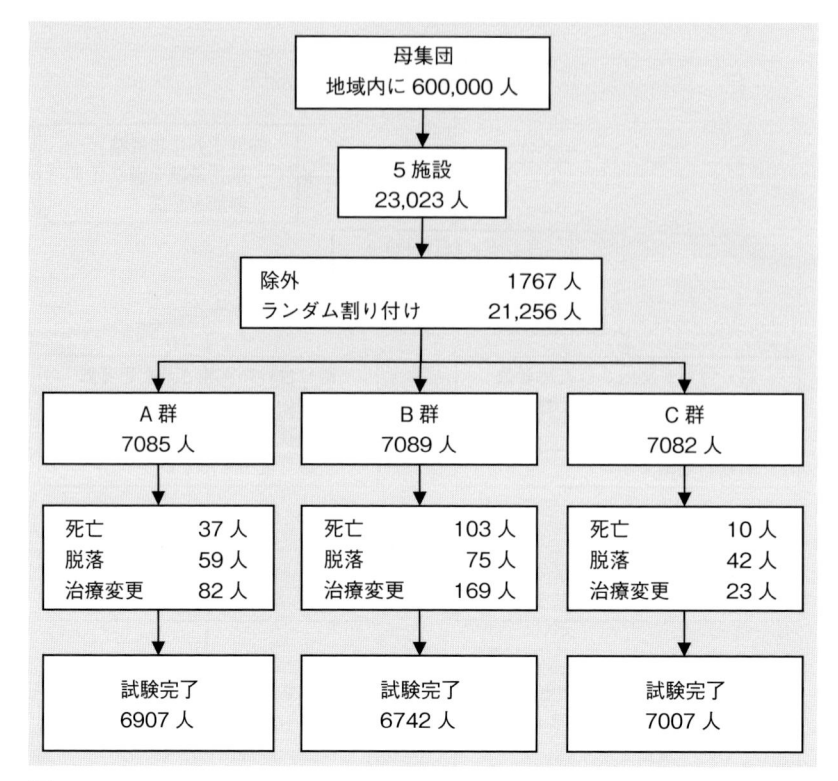

```
                    母集団
                  地域内に 600,000 人
                         │
                         ▼
                    5 施設
                    23,023 人
                         │
                         ▼
            除外                 1767 人
            ランダム割り付け      21,256 人
                         │
        ┌────────────────┼────────────────┐
        ▼                ▼                ▼
      A 群             B 群             C 群
     7085 人          7089 人          7082 人
        │                │                │
        ▼                ▼                ▼
   死亡    37 人    死亡   103 人    死亡    10 人
   脱落    59 人    脱落    75 人    脱落    42 人
   治療変更 82 人   治療変更 169 人   治療変更 23 人
        │                │                │
        ▼                ▼                ▼
    試験完了          試験完了          試験完了
    6907 人          6742 人          7007 人
```

図13.2
3群のランダム化臨床試験のフローチャート

13.51 参加辞退者の内容にコメントし，辞退した理由を記述する（該当する場合）．

　試験参加に同意した患者は，参加を辞退した患者と重要な点で異なっていることがある．同意した患者はそうでない患者よりもリスクを受け入れる傾向があり，治癒を切望し，医療システムを快適に感じているかもしれない．こうした理由から，試験に参加しなかった患者を記述することは，潜在的な差を特定するためにも重要である．状況によっては，参加する見込みのある患者の情報や，そうした患者が試験参加の打診を受けた方法を記載することも有用かもしれない [28,65]．

13.52 ベースラインで被験群と対照群がどの程度類似していたかを示す．

　群間の主要な差は介入となる治療を受けたか否かの違いだけで，それ以外の被験者背景は同様であることが理想的である．単純なランダム割り付けの場合，被験者背景の類似性を保証することはできず，生じた差は偶然によるものであることを保証するだけである（しかし，類似性を保証するためにブロック割り付けや層別割り付けが用いられる場合もある）．被験者背景に臨床的または統計学的な不均衡があったとしても，必ずしも致命的になるわけではないが，「調整」解析の因子として配慮するのであれば，事前に特定することが必要である．したがって，被験者背景の表を示すとともに，本文でも群間のベースライン値の類似性を示すべきである．

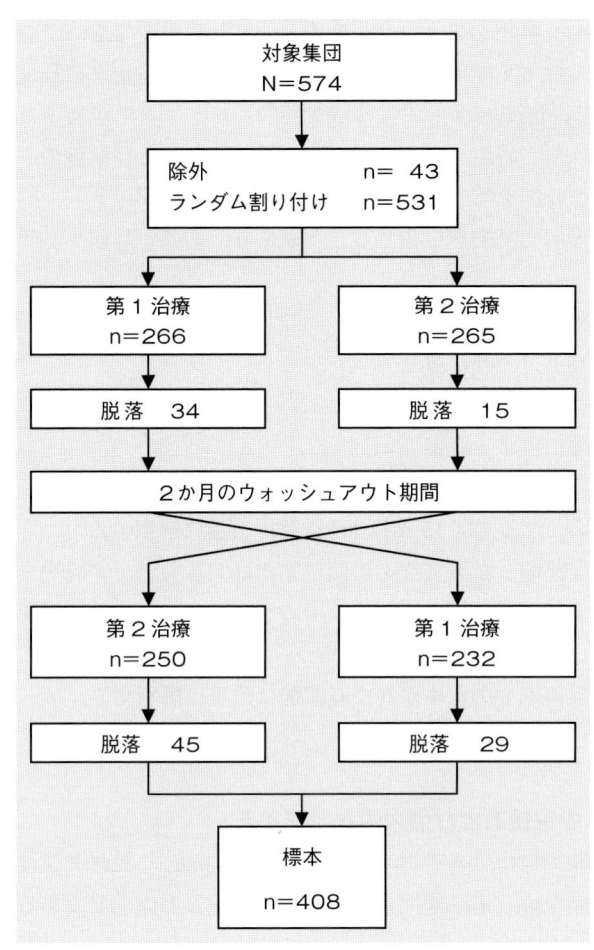

```
        ┌─────────────────┐
        │   対象集団      │
        │   N=574         │
        └────────┬────────┘
                 ↓
        ┌─────────────────────────┐
        │ 除外           n= 43    │
        │ ランダム割り付け n=531  │
        └───┬─────────────────┬───┘
            ↓                 ↓
    ┌──────────────┐   ┌──────────────┐
    │  第1治療     │   │  第2治療     │
    │  n=266       │   │  n=265       │
    └──────┬───────┘   └──────┬───────┘
           ↓                  ↓
    ┌──────────────┐   ┌──────────────┐
    │ 脱落  34     │   │ 脱落  15     │
    └──────┬───────┘   └──────┬───────┘
           ↓                  ↓
    ┌──────────────────────────────────┐
    │  2か月のウォッシュアウト期間     │
    └──────┬───────────────────┬───────┘
           ╲                   ╱
            ╲                 ╱
             ╳
            ╱                 ╲
           ╱                   ╲
    ┌──────────────┐   ┌──────────────┐
    │  第2治療     │   │  第1治療     │
    │  n=250       │   │  n=232       │
    └──────┬───────┘   └──────┬───────┘
           ↓                  ↓
    ┌──────────────┐   ┌──────────────┐
    │ 脱落  45     │   │ 脱落  29     │
    └──────┬───────┘   └──────┬───────┘
           └────────┬─────────┘
                    ↓
            ┌──────────────┐
            │    標本      │
            │   n=408      │
            └──────────────┘
```

図13.3
クロスオーバー試験のフローチャート

🔻 ランダム化試験では，ベースラインの比較に P 値を示す必要はない[66]．こうした試験では被験者を各群にランダムに割りあてるため，被験者背景の群間の差はすべて偶然によるものである．しかし，最終の多変量モデルで調整すべき統計学的な不均衡を特定するためには，ベースラインの比較を行う必要がある（**7，8 章**参照）．もしランダム化試験のベースラインの比較に P 値を示すのであれば，それはバイアスの証拠としてではなく，単に群間の不均衡の強さの尺度として解釈しなければならない．

❗ ベースラインの比較に P 値を示す試験の場合，いずれの変数にも統計学的有意差がなかったとしても，各群が同等だと推測することはできない．被験者背景の差の検出力は，通常，臨床的に重要な差を検出するには低すぎるのである（**ガイドライン 5.2** 参照）．

13.53 **被験者がどの程度プロトコールを固守したかを示し，プロトコールからの除外や逸脱があればすべて説明する**[5,63,65]．

　　試験が妥当性をもつためには，被験者はプロトコールを固守しなければならない．医療スタッフがプロトコールに従って試験治療を実施する場合もあれば，被験者自身がプ

ロトコール固守に対する責任を負う場合もある．いずれの場合でも，プロトコールからの逸脱はバイアスをもたらす可能性があるため，プロトコールがどの程度守られたのかは重要である（「遵守 compliance」には権威主義的なニュアンスがあるため，「固守 adherence」のほうがよい）．特に，プロトコールからの逸脱または試験の中止については，被験者数，理由および時期を報告すべきである．

被験者は何らかの理由で試験を中止することがあり，結果を解釈する際のバイアスになる可能性がある[50]．
- 被験者が治療の効果に不満足
- 何らかの理由でプロトコールに違反
- データの紛失または管理上の誤りの発生
- 試験に関係しない理由による脱落

脱落率や中止率が高い（たとえば 15 % 以上）試験は慎重に解釈する[5, 48, 57]．高い脱落率は，試験治療の重大な問題，試験実施上の問題または大量のデータ紛失を示唆している場合があり，これらすべてが結果を解釈する際のバイアスとなる可能性がある．

治療群と対照群とで脱落率や中止率が異なる試験は慎重に解釈する．

13.54 追跡期間の最小値，中央値および最大値を記述する．

追跡の長さは，試験で検出できるベネフィットと害 harm の数および種類に影響を及ぼすことがある．このため，追跡期間の分布を報告することは重要である．

13.55 追跡不能となった被験者の人数と内容についてコメントする．

プロトコールから逸脱または試験を中止した被験者と同様に，追跡不能となった被験者はそうでない被験者と系統的に異なり，バイアスをもたらす可能性がある．たとえば，追跡不能となった被験者は，治療の結果にほとんど満足していない可能性が高い．追跡が計画通りに行われたかを確認し，計画からの重大な逸脱があればそれを記載するのも賢明な方法である．

追跡の努力によって被験者を 100 % カバーできるわけではない[66]．

しかし，どのような理由であれ，治療は完了したが追跡不能となった被験者が約 15 % を上回った試験は慎重に解釈すること[25, 38, 57, 59, 67, 68]．

13.56 試験結果を示す．図や表で示すのが望ましい[5]．

試験結果を報告する場合は，まず主要な比較のデータと解析結果を提示する．すなわち，試験を実施する動機となった疑問に対する結果である[49, 69-73]．主要な比較の結果を最初に示せば，読者の期待を満足させるだけでなく，データ浚い data dredging（典型的なものは，試験の動機となった主要な比較よりも統計学的に有意な所見のほうが重

要だと信じるがゆえに，有意な所見を最初に示すという慣習）を避けることができる．

　主要な比較を報告した後には，予期したものかどうかにかかわらず，その他の臨床的に関連するアウトカムをすべて記載すべきである．興味深い結果が示された副次解析や事後解析は最後に報告する．

　試験の主要な所見は，可能な限り表や図で提示する（20，21章参照）．図表は紙面の節約になるだけでなく，文字よりも多くの情報をより明確に示せることが多い．図表で示した情報を文章でも繰り返すのは避ける．文章は，図表中のデータに裏づけられた所見に読者の注意が向くように記載すべきである．

　結果に示すのは，以下のようなものである．観測された変数の値，エンドポイントの群内および群間の差，相関係数，リスク比・オッズ比・ハザード比，回帰係数，疾患の頻度の尺度（有病率，罹患率，致命率），生存率，time-to-event の推定値，診断テストの特性（感度，的中度），報酬に対する労力の指標（治療必要数）．

13.57　群内や群間の差も含めて，少なくともエンドポイントの絶対値はすべて示す[6]．

　絶対差 absolute difference とは，測定単位で表した観測値間の実際の差である．たとえば，あるグループの体重の平均値が 72 kg から 65 kg に減少した場合，絶対差は 7 kg である．**相対差 relative difference** はパーセンテージで表される．この場合，変化率は 9.7%（7/72 kg＝9.7%）になる．パーセンテージでいうと，2 kg から 1 kg への変化は 2000 kg から 1000 kg への変化と同じになるため，どちらも 50% 減少と報告するのは正しいものの，誤解を招くおそれがある．したがって，絶対差が重要なのである．

13.58　すべてのエンドポイントの信頼区間を示す[6]．

　実際には，試験結果は，その治療が関心のある対象集団全体に行われると仮定した場合の推定値であり，**信頼区間 confidence interval** はこうした推定値の精度を示す．信頼区間が広くなるほど，推定値の精度は低くなる（3 章参照）．ガイドライン 13.56 にあげたアウトカムの測定（値）については，すべて信頼区間を報告すべきである．

　推定値および 95% 信頼区間を併記するしないにかかわらず，P 値は（$P<0.05$ といった形式ではなく）実際の値を有効数字 2 桁以内で報告する．$P<0.001$ は，報告の必要な P 値の最小値である．

13.59　重要なエンドポイントの集団での値とともに，改善した（または，改善しなかった）患者の実数またはパーセンテージを報告する[48,49]．

　多くの試験では，連続数に対しては集団での値のみを報告するため，被験者間の個々の変動が隠れてしまう．たとえば，T_4 細胞の数は免疫機能の指標であり，一般に HIV やエイズの患者でモニターされる．HIV やエイズの患者を対象とした試験では，通常，T_4 細胞の増加量または減少量の中央値が群ごとに報告される．しかし，一人ひとりの患者は群内の他の患者とは異なる反応をすることがあるため，たとえば，T_4 細胞が改善した患者数が何人いるかを知ることは，群の中央値を知ることと同様に有益である．

13.60 判定に基づく観察項目では，評価者間での一貫性または一致性の尺度を示す．

相関や一致の尺度（Pearson の積率相関係数 r，カッパ係数），あるいは判定の一致・不一致の割合は，判定の一致の程度を示すのに適している．

13.61 比較的よくみられた（または重症の）副作用・有害事象の内容および頻度を群ごとに記述する [5, 6, 53, 67]．

科学倫理と同様に，優れた科学では，試験の好ましくない副作用や有害な結果を完全に報告することが求められる．群ごとに，有害事象の①頻度，②重症度（症状の程度），③重篤度（健康や良好な状態に対する脅威の程度），④発現時期を示すこと [53]．副作用の頻度に関する一般的な記述（「副作用はほとんどなかった」）には情報の価値がない [53]．臨床的な有害事象と検査で判明した毒性とを区別することも有用である．

13.62 交絡や交互作用の可能性があれば，すべて記載する．

治療と関連する作用のほかに，他の2つの（通常は予期しないことが多い）作用に結果が影響されることがある．その1つは，試験で調べる変数との相互反応によって生じる**交互作用 interactive effect** や**相乗効果 synergistic effect** であり，もう1つは，関心のある関係を変えるか，曖昧にする可能性のある**交絡作用 confounding effect** である．これらが観察された場合には，その過程を考慮して報告すべきである [74]．

例

- アルコールとバルビツール酸塩は，どちらも中枢神経の活動を抑制する．しかし，アルコールとバルビツール酸塩をあわせて摂取すると，個々の用量は致死量未満でも死に至ることがある．すなわち，両者の交互作用または相乗効果は，個々の作用の合計よりも大きい．適切な統計手法によってこの交互作用を記述することは可能であり，検出すべきである．
- 医学教育に関する2種類の教材を用いた試験では，一方の教材を完了した研修医の評価テストのスコアは他方の教材を完了した者よりもよいという結果が得られた．しかし，さらに調査すると，優れると思われた教材を使用した指導者は，別の教材を使用した指導者よりも研修医を親身に指導したことが判明した．このことは，優れた教材は実際に高成績を生むという結論と交絡する．

多施設共同試験では，施設ごとに結果が異なるかどうかを判断するために，施設ごとにデータを解析すべきである [18]．そして，差があればその原因を調査すべきである．特に，被験者に行われた補助療法の差は調査すべきである．

13.63 すべての観察項目および被験者を考慮に入れ，欠測値があれば説明する [12]．

選択的報告の嫌疑を避けるため，すべての観察結果を明らかにすべきである．

欠測値は，いくつかの方法で取り扱うことが可能である．**完全データの報告 complete case reporting** では，欠測値のある被験者は単純に解析から除外される．このような除外は標本サイズを結果的に小さくし，intention-to-treat の方針にも反するため，

望ましくない．欠測値は，いくつかの方法で**補填** impute することも可能である（**ガイドライン 7.15 参照**）．欠測値は，**最終観察の引き延ばし** last observation carried forward（LOCF），群の平均値，または意図的に悪い値や保守的な値に置き換えることができる．また，より保守的な推定値を得るために，欠測値がある被験者を割合の分母に含めることも可能である[63]．欠測値の影響は感度分析で判定することも可能で，感度分析では，楽観的または悲観的な前提が関心のあるアウトカムにどのような影響を及ぼすかが調べられる．

✓ 以下の場合にはデータが欠測している可能性がある．
- 文中や表中に示された値の合計と報告された合計とが一致しない（すべての合計を確認すること）．
- 示された数字からパーセンテージを再計算できない．
- 表に空欄がある．
- 割合の分母が異なる（群の大きさが変わったことを示す）．
- 図に示されたデータポイントの数が文中に示された観察回数と一致しない．

13.64 外れ値の取り扱いを記述する．

極端な値，すなわち**外れ値** outlier は結果にばらつきや不確実性を与えるため，「不都合」になることが多い．統計解析で外れ値を無視したり，報告しなかったりすることは，倫理的に許されない．結果全体への影響を判定するために，外れ値を含めた場合と含めない場合の両方でデータを解析することは適切な措置かもしれないが，こうした方法をとった場合は報告すべきである．データの収集および入力の誤りは，外れ値の原因としては除くべきである．

13.65 盲検化の成功を評価したかどうか，評価した場合はその評価方法を示す[6]．

盲検試験は，まったく「盲検」でないことがしばしばある．なぜならば，被験者がどちらの群に割りあてられたのか，被験者や医療関係者が気づいてしまうからである．被験者と介護者は割り付けを操作するか，割り付けを知るために，割り付けや盲検化のプロセスの抜け道を見つけようと懸命になることがある[44]．被験者や医療関係者がそうしたことに成功すると，期待に対する差，プロトコール固守の程度の差，ランダム割り付けの過程への交絡といった形で，有害なバイアスを引き起こす可能性がある．このため，研究者はしばしば，割り付けを伏せた人たちに対して「どの被験者がどの群に割りあてられたと思うか」を尋ね，盲検化が成功したかどうかを評価する．

13.66 試験や結果の正確または完全な理解につながる逸話的な事例や観察結果があれば報告する．

医療が芸術と科学の両方である限り，慎重な研究者の観察と洞察は重要である（だが，「逸話的事例」の複数形は「データ」ではない！）．ジエチルスチルベストロールが催奇形性をもつことが発見されたのは，ある母親が妊娠中にジエチルスチルベストロールを

服用したことを担当医に話したのに端を発したことを思い出してほしい[75]．

また，Alvin Feinstein医師はこう指摘している．「努力呼気肺活量は患者の呼吸困難を示すものではないし，心電図のST低下は日常生活での狭心症を示すものではない……．最も重大な臨床的イベントのほとんどは，本質的に人間の反応であり，感覚である．すなわち，痛み，不快感，一般的な身体機能，落ち込み，不安，満足であり，これらはいかなる技術的検査をもってしても計れないものである」[76]．

考察の記載に関するガイドライン

13.67 結果を要約する．

通常，考察の最初の段落では試験の主要な結果を要約する．この要約の後に考察で取り上げる項目の順番は，結果の項の順番と一致していなければならない．すなわち，主要な比較を最初に考察すべきである．関心のある副次的な解析はその後で考察し，探索的なものとして提示すべきである．

13.68 結果を解釈し，それらに関する説明を提案する[5,6]．

かつて誰かが「群の平均値は治療そのものを表すものではない」と言ったように，統計学的有意差を臨床的な重要性と混同しないこと．生物学的な妥当性や，検討した理論の説得力，その他の関連する証拠は，結果を解釈するうえでP値よりも重要である[77]．結果を解釈する際に，対照群の予後を考慮するのも賢明な方法である[65]．たとえば，対照群の死亡率が低い場合，治療の種類に関係なく，治療群の死亡率が低くなる可能性がある．その結果，有望な治療があまり効果を示さないかもしれない．一方，対照群の死亡率が高い場合，治療が有効であれば，治療群の死亡率は対照群よりも低くなるであろう．

❗ 代替エンドポイントを使用した試験は注意して解釈すべきである．リスク因子の変化は必ずしも内在する状況の変化を意味するわけではない[78,79]．

❗ 全体で治療の効果が示されなかった場合には，計画的であれ予備的であれ，サブグループ解析は不確実なものとなる[62]．どのような場合でも，あるサブグループで治療に効果があるかどうかを判断する際には，P値ではなく，サブグループでの治療効果の大きさを考慮すべきである[67]．ただし，サブグループ解析は，変数間での交互作用の可能性を示唆することがある．

ネガティブな研究結果は3つのタイプに分けられる．
①治療が有用でないことを確立した重要なネガティブ研究
②過去の研究結果を再現するのに失敗したネガティブ研究
③統計学的検出力が低く，統計学的有意差が得られなかった研究

13.69 試験結果を既知の問題とどのように比較するのかを示す．文献をレビューし，これまでに得られている知見の中に試験結果を位置づける[6]．

試験結果をこれまでに確立された知見の体系の中に位置づけることは，読者がその成果を解釈するのに役立つ．科学は蓄積していくものであり，体系的なものである．このため，科学は，自分の研究が他の研究とどう関連するかを示す研究者に委ねられるのである．

✓ レビューした文献がタイムリーで通用することを確認するため，参考文献の日付をチェックする．

13.70 結果がどのように一般化されるかを提案する[6]．

どのような試験であれ，単一の試験の目的は，関心のある母集団に適用できる結果を生み出すことである．そして，関心のある母集団は，選択基準と除外基準とによって定義されるべきである．しかし，集団を厳密に定義し，試験を厳格に管理すればするほど，管理された試験環境とは異なる日常の医療現場でみられる広く多様な集団に試験結果を一般化することは困難になる．試験結果を一般化できるか否かは，その試験が本質的に説明的なものか，実践的なものかによって影響される（**ガイドライン13.2参照**）．

13.71 結果の意味合いを考察する．

ある試験について，ほとんどの読者（および雑誌の編集者）が答えてもらいたい質問は2つで，「だから何なの？」と「誰が気にするの？」である．言い換えれば，「この研究の結果によって医療はどう変わるのか？」ということである．残念なことに，この質問は科学論文の中ではしばしば回答されずに終わる．研究のテーマが，研究を開始するほど大きな興味をひいたのであれば，同様に，結果のもつ意味合いも大きな興味をひくはずである．

結果が新たな研究分野を示唆することは多く，こうした結果は読者にも有用である[5]．しかし，「さらなる研究が必要である」というありふれた文言を入れる必要はまったくない．

13.72 試験の限界を述べる．

可能であれば，研究デザインやデータ収集・解析・解釈の問題に伴うバイアス，交絡，誤差の可能性とその意味合いを記載する．弱点や限界を明らかにするのは難しいかもしれないが，科学に不正がないことを示すためには正直さが不可欠である．研究の難しい部分を特定することは，他の研究者が同様の間違いを犯さないようにするのに役立つかもしれない．

13.73 結論を列挙する．

いうまでもなく，結論はデータによって裏づけられ，事実と論理に基づくものに限定されるべきで，想定や推測ではない．しかし，残念なことに，論文では事実に裏づけら

れていない結論を見ることがよくある．この問題を第3種の過誤とふざけて呼ぶ研究者さえいるほどである[80]．第1種の過誤は差なしと棄却すべきなのに差を受け入れてしまうことで，第2種の過誤は受け入れるべき差を差なしと棄却してしまうことなのに対して，第3種の過誤とは研究で立証されていない結論に到達することである（さらに，第4種の過誤，すなわち，誤った根拠から結果的には正しい結論に到達することに言及する著者さえ存在する[81]）．

結論を列挙すれば，論文の著者がそれらを明確に特定するのに役立ち，読者はそれらをより容易に見つけやすくなる．また，結論では結果を単に繰り返すのではなく，結果が意味することを記載すべきである．

● 参考文献

1) Rennie D. CONSORT Revised— improving the reporting of randomized trials. JAMA. 2001；285：2007-7.
2) Horton R. A manifesto for reading medicine. Lancet. 1997；349：872-4.
3) Medical Research Council Investigation. Streptomycin treatment of pulmonary tuberculosis. BMJ. 1948；ii：769-82.
4) Moher D, Jadad AR, Nichol G, et al. Assessing the quality of randomized controlled trials：an annotated bibliography of scales and checklists. Control Clin Trials. 1995；16：62-73.
5) Durant RH. Checklist for the evaluation of research articles. J Adolesc Health. 1994；15：4-8.
6) Moher D, Schulz K, Altman DG, for the CONSORT Group. CONSORT statement：revised recommendations for improving the quality of reports of parallel-group randomized trials. Ann Intern Med. 2001；134：657-62.
7) Altman DG. Statistical reviewing for medical journals. Stat Med. 1998；17：2661-74.
8) Ebbutt AF, Frith L. Practical issues in equivalence trials. Stat Med. 1998；17：1691-1701.
9) Snapinn SM. Noninferiority trials [Commentary]. Curr Control Trials Cardiovasc Med. 2000, 1：19-21.
10) Greene WL, Concto J, Feinstein AR. Claims of equivalence in medical research：are they supported by the evidence? Ann Intern Med. 2000；132：715-22.
11) Schwartz D, Lellouch J. Explanatory and pragmatic attitudes in therapeutical trials. J Chronic Dis. 1967；20：637-48.
12) Simon G, Wagner E, Vonkorff M. Cost-effectiveness comparisons using real world randomized trials：the case of new antidepressant drugs. J Clin Epidemiol. 1995；48：363-73.
13) LeBlond RF. Improving structured abstracts [Letter]. Ann Intern Med. 1989；111：764.
14) Hillman AL, Eisenberg JM, Pauly MV, et al. Avoiding bias in the conduct and reporting of cost-effectiveness research sponsored by pharmaceutical companies. N Engl J Med. 1991；324：1362-5.
15) Meinert CL, Tonascia S, Higgins K. Content of reports on clinical trials：a critical review. Control Clin Trials. 1984；5：328-47.
16) Journal of the American Medical Association. Instructions for preparing structured abstracts. JAMA. 2005；294：119-27. See also：www.jama.com.
17) Guyatt G, Sackett D, Adachi J, et al. A clinician's guide for conducting randomized trials in individual patients. CMAJ. 1988；139：497-503.
18) Horwitz RI, Singer BH, Makuch RW, Viscoli CM. Can treatment that is helpful on average be harmful to some patients? A study of the conflicting information needs of clinical inquiry and drug regulation. J Clin Epidemiol. 1996；49：395-400.
19) Mann H. ASSERT Statement：Recommendations for the review and monitoring of randomized controlled clinical trials. http://www.assert-statement.org/. Accessed 6/30/05.
20) Begg CB. Selection of patients for clinical trials. Semin Oncol. 1988；15：434-40.
21) Lionel ND, Herxheimer A. Assessing reports of therapeutic trials. BMJ. 1970；3：637-40.
22) Walker AM. Reporting the results of epidemiological studies. Am J Public Health. 1986；76：556-8.
23) Gifford RH, Feinstein AR. A critique of methodology in studies of anticoagulant therapy for acute

myocardial infarction. N Engl J Med. 1969 ; 280 : 351-7.
24) Mahon WA, Daniel EE. A method for the assessment of reports of drug trials.Can Med Assoc J. 1964 ; 90 : 565-9.
25) Zelen M. Guidelines for publishing papers on cancer clinical trials : responsibilities of editors and authors. J Clin Oncol. 1983 ; 1 : 164-9.
26) Bhopal R, Donaldson L.White, European,Western Caucasian, or What? Inappropriate labeling in research on race, ethnicity, and health.Am J Pub Health. 1998 ; 88 : 1301-7.
27) Witzig R. The medicalization of race : scientific legitimization of a flawed social construct. Ann Intern Med. 1996 ; 125 : 675-9.
28) Bracken MB. Reporting observational studies. Br J Obstet Gynaecol. 1989 ; 96 : 383-8.
29) Altman DG, Dore CJ. Randomisation and baseline comparisons in clinical trials. Lancet. 1990 ; 335 : 149-53.
30) Tyson JE, Furzan JA, Reisch JS, Mize SG. An evaluation of the quality of therapeutic studies in perinatal medicine. J Pediatr. 1983 ; 102 : 10-3.
31) Weiss W, Dambrosia JM. Common problems in designing therapeutic trials in multiple sclerosis. Arch Neurol. 1983 ; 40 : 678-80.
32) Sheehan TJ. The medical literature. Let the reader beware. Arch Intern Med. 1980 ; 140 : 472-4.
33) Leis HP Jr., Robbins GF, Greene FL, et al. Breast cancer statistics: use and misuse. Int Surg. 1986 ; 71 : 237-43.
34) American Medical Association. Attributes to Guide the Development of Practice Parameters. Chicago : American Medical Association ; 1994 : 1-11.
35) Feinstein AR, Spitz H.The epidemiology of cancer therapy. I. Clinical problems of statistical surveys. Arch Intern Med. 1969 ; 123 : 171-86.
36) Ad Hoc Working Group for Critical Appraisal of the Medical Literature. A proposal for more informative abstracts of clinical articles. Ann Intern Med. 1987 ; 106 : 598-604.
37) Haynes RB. How to read clinical journals: II.To learn about a diagnostic test. Can Med Assoc J. 1981 ; 124 : 703-10.
38) Tugwell PX. How to read clinical journals : III.To learn the clinical course and prognosis of disease. Can Med Assoc J. 1981 ; 124 : 869-72.
39) DerSimonian R, Charette LJ, McPeek B, Mosteller F. Reporting on methods in clinical trials. N Engl J Med. 1982 ; 306 : 1332-7.
40) Schultz KF, Chalmers I, Grimes DA, Altman DG. Assessing the quality of randomization from reports of controlled trials published in Journals of Obstetrics and Gynecology. JAMA. 1994 ; 272 : 125-8.
41) White SJ. Statistical errors in papers in the British Journal of Psychiatry. Br J Psychiatry. 1979 ; 135 : 336-42.
42) Bailar JC III, Mosteller F. Guidelines for statistical reporting in articles for medical journals: amplifications and explanations. Ann Intern Med. 1988 ; 108 : 266-73.
43) Schultz KF, Chalmers I, Hayes RJ, Altman DG. Empirical evidence of bias : dimensions of methodological quality associated with estimates of treatment effects in controlled trials. JAMA. 1995 ; 273 : 408-12.
44) Schultz KF. Subverting randomization in controlled trials. JAMA. 1995 ; 274 : 1457-8.
45) Devereaux PJ, Manns BJ, Ghali WA, et al. Physician interpretations and textbook definitions of blinding terminology in randomized controlled trials. JAMA. 2001 ; 285 : 2000-3.
46) Davis NM, Cohen MR. Medication Errors : Causes and Prevention. Philadelphia : George Stickley Company ; 1981.
47) Gross M. A critique of the methodologies used in clinical studies of hip-joint arthroplasty published in the English-language orthopaedic literature. J Bone Joint Surg Am. 1988 ; 70 : 1364-71.
48) Moskowitz G, Chalmers TC, Sacks HS, et al. Deficiencies of clinical trials of alcohol withdrawal.Alcohol Clin Exp Res. 1983 ; 7 : 42-6.
49) Felson DT, Anderson JJ, Meenan RF. Time for changes in the design, analysis, and reporting of rheumatoid arthritis clinical trials. Arthritis Rheum. 1990 ; 33 : 140-9.
50) Gotzsche PC. Methodology and overt and hidden bias in reports of 196 double-blind trials of nonsteroidal antiinflammatory drugs in rheumatoid arthritis. Control Clin Trials. 1989 ; 10 : 31-56. [Erratum :

Control Clin Trials. 1989 ; 50 : 356.]
51) Bucher HC, Guyatt GH, Cook DJ, et al., for the Evidence-Based Medicine Working Group. User's guides to the medical literature XIX. Applying clinical trials results. A. How to use an article measuring the effect of an intervention on surrogate endpoints. JAMA. 1999 ; 282 : 771-8.
52) Fleming TR, DeMets DL. Surrogate end points in clinical trials : are we being mislead? Ann Intern Med. 1996 ; 125 : 605-13.
53) Ioannidis JPA, Lau J. Completeness of safety reporting in randomized trials. JAMA. 2001 ; 285 : 437-43.
54) Ethgen M, Boutron I, Baron G, et al. Reporting of harm in randomized, controlled trials of nonpharmacologic treatment for rheumatic disease. Ann Intern Med. 2005 ; 143 : 20-5.
55) Evans M, Pollock AV. Trials on trial: a review of trials of antibiotic prophylaxis. Arch Surg. 1984 ; 119 : 109-13.
56) Gardner MJ, Machin D, Campbell MJ. Use of checklists in assessing the statistical content of medical studies. BMJ. 1986 ; 292 : 810-2.
57) Simon R, Wittes RE. Methodologic guidelines for reports of clinical trials. Cancer Treat Rep. 1985 ; 69 : 1-3.
58) Rochon PA, Gurwitz JH, Cheung MC, et al. Evaluating the quality of articles published in journal supplements compared with the quality of those published in the parent journal. JAMA. 1994 ; 272 : 108-13.
59) Chalmers TC, Smith H Jr., Blackburn B, et al. A method for assessing the quality of a randomized control trial. Control Clin Trials. 1981 ; 2 : 31-49.
60) Garcia-Cases C, Duque A, Borja J, et al. Evaluation of the methodological quality of clinical trial protocols : a preliminary experience in Spain. Eur J Clin Pharmacol. 1993 ; 44 : 401-2.
61) Freeman KB, Back S, Bernstein J. Sample size and statistical power of randomized, controlled trials in orthopaedics. J Bone Joint Surg Br. 2001 ; 83 : 397-402.
62) Stewart LA, Parmar MKB. Bias in the analysis and reporting of randomized controlled trials. Int J Tech Assess Health Care. 1996 ; 12 : 264-75.
63) Hollis S, Campbell F. What is meant by intention to treat analysis? Survey of published randomised controlled trials. BMJ. 1999 ; 319 : 670-4.
64) Egger M, Juni P, Bartlett, for the CONSORT Group. Value of flow diagrams in reports of randomized controlled trials. JAMA. 2001 ; 285 : 1996-9.
65) Grant A. Reporting controlled trials. Br J Obstet Gynaecol. 1989 ; 96 : 397-400.
66) Lavori PW, Louis TA, Bailar JC, Polanski M. Designs for experiments—parallel comparisons of treatment. In: Bailar JC, Mosteller F, eds. Medical Uses of Statistics, 2nd ed. Waltham : Massachusetts Medical Society ; 1992 : 61-82.
67) Gelber RD, Goldirsch A, for the International Breast Cancer Study Group. Reporting and interpreting adjuvant therapy clinical trials. J Natl Cancer Inst Monogr. 1992 ; 11 : 59-69.
68) Stoto MA. From data analysis to conclusions : a statistician's view. In : Council of Biology Editors, Editorial Policy Committee. Ethics and Policy in Scientific Publication. Bethesda, MD : Council of Biology Editors ; 1990 : 207-18.
69) Liberati A, Himel HN, Chalmers TC. A quality assessment of randomized control trials of primary treatment of breast cancer. J Clin Oncol. 1986 ; 4 : 942-51.
70) Methodologic guidelines for reports of clinical trials [Editorial]. Am J Clin Oncol. 1986 ; 9 : 276.
71) Bailar JC III. Science, statistics, and deception. Ann Intern Med. 1986 ; 104 : 259-60.
72) Mills JL. Data torturing [Letter]. N Engl J Med. 1993 ; 329 : 1196-9.
73) Altman DG. Statistics and ethics in medical research. VIII—Improving the quality of statistics in medical journals. BMJ. 1981 ; 282 : 44-7.
74) Rothman KJ, Greenlnd S, Walker AM. Concepts of interaction. Am J Epidemiol. 1980 ; 112 : 467-70.
75) Moses L. Measuring effects without randomized trials? Options, problems, challenges. Med Care. 1995 ; 33 : AS8-14.
76) Feinstein AR. Clinical judgment revisited: the distraction of quantitative models. Ann Intern Med. 1994 ; 120 : 799-805.
77) Goodman SN. Toward evidence-based medical statistics. I. The P value fallacy. Ann Intern Med. 1999 ;

130 : 995-1004.
78) Sackett DL. How to read clinical journals : V.To distinguish useful from useless or even harmful therapy. Can Med Assoc J. 1981 ; 124 : 1156-62.
79) Gartland JJ. Orthopaedic clinical research : deficiencies in experimental design and determination of outcome. J Bone Joint Surg Am. 1988 ; 70 : 1357-64.
80) Evans M. Presentation of manuscripts for publication in the British Journal of Surgery. Br J Surg. 1989 ; 76 : 1311-4.
81) Ottenbacher KJ. Statistical conclusion validity and type IV errors in rehabilitation research. Arch Phys Med Rehabil. 1992 ; 73 : 121-5.

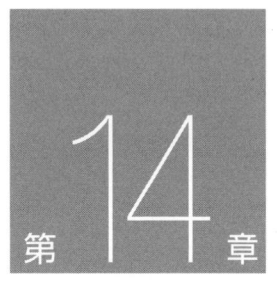

第14章 曝露からアウトカムまで前向きに観察する
コホート研究または縦断研究の報告

> すべてのコホート研究の明確な特徴は，曝露からアウトカムまで患者を前向きに追跡することである．
>
> D. A. Grimes, K. F. Schulz [1]

　古代ローマ時代，「コホート」は300〜600人からなる軍隊の単位をさすもので，10コホートで1つのローマ軍が構成されていた．疫学研究では，この言葉は長期間観察される患者のグループをさすものである．このため，コホート研究は**追跡研究** follow-up study やパネル研究 panel study とも呼ばれる．また，この研究はある集団での疾患や障害の新規発現の頻度を検出するのに特に適していることから，**罹患率研究** incidence study と呼ばれることもある．

　研究デザインと研究活動の報告に関するガイドラインの多くは，すべての研究デザインに適用される．ここでは，コホート研究に特化したガイドラインのみを説明し，他のガイドラインの注釈は**13章**に記載する．

緒言の記載に関するガイドライン

14.1 研究の開始に至った問題の背景，性質，範囲および重要性を示す [2]．

14.2 研究の全般的な目的を述べ，問題に取り組むためにとった理論的または科学的な手法をすべて特定する．

14.3 誰が研究に出資したかを述べ，研究の実施や結果の発表に出資機関が果たした役割を記載する．

14.4 プロトコールおよび原データの入手方法を記載する．

サブガイドライン　チェックの仕方　潜在的な問題　関連情報

方法の記載に関するガイドライン

14.5 プロトコールを承認した施設内審査委員会を特定する．

14.6 インフォームド・コンセントが文書で得られたことを確認し，該当する場合は同意を取得した状況を説明する．

14.7 正式に表明した「研究で解明したい疑問」または「検証したい仮説」を含めて，その研究固有の目的を記載する[2-4]．

14.8 研究がコホート研究であることを特定し，この研究デザインを選択した理由を説明する[2,4,5]．

　コホート研究は，疾患（特に，死に至る時間が短いもの）の新規発現や自然経過を記録するのに適している．患者は関心のあるアウトカムが発現する前に登録され，発現後まで追跡することが可能なため，コホート研究はイベントとの時間的な関係を確立することができる．また，単一の曝露または治療の後に生じる複数のアウトカムを，喫煙の影響といったようにランダム化試験では研究できない好ましくないアウトカムも含めて，検出するのに用いることができる．さらに，コホートは曝露された人が多数含まれるように定義することもできるため，まれな曝露を研究するのに用いることができる．その他の利点としては，適格基準とアウトカム評価が標準化されることであり，これによってバイアスが減少する．また，多くのコホート研究はランダム化試験よりも管理が容易で，費用がかからない．

　一方，このデザインの欠点は，コホートに含まれない人々を除外することによって，コホートの構築に選択バイアスが生じることである．追跡不能も問題を生じる可能性があり，特に長期の研究では追跡不能が問題になる．また，まれなアウトカムの研究には多数の人々を長期間追跡することが必要となり，多大な労力と費用を要する可能性がある．

　前向きのコホート研究 prospective cohort study では，現時点でコホートを定義し，将来を追跡する．**後ろ向きのコホート研究** retrospective cohort study または**既存コホート研究** historical cohort study では，すでに収集されたデータの中からコホートを定義し，その集団を前向きに追跡する（といっても，アウトカムはすでに発現しているかもしれないが）．いずれのコホート研究でも，ある特性をもつ人々（コホート）を特定することから研究が始まり，そうした人々のアウトカムを経時的に記録する．すなわち，関心のあるアウトカムが発現する前にコホートを形成するのである．これに対して，後ろ向きのケースコントロール研究では，関心のあるアウトカムが発現した人々を最初に特定し，共通する曝露を究明するために，過去にさかのぼって調査をする．

14.9 関心のある観測の単位を特定する．

14.10 関心のある標的集団を記述する[3]．

14.11 被験者が選ばれるもととなった集団を定義する[2-4]．

コホート研究は，コホートの構成員が特定の時点で締め切られる「閉鎖コホート closed cohort/固定コホート fixed cohort」を使う場合と，構成員が時間とともに変動する「開放コホート open cohort/動的コホート dynamic cohort」を使う場合がある．たとえば，有名な Framingham Heart Study は閉鎖コホートの研究で，研究開始時点でマサチューセッツ州のフラミンガムに住んでいた人のみが研究に参加可能であった．新たにフラミンガムに移住してきた人は研究に入っていない．一方，「カリフォルニア州の住民」は開放コホートの1つで，州から出て行く人も，州に移住してくる人もいるので，構成員は常に変化する．

このほかには，炭鉱労働者（他の集団よりも炭塵の曝露を受けていると思われる）といった**特殊曝露コホート** special exposure cohort や，地域に基づいた集団からなる一**般集団コホート** general population cohort がある．

コホートの中には，ほかよりも研究しやすいものがある．たとえば，医療専門家の研究では医師や看護師を登録するが，こうした人々はそれぞれの所属機関を通して長期間追跡することが他の社会集団の構成員よりも容易である．コホートの追跡がより容易になるのであれば，研究者は代表可能性の喪失（医療関係者は他の市民よりも高学歴および高収入の傾向にある）を受け入れることがある．

14.12 研究に参加可能な者を特定した方法を記述する[2,4]．

14.13 研究に参加可能な者を組み入れた方法を記述する[2,4]．

14.14 研究参加に対する適格性の基準を報告する[2-5]．

少なくとも，コホート研究の参加者はすべて以下を満たすべきである．
①研究開始時にアウトカムがない．
②関心のあるアウトカムに対するリスクが同程度である．

14.15 標本が何らかの因子で層別されたかどうかを示し，該当する場合は，層別に用いた因子を記載する[5]．

14.16 目標とした標本サイズとその設定方法を記述する[2-5]．

14.17 データを収集した地域およびセッティングを特定する[3,5]．

14.18 収集した人口統計学的・臨床的データ，その他のベースライン共変量を特定する[3,5]．

14.19 評価した曝露またはリスク因子を特定し，その定量方法を説明する．あわせて，観測値がバリデートされたかどうかを示す[1-8]．

14.20 反応者を曝露群に割りあてる基準を特定する[2]．

14.21 評価したアウトカムを特定し，各アウトカムの定量方法を説明する．あわせて，観測値がバリデートされたかどうかを示す[2-4]．

14.22 反応者をアウトカムグループに割りあてる基準を特定する[2]．

14.23 評価した有害事象を特定し，その定量方法を説明する．

14.24 計画した追跡調査の内容および期間を記載する[2]．

14.25 評価者に曝露の状況を伏せたかどうかを示し，盲検化を図った場合はその方法を示す[2]．

14.26 バイアス，交絡および誤差として考えられる要因とそれらの防止策を特定する[5]．

　コホートを規定する基準はしばしば他の重要な因子と関連するため，コホートの確立には**選択バイアス** selection bias がつきものである．ときには，ベースライン値を統計学的および臨床的に比較することによってバイアスが示されることがあり，多変量解析の手法でバイアスを統計学的に制御できることもある．

　誤分類バイアス misclassification bias もコホート研究の重要な懸念事項である．誤分類は，研究参加者に曝露やイベント（説明変数）があるかどうか，アウトカム（反応変数）があるかどうかを決定する際に生じることがある．したがって，ケースの同定には慎重な考慮が必要で，すべてのアウトカム変数は操作上定義することが必要で，かつ定義は明確でなければならない．

　その他のコホート研究（たとえ短期間のものであっても）の懸念は**追跡不能** loss to follow-up である．曝露グループと非曝露グループとで追跡不能に差があれば，結果にバイアスを生じることがあり，特に，曝露自体と追跡不能とに関係がある場合はその可能性が大きい．

　最後に，**曝露の状態** exposure status は研究中に変化することがある．たとえば，喫煙者が喫煙をやめるかもしれないし，非喫煙者が喫煙を開始するかもしれない．カップルが避妊方法を変えるかもしれない．研究参加者の収入，信念，健康に関する行動，生活環境，職業が変化するかもしれない．研究者は，データの収集および解析の際にこうした変化をどのように扱ったのかを説明することが必要であろう．

> 付録5参照．

14.27 データ収集および管理の完全性・正確性を確実にするために用いた品質管理の手法を記載する．

統計手法

14.28 臨床的に意味があると考えられるアウトカムの変化や差の最小値を示す[2]．

14.29 解析した関係性とその解析に用いた統計手法を特定する[3-5]．

　　コホート研究では，反復測定 repeated measures データ（同一参加者から複数時点で収集するデータ）の統計解析を用いることが多い．こうしたデータは時点間に相関があり，反復測定データの解析はこの相関に対応している（**8章**参照）．

　　コホート研究でよく用いられるこのほかの統計手法は，Cox の比例ハザード回帰分析（**7章**参照）とイベント発生までの時間の解析（生存時間解析，**9章**参照）である．これら2つの方法は，「はい，いいえ」といった2値のアウトカムではなく，イベント発生までの時間をアウトカム変数として使用する．また，これらはコホート研究でよく発生する欠測値にも対応している．

14.30 統計解析の前提がデータと一致しているかどうかを確認する．

14.31 中間解析と早期中止の基準を特定する．

14.32 計画したサブグループ解析または共変量を用いた解析を特定する[5]．

14.33 交絡を制御するために用いた統計学的調整を特定する[3,5]．

14.34 判断に基づく観測の一貫性または一致性をどのような方法で評価したかを記載する[2,3]．

14.35 感度分析を計画した場合はその内容を記載する[5]．

14.36 多重検定を制御するために用いた手順を明らかにする[4]．

14.37 有意水準を特定する．

14.38 仮説検定が片側か両側かを明らかにする．片側検定を用いた場合はその妥当性を説明する．

14.39 データの解析に使用した解析ソフトウェアのパッケージを特定する．

結果の記載に関するガイドライン

14.40 研究の実施期間を特定する．組み入れ，治療または曝露，追跡期間の各時期と，これらを設定した理由を示す[2,3]．

14.41 研究実施中にプロトコールからの逸脱があれば，すべて説明する．

14.42 フローチャートを用いて研究の各段階の被験者数および内訳を示す[3,5]．

14.43 適切な記述統計量を用いて各群（曝露群，非曝露群）の被験者背景を報告する[2,5]．

14.44 被験者が標的集団をどの程度代表しているかを示す[5]．

14.45 参加辞退者の内容にコメントし，辞退した理由を記述する（該当する場合）[3]．

14.46 追跡期間の最小値，中央値および最大値を記述する．

14.47 追跡不能となった被験者の人数と内容についてコメントする[2,3]．

14.48 適切な記述統計量を用いて研究終了時の曝露群，非曝露群の特性を述べる[5]．

14.49 研究結果を示す．図や表で示すのが望ましい[4,5]．

14.50 群内の変化や群間の差も含めて，少なくともエンドポイントの絶対値はすべて示す[3,5]．

14.51 エンドポイントの信頼区間を示す[4]．

14.52 判断に基づく観察項目では，評価者間での一貫性または一致性の尺度を示す．

14.53 比較的よくみられた（または重症の）副作用・有害事象の内容および頻度を群ごとに記述する．

14.54 交絡や交互作用の可能性があれば，すべて記載する．

14.55 すべての観察項目および被験者を考慮に入れ，欠測値があれば説明する[2-5]．

14.56 外れ値の取り扱いを記述する．

14.57 研究や結果の正確または完全な理解につながる逸話的な事例や観察結果があれば報告する．

考察の記載に関するガイドライン

14.58 結果を要約する[5]．

14.59 結果を解釈し，それらに関する説明を提案する[5]．

14.60 研究結果を既知の問題とどのように比較するのかを示す．文献をレビューし，これまでに得られている知見の中に研究結果を位置づける[5]．

14.61 結果がどのように一般化されるかを提案する[3,5]．

14.62 結果の意味合いを考察する．

14.63 研究の限界を述べる[2,5]．

14.64 結論を列挙する．

● 参考文献
1) Grimes DA, Schulz KF. Cohort studies : marching towards outcomes. Lancet. 2002 ; 359 : 341-5.
2) Wolfe F, Lassere M,Van Der Heijde D, et al. Preliminary core set of domains and reporting requirements for longitudinal observational studies in rheumatology. J Rheumatol. 1999 ; 26 : 484-9.
3) Tooth L,Ware R, Bain C, et al. Quality of reporting of observational longitudinal research. Am J Epidemiol. 2005 ; 161 : 280-8.
4) Rushton L. Reporting of occupation and environmental research : use and misuse of statistical nd epidemiological methods. Occup Environ Med. 2000 ; 57 : 1-9.
5) STROBE statement. http://www.strobe-statement.org/.
6) Walker AM. Reporting the results of epidemiological studies. Am J Public Health. 1986 ; 76 : 556-8.
7) Horwitz RI, Feinstein AR. Methodologic standards and contradictory results in casecontrol research. Am J Med. 1979 ; 66 : 556-64.
8) Goodman SN, Berlin J, Fletcher SW, Fletcher RH. Manuscript quality before and after peer review and editing at Annals of Internal Medicine. Ann Intern Med. 1994 ; 121 : 11-21.

第15章 アウトカムから曝露まで後ろ向きに観察する
ケースコントロール研究の報告

> どの治療を割りあてるかは予後と密接につながる．したがって，この事実は内在的なバイアスを引き起こし，治療方法を比較するために観察データを用いる際の大きな問題となる．
>
> D. P. Byar [1]

　ケースコントロール研究は，同じ集団の中から関心のあるアウトカムがある人とない人を系統的に同定し，そのアウトカムを引き起こす（または防ぐ）可能性がある因子に対する曝露歴を比較することによって，これらの因子がアウトカムと関連するかどうかを決定する．研究者が直接患者と接する研究もあるが，大規模なデータベースや臨床記録，その他の既存情報源からのデータを使用して研究を実施することもある．

　研究デザインと研究活動の報告に関するガイドラインの多くは，すべての研究デザインに適用される．ここでは，ケースコントロール研究に特化したガイドラインのみを説明し，他のガイドラインの注釈は **13章** に記載する．

緒言の記載に関するガイドライン

15.1 研究の開始に至った問題の背景，性質，範囲および重要性を示す [2-4]．

15.2 研究の全般的な目的を述べ，問題に取り組むためにとった理論的または科学的な手法をすべて特定する [2-4]．

15.3 誰が研究に出資したかを述べ，研究の実施や結果の発表に出資機関が果たした役割を記載する [2,4]．

15.4 プロトコールおよび原データの入手方法を記載する．

方法の記載に関するガイドライン

15.5 プロトコールを承認した施設内審査委員会を特定する．

サブガイドライン　チェックの仕方　潜在的な問題　関連情報

データベースや臨床上の記録に蓄積された情報を使用したケースコントロール研究は，施設内審査委員会の承認を必要としないことがある．しかし，情報を得るために人々と接触する研究では，一般に適切な施設内審査委員会の承認を必要とする．

15.6 該当する場合は，インフォームド・コンセントが文書で得られたことを確認する．

15.7 正式に表明した「研究で解明した疑問」または「検証したい仮説」を含めて，その研究固有の目的を記載する[2,4-6]．

15.8 研究がケースコントロール研究であることを特定し，この研究デザインを選択した理由を説明する[2,4-6]．

ケースコントロール研究は，まれなイベントや疾患[7,8]，疾患の流行[7]，疾患や機能障害の原因と考えられるいくつかの因子（すなわち，疾患のリスク因子または予後因子の特定）[7]，潜伏期間が長い疾患の原因と考えられる因子を調べるのに最も適している．ケースコントロール研究は，他の研究デザインよりも少ない患者数ですみ，実施に必要な費用も安くてすむ傾向にある．また，患者が疾患を発現するまで待つ必要がないため，比較的迅速に実施することができる．

しかし，ケースコントロール研究は多くのバイアスの影響を受けやすいため，妥当性が弱くなることがある．たとえば，ケースコントロール研究では時間的な関係を解釈することは困難で，角膜潰瘍と眼疾患の民間療法との関連は，①民間療法が角膜潰瘍を引き起こすことを示唆するのかもしれないし，②角膜潰瘍のある人は民間療法で治療しようと試みることを示唆するのかもしれない[7]．どちらの解釈が正しいのかをケースコントロール研究で見分けるのは困難である．また，ケースコントロール研究は，ある治療の別の治療に対する優越性，因果関係，罹患率または有病率の検討にも適さない[1,7]．

さらに，測定できない交絡因子（関心のある曝露とアウトカムの両方と関連するが，因果の連鎖の中にはない因子）が，リスクの推定に影響を及ぼす場合がある．

15.9 研究の時間枠を特定する．関心のある曝露の対象期間とアウトカムの発現期間を示す[4,9]．

15.10 関心のある観測の単位を特定する[5]．

15.11 関心のある標的集団を記述する[8]．

15.12 ケースが抽出されるもととなった集団を定義する[2,6]．

登録記録やデータベースを用いた後ろ向きの研究では，以下に関する簡潔な記述を加えるのが適切であろう．
- 登録記録の本来の目的，その構造や目的の主要な改訂時期[1]
- 登録記録の範囲（記録の数，個々の記録に含まれる情報の範囲，記録に含まれるデー

- 登録記録の管理方法：登録記録に含まれるデータの収集，スクリーニング，入力および抽出を実施した人員とそれらの手順
- データの正確性および完全性を確実なものにするために用いた方法
- エラー率を含めたデータの最新の検証結果（可能であれば）

管理用のデータベースは，臨床的な重症度や機能的アウトカムに関するデータをめったに含んでいない [2,3]．たとえば，管理用のデータベースには冠動脈疾患の有無のみを記録し，疾患の重症度を記録しないことがあるが，この重症度が臨床研究に必要なのである．

管理用のデータベースは医療サービス提供のために作られたものである．たとえば，こうしたデータベースには，健康保険に加入した会員の登録と償還に関する情報が含まれる．通常，これらは大規模なデータを含み，電子的に編集しやすく，地域全体の集団または明確に定義された部分集団が含まれる．しかし，臨床的なトピックを研究するには限界がある（管理用データベースに関する詳細な考察については，以下を参照．Weinberger M, Hui S, Laine C, editors. Measuring Quality, Outcomes, and Cost of Care Using Large Databases. Perspectives form the Sixth Regenstrief Conference. Ann Intern Med. 1997；127（Supplement）：665-774. 論文全体がこのトピックを扱っている）．

請求や申請のために蓄積されたデータは，臨床的に重要な情報が誤っていたり，脱落していたりすることが多い [3,13]．Moses は，重症患者が MRI スキャンを受ける回数は予想よりも少なかったという研究を引用している．この研究のデータのもととなった退院許可書は，主要な診断方法を記入する欄がたった3つしかなく，病状の重い患者には MRI スキャンよりも重要な診断方法がたくさんあったのである [13]．

15.13 研究に組み入れる適格性の基準を報告する．ケースの定義を示す [2-4,6-8,10]．

ケースコントロール研究で考慮すべき最も重要な点は，「ケースは本当にケースでなければならない」ということである [11]．すなわち，ケースの定義は明確で，ケースの候補に厳格に適用する必要がある．ケースの定義と混同されやすい診断を排除するのに十分な注意を払うべきである [7]．たとえば，ケースとして受け入れられる前に，全ケースが同じ診断検査を受けたかどうかを報告することも重要であろう．真のケースや適切なコントロールを同定する際の誤りは，結果として**誤分類バイアス misclassification bias** になる場合がある．**差異のない non-differential** 誤分類では，誤分類率がケースとコントロールの両群とも同じになることが多い．一方，**差異のある differential** 誤分類では，誤分類率が群間で異なることが多い．

ケースは，ある一定期間中に同定された新たな病気の発症者といった**罹患 incidence** のケースであることもあるし，ある一定期間中に同定された病気の全ステージの患者といった**有病 prevalence** のケースであることもある [8]．最近では，罹患のケースのほうが有病のケースよりも好まれる傾向にある．理由は診断からデータ収集までの期間が短

いためで，この期間が長くなるほど，ケースの引越し，死亡，回復の可能性が大きくなるか，研究対象として考慮されない可能性が大きくなる．どのタイプでも，診断が実施された期間を報告すべきである[7]．診断からデータ収集までの総期間を示すことも有用であろう．

15.14　ケースの選択方法を特定する[3,6,10]．

理想的には，ある期間内にある集団で発現したケースをすべて同定すべきである[6]．蓄積されたデータを用いた研究では，研究対象集団の記録を同定するのに用いた手順を明記すること[2,8]．

15.15　コントロールの定義を示す[2-4,6,8,9]．

ケースコントロール研究のコントロールの目的は，診断や関心のあるイベントと関連しない曝露の頻度を推定することである[11]．したがって，コントロールは，問題とする疾患にはかかっていないという点を除いて，重要な側面はケースと類似していなければならない．すなわち，理想的なコントロールは，もし研究対象となる疾患を経験していたとしたらケースとして選択されたであろう人々を代表する者である[6]．

しかし，ケースコントロール研究の主要な問題の1つは，不適切なコントロールを用いることである[5]．たとえば，「致死的なエピソード（心臓発作，脳卒中，自殺企図など）を経験した患者を対象としたケースコントロール研究では，年齢と性別，そして社会階級などのいくつかの変数でマッチさせたコントロールは極めて不適切かもしれない．こうした研究では，反対に，患者がエピソードを乗り切るのに役立つ因子をリスク因子として報告してしまう可能性がある」[5]．

15.16　コントロールが抽出されるもととなった集団を定義する[2,9]．

一般に，コントロールは以下の3つのタイプのいずれかである．**既存対照** historical control は，異なる時期，そして通常は異なる地域で調査された研究参加者である．たとえば，ある病院で生まれた子どもの特性は，別の病院で生まれた子どもの公表データと比較することができる．問題としている研究のデータは既存対照のデータと比較できるが，たとえ差があったとしても，その差が治療の結果によるものなのか，2グループ間に存在する固有の差によるものなのかを判断するのは困難かもしれない[3,6]．

同時対照 concurrent control または**地域対照** community control は，その疾患にはかかっていないが，ケースと同定された人々と同様の経験を有する同時代の人々である．こうしたコントロールは，ケースと同じ地域社会に住んでいる．したがって，ケースの家族，同僚または隣人から選ばれることがよくある．地域対照の問題の1つは，研究に参加する動機が低いかもしれないという点である．

ときには，**病院対照** hospital control（研究で扱う問題とは無関係の理由で入院している患者）がコントロールになることもある．彼らは研究対象集団と類似しているため，コントロールとして魅力的ではあるが，これは当該研究と病状が無関係の場合に限られる．病院対照に合併症があれば，合併症の治療を受ける人もいれば受けない人もいると

いう事実も含めて，解析に交絡を生じる要因になりうる[7]．

15.17 コントロールの選択方法を特定する．ケースとコントロールをマッチさせた場合には，マッチングに用いた特性を示す[4,10]．

　　バイアスを避けるため，コントロールは曝露の状況とは無関係に抽出されなければならない[12]．コントロールの選択方法には3種類あり，ときには，コントロール集団全員の完全な**全数調査** census が可能なこともある（船旅の乗客全員など）．しかし，コントロールを代表する標本を研究のために選択するか，重要な変数でケースとコントロールをマッチングするほうが一般的である[8,9]．いずれの場合でも，コントロールはしばしば過剰に抽出される[7]．

15.18 標本が何らかの因子で層別されたかどうかを示し，該当する場合は，層別に用いた因子を記載する[4]．

15.19 目標とした各群の標本サイズとその設定方法を記述する[3,4,6,8]．

　　研究，特に後ろ向きの研究の標本サイズは，ある一定期間内にある診断を受けた患者の数，あるいは入手可能な記録の数によって決定することがある．標本サイズを決定するために検出力を計算した場合には，その計算方法の詳細を示すこと（**4章参照**）．

15.20 曝露が生じた地域およびセッティングを特定する[4]．

15.21 収集した人口統計学的・臨床的データ，その他のベースライン共変量を特定する．

15.22 評価した曝露またはリスク因子を特定し，その定量方法を説明する．あわせて，観測値がバリデートされたかどうかを示す[3,4,6,8-10]．

15.23 曝露またはリスク因子の評価に用いた情報源を特定する．

15.24 個々の曝露またはリスク因子がどのように，誰によって評価されたかを特定する[4,6,9]．

　　曝露に関する情報は，ケースとコントロールのいずれからも同じ方法で入手するのが理想である[7,8,11]．こうした情報は，直接の聞き取り，入院または雇用の記録，警察または消防署の報告書などから入手することができる．

15.25 評価者にケースとコントロールのどちらかを伏せたかどうかを示す[2,10]．

　　ケースがコントロールと異なって見える場合は，盲検下でのデータ評価が困難である[7,8]．

15.26 バイアス，交絡および誤差として考えられる要因とそれらの防止策を特定する [2,8,9]．

ケースコントロール研究は，いくつかの誤差やバイアスの影響を受けやすい．

- 回想誤差 recall error：ケースやコントロールの記憶が不正確または不完全である．
- 差異のある回想バイアス differential recall bias：ケースは自身の体調を気にするため，コントロールよりも詳細に記憶している [9,10]．
- 誤分類バイアス misclassification bias：人々が誤ってケースに分類されるか，本当はケースに分類されるべき人々が誤って研究から除外される．
- 健康労働者バイアス healthy worker bias：職場から得たコントロールは地域集団の典型的な代表ではない．なぜならば，仕事ができるほど健康だからである [6]．
- 紹介フィルターバイアス referral filter bias：ケースやコントロールが研究者の注意をひく前に研究からふるい落とされてしまう [10]．
- 診断の「精査」バイアス diagnostic "work-up" bias：関心のある診断に結びつく検査の手順が公平でない．通常，検査の結果によってその後の治療方針が変わることによって生じる．

これらのバイアスを回避または調整する手法は他の研究デザインと同様で，適格性の基準，マッチング，層別化，多変量（回帰）モデルおよび感度分析といったものである [8]．

!> 付録 5 参照．

15.27 データ収集および管理の完全性・正確性を確実にするために用いた品質管理の手法を記載する [2,13]．

統計手法

15.28 臨床的に意味があると考えられるアウトカムの変化や差の最小値を示す．

15.29 解析した関係性とその解析に用いた統計手法を特定する．

ケースコントロール研究ではロジスティック回帰モデルがよく用いられる．ロジスティック回帰に用いる 2 値データのアウトカムは，群，すなわちケース群とコントロール群の状態を示す．回帰モデルのさまざまな要素は，説明変数と考えられるもの（人口統計学的特性や曝露）である．

15.30 統計解析の前提がデータと一致しているかどうかを確認する [2-4,6]．

15.31 計画したサブグループ解析または共変量を用いた解析を特定する [2,4]．

15.32 交絡を制御するために用いた統計学的調整を特定する [2,4]．

15.33 判断に基づく観測の一貫性または一致性をどのような方法で評価したかを記載す

る[9]．

15.34 感度分析を計画した場合はその内容を記載する[4]．

15.35 多重検定を制御するために用いた手順を明らかにする[6]．

15.36 有意水準を特定する．

15.37 仮説検定が片側か両側かを明らかにする[2]．片側検定を用いた場合はその妥当性を説明する．

15.38 データの解析に使用した解析ソフトウェアのパッケージを特定する[6]．

結果の記載に関するガイドライン

15.39 研究実施中にプロトコールからの逸脱があれば，すべて説明する．

15.40 フローチャートを用いて研究の各段階の被験者数および内訳を示す[4]．

15.41 適切な記述統計量を用いて各群の被験者背景を報告する[3,4]．

15.42 ケースおよびコントロールが標的集団をどの程度代表しているかを示す[8]．
　　　重要な調整変数が判明しており，それらの値がケースとコントロールの両方で得られた場合には，ケースとコントロールの差を統計学的に調整することが可能なことがある[13]．

15.43 研究結果を示す．図や表で示すのが望ましい[6]．

15.44 群内の変化や群間の差も含めて，少なくともエンドポイントの絶対値はすべて示す[4]．

15.45 すべてのエンドポイントの信頼区間を示す[2,6]．

15.46 判断に基づく観察項目では，評価者間での一貫性または一致性の尺度を示す．

15.47 交絡や交互作用の可能性があれば，すべて記載する[2]．

15.48 すべての観察項目を考慮に入れ，欠測値があれば説明する[2,6,9]．

15.49　外れ値の取り扱いを記述する．

15.50　研究や結果の正確または完全な理解につながる逸話的な事例や観察結果があれば報告する．

考察の記載に関するガイドライン

15.51　結果を要約する[4]．

15.52　結果を解釈し，それらに関する説明を提案する[3]．

15.53　研究結果を既知の問題とどのように比較するのかを示す．文献をレビューし，これまでに得られている知見の中に研究結果を位置づける[3,4]．

15.54　結果がどのように一般化されるかを提案する[4]．

15.55　結果の意味合いを考察する．

15.56　研究の限界を述べる[3,4]．

15.57　結論を列挙する．

●参考文献
1) Byar DP. The use of data bases and historical controls in treatment comparisons. Recent Results Cancer Res. 1988 ; 111 : 95-8.
2) Epidemiology Workgroup of the Interagency Regulatory Liaison. Guidelines for documentation of epidemiologic studies. Am J Epidemiol. 1981 ; 114 : 609-13.
3) Squires BP. Elmslie TJ. Reports of case-control studies : what editors want from authors and peer reviewers [Editorial]. CMAJ. 1990 ; 143 : 17-8.
4) STROBE statement. http://www.strobe-statement.org/.
5) Appleton DR. Detecting poor design, erroneous analysis and misinterpretation of studies. J Eval Clin Prac. 1995 ; 1,2 : 113-7.
6) Rushton L. Reporting of occupation and environmental research : use and misuse of statistical and epidemiological methods. Occup Environ Med. 2000 ; 57 : 1-9.
7) Lewallen S, Courtright P. Epidemiology in practice : case-control studies. Comm Eye Health. 1998 ; 11 : 57-8.
8) Critical Appraisal Skills Programme (CASP). www.phru.nhs.uk/learning.Accessed October 18, 2004.
9) Durant RH. Checklist for the evaluation of research articles. J Adolesc Health. 1994 ; 15 : 4-8.
10) Horwitz RI, Feinstein AR. Methodologic standards and contradictory results in casecontrol research. Am J Med. 1979 ; 66 : 556-64.
11) Elwood JM. Critical Appraisal of Epidemiological Studies and Clinical Trials. Oxford : Oxford University Press ; 1998.
12) Rothman KJ. Epidemiology : An Introduction. Oxford : Oxford University Press ; 2002.
13) Moses L. Measuring effects without randomized trials? Options, problems, challenges. Med Care. 1995 ; 33 : AS8-14.

第16章 曝露とアウトカムを同時に観察する
調査や横断研究の報告

> （調査の）本来の目的は常に，信頼性と妥当性があってバイアスがないデータを，時機に即した方法を用いて，費用等の一定の制限下で，対象集団を代表する標本から収集することであるべきだ．
>
> E. McColl, A. Jacoby, L. Thomas, et al.[1]

　横断研究では，ある単一時点のデータを収集するのにいくつかの手法を用いる．たとえば，個人のデータを収集する際には，郵送，標準化したテスト，電話でのインタビュー，構造化した対面インタビューといった手法を用い，集団のデータを収集する際には，健康状態に関する定期的調査，集団で疾患を調査したデータベースを用いた定期的な病歴のレビューといった手法を用いる．ここでは，あらゆる横断研究や臨床目的での質問（生活の質 quality of life，社会経済上のステイタス，病院での生活の満足度，精神疾患や行動障害の可能性などを調査するもの）をさす場合に，一般的な用語である「調査」を用いることとする．

　また，回答者に答えてもらう一連の質問（印刷物かコンピュータを用いた質問表に調査対象者自身が回答する直接的質問，または，電話や面会で回答者と接したインタビューアーを介するか，医療記録からデータを集めるデータ収集用紙を介した間接的質問）をさす場合に，一般的な用語である「質問表」を用いる．さらに，特定の診断と関連する特定の特徴や状態の評価を目的とした一連の質問をさす場合に「計量心理学的ツール」という用語を用いる．計量心理学的ツールは，個人に対して推測をするための測定ツールであり，人々の集団に関する一般的な記述データを収集する際によくみられる質問表とは異なる．「データ収集用紙」は，患者の記録からデータを抽出する際のガイドとなる様式をさす．

　研究デザインと研究活動の報告に関するガイドラインの多くは，すべての研究デザインに適用される．ここでは，横断研究に特化したガイドラインのみを説明し，他のガイドラインの注釈は **13章** に記載する．

緒言の記載に関するガイドライン

16.1 調査の開始に至った問題の背景，性質，範囲および重要性を示す[2]．

　⬇ サブガイドライン　✓ チェックの仕方　❗ 潜在的な問題　ℹ 関連情報

16.2 調査の全般的な目的を述べ，問題に取り組むためにとった理論的または科学的な手法をすべて特定する[2,3]．

16.3 誰が調査に出資したかを述べ，調査の実施や結果の発表に出資機関が果たした役割を記載する[4]．

16.4 プロトコールおよび原データの入手方法を記載する．

方法の記載に関するガイドライン

16.5 研究を承認した施設内審査委員会を特定する．
　調査に伴うリスクは臨床研究に伴うリスクよりもはるかに小さく，倫理的に考慮すべき事項もはるかに単純である．しかし，質問表や「調査ツール」は回答者間で議論を招くか，不快な問題を生じることがあるため，適切な施設内審査委員会での承認が必要であろう．

16.6 正式に表明した「研究で解明したい疑問」または「検証したい仮説」を含めて，その研究固有の目的を記載する[2,3]．
　横断研究は記述的なものである．この研究は，ある集団の構成者の属性・行動・信念・知識・意見に関する情報を収集したり[1]，定期的な疫学調査のように経時的な変化を追跡したり，医療計画策定に役立つ情報を集めたりする際に用いる．
　因果関係に関する仮説を立てるために横断研究を用いることもできる．この場合は，横断研究で曝露とアウトカムの関連を同定し，他の研究デザインで因果関係を評価することになる[5]．横断研究では曝露とアウトカムを同時に評価するため，両者の時間的な関係は不明確である[6]．

16.7 研究が横断研究であることを特定し，この研究デザインを選択した理由を説明する[1-4]．
　健康関連の研究では，以下の3種類が一般的な横断研究の形式である．
- 自己記入質問表 self-administered questionnaire：郵送やオンラインでつながったコンピュータを利用した調査 computer-assisted self-administration（CASA）など．
- 面接者による調査 interviewer-assisted survey：ショッピングセンターなどで実施される対面形式の「割り込み調査」，あるいは電話によるインタビュー，特にコンピュータを利用した電話インタビュー computer-assisted telephone interviewing（CATI）．
- 調査報告 surveillance report，または，一定の形式に従ったデータベースや臨床登録記録の調査：一般に，調査は他の形式の研究よりも短期間で実施でき，費用もかからない．しかし，そのデザインと実施は，他の研究デザインと同様に厳格にする必要がある．また，ランダム割り付けによって群を設定するのとは異なり，調査に対する回

答に基づいて設定された群（調査のために抽出された標本ではない）では，未測定または未知の交絡因子が異なる可能性があり，調査から導かれる結論に影響を及ぼすことがある．

16.8 関心のある観測の単位を特定する．

16.9 関心のある標的集団を記述する[2]．

16.10 調査対象者または記録が抽出されるもととなった集団を定義する[2]．

登録記録やデータベースを用いた後ろ向きの研究では，以下に関する簡潔な記述を加えるのが適切であろう．
- 登録記録の本来の目的，その構造や目的の主要な改訂時期[7]
- 登録記録の範囲（記録の数，個々の記録に含まれる情報の範囲，記録に含まれるデータの日時など）
- 登録記録の管理方法：登録記録に含まれるデータの収集，スクリーニング，入力および抽出を実施した人員とそれらの手順
- データの正確性および完全性を確実なものにするために用いた方法
- エラー率を含めたデータの最新の検証結果（可能であれば）

16.11 調査対象者またはデータを特定した方法を記述する[2,3]．

調査対象者は，あるメンバーの名簿から特定されるか，電話帳からランダムに抽出されることが多い．しかし，これらは関心のある集団を代表するかもしれないし，代表しないかもしれない．マネージドケアのアウトカムに関する研究では，関心のある患者がすべて登録記録に含まれるであろう．電話による調査では，電話のある家庭のみが対象となるため，標本は高収入で，市街地に住み，社会と密接な関係をもつ家庭に偏るかもしれない．ときには，電話のある家庭から抽出した標本の代表可能性を改善するために，ランダムに番号をダイヤルすることによって，電話番号を登録していない人を回答者の候補として抽出することも可能である．

16.12 どのような方法で調査対象者に接触したかを記述する[2]．

一般に，調査対象者は，郵送，電話，割り込み調査による対面面談などによって参加の依頼を受ける．いずれの場合でも，接触した方法を詳細に報告すべきである．なぜならば，回答者に接触した方法から調査への参加しやすさを判定できるからである．たとえば，対面面談は中年の女性によって実施されることが多いが，これは他の調査員よりも威圧的でないと考えられるからである．

16.13 調査に組み入れる適格性の基準を記述する[3,4]．

16.14 標本が何らかの因子で層別されたかどうかを示し，該当する場合は，層別に用いた因子を記載する．

16.15 目標とした標本サイズとその設定方法を記述する[2-4]．

16.16 調査時に回答者が住んでいた地域およびセッティングを特定する[2]．

16.17 収集した人口統計学的・臨床的データ，その他のベースライン共変量を特定する．

16.18 質問表または計量心理学的ツールの特性を記載する[1,2]．
　　質問表の外見および特性を簡潔に記述することは，データの収集方法を理解する一助となる．質問表の外観的なデザインは，調査過程の数時点で回答率に影響を及ぼす可能性がある[1]．特に，以下がわかるようにすることは有用である．
- 回答する質問の数
- 標準的な回答者が質問表への回答や面談を完了するのに要する時間
- 回答を依頼した形式：リカート型の尺度（1～5といった順位での回答），順序カテゴリー，「はい」「いいえ」での回答，または自由記入による回答．あわせて，決められた選択肢から必ず回答を選ぶのか，それとも「わからない」や「どちらともいえない」を選ぶことができるのかも示す．
- ページ数および外観（ページの大きさ，フォントサイズ，色など）

　　質問表は**応答集合 response set**（質問の内容によらず，回答者が予測可能な回答をする場合に生じる）と呼ばれるバイアスを回避するようにデザインすることもできる．**黙諾 acquiescence**（yea-saying）とは，すべて（またはほとんど）の質問に賛成するか，「はい」と答える傾向にあることをいう．同様に，nay-saying という応答集合の可能性もある．こうした応答集合に対処するために，肯定的な質問と否定的な質問の両方で質問表を構成することも多い．**社会的な望ましさ social desirability** とは，回答者がポジティブに見えるように回答を選ぶ傾向にあることをいう．繰り返すが，回答のどの選択肢も受け入れやすい言葉で質問表を作成できることも多い．**悪く偽る faking bad** とは，自分という個人や強調したい問題に注意を払ってもらうために，回答者が否定的な回答を選択する場合に生じる．

16.19 評価した変数を特定する．必要であれば，各変数の定量方法を示す[2-4]．
　　調査で評価する変数には，以下のものがある．
- 人口統計学的および臨床的な特性（年齢，性別，人種，学歴，社会経済的地位の尺度，健康問題，医療提供システムの利用など）
- 疾患や機能障害の前提条件，曝露またはリスク因子（健康のためにとる行動，健康問題の家族歴，職業に基づく曝露など）
- 過去および現在の健康状態（過去と現在の予防接種，診断，入院歴，手術歴など）
- さまざまな話題に関する知識と意見（がんの可能性を示す徴候，終末期の決断，禁煙

への意欲など）
- **健康状態や個人の特性の要素または構成**（自尊心，抑うつ，曖昧さに対する寛容性，リスクを受け入れる覚悟など）
- **複数の質問で構成される尺度またはスコア**（家庭内暴力のリスクのスコア，ストレス尺度，情緒指数など）

特に，要素や構成を測定する際には，測定するためにその概念をどのように「操作」し，定義したかを述べることが重要である．たとえば，リスクを受け入れる覚悟は，以下をする意志として定義することができる．

① 危険な活動への参加（スカイダイビング，バンジージャンプ，オートバイレース）
② 防ぐための対策をしない（シートベルトを着用しない，長時間の外出時に日焼け止めを塗らない）．

したがって，スカイダイビングをする回答者は，定義に従って，研究の目的上はリスクを受け入れる人となる．他の要素よりも容易または確信的に操作できるものもある．たとえば，リスクの受け入れや攻撃は，痛みや愛よりも評価が簡単であろう．

尺度とスコアは，結果を解釈できるように完全に記載すべきである．以下に例を示す．「米国泌尿器科学会の Symptom Index は，7 つの症状（いきみ，残尿，頻尿，間欠性，尿勢，切迫感，夜間頻尿）から構成され，各症状の重症度は 0～5 で評価される．したがって，合計スコアは 0～35 の範囲で，0～7 は軽症，8～19 は中等症，20～35 は重症であることを示す」．

正常な機能や標準的な健康人と関連づけてスコアの範囲を示すことも必要である．たとえば，21 項目で構成される Beck のうつ病の尺度は 0～63 の範囲でスコアが与えられる．4 未満の値は健康人でも異常に低く，うつを否定したり，精神状態が良好であると偽ろうとしたりする可能性を示している．5～9 は正常，10～18 は軽度または中等度のうつ，19～29 は中等度または重度のうつ，30～63 は重度のうつである．しかし，40 を超えるスコアはうつ病患者であったとしても高すぎる値で，うつの悪化か，演技性または境界性の人格障害の可能性を示唆するものである．

計量心理学的ツールの特別な形式は，標準化されたテストである．通常，**標準化されたテスト standardized test** は以下の条件で実施する．

① 同じ条件下で実施する．
② 異なる評価者が同一の回答者に同一のスコアを与えられるように，スコアは客観的に評価できるようにする．
③ 標準的な集団との関係で結果を報告する．

例としては，大学進学適正試験や多くの知能検査があげられる．標準的な集団は，この集団にテストをしたときの点数とともに，中央値や標準的な範囲などで同定すべきである．

順序カテゴリーとして得た回答は順序データに対する手法を用いて解析すべきで，カテゴリカルデータを連続データであるかのように記述または解析すべきではない．たとえば，1（低い）～5（高い）で計測した入院満足度の質問に対する回答を，平均値と標準偏

差で示さない．カテゴリーが少なすぎる場合は，中央値や四分位範囲でも情報をもたらさないかもしれない．しかし，最頻値（モード）は常に適切であり，回答のカテゴリーごとに回答者数やパーセンテージを報告することは，多くの場合理想的である（訳注：回答の選択肢が多く，回答の分布に極端な不均衡や天井効果・床効果がなければ，カテゴリカルデータであっても連続数として解析して差し支えない．なお，天井効果・床効果とは，カテゴリーに上限または下限があることによって最大または最小のカテゴリーに分布が集中することである）．

16.20 研究で用いる前に質問表を事前にテストしたかどうか，テストした場合は誰が実施したかを記載し，計量心理学的ツールの信頼性および妥当性を報告する．

結果が想定したものであることを確実にするため，ほとんどすべての質問表を事前に評価すべきである．事前に評価することによって，回答者が質問表に使われた言葉や質問を理解できるか，質問にすべて回答できるか，調査の重要性を理解できるか，といった問題点を明らかにすることができる．また，事前に評価することによって，研究者は，回答者がすべての質問に答えて質問表を返送するまでにかかる時間，回答のスコア化およびデータベースへの入力にかかる時間を知ることができる．

よい質問表とは，信頼性と妥当性があり，バイアスがなく，グループ間の違いを区別できものである[1]．

信頼性 reliability とは，同じような集団を対象として同じような状況で実施した場合に，質問表がどの程度再現性および一貫性のある結果を示すか，ということである．信頼性を評価する目的は，結果のばらつきがどの程度測定誤差に起因し，どの程度真のスコアの推定値のばらつきに起因するのかを決定することである．

信頼性の評価方法には数種類ある．**test-retest 再現性 test-retest reliability** では，同じグループに少なくとも2度質問表に回答してもらい，最初のスコアを2回目と比較する．スコアに高い相関があれば，その質問表には信頼性があることになる．**折半信頼性 split-half reliability** では，半数の回答者の結果を残る半数の回答者の結果と比較する．ここでも，スコアに高い相関があれば，その質問表には信頼性があることになる．

内的整合性 internal consistency は，関連する質問に回答者がどの程度同じように答えるかを測定する．Cronbach のアルファ Cronbach's alpha（0［低い］〜1［高い］の範囲でスコア化する相関係数）で評価することが多い．一般に，アルファが 0.8 以上であれば十分な内的整合性があり，0.6 未満であれば値が低すぎて内的整合性は不十分とされる．異なる形式の質問表から得られた結果も一貫性を評価するために比較される．ここでは，各質問表が同じ質問を異なる方法で尋ねるのである．

妥当性 validity（内的妥当性 internal validity ともいう）は，質問表が測定したいことをどれだけ測定できるかということである．妥当性の確立した質問表は，一貫した結果（すなわち，再現性のある結果）を示し，バイアスや誤差が比較的小さい．妥当性にはいくつかの種類がある．

表面妥当性 face validuty は，ある質問表が測定したいことがどの程度表面的に測定しているように見えるかを示すものである．うつ病の評価尺度では，悲しみに関する質

問には高い表面妥当性があり，これは悲しみがうつのよく知られた特徴であるためである．表面妥当性は，回答者に質問表に真剣に取り組んでもらううえで重要なことが多い．妥当性は他の方法でも確立する必要があるため，表面妥当性は妥当性の中では最も重要度が低い．

内容妥当性 content validity は，質問が評価しようとする領域全体をどの程度評価しているかを示すものである．筋肉の機能に関する質問表で，筋肉の強さと持久力については質問し，柔軟性については質問しないものは，重要な領域を欠いたことになる．通常，内容妥当性は領域の専門家が判断しなければならない．

構成概念妥当性 construct validity は，質問が評価しようとする理論的特性（構成概念）をどの程度評価しているかを示すものである．優れた構成概念は理論に基づき，測定可能な指標で操作上定義される．構成概念妥当性は，妥当性の中でも最も重要であり，その確立には長く複雑な過程を伴う．たとえば，回答者に第2次世界大戦で使われた潜水艦の数を推定させる質問では，健康な人々と統合失調症の人々を実際によく区別することができる．これは，妄想の徴候のある回答者は一貫して実際の数よりも多く見積もるためである．

収束妥当性 convergent validity，**基準関連妥当性** criterion validity，**併存妥当性** concurrent validity または**予測妥当性** predictive validity は，構成概念妥当性の1つの側面であり，質問が同じ構成概念をもつ他の尺度（基準）と同時期（併存妥当性）または将来のある時点（予測妥当性）で一致（収束）する程度をいう．たとえば，2つの質問表のスコアから，疾患の重症度が同じ患者が同じランクに位置づけられた場合，その2つの質問表には高い併存妥当性があることになる．もし疾患の重症度と入院期間との間に高い関連があれば，質問表には高い予測妥当性があることになる．

判別妥当性 divergent validity または**弁別妥当性** discriminant validity は，構成概念上の妥当性の別の側面であり，異なる概念を測定（弁別）する2つの質問のスコアが一致しないこと（弁別性）をいう．たとえば，量的な推論を計測する質問表の結果は，読解力を測定する質問と高度に相関してはならない．これらは異なる能力である．

外的妥当性 external validity または**一般化可能性** generalizability は，ある研究で得られた質問表の結果を他の集団，他のセッティング，他の期間に外挿できる可能性をいう．たとえば，ニューヨーク市に住む人々を対象とした調査の結果をテキサス州に住む人々に一般化できるであろうか．これに対して，内的妥当性は質問表自体の妥当性をさすものである．すなわち，測りたいものをどの程度測ることができるか，という概念である．

> 検査は妥当性が確立していると信頼できるものでなければならないが，信頼性は妥当性を保証するものではない．

16.21 質問の実施方法，記録へのアクセス方法，データの抽出方法といった調査の実施方法を記述する[2]．

16.22 回答者の匿名性を維持したかどうか，維持した場合はその方法を示す．

個人を特定できる情報を収集しなければ，匿名性は確実に維持される．このほかに，集計データのみ使用可能となるよう，すべての回答を統合することもある．さらに，個々の回答者や患者記録にコード番号をつけるという方法もある．キーコードは安全な場所に保管し，回答者や患者はコード番号のみで特定することになる．

16.23 適切な回答率を確保するためにとった方法を記載する[1,2]．

調査の回答率は，以下のような方法で改善することができる．
- 回答をお願いしたい人々に郵便や電話で「質問表を送ります」と伝える．
- 回答者に「この調査が個人または集団の一員としての彼らにとってどれだけ重要なのか」を思い出してもらう．
- オピニオンリーダーの支持を取りつけて，調査の重要性を確立する．
- 質問表を返信していない回答者を追跡する．
- 質問表を返信したら報酬や報奨を与える．
- インタビュアーを訓練して説得力を磨く．

16.24 質問表や記録を評価可能なものとして受け入れる基準を報告する．

通常，評価可能な質問表とは，一定期間内に返信され，すべての質問または該当する質問に回答が記入されているものである．したがって，未回答の質問，判読不能な手書き文字，何回も消して回答が特定できないもの，1つの回答が適切な質問に対して複数の回答をしたものについては，質問表のすべてまたは一部を評価不能とすることがある．

16.25 バイアス，交絡および誤差として考えられる原因とそれらの防止策を特定する[1,4]．

調査には多くの固有のバイアスが生じやすい．以下によくみられるバイアスを示すとともに，カッコ内にバイアスを軽減するための代表的な手段を示す．
- 質問の順序によって生じるバイアス（事前テストを行う．面接時に質問の順番を変更する）．
- 質問の言葉や形式によって生じるバイアス（事前テストを行う．同一の特性を測定するのに複数の質問をする）．
- 回答の選択肢によって生じるバイアス（事前テストを行う．同一の特性を測定するのに複数の質問をする）．
- 特定の質問に回答がないために生じるバイアス（事前テストを行う．同一の特性を測定するのに複数の質問をする）．
- 調査全体に回答がないために生じるバイアス（回答をお願いした人に何度もコンタクトする．標本を大きくする）．
- 回想バイアス，すなわち回答者が忘れたり，誤って記憶していたりすることによって

生じるバイアス（質問に記憶を刺激するものを加える）．
- 差異のある回想バイアス，すなわち，影響を受けた回答者と受けなかった回答者が思い出す割合の差によって生じるバイアス（質問に記憶を刺激するものを加える）．

🛈 付録5参照．

16.26 データ収集および管理の完全性・正確性を確実にするために用いた品質管理の手法を記載する．

データの入力と管理の完全性および正確性は，以下の方法で改善することができる．
- 光学的スキャンによってデータを自動的に入力する．
- 異なる人がデータをダブルエントリーした後，比較する．
- コンピュータのソフトウェアによって矛盾するデータの入力を防ぐ．
- データベースの記録を原文書（医療記録など）とランダムに照合する．
- 記録から欠落した情報を得るために患者と連絡をとる．

統計手法

16.27 臨床的に意味があると考えられるアウトカムの変化や差の最小値を示す．

16.28 解析した関係性とその解析に用いた統計手法を特定する[3,4]．

16.29 統計解析の前提がデータと一致しているかどうかを確認する．

16.30 計画したサブグループ解析または共変量を用いた解析を特定する[4]．

16.31 交絡を制御するために用いた統計学的調整を特定する[4]．

16.32 データベースを用いた調査では，データ抽出の一貫性または一致性をどのような方法で評価したかを示す．

16.33 感度分析を計画した場合はその内容を記載する[4]．

16.34 多重検定を制御するために用いた手順を明らかにする[3]．

16.35 有意水準を特定する．

16.36 仮説検定が片側か両側かを明らかにする．片側検定を用いた場合はその妥当性を説明する．

16.37 データの解析に使用した解析ソフトウェアのパッケージを特定する[3]．

結果の記載に関するガイドライン

16.38 調査の時間枠を特定する．調査を実施した期間または記録を集積した期間を報告する．

16.39 調査実施中にプロトコールからの逸脱があれば，すべて説明する．

16.40 フローチャートを用いて研究の各段階の参加者数および内訳を示す[3,4]．
　　　報告すべき数値を以下に示す．
- 対象集団の中の適格な回答者または記録の数
- 回答者の候補として調査側がコンタクトをとった人の数またはレビュー可能な記録の数
- 参加を断った回答者または電話で調査できなかった回答者の数
- 完了した面談または質問表の数（回答率）[2,3]
- 適格性が評価された質問表または記録の数
- 不適格な質問表または記録の数
- 評価可能な質問表または記録の数
- 解析した質問表または記録の数

16.41 適切な記述統計量を用いて各グループの特性を報告する．

16.42 回答者または記録が標的集団をどの程度代表しているかを示す．

16.43 無回答者または評価不能な記録の内容についてコメントする[3]．

16.44 研究結果を示す．図や表で示すのが望ましい[3]．
　　　実際には，各質問に対する回答数を報告するのが一般的である[2,4]．

16.45 グループ間の差を含めて，少なくともエンドポイントの絶対値はすべて示す[4]．

16.46 すべてのエンドポイントの信頼区間を示す[3]．

16.47 データベースを用いた調査では，データの抽出者または評価者間での一貫性または一致性の尺度を示す．

16.48 交絡や交互作用の可能性があれば，すべて記載する．

16.49 すべての観察項目を考慮に入れ，欠測値があれば説明する[2-4]．

16.50 外れ値の取り扱いを記述する．

16.51 研究や結果の正確または完全な理解につながる逸話的な事例や観察結果があれば報告する．

考察の記載に関するガイドライン

16.52 結果を要約する[2,4]．

16.53 結果を解釈し，それに関する説明を提案する[2]．

特に，調査は記述的なもので，通常は単一時点のデータしか収集しないため，結果を解釈する際には，以下のよくみられる3つの誤りに注意することが必要である．

- 関連と因果は異なる．喫煙とコーヒー摂取との間には高い関連があるが，一方が他方の原因となるわけではない．
- 可能性のある因果の方向は明確でないことがある[5]．ある行動がある症状の原因となるのか，それとも，そうした症状のある人々が一定の行動をとるのかは決定できないことがある．たとえば，アンフェタミンの乱用はうつを引き起こすことがあるが，うつ症状のある人々がうつを軽減するためにアンフェタミンを自分で服用しているのかもしれない．
- 個人が必ずしも大きな集団の標準的な特性を示すわけではない（生物学的過誤）．たとえば，医者はすべて金持ちとはかぎらないし，看護師は全員が女性というわけではない．集団の平均値に基づいて一般化をすると，解釈を誤ることがある．

16.54 研究結果を既知の問題とどのように比較するのかを示す．文献をレビューし，これまでに得られている知見の中に研究結果を位置づける[2]．

16.55 結果がどのように一般化されるかを提案する[4]．

16.56 結果の意味合いを考察する[4]．

16.57 研究の限界を述べる[2-4]．

16.58 結論を列挙する．

●参考文献
1) McColl E, Jacoby A, Thomas L, et al. Design and use of questionnaires : a review of best practice applicable to surveys of health service staff and patients. Health Technol Assess. 2001 ; 5 : 1-256.
2) Huston P. Reporting on surveys : information for authors and peer reviewers. Can Med Assoc J. 1996 ;

    154 : 1695-8.
3) Rushton L. Reporting of occupation and environmental research : use and misuse of statistical and epidemiological methods. Occup Environ Med. 2000 ; 57 : 1-9.
4) STROBE statement. http://www.strobe-statement.org.
5) Grimes DA, Schulz KF. Descriptive studies : what they can and cannot do. Lancet. 2002 ; 359 : 145-9.
6) Grimes DA, Schulz KF. An overview of clinical research : the lay of the land. Lancet. 2002 ; 359 : 57-61.
7) Byar DP. The use of data bases and historical controls in treatment comparisons. Recent Results Cancer Res. 1988 ; 111 : 95-8.

第3部 研究の統合手法の報告に関するガイドライン

> 臨床家が何かを選択する際には,選択肢とアウトカムの系統的な要約,選択肢とアウトカムとの関係を示すエビデンスの系統的レビュー,最善の選択に関する推奨といったものが有益かもしれない.
>
> The Evidence-Based Working Group of the American Medical Association [1]

　これまでの章では,科学論文の統計の報告に関するガイドラインと,個々の研究のデザインと活動の報告に関するガイドラインを示してきた.ここでは,他の研究で得られた情報を固有の分析的観点と手法で統合する3種類の研究に特化し,これらの報告に関するガイドラインを示す.ここでいう3種類の研究とは,系統的レビューとメタアナリシス(**17章**),経済的評価(**18章**),決定分析と診療ガイドライン(**19章**)である.

　これらの手法はいずれも複雑かつ精緻なため,これらの詳細を説明することは本書の意図する範囲を逸脱する.ここでは,これらの基礎的な部分を紹介し,これらを文書にまとめる際に最も重要なガイドラインを示すこととする.

●参考文献

1) Guyatt G, Hayward R, Richardson WS, et al., for the Evidence-Based Working Group of the American Medical Association. Moving from evidence to action. In : Guyatt G, Rennie D, eds. User's Guides to the Medical Literature : A Manual for Evidence-Based Practice. Chicago : AMA Press ; 2002.

第17章 関連する研究の結果を合成する
系統的レビューとメタアナリシスの報告

> メタアナリシスは，研究のレビューに対する論理的枠組みを提供する．すなわち，類似する研究から得られた同様の尺度を系統的に列挙し，可能であれば，利用可能な効果の尺度を併合する．
>
> K. Dickersin, J. A. Berlin [1]

　どのような文献レビューでも，論文の著者は研究で解明したい疑問 research question を設定した後，その疑問に関連する論文を検索して最も適切なものを収集し，選択した論文の結果の要約，ついで結果の解釈を行う．従来の論文の**叙述的レビュー** narrative review では，これらの各段階は著者の自由裁量に委ねられており，その結果，各段階でバイアスが容易に入り込む．たとえば，関連する論文の検索がでたらめで不完全，重要な論文を未入手または無視，要約が不公平，解釈に及ぼす少数の論文の不当な影響，といったことが起こる可能性がある．

　これに対して，文献の系統的レビューは，あらかじめ段階ごとに設定した基準に基づいて行われる．したがって，**系統的レビュー** systematic review は，同じトピックに関する研究結果の計画的，包括的，かつ再現可能な要約である．系統的レビューの計画的，系統的という特性はバイアスを減らすのに役立ち，結果が再現可能であることからレビューの正当性を検証することが可能である．

　ある状況下では，系統的レビューで特定した研究の数値的な結果を統計学的に併合し，要約および解釈をさらに強化することが可能である．**メタアナリシス** meta-analysis は「統計学的な概括」と呼ばれることもあり，複数の関連する研究の結果を単一の要約アウトカムの尺度に併合する．個々の研究の標本をプールすることで，メタアナリシスは全体の標本サイズと解析の統計学的検出力を著しく向上することができ，それによって治療効果の推定精度が高まる．

　こうした理由から，通常は系統的レビューのほうが叙述的レビューよりも好まれるが，系統的レビューとメタアナリシスには議論の余地がある．系統的レビューとメタアナリシスでは「データ」を通常（常にではない）公表された研究から得るため，レビューやメタアナリシスの質は，こうした研究の質，得られた知見の報告方法の良し悪し，研究がレビューやメタアナリシスの著者の注意をどれだけひいたかに依存することになる．このほかの問題点としては，患者集団，試験デザイン，品質管理といった重要な側面が異

なる研究を統計学的に併合するための英知,「公表バイアス」の存在（すなわち, ポジティブな治療効果がみられた研究のほうが治療効果を見いだせなかった研究よりも公表されやすいという事実）, ときには同一トピックに対するメタアナリシスと大規模ランダム化比較試験（いわゆるメガトライアル）の結果が矛盾するという事実, といったものがある[2-4]（メタアナリシスに関する論争についての考察は, 1995年1月発行の *Journal of Clinical Epidemiology* 全体を参照）.

以下のガイドラインは, 系統的レビュー, あるいは系統的レビューに基づくメタアナリシスの結果を報告する科学論文の見出しの順にほぼ並んでいる. ガイドラインには, ランダム化比較試験の系統的レビューの報告に関するQUOROM声明と観察研究の系統的レビューの報告に関するMOOSE声明のガイドラインも含んでいる（**付録4**参照）.

緒言の記載に関するガイドライン

17.1 レビューの開始に至った問題の背景, 性質, 範囲および重要性を示す.

すべての科学研究がそうであるように, 解決すべき問題がその扱い方の大部分を決定する. 問題には系統的レビューとメタアナリシスが適切なもの（**ガイドライン17.2参照**）とそうでないものがあるため, 扱う問題を明確に示し, 読者がその問題を扱う手法の妥当性を判断できるようにする必要がある.

問題は生物学的な用語と医療に関する用語の両方で表現し, 関心のある集団, 介入, アウトカム（有益なアウトカム, 有害なアウトカム）を特定しなければならない[5].

17.2 レビューの全般的な目的を述べる.

すべての科学研究がそうであるように, レビューの目的は明確に定義しなければならない.「研究は, 臨床的に重要で生物学的に妥当なトピックに関連するものでなければならない」という通常の要求に加えて, 系統的レビューは以下の場合に用いられる.

- 大規模臨床試験の計画に必要となるデータの収集. たとえば, 標本サイズの計算に必要なエフェクトサイズの予測値や測定値のばらつき, 患者の組み入れ速度, 仮説など.
- あるトピックに関する文献の大規模かつ複雑な本体の要約
- 文献中の相反する報告の解消
- 試験間の結果の一貫性の評価
- 臨床試験の必要性の記載
- あるトピックに関する研究の強みと弱みの明確化

さらに, メタアナリシスは以下に用いることもできる.

- 治療効果の定量的な推定値の提示
- 治療効果の推定精度の向上
- 個々の研究で報告された治療効果よりも小さな治療効果の検出
- サブグループ（層化）解析による治療効果の変動の評価
- 既知の治療効果の一般化可能性の向上

17.3 誰が研究に出資したかを述べ，研究の実施や結果の発表に出資機関が果たした役割を記載する．

出資機関の中には，研究者に対して資金以外の支援を提供するものがある．たとえば，未公表データへのアクセス，統計解析や論文作成の支援，技術的な助言，その他のサービスなどである．これらはバイアスの可能性となるため，研究になされたすべての支援や制限は公表すべきである[6]．

17.4 プロトコールおよび原データの入手方法を記載する．

どのような研究でも，他の研究者がデータを利用できるようにすると高く評価される（そうした事例はそれほど多くないが）．ある種類のメタアナリシス，すなわち個々の患者のデータのメタアナリシス（本章最後の解説を参照）に用いる生データは，個々の患者データの機密保持の必要性から利用できないかもしれない．しかし，治療群と対照群に関する要約データは共有するのに適している．

誰がオリジナルデータを所有するかを特定するとともに，そのデータがどのような形式で保持されているかを示すことも有用であろう．一般的な形式としては，データベース，スプレッドシート，系統的レビューとメタアナリシス用に特別に設計されたプログラム（**ガイドライン 17.21** 参照）などがある．

方法の記載に関するガイドライン

17.5 レビューが文書化されたプロトコールに従ったものかどうかを記載する．

文書化されたプロトコールがあれば，系統的レビューとメタアナリシスの実施時に必要な多くの判断に伴うバイアスを減少することができる．プロトコールは，本項で述べるすべての論点を扱うべきであるが，特に以下が重要である．
- レビューで考慮する研究を検索する範囲と手順
- 研究の選択基準と除外基準
- 研究から抽出するデータと抽出する過程の実施方法
- メタアナリシスのデータ解析で用いる統計手法

17.6 正式に表明した「研究で解明したい疑問」または「検証したい仮説」を含めて，そのレビュー固有の目的を記載する[5]．

17.7 研究対象とした集団と結果を一般化する集団を記述する[5]．

系統的レビューとメタアナリシスでは多くの異なる研究の結果を併合するため，各研究の集団が多様である可能性がある．集団は，一義的には診断（たとえば，症候性冠動脈疾患患者），人口統計学的変数（50歳以上の労働者階級の男性），治療（冠動脈形成術を受けた患者）などで特定される．しかし，結果の一般化可能性を向上させるために不均一な集団を併合すること（結果のばらつきが増大する）と，結果のばらつきを減少させるためにより均一な集団を併合すること（一般化可能性が制限される）は二律背反で

あることが多い．

17.8 関心のある主要な説明変数と副次的な説明変数を特定し，それらの操作的定義を示す[5]．

操作的定義 operational definition は，変数を観測可能，測定可能な表現で記述するもので，系統的レビューとメタアナリシスではこの定義がより重要である．なぜならば，同じ変数に対して異なる定義を用いると，研究結果の併合が不可能になる可能性があるからである．たとえば，血清コレステロールの低下に関して，ある研究ではアウトカムとして総コレステロールを使用し，別の研究ではHDLコレステロールとLDLコレステロールの比を使用するかもしれない．同じ変数に対して異なる操作的定義を用いた研究を併合するのは賢明ではないことがある．

17.9 介入の有益性と有害性の両方に等しく注意を払う[5]．

すべての介入には意図しない，好ましくない，予期しない作用があるため，レビューの焦点が介入の有益性の評価にある場合でも，有益性と有害性の両方を評価することが必要である．

17.10 計画したサブグループ解析を特定する[5]．

年齢，性別，合併症の違いといった臨床的因子に基づくサブグループ解析に加えて，系統的レビューとメタアナリシスでは方法論的因子に基づくサブグループ解析も一般的である．たとえば，方法論的サブグループには，研究の質，研究デザイン，研究実施年，研究が intention-to-treat 解析と per-protocol 解析のどちらを用いているか，といったものがある．

サブグループ解析を事後に実施した場合は，探索的な解析である旨を明記すべきである．

17.11 文献検索によってカバーした期間を報告する．

対象とした研究の実施期間を報告することで，そのレビューを治療の開発という視点から見直すことができる．また，この報告は，他の研究者が文献検索を再現できるようにするためにも必要である．

17.12 関連する研究報告の文献を特定するのに用いた検索計画と情報源を記述する．

系統的レビューとメタアナリシスのためのデータは，同一または類似したトピックに関する複数の研究の報告によって構成されている．こうした研究報告を可能な限り多く特定することは必須で[5]，検索が不完全で，重要な研究を特定できなければ，「選択バイアス」がレビューに入り込む可能性がある．

選択バイアスを回避するためには，すべての関連する研究報告について徹底的かつ系統的な検索を行うことが重要である．単一の検索計画よりも複数の検索計画を採用するほうがよい．代表的な検索計画には以下のようなものがある．

- MEDLINE, EMBASE のようなコンピュータ化されたデータベースのキーワードによる検索. 公表されたレビューでは, 検索に用いた用語が報告されていることが多く, 付録に完全な検索計画を含めることもある[7]. 検索の対象としたデータベースと期間, 専門の医学図書館司書が検索を実施したかどうかを示す.
- 適格基準に合致した公表論文の参考文献をレビューする.
- Science Citation Index や Web of Science などの検索用語付与・引用サービスを用いて適切な研究への引用を照合する.
- 雑誌の各号のページを繰るという「手作業での検索」によって各論文が適格基準に合致するかを確認する.
- 研究者, 政府の出資機関, 製薬企業に対して, 公表・未公表の研究に関する情報を調査する.
- Oxford Database of Perinatal Trials のような適切な研究の登録記録を検索する.

サーチに際して生じる典型的な問題には, 以下のようなものがある.
- 英語以外の言語による報告を含めるべきか[5,8].
- 医療制度, 科学的基盤, 文化的規範や価値観などが異なる外国の報告を含めるべきか.
- サーチに「灰色文献」を含めるべきか[9-12]. 灰色文献 gray literature とは, 未発表または検索用語のついていない研究で, 一般の文献検索方法では同定できず, 通常の販路では容易に入手できないもので, 通常は専門家による査読を受けていない. 灰色文献には, 技術報告書, 印刷前の文献, 調査結果報告書, ビジネス文書, 会議議事録, 白書, 研究に基づく標準, 学位論文, 政府報告書, ニュースレター, 会報などがある.

コンピュータによる文献検索を, 研究特定の唯一の戦略とすべきではない[1,8]. 訓練を受けた医学図書館司書でも, あるトピックに関して公表された研究の多くを特定できなかったということは, 検索用語の付与に誤りとばらつきが存在することを示唆している[12]. たとえば, 訓練された図書館司書が MEDLINE を用いた検索で特定できたのは, 新生児高ビリルビン血症に関する試験の29%, Oxford Database of Perinatal Trials に収載された脳室内出血に関する試験の56%にすぎなかった.

他の研究でも, 検索用語作成者間での一致は45%～50%にすぎないことが明らかになっている[1,12]. さらに別の研究では, MEDLINE で適切な検索用語が付与されていない30,000以上の公表された比較試験を特定した (その後, これらの試験には適切な検索用語が付与された[13]).

多くの研究は複数回公表される. 大規模研究をもとにして異なる著者が異なる論文を公表することは多く, もとの研究を引用していないことがあるため, レビューでは同じ研究が複数回示されることがある[12]. 最近では, すべての臨床試験を開始時に登録するようにしているため, その試験から派生したすべての論文に試験固有の登録番号を示すことによって, もとの試験からのすべての公表論文を関連づけられるようにすべきである.

> 通常，抄録には系統的レビューやメタアナリシスに有用な情報が十分含まれていない．しかし，抄録から研究の公表・未公表を確認することができるかもしれない[12]．

17.13 検索すべき研究報告を特定する際に用いた基準と過程を記述する．

選択基準と除外基準を可能な限り明確にすれば，品質が適切で，目的に適合し，関連する研究のみを比較できるようになる．比較する試験は，いくつかの重要な点が類似している必要がある[5]．

- 同じ仮説や関係を検討した研究[11]，または同じアウトカムやエンドポイントを用いた研究であるべきである[9]．
- 患者（たとえば，年齢，性別，診断，病状，合併症）または介入が類似した研究であるべきである[9,11]．たとえば，プラセボ対照試験と実薬対照試験の被験薬のデータを比較すべきではない（各試験で被験薬が投与された患者のデータが分離して抽出され，レビューに組み入れられるとしても）．
- 各研究は科学の品質に関する最低基準を満たさなければならない（**ガイドライン 17.30 参照**）．この基準には，最低限の標本サイズ，治療群と対照群とのランダム割り付け，患者および研究担当者への盲検化，データの収集および管理に対する品質管理，正式な統計解析などが含まれる．

> 研究選択のバイアスが複数のメタアナリシス間で結果が矛盾する主な原因である[12]．明確な選択基準および除外基準を報告すれば，研究者が複数のメタアナリシスの結果を比較できるようになる．

　系統的レビューやメタアナリシスは，個々の研究の主要な目的とは異なる問題を適切に扱うことがある[8]．たとえば，個々の研究の目的は薬剤の有効性の比較かもしれないが，メタアナリシスの目的は，ある部分集団の患者での有害事象の起こりやすさを評価することかもしれない．したがって，有効性に関する個々の研究に記述された有害事象をメタアナリシスの目的で抽出することは可能である．

　文献検索で特定された研究報告のタイトルと抄録は，通常，1人または複数の研究者がレビューし，詳細なレビューのために研究報告を入手するかどうかの選択基準と除外基準を適用する．この過程は個人の判断と自主性に影響されるため，潜在的なバイアスの発生源となる．したがって，この過程を規定する文書化されたプロトコールに加えて，この段階での研究者間の一致の尺度が報告されることが多い[5]．

データの抽出と解析

17.14 研究報告から抽出したデータを記述する[5]．

通常，抽出されるデータには，研究の規模，データの収集時期，実施地域，セッティングといった各研究に関する記述的情報と，患者背景および診断名，介入，主要および副次エンドポイント，有害事象といった研究の説明変数および反応変数がある．さらに，

報告されたデータから算出されたオッズ比などの新たな変数が抽出されるデータに含まれることもある[12].

17.15 研究報告からデータを抽出する過程を記述する[5].

文書化されたプロトコールに従ったとしても，多くの場合，データの抽出は主観的で単調なものである．抽出基準があまりにも一般的なものだと，解釈の余地が大きくなる．ときには，必要なデータが不正確な言葉で示されることもあるし，完全に欠落していることもある[14]．その結果，データの抽出過程も潜在的なバイアスの発生源となる．

このバイアスを最小化または特定するために，データの全部または一部を複数の研究者が抽出し，その結果を比較することによって抽出過程の正確性を評価することができる．データ抽出の一致の尺度は報告されることが多く，評価者間の不一致を解決した過程も記述すべきである．

17.16 解析時に欠測値をどう取り扱ったかを説明する．

残念ながら，すべての研究が求める情報すべてを報告しているわけではなく，正確な抽出が可能な程度に明確に報告しているわけでもない．ときには，欠測値はオリジナルの研究の著者から直接入手できることもあり，研究報告の他のデータから計算または推定できることもあり，数学的に「補填」できることもある[5]．欠測値を得るうえで最も信頼のおける方法であることから，公表データの確認と欠測値の取得を目的として，レビューに含めた研究の著者と連絡をとったかどうかを示すのは賢明な方法である．

17.17 研究内の結果の選択的報告や研究自体の選択的報告（公表バイアス）を特定または減少するために用いた尺度を記述する．

ある研究内の**結果の選択的報告** selective reporting of results は，方法の項に記載された比較が結果の項に報告されていない場合に生じる．たとえば，多くの場合，統計学的に有意な結果だけが報告される．

公表バイアス publication bias は，統計学的に有意な結果を含む研究は有意な結果を含まない研究よりも公表されやすいという事実をさすものである[15]．通常，系統的レビューとメタアナリシスは発表された報告に基づくため，ネガティブ研究の論文発表が実際よりも少なくなる可能性があることは大きな懸念事項である[8]．しかし，未公表データや灰色文献を含めるための工夫が議論されている[1,10]．未公表の研究は通常正式な査読を受けておらず，研究が論文として投稿されなかったという事実から，その研究の質への疑問が提起される．

公表バイアスを調整する一般的な方法の1つは，系統的レビューとメタアナリシスの結果を打ち消すのに必要なネガティブ試験数（Rosenthalが提案した「フェイルセーフN」法）を計算することである[1,8,12,16,17]．もし，その数が未特定のネガティブ試験の推定数よりも大きければ，結果の信頼性は向上する．たとえば，Rosenthalは公表された345試験を用いた研究のなかで，345試験を併合して得られた統計学的有意差を打ち消すためには65,123の類似かつ未公表のネガティブ試験が必要であると計算した[16]．

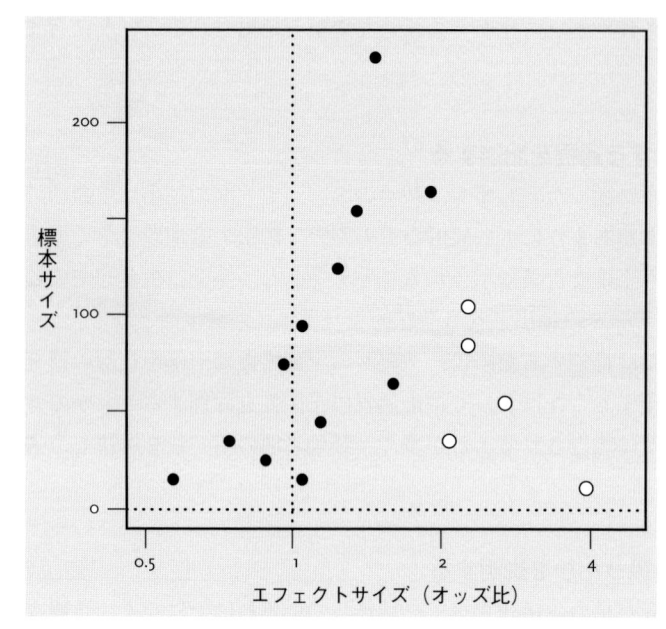

図17.1
公表バイアスの評価に用いる漏斗状プロット．丸印は系統的レビューに含まれる個々の研究を示す．●は公表された研究，○は未公表の研究を示す．ここでは，高いオッズ比（治療にイベント抑制効果がないというネガティブな結果を示す）を報告した小規模の未公表研究の数が公表バイアスの可能性を示唆している．

　　大規模なレビューで公表バイアスの可能性を特定する有効な方法は，漏斗状プロットである（図 17.1）[1,9,12]．個々の公表試験の結果は「真」の結果の周囲に集まると仮定すると，個々の研究のエフェクトサイズと標本サイズの散布図は「真」の結果を中心として対称になり，小規模研究の結果は大規模研究の結果よりも大きな変動を示すはずである．ネガティブな結果を示す研究がプロットから欠落すると散布図は非対称になり，公表バイアスの可能性を示すことになる．

　　他の公表バイアスの調整方法には，大規模研究と小規模研究を分離して解析する方法もある．これは，大規模研究は結果がポジティブであろうとなかろうと報告される可能性が高いことから，大規模研究は小規模研究よりも公表バイアスの影響を受けにくいという考えに基づくものである[9,12]．

> **公表バイアスは両方向に働く可能性がある**．たとえば，薬物有害反応や環境有害物質（アスベストなど）に関する報告は，結果が統計学的有意差を示さないほうが公表される可能性が高いかもしれない[9,12]．同様に，長年信じられてきたことに挑戦する論文や報道価値のある論文は，第一にはそれが理由で公表されるのである．さらに，「……公表バイアスは統計学的有意差だけでなく編集者と大多数の意見の盛衰に従って決まるものである」[9]．

17.18 メタアナリシスでは，望ましい治療効果を検出するのに必要な最適情報サイズを報告し，その計算の詳細を示す．

　　メタアナリシスの**最適情報サイズ** optimal information size はランダム化試験の標本サイズと同じようなもので，アルファとベータの水準のほかに対照群のイベント率を推定し，検出すべき最小の差（治療効果）を報告することが必要である．最適情報サイズは，

	イベント発生？		
群	Yes	No	群の率
治療群	A	B	治療群のイベント率（TR）＝A/A+B
対照群	C	D	対照群のイベント率（CR）＝C/C+D

治療効果

リスク差（RD）*	オッズ比（OR）	リスク比（RR）	治療必要数（NNT）
$RD = TR - CR$	$OR = \dfrac{TR/(1-TR)}{CR/(1-CR)}$	$RR = \dfrac{TR}{CR}$	$NNT = \dfrac{1}{\dfrac{\text{治療群で改善した患者数}}{A+B} - \dfrac{\text{対照群で改善した患者数}}{C+D}}$

*絶対リスク差，絶対リスク減少とも呼ばれる．

図17.2
メタアナリシスの2値データの治療効果の計算．リスクとオッズでは，アウトカムは死亡のようにネガティブなイベントになる．治療必要数では，ポジティブなエンドポイントの患者数を計算に用いる．

通常，ある大きさの差を検出するために設定した検出力を得るために，併合解析への組み入れが必要な患者数として表現される．ランダム化試験と同様，メタアナリシスも検出力不足になる可能性がある．すなわち，差を検出するのに十分なデータが収集されなければ，臨床的に重要な差が見過ごされる可能性がある．

17.19 メタアナリシスでは，併合した結果の報告に用いるエフェクトサイズの尺度を特定する．

2値データのアウトカム（生存・死亡，治癒・非治癒など）を用いるメタアナリシスでは，結果を絶対リスク差，リスク比，オッズ比として報告することが可能である（**図17.2**，2章も参照）．リスク比やオッズ比は，「治療群でのアウトカムの起こりやすさ/対照群でのアウトカムの起こりやすさ」を示すものである．したがって，リスク比やオッズ比が1よりも大きければ治療群のリスクのほうが高く，1よりも小さければ治療群のリスクのほうが低いことを意味する．比が1であれば，リスクに差がないことを意味する．すなわち，その治療は害と益のどちらももたらさず，起こりやすさは治療群と対照群のどちらも同様ということである．

連続数のアウトカム（血糖値，IQスコアなど）を用いるメタアナリシスでは，**標準化した平均値の差** standardized mean difference（単に「エフェクトサイズ」と呼ばれることもある）と呼ばれる無次元の尺度で報告することが可能である．この尺度によって，アウトカムが異なる研究を共通の尺度で比較できるようになる．たとえば，IQスコアの平均値の群間差を対照群のIQスコアの標準偏差で割る，といった計算がその典型で

あろう．

17.20 メタアナリシスでは，異なる研究報告からの結果を統計学的に併合するかしないかを決定するのに用いた基準を報告する．

メタアナリシスをする際の重要かつ議論のある決定の1つは，研究報告が併合に適しているかどうかである[1, 10, 16, 18]．メタアナリシスは「リンゴとオレンジ，そして，ときにはレモン」を比較するものとして批判されてきたが[19]，研究間の差はメタアナリシスで得られた知見をより頑健にするものでもある．すなわち，同様の結果が多くの異なる条件下で得られたのであれば，それは人為的なものや偶然によるものではなく，真の生物学的な関係を反映しているものと考えられる．

臨床的多様性，方法論的多様性，統計学的不均一性という3種の多様性がメタアナリシスでの研究報告の併合を不可能にする可能性がある．**臨床的多様性** clinical diversity は研究参加者・介入・アウトカムの差に関連するもので，研究の実施地域やセッティングの差，参加者の年齢・性別・診断名・疾患の重症度の差，研究開始前の治療の差，介入の用量や強度の差，アウトカムの定義の差などがこれに該当する．たとえば，小児を対象とした研究と成人を対象とした研究の併合，合併症のない患者を対象とした研究と合併症のある患者を対象とした研究の併合は賢明ではないかもしれない．

方法論的多様性 methodological diversity は研究の実施方法の差に関連するもので，研究デザインの差（並行群間比較 対 クロスオーバー），ランダム割り付けの単位（個人 対 同一研究施設や地域のクラスター），アウトカムの評価の盲検化，統計解析の選択（intention-to-treat解析 対 per-protocol解析）などがこれに含まれる．たとえば，一般にアウトカムの評価を盲検化した研究では，盲検化しなかった研究よりも認められる効果が小さい．

メタアナリシスで研究が適切に併合されれば，組み入れられる研究のセッティング，参加者，介入，アウトカムは類似したものとなり（臨床的多様性が小さい），研究の実施方法は結果に大きな影響を及ぼすほど多様ではないはずである．

統計学的不均一性 statistical heterogeneity は個々の研究結果の変動や不一致をさすもので，結果をグラフで示すと明らかになることがある（フォレストプロット，**ガイドライン17.31**参照）．効果の方向と大きさが類似した研究では通常問題は存在しない．しかし，効果の方向と大きさが著しく異なる場合，研究の併合は無意味かもしれない．結果の変動が偶然によると思われるよりも大きい場合，その結果は「統計学的に不均一」と呼ばれる．

結果の不均一性は，いくつかの方法で対処することが可能である[20]．データを固定効果モデルで解析して不均一性を無視することもできるし，結果を統計学的に併合しないと決定することによって不均一性を認めることもできる．変量効果モデルは，ある程度の不均一性を考慮したものである．最後に，サブグループ解析やメタ回帰分析によって結果が不均一な理由が説明されることを期待して，不均一性を探索することもできる．これらのトピックは以下で議論する．

17.21 メタアナリシスでは，データの解析に用いた統計手法を記述する[5]．

メタアナリシスでは，個々の研究結果を他の研究結果と統計学的に併合する．この点がメタアナリシスと系統的レビューとの違いである．異なる統計手法を用いれば異なる結果が得られる可能性があるため，統計手法は必ず報告しなければならない．

用いた統計手法にかかわりなく，その目的は以下のものとなる．
①研究結果が類似しているかどうかを決定する．
②類似している場合は，効果の全体的な最良推定量を計算する．
③推定した効果の精度を計算する．
④研究間の相違点が説明可能かどうかを決定する[20]．

統計手法は以下の2種のモデルのいずれかを含むであろうが，この点も報告すべきである．**固定効果モデル fixed-effect model** では，ある単一の「固定」効果が存在し，すべての研究はその効果の近辺に分布することを前提にする．すなわち，個々の研究の規模が無限に大きければ，すべての研究から同一の結果が得られることになる．これに対して，**変量効果モデル random-effect model** では，個々の研究結果は「ある中心の値」と「あるばらつき」をもつ効果の分布に従うことを前提にする．変量効果モデルは，解析時のばらつきに関する前提が少ないため，固定効果モデルよりも保守的となる．どちらのモデルも用いられており，報告されている．

併合する前に研究に重みをつけることもある．重みづけをする根拠は，信頼区間が狭い（推定精度がより高い）研究は不確実性が大きい研究よりも重要視すべきというものである[20]．もし重みづけをしたのであれば，その方法と各研究の重みを報告すべきである．

> 「ポジティブ」または「ネガティブ」な研究の最多数が解析結果を決定するという「頭数」または「得票数」アプローチに注意する[16,18,19,21]．最も簡単な言葉でいうと，すべての研究のアウトカムは，有意なポジティブな作用，有意なネガティブな作用，有意な作用なし，のどれかに該当する．単に各カテゴリーに入る研究数を集計して「勝者」を決めるのは容易であるが，誤解を招く可能性がある．この方法では，標本サイズ，研究デザイン，有意水準およびエフェクトサイズが最終結論に及ぼす影響を無視しており，矛盾する結果の研究が存在することを適切に説明していない．

> **有意差検定を単純に併合するプロセスに注意する**[16]．メタアナリシスで結果をまとめる2番目に早い方法は，個々の研究のP値のみを数学的に1つのP値に併合することである．この方法は全研究間のアウトカムの分布を考慮しておらず，最終計算に不当な影響を及ぼす研究があるかもしれない．さらに，この方法はP値のみに依存しており，有意でない研究（P値がたとえば0.05以上の研究）が公表されにくいことから，公表バイアスの影響を受ける傾向がある．

17.22 メタアナリシスでは，解析に使用したソフトウェアのパッケージを特定する．

いくつかのソフトウェアのプログラムからは，メタアナリシスで用いられる要約図

（フォレストプロット，**ガイドライン 17.31** 参照），併合したエフェクトサイズおよび信頼区間を得ることができる．RevMan（Review Manager），Meta-Analyst, Comprehensive Meta-Analysis, Epi Meta, EasyMA, Meta-Analysis Easy to Answer などである．さらに，SAS, STATA, Winbugs（ベイズ流解析用）といった標準的な解析プログラムでもメタアナリシスを実施できる．

結果の記載に関するガイドライン

17.23 プロトコールからの重要な逸脱を記述する[5]．

いくつかの理由から，研究は文書化されたプロトコールから逸脱する可能性がある．たとえば，研究で解明したい疑問が広範すぎて特定された文献が多すぎる，解明したい疑問が狭すぎて文献を検索しても関心の対象となる文献がない，求めるデータは日常的に報告されるものではない，研究に含まれる患者が関心の対象とは異なる，といった事例がこれに該当する．完全な検索をする前の探索的な検索でこうした問題を特定できる可能性もあるが，ときには研究の焦点を保つためにプロトコールの変更が必要になることもある．

17.24 最終の文献検索の実施日または文献検索の更新日を報告する．

多くの系統的レビューとメタアナリシスでは，現時点から過去の特定の日付までの文献をレビューする．しかし，データ解析と報告の公表までにかかる時間を考えると，メタアナリシスの掲載時点では文献検索が1〜2年古くなっているかもしれない．このため，最近の論文を追加するために，掲載直前に検索を更新する著者も多い．

17.25 レビューの各段階の研究報告の数と状況を示す．

レビューの各段階の研究報告の数と状況は，本文，表，フローチャート（**図 17.3**）で容易に示すことができる．

研究者は，入手した研究，レビューした研究，レビューから除外した研究と除外理由の一覧を保持しておくべきである．可能であれば，公表するレビューにその一覧を含めるとよい[5]．

17.26 抽出の候補となる研究報告を選択する際の一致性の尺度を報告し，可能であれば，不一致の原因を特定する．

一致の程度を示すためには，決定が一致した割合やカッパ統計量を報告することが多い．研究のこの段階では，過少検索よりも過剰検索のほうが望ましい．手作業による文献検索を研究者間で分担する場合，ある研究者が他の研究者よりも積極的に文献の抽出を要求すると，バイアスが入り込む可能性がある．

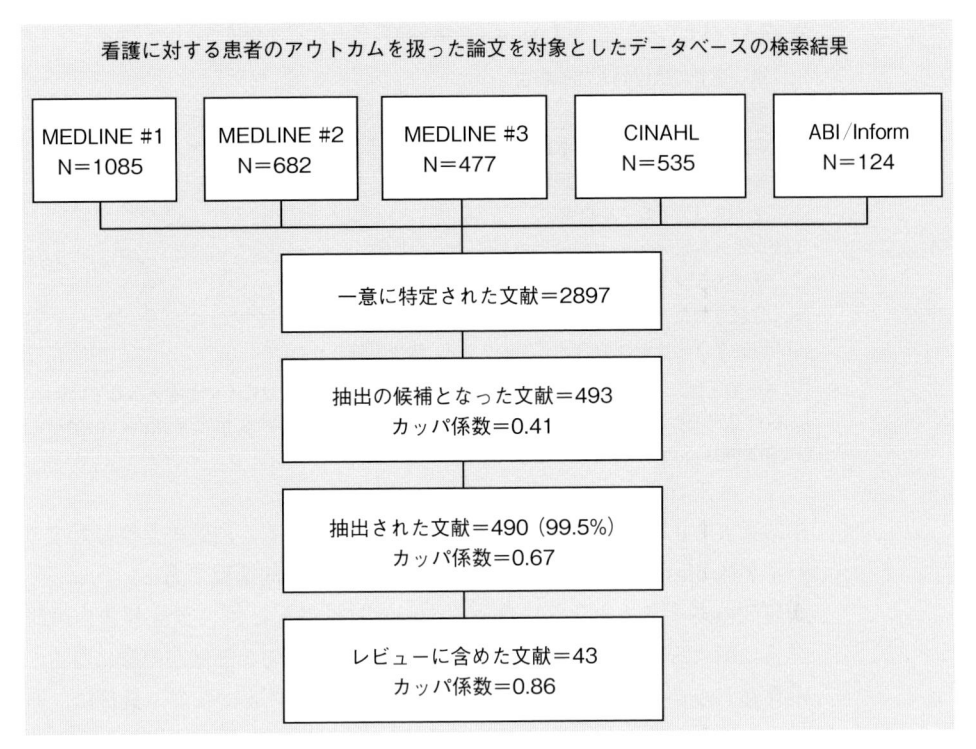

第17章　関連する研究の結果を合成する：系統的レビューとメタアナリシスの報告　227

```
看護に対する患者のアウトカムを扱った論文を対象としたデータベースの検索結果

┌──────────┐ ┌──────────┐ ┌──────────┐ ┌──────────┐ ┌──────────┐
│MEDLINE #1│ │MEDLINE #2│ │MEDLINE #3│ │ CINAHL   │ │ABI/Inform│
│ N=1085   │ │ N=682    │ │ N=477    │ │ N=535    │ │ N=124    │
└──────────┘ └──────────┘ └──────────┘ └──────────┘ └──────────┘
              │
        ┌────────────────────┐
        │一意に特定された文献=2897│
        └────────────────────┘
              │
        ┌────────────────────┐
        │抽出の候補となった文献=493│
        │  カッパ係数=0.41      │
        └────────────────────┘
              │
        ┌──────────────────────┐
        │抽出された文献=490 (99.5%)│
        │  カッパ係数=0.67        │
        └──────────────────────┘
              │
        ┌────────────────────┐
        │レビューに含めた文献=43  │
        │  カッパ係数=0.86       │
        └────────────────────┘
```

図17.3
文献の系統的レビューのフローチャートで，レビューの各段階での研究報告の数と状況を示している．

17.27 レビューに含める研究報告を選択する際の一致性の尺度を報告し，可能であれば，不一致の原因を特定する．

この場合も，一致性の尺度を示すために，決定が一致した割合やカッパ統計量を報告することが多い．研究のこの段階での一致は，抽出する研究報告を特定する段階よりも重要である．

17.28 データ抽出の正確さに関する一致性の尺度を報告し，可能であれば，不一致の原因を特定する．

この場合も，一致性の尺度を示すために決定が一致した割合やカッパ統計量を報告することが多い．

17.29 レビューに含めた研究の記述的特性を要約する[5]．

こうした要約に含められる特性の典型的なものには，公表年，データ収集の地域と時期，研究対象集団（診断），介入，対照治療，標本サイズ，研究デザイン，共変量，エンドポイントなどがある．

17.30 レビューに含めた各研究のバイアスの可能性を評価する（研究の質を評価する）[5]．

どのようなレビューでも，通常は質の高い研究のほうが低い研究よりも望ましい．ここでいう質とは，研究の「内的妥当性」，すなわち，研究結果がどの程度内在する生物

表17.1 バイアスの生じやすさによって臨床研究デザイン★を順位づけした「エビデンスの階層」

1. 単一患者の逸話的な症例報告
2. 対照のない症例集積
3. 文献から得た既存対照を用いた症例集積
4. 臨床データベースや登録記録の解析
5. ケースコントロール研究
6. コホート研究
7. 単一のランダム化比較試験
8. 立証された複数のランダム化比較試験
9. ランダム化比較試験のメタアナリシス(賛否両論あり)

★リストの下側に記載されたデザインほどバイアスの影響を受けにくいと考えられている．
(Green SB, Byar DP. Using observational data from registries to compare treatments : the fallacy of omnimetrics. Stat Med. 1984 ; 3 : 361-70.を改変)

学的真実を正確に反映しているかということである．内的妥当性に対する最大の脅威はバイアス bias，すなわち結果の正確性からの系統的逸脱である．

　研究のバイアスの評価にはいくつかの問題がある[22]．研究報告中の研究デザインと実施に関する記述が不十分または不完全だと，適切な評価が困難になる．客観的な尺度が存在しないと(以下を参照)，研究者の判断が必要になる．最後に，バイアスは研究報告中のアウトカムに特有のもので，その研究全体に影響を及ぼしている可能性もある．

　通常，研究の質は以下の2つの方法のどちらかで評価される．1つめの方法では，「エビデンスの階層」(**表17.1**)に占める研究デザインの位置でバイアスの可能性が示される[23]．したがって，たとえば，ランダム化試験の結果にはケースコントロール研究よりも大きな重みが与えられる．しかし，適切に実施されたケースコントロール研究の結果は，不適切に実施されたランダム化試験の結果よりも正確である可能性があるため，この方法に問題がないわけではない．

　質評価のもう1つの方法では，研究報告中の情報の有無をバイアスの可能性の評価に用いる．望ましい構成要素がある研究は，それがない研究よりもバイアスの影響を受けにくいと判断する．よく評価される構成要素には，真のランダム割り付け，割り付け表の適切な非開示，盲検化の採用，盲検化の成功，intention-to-treat 解析の使用，適切な標本サイズ，交絡変数の適切な制御などがある．ときには，さまざまな構成要素の有無を数値的に重みづけて，研究の「質」を示すスケールを作成することもあり，これまでに数多くの質スケールが作成されている[24]．

　Balk らは，26のメタアナリシスに基づいて276論文をレビューし，質を評価する24の尺度の有無が結果の方向や大きさの差と系統的に関連しているかどうかを判定したが[14]，関連が認められたものはなかった．他の研究では，Juni らが25種類の質評価スケールを用いて低分子ヘパリンの17試験を順位づけた[25]．しかし，順位の一致度は低く，あるスケールでは質が高いと順位づけられた試験が他のスケールでは質が低いことになり，さらに他のスケールでは中程度の質と順位づけられた．そこで，研究者は25のスケールそれぞれを用いて17試験を質が高いものと低いものに分類した．次に，スケールごとに，そのスケールで質が高いとされた研究のみを対象として25のメタアナ

表17.2 合併症発現後30日以内の入院死亡率に及ぼす看護師配置の影響に関する系統的レビューの結果を示すエビデンス・テーブルの例（「救命失敗」と呼ばれる看護のアウトカムの尺度）

研究[★]	デザイン（研究期間の月数）[†]	データ年（病院数/救命看護ユニット数/患者数）[‡]	救命失敗に及ぼす影響（合併症発現後30日以内の死亡）[¶]	臨床的グレード[§]	統計学的グレード[★★]
Colins (2000)	横断研究 (20)	1998〜1999 (168/10,184/232,342)	医療スタッフに対して、看護師あたりの手術患者が1人増えると救命失敗が7%増加（オッズ比1.07, 95%信頼区間1.02〜1.11）	+	+
Stevens (2000)	横断研究 (20)	1998〜1999 (168/NA/232,342)	手術患者では、理学士/医療スタッフ-訓練された救命看護師が10%増加するごとに救命失敗は5%低下（オッズ比0.95, 95%信頼区間0.91〜0.99, P=0.02）	+	+
Shelly (2000)	後ろ向き研究 (12)	1997 (799/NA/NA)	内科治療の患者では、救命看護時間/日の平均値の増加は6.4〜9.1で、救命失敗率と一致せず（救命失敗率は病院間で13.6%から22.6%まで変化）	−	−

NA：該当なし.
[★] 論文の著者と研究報告の公表年.
[†] 研究デザインとデータ収集期間（月数）.
[‡] 「データ年」はデータを収集した年を示す.
[¶] レビューで用いられた結論.
[§] マイナスの記号は「エフェクトサイズが臨床的に重要でない」、クエスチョンマークは「エフェクトサイズが不明確」、プラスの記号は「エフェクトサイズが臨床的に重要と考えられる」を意味する．臨床的グレードは3人の研究者が独立に判定し、一致しなかった場合は議論によって解決した．
[★★] マイナスの記号は「結果に統計学的有意差なし」、クエスチョンマークは「統計学的有意差の有無が不明確」、プラスの記号は「結果に統計学的有意差あり」を意味する．統計学的結果は公表論文から引用した．

リシスを実行し、解析結果すべてを比較した．全体の結果の方向、大きさ、統計学的有意差はどのスケールを用いたかに依存し、25のスケールのいずれでもエフェクトサイズとの間に有意な関連は認められなかった．このように、質を評価するスケールの使用には問題が含まれている．

　臨床試験の質の客観的な尺度にはまだ議論の余地があるが、異なる研究からの結果を併合する場合には、研究の質を何らかの方法で示すことが有用である．ランダム割り付け、割り付けの非開示、盲検化などに伴う問題が治療効果の差と関連しており、ランダム化試験の質を評価する場合には必ず考慮すべきである．論文の著者と研究結果を伏せたうえで2人以上の評価者が独立に各研究の質を評価し、その後、相違点の解消のための会合をもつのが一般的である．この場合には、評価者間信頼性の尺度を用いることが質評価の整合性を確立するうえで有用である[8,12]．

　系統的レビューとメタアナリシスでは、質スコアは、①レビューに含める研究の質の閾値、②試験間の相違に関する考えうる説明、③得られた知見の頑健さを探索する感度分析、④メタアナリシスで質の低い研究よりも質の高い研究の寄与を大きくするための

重みづけ，として用いられる可能性がある．

17.31 個々の研究報告のアウトカムを報告する．メタアナリシスでは，併合したエフェクトサイズの推定値，推定値の信頼区間，推定に用いた研究数と患者数を報告する[5]．

2値データのアウトカム（生存・死亡，治癒・非治癒など）に対しては，各群の患者数とアウトカムを経験した患者数（またはパーセンテージ）を報告する．連続数のアウトカム（血清中濃度，イベント発生までの時間など）に対しては，各群のアウトカムの分布の中心（通常は平均値や中央値）とばらつきの程度（通常は標準偏差や四分位範囲）を報告する．

系統的レビューの結果は，特にアウトカムが研究間で異なる場合に，エビデンス・テーブルとして示されることが多い（**表 17.2**）．通常のメタアナリシスのようにアウトカムが同一単位で示される場合，結果は治療効果の推定値とその95％信頼区間を図にしたフォレストプロット（箱と線のプロット）（**図 17.4**）で示されることが多い．治療効果の推定値はオッズ，対数オッズ，リスク，ハザード比などで，他の尺度が用いられることもある．

17.32 各アウトカムに対するエビデンスの強さを示す．

エビデンスの強さは，同じ結果を与える試験の質や数で示すことがある．

17.33 感度分析によって重要な選択肢と前提を吟味し，アウトカムへの影響を判定する[5]．

感度分析では，いくつかの研究を除外し，それらの除外が結果にどのような影響を及ぼすかを判定する．影響が大きければ，除外した研究の結果が他の研究と異なることが正当かどうかを再調査する．影響が小さければ，結果は全研究を代表していると考えられる．

考察の記載に関するガイドライン

17.34 有益性と有害性の両方についてレビューの重要な結果を要約する．

17.35 臨床的および方法論的なばらつきを考察し，メタアナリシスに関しては個々の試験結果の統計学的不均一性を考察する[5]．

系統的レビューとメタアナリシスでは複数の研究結果を考慮することから，研究間の結果の一致の程度（結果の「均一性」または「不均一性」）が解釈に影響する可能性があり，明確に扱う必要がある．均一な結果は結果が類似しているため解釈が容易であるが，不均一な結果は多様な結果を説明する必要があり，解釈が難しくなる．

特に，結果の方向が異なると厄介である．ある研究の結果は治療群に有利で，別の研究の結果は対照群に有利な場合，研究間の変動が偶然によると考えられる範囲よりも大きいと，併合した結果は不均一になる可能性がある．

同様に，結果の大きさの違いも重要である．ある研究では薬が高度に有効と結論し，

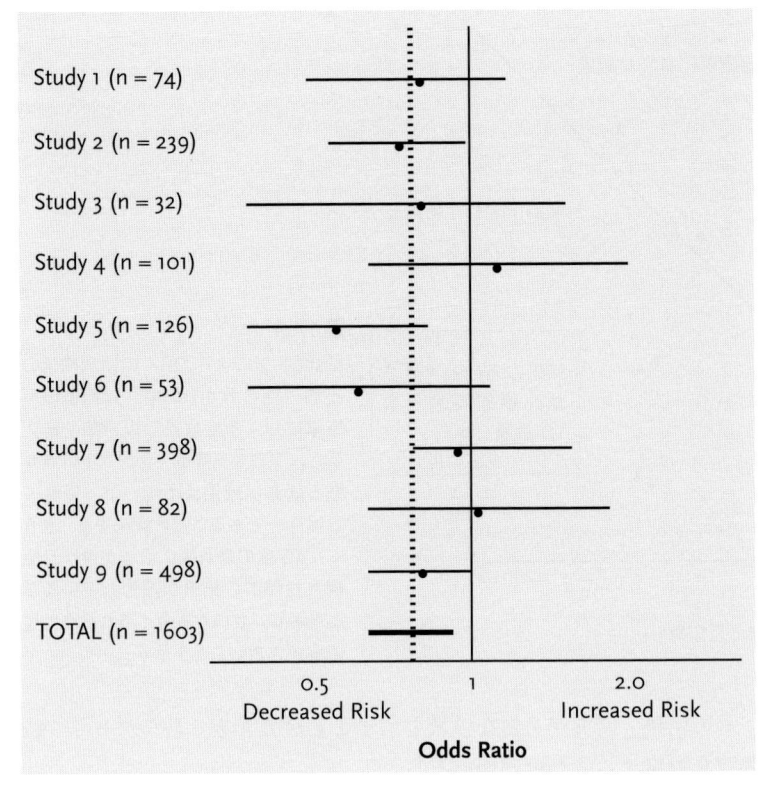

図17.4
メタアナリシスの結果を示すフォレストプロット．研究ごとにオッズ比の平均値の推定値と95%信頼区間が示され，全体でのオッズ比の推定値が破線で示されている．オッズ比1（およびリスク比1）は，関心のあるアウトカムのリスクを治療が増加も減少もしないことを意味する．ここでは，併合したオッズ比の95%信頼区間が1をまたいでおらず，併合した効果が0.05の水準で統計学的に有意であることを示している．

別の研究ではわずかに有効であるにすぎないと結論した場合，研究間の変動が偶然によると考えられる範囲よりも大きいと，併合した結果はやはり不均一になる可能性がある．

不均一性を示すものの1つは，個々の研究間の結果の差が統計学的に有意かどうかである．差を仮説検定（一様性のカイ2乗検定やF検定など）によって比較し，P値がたとえば0.1未満であれば，偶然以外の因子が関与している可能性がある．たとえば，それらの研究はそもそも比較するには異質すぎたのかもしれないし，適格性の基準や患者集団，測定方法，治療が差の原因なのかもしれない[1]．

結果の不均一性を報告する有用な方法の1つがL'Abbéプロット（図17.5）で，これは研究ごとに対照群の反応率に対する治療群の反応率をプロットする[8]．この場合，グラフ上に点が散らばれば結果が不均一で，密集すれば結果が均一であることを意味する．

17.36 結果のばらつきも含めて，結果に対する解釈を提案する．

17.37 問題に関して，これまでに得られている知見の中に今回の結果を位置づける[5]．

17.38 結果がどのように一般化されるかを提案する．

17.39 結果の意味合いを考察する．

系統的レビューは包括的であるため，文献間のギャップにスポットをあてるために用

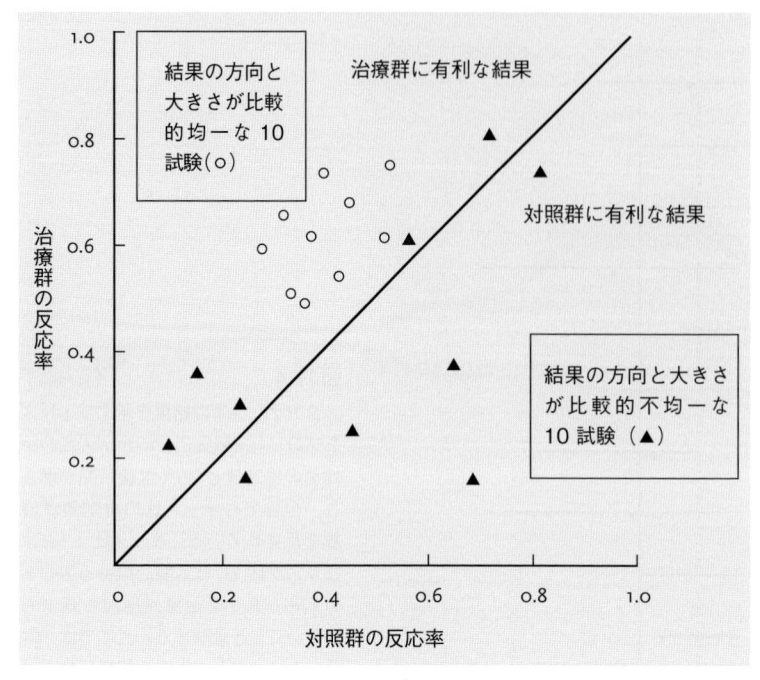

図17.5
L'Abbéプロットは個々の研究結果の不均一性を示すもので，対照群の反応率に対する治療群の反応率を研究ごとにプロットする．グラフ上に点が散らばれば結果は不均一で，密集すれば均一であることを意味する．さらに，45度の対角線に沿った点は治療群と対照群の結果が類似していることを示し，ゼロから遠く離れた点は反応率が大きいことを示す．

いることができる．その結果，研究が必要な領域を示すことができる．したがって，結果に基づいて研究課題を提案することは適切である[5,26]．

研究の限界

17.40 研究の限界を考察する．バイアス，交絡，誤差の原因として考えられるものをその意味合いとともに示す．

結論

17.41 レビューによって裏づけられる結論を列挙する．

他の形式のメタアナリシス

累積メタアナリシス cumulative meta-analysis はメタアナリシスを経時的に実施するもので，新たな研究が利用可能になるたびに追加し，個々の研究の追加後に結果を再計算する．この方法は治療の結果を可能な限り早期に確定するのに有用で，問題を解決し，追加研究の数と新たにリスクに曝される患者の数を減少する可能性がある．

たとえば，Lauらは急性心筋梗塞治療薬としてのストレプトキナーゼの有効性に関する累積メタアナリシスを実施した[27]．彼らは，29年間にわたって実施されたストレプトキナーゼに関する33のランダム化比較試験（合計患者数36,974人）を解析した．その結果は，7番目の研究の公表時点で，ストレプトキナーゼの有効性が統計学的に検証

			個々の解析と従来のメタアナリシス （オッズ比）	累積 Mantel-Haenszel 法 （オッズ比）
Study	Year	No. of Patients	0.1 0.2 0.5 1 2 5 10	No. of Patients　0.5　　1　　2
Fletcher	1959	23		23
Dewar	1963	42		65
European 1	1969	167		232
European 2	1971	730		962　　z = −2.28, P = 0.023
Heikinheimo	1971	426		1388
Italian	1971	321		1709
Australian 1	1973	517		2226
Frankfurt 2	1973	206		2432　　z = −2.69, P = 0.0071
NHLBI SMIT	1974	107		2539
Frank	1975	108		2647
Valere	1975	91		2738
Klein	1976	23		2761
UK Collab	1976	595		3356
Austrian	1977	728		4084
Australian 2	1977	230		4314　　z = −3.37, P < 0.001
Lasierra	1977	24		4338
N Ger Collab	1977	483		4821
Witchitz	1977	58		4879
European 3	1979	315		5194
ISAM	1986	1741		6935
GISSI-1	1986	11712		18647
Olson	1986	52		18699
Barotfio	1986	59		18758
Schreiber	1986	38		18796
Cribier	1986	44		18840
Sainsous	1986	98		18938
Durand	1987	64		19002
White	1987	219		19221
Bassand	1987	107		19328
Vlay	1988	25		19353
Kennedy	1988	368		19721
ISIS-2	1988	17187		36908
Wisenberg	1988	66		36974
Total		36974	z = −8.16, P < 0.001	z = −8.16, P < 0.001
			Favors Treatment　Favors Control	Favors Treatment　Favors Control

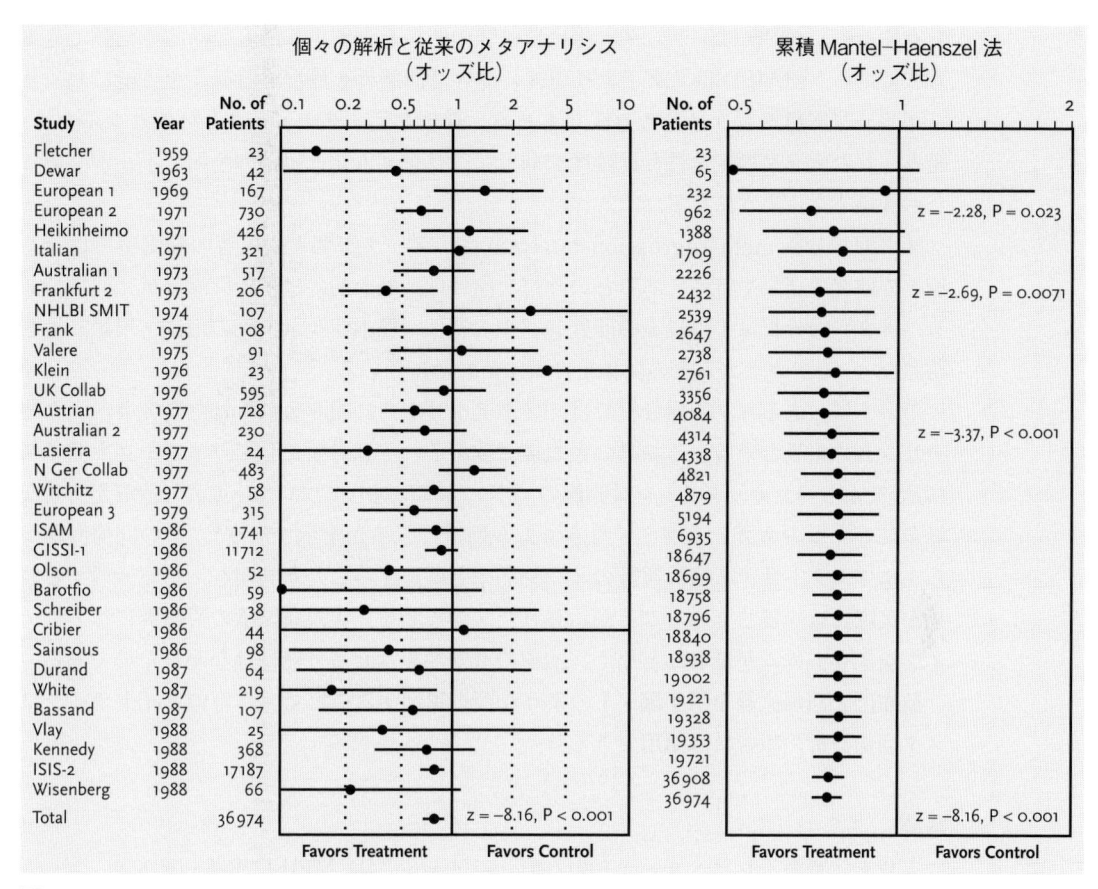

図17.6

累積メタアナリシスの結果．個々の研究が計算に追加されるごとに有効な標本サイズが増加し，95％信頼区間を表す横線が短くなることで示されるように，推定の精度が向上する．この図は，7番目の研究以降は結果が統計学的に有意になることを示している．結果の推定値は標本サイズの増大とともに安定する．

（Lau J, Antman EM, Jimenez-Silva J, et al. Cumulative meta-analysis of therapeutic trials for myocardial infarction. N Engl J Med. 1992 ; 327 : 250. から許可を得て掲載．Copyright ©1992, Massachusetts Medical Society）

されていたことを示している（図17.6）．しかし，ストレプトキナーゼが有効な治療として一般に受け入れられるまでには，さらに15年間にわたって，34,542人の患者を対象とした25の試験が実施されたのである．

各研究を追加した累積効果を示す図17.6のような図を追加することで，本章のガイドラインは累積メタアナリシスの報告にも適用できる．また，累積メタアナリシスはデータが蓄積されるたびに実施されるため，多重解析を調整した場合はその調整方法も報告すべきである．

個々の患者データを用いたメタアナリシス meta-analysis of individual patient data（MAIPD）は，複数の研究に含まれる個々の患者のデータを併合するものである．このため，論文に公表された集計データに依存するのではなく，MAIPDは必ず解析に組み入れられた各研究の生データを使用することになる．MAIPDは他のメタアナリシスよりもはるかに多くの専門的知識，時間，労力，資源を必要とするが，同時に大きな利点

も有する．MAIPDは，ランダム化比較試験の結果を評価する最も包括的で信頼できる方法である．MAIPDはメタアナリシスに生存時間解析を適用することを可能にし，サブグループ解析を行う最良の方法でもある．詳細なデータチェックも可能となるため，組み入れたデータの完全性と正確度を向上し，ランダム化と追跡の手順に不正がないことも評価できるようになる．

　メタ回帰分析 meta-regression analysisは，データが個々の患者の観測値ではなく個々の研究の結果や特性であるという点を除けば，概念的には他の回帰分析と同様である．メタ回帰分析は1つ以上の研究レベルの特性（標本サイズ，薬の用法・用量，治療期間など）とアウトカムとの関係を探索するために用いる．

　たとえば，あるメタ回帰分析では，メタアナリシスに組み入れられた研究と，メタアナリシスの結果と矛盾する結果の大規模試験をそれぞれ対象として，エフェクトサイズ（各研究から得たオッズ比）を対照群のイベント率に対してプロットした（治療が有効な場合にいくつのネガティブ・アウトカムが回避できるかを示す尺度）．その回帰直線から，エフェクトサイズは対照群のイベント率と関連することが判明し，一見矛盾する結果が実際には一貫していることが示された．すなわち，大規模試験の対照群にはネガティブなアウトカムがほとんどなく，治療の有効性を示せる可能性はなかったのである．

　散布図と回帰直線を示す**図7.1**のような図を追加することで，本章のガイドラインはメタ回帰分析の報告にも適用できる．

謝辞

本章を注意深くレビューいただいた Bart Harvey, MD, MPH に感謝します．

●参考文献

1) Dickersin K, Berlin JA. Meta-analysis : state-of-the-science. Epidemiol Rev. 1992 ; 14 : 154-76.
2) Borzak S, Ridker PM. Discordance between meta-analyses and large-scale randomized, controlled trials : examples from the management of acute myocardial infarction. Ann Intern Med. 1995 ; 123 : 873-7.
3) Cappelleri JC, Ioannidis JPA, Schmid CH, et al. Large trials vs meta-analysis of smaller trials. How do their results compare? JAMA. 1996 ; 276 : 1332-8.
4) LeLorier J, Gregoire G, Benhaddad A, et al. Discrepancies between meta-analyses and subsequent large randomized controlled trials. N Engl J Med 1997 ; 337 : 536-42.
5) Cook DJ, Sackett DL, Spitzer WO. Methodologic guidelines for systematic reviews of randomized control trials in health care from the Potsdam Consultation on Meta-analysis. J Clin Epidemiol. 1995 : 48 : 167-71.
6) Hillman AL, Eisenberg JM, Pauly MV, et al. Avoiding bias in the conduct and reporting of cost-effectiveness research sponsored by pharmaceutical companies. N Engl J Med. 1991 ; 324 : 1362-5.
7) Journal of the American Medical Association. Instructions for preparing structured abstracts. JAMA. 1993 ; 271 : 162-4.
8) Wilson A, Henry DA. Meta-analysis. Part 2 : Assessing the quality of published meta-analyses. Med J Aust. 1992 ; 156 : 173-87.
9) Simes J. Meta-analysis : its importance in cost-effectiveness studies. Med J Aust. 1990 ; 153(Suppl) : S13-6.
10) Kassirer JP. Clinical trials and meta-analysis. What do they do for us? [Editorial]. N Engl J Med. 1992 ; 327 : 273-4.
11) West RR. A look at the statistical overview (or meta-analysis). J R Coll Physicians Lond. 1993 ; 27 : 111-5.

12) Felson DT. Bias in meta-analytic research. J Clin Epidemiol. 1992 ; 45 : 885-92.
13) Bero L, Rennie D. The Cochrane Collaboration. Preparing, maintaining, and disseminating systematic reviews of the effects of health care. JAMA. 1995 ; 274 : 1935-8.
14) Balk EM, Bonis PA, Moskowitz H, et al. Correlation of quality measures with estimates of treatment effect in meta-analyses of randomized controlled trials. JAMA 2002 ; 287 : 2973-82.
15) Dickersin K. The existence of publication bias and risk factors for its occurrence. JAMA. 1990 ; 263 : 1385-9.
16) Light RJ, Pillemer DB. Summing Up : The Science of Reviewing Research. Cambridge, MA : Harvard University Press ; 1984.
17) Andersen JW, Harrington D. Meta-analyses need new publication standards [Editorial]. J Clin Oncol. 1992 ; 10 : 878-80.
18) Henry DA, Wilson A. Meta-analysis. Part 1 : An assessment of its aims, validity and reliability. Med J Aust. 1992 ; 156 : 173-87.
19) Jones DR. Meta-analysis of observational epidemiological studies : a review. J R Soc Med. 1992 ; 85 : 165-8.
20) Lau J, Ioannidis JPA, Schmid CH. Quantitative synthesis in systematic reviews. Ann Intern Med. 1997 ; 127 : 820-6.
21) Walter SD. Methods of reporting statistical results from medical research studies. Am J Epidemiol. 1995 ; 141 : 896-906.
22) Lohr KN, Carey TS. Assessing "best evidence" : issues in grading the quality of studies for systematic reviews. J Qual Improve. 1999 ; 25 : 470-9.
23) Green SB, Byar DP. Using observational data from registries to compare treatments: the fallacy of omnimetrics. Stat Med. 1984 ; 3 : 361-70.
24) Moher D, Jadad AR, Nichol G, et al. Assessing the quality of randomized controlled trials : an annotated bibliography of scales and checklists. Control Clin Trials. 1995 ; 16 : 62-73.
25) Juni P, Witschi A, Bloch R, Egger M. The hazards of scoring the quality of clinical trials for meta-analysis. JAMA 1999 ; 282 : 1054-60.
26) Guyatt GH, Sackett DL, Sinclair JC, et al. Users' guides to the medical literature. IX : a method for grading health care recommendations. The Evidence-Based Medicine Group. JAMA. 1995 ; 274 : 1800-4.
27) Lau J, Antman EM, Jimenez-Silva J, et al. Cumulative meta-analysis of therapeutic trials for myocardial infarction. N Engl J Med. 1992 ; 327 : 248-54.

第18章 治療の費用と結果を秤にかける
経済的評価の報告

医療分野で正式な費用効果分析を実施することの主な意義は，分析を実施することによって，資源配分の意思決定に内在する信念と価値観が明確になることである．

M.C. Weinstein, W. B. Stason [1]

さまざまな医療制度は，費用の抑制，患者のアウトカムの質の向上，より一貫した治療の提供，そして治療上やビジネス上の決定に関する説明責任といった要素によって，常に切迫した状況にある．関連した方法論もいくつか登場し，これらの決定を導く一助になっている．そうしたものには，テクノロジー評価，保健サービスやアウトカムリサーチ，薬剤経済学，決定分析，診療ガイドライン，臨床疫学，根拠に基づく医療 evidence-based medicine，そして**経済的評価 economic evaluation**（費用，アウトカム，複数の治療間の得失の評価に関連した医療経済学の一領域）と呼ばれる広範な領域がある．

経済的評価を強く推進してきたのは，**薬剤経済学 pharmacoeconomics**，すなわち，薬剤を使用することの経済的な意味合いを研究する分野である．こうした研究は医薬品承認プロセスの一環として必要になる場合があり，販売促進キャンペーンに利用されることも多い．薬剤経済学の擁護者は，客観的なデータに基づいて，健全かつ費用効果的な処方を決めることの必要性について論じている．一方，反対者は，薬剤経済学は製薬企業の販売戦略であり，バイアスに悩まされる研究分野だと見なしている．

このため，経済的評価の報告に関するガイドラインの多くは，薬剤経済学研究で顕著なバイアスを回避するように意図したものとなっている．しかし，この方法論は，薬物療法以外にも応用可能である．たとえば，医療方針，診療手順，診断検査，患者の教育プログラムといったものがそれである．経済的評価は必ずしも答えを示すものではなく，洞察を示すものである．そして，経済的評価を最も多用しているのは，個々の医師ではなく行政官や政策立案者である．

ここには費用同定分析，費用最小化分析，疾病費用分析に関する記述も含めたが，本章のガイドラインのほとんどは，2つ以上の療法を比較する費用便益分析，費用効果分析，費用効用分析に適用するものである．どのようなタイプの経済的評価も正確，明確，かつ完全に説明すべきで，さらに再現可能なものでなければならない．

○サブガイドライン ✓チェックの仕方 ●潜在的な問題 ●関連情報

緒言の記載に関するガイドライン

18.1 研究の開始に至った問題の背景，性質，範囲および重要性を示す．

18.2 研究の全般的な目的を記載し，研究した治療とそれらを研究した理由を特定する．

すべての科学研究がそうであるように，研究で解明したい疑問は回答可能で，曖昧さのない言葉で述べなければならない．また，主要な目的と副次的な目的は区別しなければならない．研究の目的を述べる際には，以下を明らかにすべきである．

- 評価または比較する治療
- 治療の対象となる診断名または適応症，および関連する患者集団
- 治療が通常適用される条件
- 治療を通常実施する医療提供者
- 用いる経済的評価の種類（**ガイドライン 18.3 参照**）
- なぜこれらの治療が比較されるのか，またなぜ今なのか

一般に，経済的評価を実施するのが妥当なのは「費用がかさむ治療」「適応が幅広いために総費用が高額になる治療」「他の治療よりも費用がかかるかもしれないが，より大きな便益をもたらす可能性のある治療」を評価する場合である．

治療をその時点で評価する理由を示すことも適切かもしれない．経済的評価の１つの問題は，治療の開発と評価のタイミングとの関係である．技術は時間とともに進歩する傾向にあるため，開発の早すぎる段階で評価すると，治療の実際の価値を正しく反映しない可能性がある．

研究で解明したい疑問の例を以下に示す．

- 65 歳を超える健康人に香港風邪のワクチンを接種するのは費用効果が高いといえるか．
- 大腸内視鏡を用いたがんのスクリーニング検査のスケジュールをどのように組めば，潰瘍性大腸炎患者の費用便益を最適化できるか．
- 急性心筋梗塞のため血栓溶解療法が必要な患者に，ストレプトキナーゼではなく t-PA をルーチンに投与すると費用効果が高くなるか．

18.3 用いた経済的評価のタイプを記載し，そのタイプを選んだ理由を説明する．

多様な経済的評価の用語には混乱することが多いが，最も一般的な経済的評価を以下に示す．

- **費用同定分析** cost-identification analysis とは，治療を提供する際の費用を同定するものである．この分析は他のすべてのタイプの分析でも第一段階で実施するが，研究によっては実際に実施または報告する唯一の経済的評価であることも多い．
- **費用最小化分析** cost-minimization analysis とは，最も安価な治療選択肢を同定するものである．このタイプの分析は，アウトカムの差は存在しないか重要でないという前提を設け，治療の金銭的費用だけを比較する．たとえば，X 線機器の交換と修理の

どちらがよいかを判断するために，病院がこうした研究に着手するかもしれない．
- **疾病費用分析** cost-of-illness analysis とは，医学的診断，治療および逸失生産性の価値の合計を調べることによって，疾病や障害にかかる費用の合計を社会に対して見積もるものである．この分析の結果は，疾病が経済全体に及ぼす影響の全般的な意味を表す単一の金額になる．たとえば，米国では心臓疾患に毎年1280億ドルかかるという計算があるが，これは疾病費用分析の結果である．
- **費用便益分析** cost-benefit analysis とは，1つ以上の治療を金銭的費用と金銭的便益に基づいて評価するものである．費用便益分析では，寿命すなわち生存年数を含めて，すべてのアウトカムを金額で表す．したがって，緑内障予防プログラムの費用便益は心臓移植の費用便益と比較することが可能で，さらに両者を高速道路建設や職業訓練といった他のプログラムの費用便益と比較することも可能である．
- **費用効果分析** cost-effectiveness analysis とは，2つ以上の治療を金銭的費用と臨床効果に基づいて比較するものである．一般に，結果は「臨床的アウトカムあたりの金額」，たとえば，救うことのできた生命あたりの金額，延長した生存年数あたりの金額，新たな診断あたりの金額として報告される．費用効果分析で比較する治療のアウトカムは，すべて同じ単位で表さなければならない．
- **費用結果分析** cost-consequence analysis は，費用効果分析の1種であるが，結果を費用と臨床的アウトカムの比としてまとめるのではなく，代替となる治療やプログラムの増分費用（治療費，入院費，薬剤費など）と結果（健康関連のアウトカム，有害作用など）を直接比較する．
- **費用効用分析** cost-utility analysis とは，2つ以上の治療を金銭的費用と「効用」の尺度に基づいて分析するものである．効用は，臨床的アウトカム（生存年数など）とその期間中の生活の質 quality of life（QOL）の主観的な重みの積で，この尺度には**健康状態指数** health status index が用いられる．ときには，効用を質調整生存年数 quality-adjusted life year（QALY）などの単位や「健康年数」として表すこともある．

通常，費用同定分析，費用最小化分析，疾病費用分析は記述的な分析であり，これらの分析結果を報告する際には本章のガイドラインの多くを適用することができる．通常，費用便益分析，費用効果分析，費用結果分析，費用効用分析は比較分析であり，本章のガイドラインのすべてを適用することができる．

18.4 どのような観点から評価を計画したかを記載する．

経済的評価は，その計画者の要求，関心および価値観の観点から解釈しなければならない．たとえば，健康保険維持機構 health maintenance organization にとっては費用の総額が重要かもしれないが，地域の病院では保険請求できない費用にしか関心がないかもしれない．評価を計画する者は，以下の観点のいずれかを代表する可能性がある．
- 大きな社会全体
- 製薬企業
- 費用を支払う第三者機関（保険会社など）

- マネージドケア組織
- 地域の病院
- 患者集団または診断グループ

　ある観点が他の観点と相反することもある．たとえば，保険会社は患者に入院費を支払うが，在宅医療費は支払わないかもしれない．このような支払い方針によって，医師があまり裕福でない患者をなるべく長く入院させる，ということも起こりうる（個々の患者に包括的医療を提供したい，という医師の観点からの合理的な選択）．これによって患者の自己負担額は減少するが（患者の観点からは望ましい），高額な保険料（支払者の観点からは望ましくない）と全体的な医療費（一般社会の観点からは望ましくない）が犠牲になる．

　一般社会の観点は最も広いもので，経済的評価には最も望ましいものと考えられることが多いが，配分の決定のほとんどは他の観点をもつ機関によってなされる[2]．

記載した観点から逸脱した評価があれば，その部分を強調する[3]．望ましい観点と整合したデータが常に入手できるとはかぎらない．一般社会の観点から実施する薬の研究では卸売原価を用いることが予測できるが，実際には小売価格，すなわち請求金額を用いるかもしれない．このように，明らかにした観点から逸脱した部分については，報告書の「方法」の項に注記すべきである．

18.5 誰が研究に出資したかを述べ，研究の実施や結果の発表に出資機関が果たした役割を記載する．

　経済的評価の結果は，ある治療の代わりに別の治療を採用するかどうかを左右する場合が多いことから，経済的に大きな意味をもつ可能性がある．製薬企業，バイオテクノロジー企業，医療機器メーカーは，多くの経済的評価（薬剤経済学の一領域）に資金を提供し，その結果を製品のマーケティング支援に用いる可能性があるため，研究者の独立性と客観性を確立する必要性が重要になってきている．

　すべての経済的評価には不確実性が伴い，その不確実性は研究対象となる治療に有利または不利な方向に働く（バイアスが入る）．このため，経済的評価では，わかりやすく，バイアスのない報告を求めることが極めて重要である．「金銭面での関係はバイアスの誘因となりかねない」という考えは非常に強いため，出資機関と経済的な利益相反の関係にある著者が実施した経済的評価を掲載しない雑誌もある[4]．

　研究者が，研究対象の治療に経済的な関心をもつ企業の株主である，その企業から報酬を得ているコンサルタントである，その企業の従業員であるといった場合でも，研究に必ずバイアスが入るわけではないし，倫理に反するわけでもないが，研究の出資機関との関係は報告する必要がある．また，出資機関が研究に制約を設けた場合には，そうした制約も発表する論文で開示すべきである[5]．

18.6 プロトコールおよび原データの入手方法を記載する．

方法の記載に関するガイドライン

18.7　比較する治療を記載し，比較する理由を示す．

経済的評価は，1つ以上の特定の治療を特定の適応に対して評価することに関心がある[6]．治療ごとに以下を特定する．

- それを提供するのは誰か
- それを受けるのは誰か（どの患者集団または診断名なのか）
- その費用を支払うのは誰か
- その利用度（1人の患者が治療を受ける頻度，または一定期間中に治療を受ける患者数）
- 予想されるアウトカム
- 患者，支払者，医療提供者以外の集団に対する効果

比較には主要な治療が含まれているか[7-9]？　比較する治療は臨床的な妥当性に基づいて選択すべきで，得られる結果の望ましさに基づくべきではない[5]．新しい治療を明らかに劣る治療と比較するのは，販売戦略である可能性がある．なぜならば，新しい治療が優れるという結果が最初から予想できるからである．したがって，理論的に考えられる治療はすべて考慮すべきであるが，特に以下の治療を考慮すべきである．

- 最も安価な治療
- 最も一般的な治療（地域社会での「通常の標準治療」）
- 最も効果のある治療
- 「何もしない」という選択（適切な場合）
- 薬物療法以外の治療（適切な場合）

異なる国の治療法は注意深く比較すべきである[10]．比較する治療の費用と利用可能性，そして治療以外の医療基盤は国によって異なり，それらが治療費，利用状況，アウトカムに影響することがある．異なる国の間で費用を評価する際には，為替レートの差も考慮しなければならない．

18.8　評価する各治療の臨床効果を検証する．

経済的評価の実施に必要な時間と労力を考えると，各治療の効果は研究開始前に確立しておくべきである．特に，治療ごとに以下を文書化しておくべきである．

- 安全性：適切に治療を適用すれば，害よりも利益のほうが多いのか．
- 有効性：臨床試験のように管理された状況下で治療が想定された有効性を示すか．
- 効果：現実の環境下で治療が想定された効果を示すか（利用可能性，患者が治療を固守する程度，費用はその正しい利用に悪影響を及ぼすか）．
- 分配：適切な比較が可能なほど，地域内でどの治療も利用可能か．
- 利用可能性：経済的な点やアクセス可能性という点で，その治療と比較相手は代替可能か．

> 経済的評価は治療の効果を想定するものである……それを立証するものではない[9].

18.9 主要な研究を準備するためにパイロット研究を実施したのであれば，その内容を記述する．

詳細な経済的評価の前にパイロット研究を実施することは多い．パイロット研究の目的は，考慮すべき費用とアウトカムの同定，用いる手法やデータ収集面での潜在的な問題点の検証，詳細な解析計画を立案するための推定値の入手，詳細な解析の範囲の確定などである．しかし，パイロット研究は研究者間に期待を生み出すことから，潜在的なバイアスの原因になりうる．また，スポンサーは，経済的評価の各段階で資金を提供し，いずれかの段階で好ましくないと思える結果が出た場合には研究を断念することで知られている．

18.10 研究が文書化されたプロトコールに従って実施されたかどうかを記載する．

データ収集前に定めた文書によるプロトコールに従うと，研究実施中に生じるバイアスを回避するのに役に立つ．

経済的評価は，治療の有効性を調べる臨床試験の一環として実施されることがある[11-13]．この同時アプローチのメリットは，治療群と対照群にランダムに割りあてられた各患者から，より具体的なデータが収集できることである．デメリットは，経済的評価を実施することによって，ただでさえ複雑な臨床試験にさらに負担がかかることである．また，臨床試験ほど管理されていない状況に結果を一般化することは困難で，臨床試験の結果から治療が有効でないことが判明した場合には，経済的評価の価値もほとんどなくなってしまう．とはいえ，治療の経済的評価を臨床試験と分けて実施することは倫理的に適切とはいえない．なぜならば，劣っている治療を優れている治療と比較すべきではないからである．特に，研究の主目的がマーケティングである場合にこのことがあてはまる．

18.11 治療の費用と便益の発生が予想される「時間範囲」を特定する．

時間範囲は，研究対象となる診療や治療法に適したものにすべきである．たとえば，11歳の子どもに喫煙を禁じた場合の効果は，呼吸器疾患の減少，体力改善，がんや心臓病のリスク低減という形で，生涯を通じて現れる．これに対して，術後の血圧低下を抑える麻酔薬の時間範囲は極めて短い．

将来生じる費用または費用削減を現在の通貨価値で表せるように費用やアウトカムの割引方法を決定する際には，時間範囲の存続期間も重要である（**ガイドライン18.23参照**）．

アウトカムの尺度として救命年数や健康年数を使用した評価は，若い人々に用いる治療に有利に働く傾向があるため，時間範囲の存続時間が重要な倫理的検討事項を提示してくれる場合もある[14].

表18.1　経済的評価に通常含まれる費用のタイプ★

医療費
・固定直接費（機器の購入）
・変動直接費（消耗品費，諸手続きの費用，入院期間の変動）
・固定間接費（医療提供者の人件費，施設の諸経費，管理費）
・変動間接費（教育研修費，スタッフの水準の変動）
・治療による誘発費用（有害事象発現率の上昇，生存期間延長によって生じる将来の医療費）
・治療によって回避すなわち削減された費用（診断検査の減少，リハビリテーションの必要性の減少）

財政上の費用（より大きな経済に関連する費用）
・移転支出（寿命の変化によって生じる社会保障給付費の変化）
・インフレーション
・割引（金銭を他に投資せず，現在消費することによる機会費用）

医療以外の費用
・交通・通信費（移動のための費用，コミュニケーションのための費用）
・諸経費（子どもの保育費，家政婦サービスの利用，リハビリテーション用の機器）
・逸失生産性

無形の費用
・痛み，苦痛
・患者の時間を過ごすという機会費用

★費用は短期間または長期間に発生する．

18.12　評価に用いる主要な前提と価値判断を特定する．

どのような経済的評価にもいくつかの前提と価値判断が必要で，それが結果を左右しかねない．たとえば，生存期間よりも QOL のほうが大切と考えられる場合もあるが，そうでない場合もある．長期間に生じる費用削減よりも短期間に生じる費用を好む組織もあるが，そうでない組織もある．経済的評価にバイアスを生じる可能性や誘因を考えると，これらの選択と，数ある選択肢からそれらを選んだ根拠を同定することが重要である．保守的な前提（治療に不利な方向にバイアスが働く）が望ましい[3,5]．

適切かつ可能な場合には，主要な前提と価値判断の影響を感度分析で評価し，それらが結果全体に及ぼす影響を判断すべきである（**ガイドライン 18.24 参照**）．

18.13　評価に含まれる費用（そして，含まれないが重要な費用）のタイプを特定し，それらの費用の決定方法を記載する．

治療を選択した経済的な結果が費用である[15]．一般に，費用には治療によって発生する短期的，長期的，直接的，間接的な費用があり，治療の結果として費用の削減も生じる（**表18.1**）．患者や医療提供者，支払者にはすべて費用と「回避費用」，すなわち削減した費用が発生する．それに加えて，治療によっては「誘発費用」が発生する場合もある．誘発費用とは，有害な副作用の治療費など，治療を提供することで新たに発生する費用のことである．

しかし，費用の評価には広く一般に認められた基準や構成要素が存在しない[16]（**表18.1** の費用一覧は包括的なものではなく，例示である）．さらに，どのタイプの費用を含め，それらをどう評価するかについてもさまざまな議論がある．たとえば，医療機関

の諸経費は含めるべきか，将来の医療費（患者が長生きしたために発生する費用）は評価すべきか，などである．

　費用と請求額とは異なる．**費用** cost は商品やサービスの提供者がそれらに対して支払う額であるのに対して，**請求額** charge は提供者が支払者に請求する額である．したがって，病院では注射器の費用として 0.50 ドルしか払っていないが，病院は支払者に 1.50 ドルを請求することもありうる．経済的評価では費用の代わりに請求額を使用することが多いが，これは請求額のほうが入手しやすいためである．費用も請求額も医療機関や地理的地域によって大きく異なっており，このことが比較の問題をさらに難しくしている．**支払い** payment，すなわち支払者が実際に提供者に払い戻す額は，費用や支払額の代わりに使用されることもあるが，これにはさらに大きな不確実性が伴う．

　「ギャンブル」に注意すること．それは，費用の評価を左右しかねないサービス費用の付け替え（コストシフティング）や内部補助のことである．たとえば，多くの医療機関では看護サービスを一般費用と考えているのに対して，呼吸管理サービスは保険請求可能な直接費用と考えている．したがって，病院は，人工呼吸器を呼吸療法士が装着した場合には患者に請求をするが，看護師が装着した場合には請求をしない．このようにすると，病院は収入を増やす手段として呼吸療法士を増員するかもしれない．

　費用は大きく 2 種類に分けられる．1 つはすでに金額で表されている金銭的費用であり，もう 1 つは逸失生産性や苦痛など，通貨（費用便益分析）や効用の尺度（費用効用分析）に変換する必要のある非金銭的費用である．**経済的転換** economic conversion の最も一般的な方法は，人的資源面からのアプローチ，支払意思法，間接的アプローチの 3 つである．

　人的資源面からのアプローチ human capital approach（または「逸失利益」面からのアプローチ）とは，患者が得た可能性のある所得を障害の存続期間で推定するものである．仮に技術者が 1 時間あたり 15 ドルを稼ぎ，2 週間（80 時間）の仕事を失った場合，逸失生産性の価値は 1200 ドルである．ただし，このアプローチは従来型の職業の従事者として患者を評価する方向にバイアスが入り，30〜40 年といったように障害の存続期間が長くなると推測が大きくなり，自営業者や歩合制のセールスマン，無給の家事従事者といった人々のように固定給のない職業も含むことになる．

　支払意思法 willingness-to-pay approach とは，地域社会を対象として調査を実施し，特定の徴候や障害を回避するためにいくら支払う意思があるかを判断するものである．たとえば，人々に対して「関節炎の症状を回避するために毎週いくら使う意思があるか」といった質問をする．仮に答えが 30 ドルであれば，関節炎にかかる 1 年間の「費用」は 1560 ドルになり（52 週×30 ドル/週），25 年間では 39,000 ドルになる．しかし，文化や所得が異なる集団では支払う意思も大きく変わる可能性がある．

　間接的アプローチ indirect approach とは，さまざまな出典から得られたデータを調査して，ある症状や状態の金銭的価値を導き出すものである．したがって，たとえば 30 歳の世帯主が手足を失った場合の保険金の平均支払額が 200,000 ドルだとすると，糖

尿病などで若くして手足を失った場合の価値は，何らかの根拠に基づいて200,000ドルと評価されるかもしれない．

18.14 比較する治療のアウトカム（便益）とそれらのアウトカムの確定方法を特定する．

費用の評価と同様に，アウトカムには患者，医療提供者および支払者に対する治療の短期的，長期的，直接的，間接的および無形の結果が含まれる．

一般に，治療は複数のアウトカムを生むが，分析では（たとえ分析に含まないとしても）それらすべてを考慮すべきである．経済的評価で考慮する多くの治療は寿命やQOLに影響を及ぼす．したがって，ほとんどの治療では少なくとも4つの直接的アウトカム，すなわち治療成功，死亡，イベント発現，治療後のQOLが得られる[6]．

評価によっては，健康上の直接的な便益ではなく**代替エンドポイント** surrogate endpoint を用いる場合がある．たとえば，通常，筋萎縮性側索硬化症の患者は呼吸筋が機能しなくなると死に至るが，人工呼吸による生命維持を選択する患者もいることから，人工呼吸器の装着を死亡の代替エンドポイントとして使用することがある．しかし，人工呼吸器の装着日が死亡日とどの程度近似するかを判断するのは困難である．

アウトカムを評価する経済的評価では，アウトカムを異なる形で表す．

- **費用便益分析**では，アウトカムを金額で表す．したがって，救った生命や失った生命も金額で表さなければならない．先に記載した3つの経済的転換法（人的資源面からのアプローチ，支払意思法，間接的アプローチ）はすべて，無形のアウトカムに金額を割りあてるのに用いることができる．
- **費用効果分析**では，アウトカムを臨床的な用語や「機能的な状態」で表す．新たな診断，救った生命，回避した傷害などがこれに該当する．よく用いられる単位は「救命した年数」または「生存年数」である．ここでの厄介な問題は，1人の患者に40年の余命を与えるのと，40人の患者に1年の余命を与えるのは同じなのか，ということである（どちらも生存年数は40年である）．
- **費用効用分析**では，一般にアウトカムを「健康状態指数」で報告する．これによって「健康年数」または「質調整生存年数（QALY）」といった「効用」を計算することが可能となる．QALYは生存年数に生存中の質を乗じたもので，QOLに関する質問に対して，0（死亡またはそれと同様の状態）から1（完全な健康状態）までの値を与える．したがって，スコア0.4の質（または効用）で平均12年の余命を与える手術は4.8QALYを与えることになる（12年×0.4＝4.8 QALY）．

18.15 QOLの評価に用いた方法を報告する．

QOLは多次元の要素で構成され，患者はその中で自分の身体状態，機能的能力，心理状態，心の健康，社会的関係，そして多くの場合，治療に対する満足度を報告する．その尺度は「患者の報告に基づくアウトカム」と呼ばれることもあり，これを測定すると，臨床的な変化を患者に関心のあるアウトカムに置き換えることができ，片頭痛や関節炎のように有用な生理学的または生化学的マーカーがない状態の好ましいアウトカムになる可能性がある．ときには代替エンドポイントになることもあり，安全性や有効性

とともに治療の評価に役立てることもできる．

QOLの評価方法は複数あり，妥当性が確認された質問紙も数多く存在する（こうした手法に関する優れたレビューについては，文献17を参照）．効用を測定する最も一般的な手法を以下に記す[18-20]．QOLが向上すれば治療を差別化できる，あるいは高額な治療の採用を正当化できるため，その決定に用いた手法を報告すべきである．

- **視覚的アナログ尺度** visual analog scale といった**評価尺度** rating scale では，一方の端を死亡，もう一方の端をゆるぎない健康にするといったように，エンドポイントを明確に定めた線を使用する．研究対象の状態がある患者は，その線上の1点をマークすることによってQOLを示す．関連する手法に**カテゴリー尺度法** category scaling と呼ばれるものがあり，患者は順位がつけられた複数のカテゴリーの中から選択する．
- **基準的賭け法** standard gamble は，回答者に2つの選択肢を示すものである．選択肢には考えられるアウトカムが2つ含まれ，一方の選択肢は「ある期間は健康を回復するか，死亡する」というものである．残る選択肢は「ある一定のQOLで残る人生を確実に生きる」というものである．

  回答者は2つの選択肢のどちらかを選択しなければならない．テストの間，一方の選択肢の確率は随時変化させ，回答者が死を覚悟したうえで健康になるチャンスに「賭け」，健康状態を選択するまで続ける（訳注：「病気のままでずっと生きるのと，手術で健康になるのとどちらを選びますか．ただし，手術の成功率はX％で，失敗すれば死亡するとします」といった質問を繰り返し，回答者が手術を選択するまでXを変えていく）．
- **マグニチュード推定法** magnitude estimation technique では，対をなす2つの健康状態に不快さの比を割りあてることを回答者に要求する．たとえば，1番目の状態は2番目の状態の2倍悪く，3番目の状態の3倍悪いようにみられることがある．一連の質問をすることによって，これらの状態は「非効用」，つまり不快という尺度で順位がつけられる．
- **時間得失法** time trade-off technique では，「あるQOLでX年生存するか，それとも死亡するか」という2つの選択肢を回答者に提示する．続いて，回答者がどちらの選択肢も違いはないと回答するまで，Xの長さを変化させる（訳注：「目が見えない状態でX年生きるのと，健康な状態で5年だけ生きるのと，どちらを選びますか」といった質問をする）．
- **人得失法** person trade-off technique では，回答者に，状態AのX人と状態BのY人という2つのグループのうち，どちらのほうが助けを必要としているかを尋ねる．一連の質問の中で，各グループの人数（XとY）と各グループのQOL（AとB）を変えていき，回答者が両グループを選ぶ可能性が同じになるまで続ける．これによって，状態や効用を不快さという尺度で順位づけることが可能になる．

❗ **評価の形式が変われば効用も異なる**[10, 18, 21]．効用やQOLを測定する際の基本的な問題は以下の2つである．

①誰が評価するのか．測定の対象を経験した患者なのか，同じ状態の患者を幅広く観察

した介護者なのか，その状態に馴染みのない一般の人なのか．
②「あなたのQOLはどれだけか」といった単一の質問で測定するのか，身体的，心理的，機能的，社会的，精神的な多次元の質問を組み合わせた複合スコアで測定するのか．

疾患特異的な質問紙から得られる結果は，QOLに関する包括的な質問紙から得られる結果とは異なることがある．最後に，内容に基づく解釈（特定の質問に対する回答の変化に基づく解釈）は，基準に基づく解釈（群間のスコアの平均値の比較に基づく解釈）とは異なることもある．

18.16 費用とアウトカムの比較に用いた数学モデルを報告する．

経済的評価に含まれる費用とアウトカムは方程式で表されることがあり，これは研究の報告に役立つことがある．例として，軽度および中等度の高血圧に対する治療の費用効用の評価に用いるモデルを以下に示す[22]．

$$C = \frac{(\Delta C_{RX} + \Delta C_{SE} - \Delta C_{morb})}{B(\Delta Y_{LE} - \Delta Y_{SE} + \Delta Y_{morb})}$$

ここで，Cは患者1人あたりの降圧療法の純医療費，Bは患者1人あたりの降圧療法の純医療便益（ここでは効用として示す）で，それぞれを質調整生存年数で表す．残る変数の意味は以下のとおりである．

ΔC_{RX}＝高血圧治療の直接医療費の変動
ΔC_{SE}＝降圧薬による副作用治療の医療費の変動
ΔC_{morb}＝イベント発現防止によって削減した医療費の変動
ΔY_{LE}＝生涯にわたる降圧療法によって期待できる寿命の変化（年数で表す）
ΔY_{SE}＝降圧薬の副作用の結果として生じるQOLの変化（質調整生存年数で表す）
ΔY_{morb}＝脳卒中などのイベントを回避した結果として生じるQOLの変化（質調整生存年数で表す）．

数学モデルだけでなく，経済的評価にはCox回帰モデル，受信者動作特性曲線，Markovモデルや決定樹といった確率論的方法を用いることもできる．

18.17 データの出典と収集方法を記述する．

ほとんどの経済的評価では，有害事象発現率，疾病の有病率，手術成功率，患者満足度の尺度，好ましいと思われる医学的フォローアップの程度，給与や賃金の変動など，さまざまな費用やアウトカムのデータが必要になる．さらに，これらのデータは，公表されたメタアナリシス，経済的評価と同時に実施する臨床試験，地域や国のデータベース，生産記録，専門家の意見，マーケティング調査，患者調査などのいずれからも入手することができる．どのような場合でも，データの出典を特定し，それらの選択基準を示し，それらの長所，短所，バイアスの可能性を考察すべきである．

表18.2 経済的評価に用いられる費用の例★

商品およびサービス	病院 費用（ドル）	医師 費用（ドル）
初回入院†		
・ICU入院，1日，合併症なし	1400	126
・ICU入院，1日，軽度の合併症	2070	187
・ICU入院，1日，重度の合併症	2760	250
・一般病棟入院	475	54
・心臓カテーテル検査	1670	400
・冠動脈造影	6200	1356
・冠動脈バイパス形成術	8800	2564
・救命救急センター入院	300	125
再入院†		
・冠動脈バイパス形成術	19,000	2823
・致死的心筋梗塞	4745	—
・心不全およびショック	3440	—
・初回の病院への通院	—	111
・2回目の病院への通院	—	55
・初回のクリニックへの通院	—	98
・2回目のクリニックへの通院	—	45

★データは例示のために示した架空のものである．
†脚注にデータの出典を示すこと．

結果の記載に関するガイドライン

18.18 研究中にプロトコールからの逸脱や変更があれば，すべて説明する[5]．

18.19 治療ごとに個々の費用と総費用を報告する．費用をすべて特定し，十分に測定して適切に評価したことを検証する．

　　費用を評価した結果を報告する．評価した特定の商品およびサービス，それぞれについて計算した金銭的価値，そして総費用の合計額は表で示すことが可能である（**表18.2**）．

18.20 治療ごとに個々のアウトカムと総アウトカムを報告する．アウトカムをすべて特定し，十分に測定して適切に評価したことを検証する．

　　アウトカムの評価結果を報告する．これらのアウトカムには，罹病率や死亡率の尤度，QOLの測定尺度，防止できるイベントの数，期待する生存期間の延長といったものが含まれる．一般に，アウトカムは表で示すのが最もよい（**表18.3**）．

18.21 治療ごとに「費用とアウトカムの比」の平均と増分比の両方を報告する．

　　平均費用アウトカム比 average cost-outcome ratio は，費用の合計をアウトカムの合計で割ることによって求める（**表18.4**）．アウトカムの単位（便益，効果または効用の

表18.3 経済的評価に用いられるアウトカムの例★

アウトカム	ワクチン非接種患者 (n)	ワクチン接種患者 (n)	発現防止数 (n)
水痘	149,050	9375	139,675
合併症			
肺炎	1500	15	1485
脳炎	775	9	766
脳炎による永続的障害	10	2	8
死亡	7	0	7

★費用便益分析では，各アウトカムを金額に変換する．費用効果分析では，各アウトカムを感染予防あたりの費用といった臨床的な尺度で表す．費用効用分析では，アウトカムに効用を割りあて，一度のワクチン接種で得られる健康年数といった用語で表す．データは例示のために作成したものである．

表18.4 費用便益分析，費用効果分析，費用効用分析で評価した3種類の高血圧治療の費用とアウトカムの比

アウトカムの費用	治療1	治療2	治療3
①治療の費用（ドル）（研究から得た値）	17,000	30,000	98,000
②治療の便益（ドル）（研究から得た値）	22,000	30,000	42,000
③効果（生存年数）（研究から得た値）	0.5	3	5
④QOLの重みづけ（0～1.0）（研究から得た値）	0.9	0.6	0.5
効用（質調整生存年数 [QALY]）（効果×QOL；③×④）	0.45	1.8	2.5
平均費用便益比（費用/便益；①/②）	0.77	1.0	2.33
平均費用効果比（ドル/生存年数；①/③）	34,000	10,000	19,600
平均費用効用比（ドル/QALY；①/④）	37,777	16,666	39,200

尺度）は，実施する経済的評価の種類によって異なる．

　治療を比較する場合は，平均費用アウトカム比が低ければ低いほどよい．図18.1では，総費用，アウトカム，平均費用アウトカム比および増分費用アウトカム比に基づいて治療を比較している．総費用が最も低いのは治療B，アウトカムが最もよいのは治療Cであるが，好ましい治療は平均費用アウトカム比が最も低いEで，生存年数1年あたり3750ドルである．

　増分費用アウトカム比 incremental cost-outcome ratio または限界費用アウトカム比 marginal cost-outcome ratio は，アウトカムを1単位余分に得るのに必要な費用を示すものである．増分比は重要で，複数の治療から1つを選択する際に平均費用アウトカム比を唯一の基準にすると，解釈を誤る可能性がある．限界費用アウトカム比は以下のようになる．

$$\frac{新治療の費用 - 従来治療の費用}{新治療のアウトカム - 従来治療のアウトカム}$$

　たとえば，便潜血のグアヤク試験は，大腸がんのスクリーニング検査になる．ある研

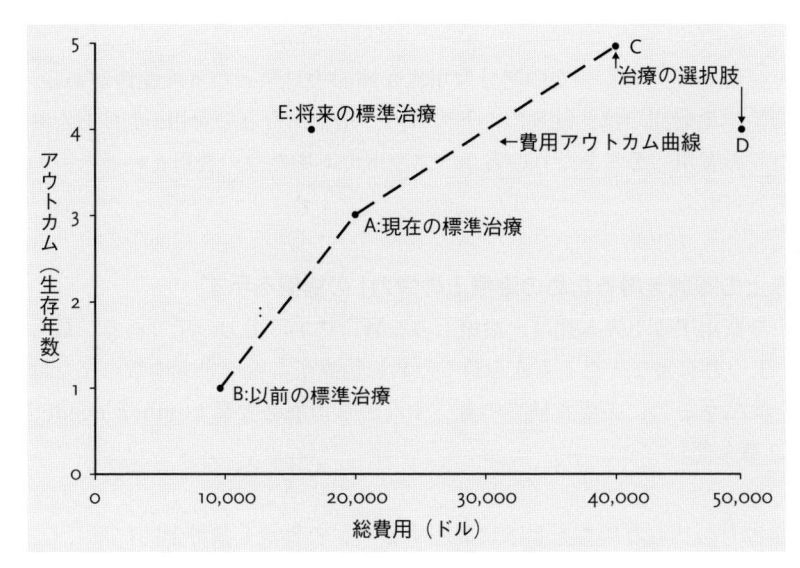

図18.1
5つの仮想治療の平均費用アウトカム比. 点線は費用アウトカム曲線の「包絡線」を表す. 医療提供者は曲線のいずれかの点で「操作する」ことを選択できる. 増分費用比は2点を結んだ直線の勾配で示される. 勾配が急であるほど, 増分比は低くなる（より望ましい）. 負の勾配（EからA）はめったにないが, 少ない総費用で総アウトカムが増えるという理想的な医療の進歩を示すものである.

究では，費用効果比の平均値が1175ドルであった．したがって，1回の検査でスクリーニングした後に検出されたがんあたりの「限界」費用も1175ドルであった．しかし，検査は完璧なものではないため，再検査を実施すればさらにがんを同定できる可能性がある．6回目の検査を実施する平均費用は2541ドルであったが，6回目の検査の限界費用（6回目の検査で新たに検出できるがんあたりの費用）は，何と4700万ドルを上回っていた[23]．言い換えると，膨大な検査を実施したのにわずかながんしか発見できなかったのである．

ある治療を別の治療と比較する，すなわち，ある治療が別の治療に「挑む」場合，2つの治療の増分費用アウトカム比は，ある治療から別の治療へ変更することの得失を示す．**図18.1**では，治療Aを現在の標準治療だと仮定する．治療Aに代わる治療を個々に考えると，以下のことが判明する．

- 以前の標準治療であったBと比較すると，治療Aの平均費用アウトカム比（20,000ドル/3年生存＝6667ドル/1年生存）は低く，増分費用アウトカム比（5000ドル/1年生存）は好ましいものである（低いが最低ではない）．したがって，治療Bから治療Aに切り替えるのは賢明である．
- 治療Aから治療Cに切り替えると，10,000ドル/生存年数［(40,000ドル－20,000ドル)/(5年生存－3年生存)］という増分費用が発生する．これは現在の平均費用6667ドル（20,000ドル/3年生存）よりも高いため，切り替えは賢明ではない．
- 治療Aから治療Dに切り替えると，30,000ドル/生存年数［(50,000ドル－20,000ドル)/(4年生存－3年生存)］の増分費用が発生する．これは比較的高価な選択肢である．
- 治療Aから治療Eに切り替えると，5000ドル/生存年数［(15,000ドル－20,000ドル)/(4年生存－3年生存)］の節約になる．言い換えると，治療Eは治療Aよりも費用が安いだけでなく，この費用削減に対して生存年数が1年追加される．この場合，治療Eは治療Aを「凌ぐ」という．経済的観点からすると，治療Eを将来の標準治療にすべきである．

研究対象の単位に応じて，いくつかの増分費用比が関心の対象となる可能性がある．たとえば，薬剤経済学の研究では，錠剤あたりの費用，用量あたりの費用，1日あたりの費用，治療あたりの費用，患者あたりの費用，アウトカムあたりの費用といったものが選択肢として考えられる．

18.22 治療ごとに「臨床上の報酬を得るための治療上の労力」の指標を示す．

このほかの有用な費用アウトカム比は，治療上の報酬に対する労力の比である．最も一般的なものは，1つの有害なアウトカムを防ぐために治療が必要な患者の数，または1つの追加陽性を検出するのに必要な検査の数，すなわち**治療必要数** number needed to treat である（**2章**参照）．

> **例**
>
> 報酬に対する労力の比の有用性を以下に説明する．どの表現も統計学的に正しく，科学的にも適切であるが，薬剤の効果に関する読者の印象は異なるであろう[24,25]．
>
> - 絶対という用語で表す結果（**絶対リスク減少** absolute risk reduction または**寄与リスク減少** attributable risk reduction [ARR]）：高コレステロール血症の男性を対象とした Helsinki 研究[26]では，5年間でプラセボ群の男性2030人中84人（4.1%）が心臓発作を起こしたのに対して，ゲムフィブロジル群の男性で心臓発作を起こしたのは2051人中わずか56人（2.7%）で（$P < 0.02$），絶対リスク減少は1.4%であった（4.1% − 2.7% = 1.4%）．
> - 相対という用語で表す結果（**相対リスク減少率** relative risk reduction [RRR]）：高コレステロール血症の男性を対象とした Helsinki 研究では，5年間でプラセボ群の男性の4.1%が心臓発作を起こしたのに対して，ゲムフィブロジル群の男性で心臓発作を起こしたのはわずか2.7%であった．その差1.4%は，ゲムフィブロジル群の心臓発作発現の相対リスク減少率が34%であることを表している（1.4/4.1 = 34%）．
> - 報酬に対する労力の指標で表す結果：高コレステロール症の男性4081人を対象とした Helsinki 研究では，5年間の結果から，1回の心臓発作を防止するのにゲムフィブロジルを約200,000回投与したことが示された．
> - 他の報酬に対する労力の指標で表す結果（**治療必要数** number needed to treat [NNT]）：高コレステロール血症の男性4081人を対象とした Helsinki 研究では，1回の心臓発作の防止には71人の男性を5年間治療することが必要なことが示された（1/0.014 = 71）．

18.23 異なる期間中に発生する費用と便益の調整に用いた割引方法を記述する．

治療の費用とアウトカムは通常異なる時期に生じ，長い「時間範囲」にわたることも多い．この差を調整するためには，**割引** discounting または**現在価値分析** present value analysis と呼ばれるプロセスを実施し，**割引因子** discount factor によって将来の通貨価値に重みをつけることで，現在の通貨価値と比較できるようにしなければならない．インフレは将来の通貨価値を現在の通貨価値よりも低下させる因子であるが，金銭を

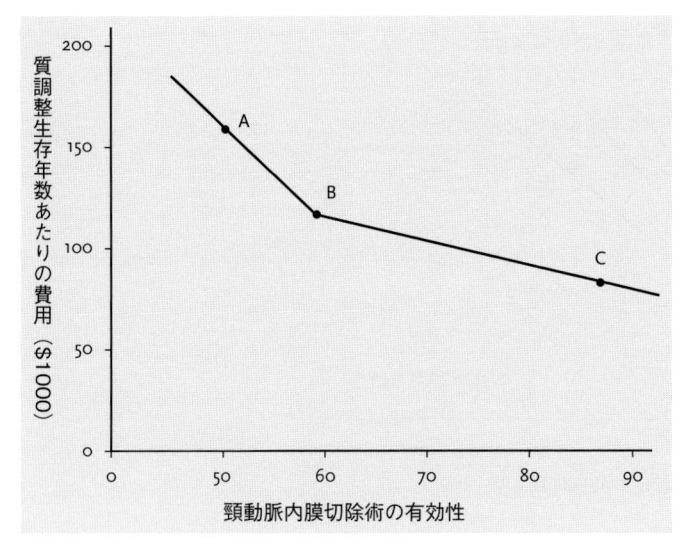

図18.2
1方向感度分析では，X軸にある変数の範囲，Y軸に対応するアウトカムを示す．ここでは，頸動脈内膜切除術の有効性を50％と仮定するか87％と仮定するかによって，質調整生存年数（QALY）あたりの費用が約150,000ドル（A点）から90,000ドル（C点）の間で変動する．QALYあたりの費用は有効性が高い範囲よりも低い範囲で大きく変動するため，頸動脈内膜切除術の有効性は，60％～90％の範囲よりも50％～60％の範囲（特にB点）で大きな因子となる．他のデータが頸動脈内膜切除術の有効性が高いこと（たとえば80％）を裏づけていれば，このモデルはより安定的になるが，55％の有効性しか裏づけていなければ，このモデルは変動が大きなものになる．

他に投資しない「機会費用」が割引の主な理由である．たとえば，病院は現在10,000ドルを新しい機器の購入に費やすか，投資できるとする．利率5％で5年が経過すると，10,000ドルの価値は12,763ドルになる．他の例をあげると，今から5年後に予定する費用削減額10,000ドルの現在の割引価値は7835ドルになる．

割引率は3％～5％が標準である．結果が短期間で実現される治療の場合には，費用とアウトカムを割り引く必要はない．

割引率を5％とすると，n年後のXドルの費用は現在の価値にしてXドル/$(1.05)^n$となる[1]．

18.24 重要な選択と前提を感度分析で調査し，それらが結果に及ぼす影響を判断する．

感度分析 sensitivity analysis は，前提の変更に対して解析結果がどの程度「敏感か」を表す尺度を提供する．通常，解析で最も重要な前提は，とりうる値の範囲内で一度に1つずつ変化させる．前提が変わっても基本的な結論が変わらなければ，結論はより高い信頼をもって受け入れられる．たとえば，3，5，7年間で治療費が5％，7％，10％増加すると考えられるかどうかで結果が異なってくることがある．

感度分析で調べる前提の典型的なものを以下に示す．
- 治療の臨床的な効果の推定値
- QOLの尺度の重み
- 費用とアウトカムの割引率（0％を含める）
- 有害事象発現率
- 有病率
- 生存率

1方向感度分析では，一度に1つの前提を変化させる．2方向分析や3方向分析も実施可能である（**図18.2，18.3**）．

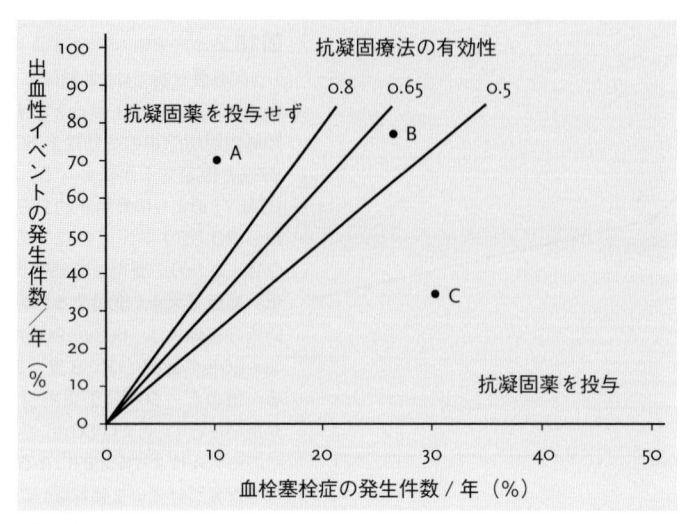

図18.3
3方向感度分析では，関心のある範囲に3つの変数が示される．ここでは，Y軸に出血イベントの年間発生率を0％〜100％の範囲で示した．また，血栓塞栓症の年間発生率を0％〜50％とし，抗凝固療法の有効性を50％，65％，80％とモデル化した．抗凝固療法の有効性を示す斜線を「同等の閾値」というが，この線上の点では，ある治療が別の治療よりもメリットがあることにはならない．これらの斜線の左側にある点は（どの有効性の値が適切なものとして選択されるとしても）患者には抗凝固薬を投与すべきでないことを示し，斜線の右側にある点は患者には抗凝固薬を投与すべきであることを示している．したがって，A点の仮定（血栓塞栓症のリスク10％，出血の可能性70％）を満たす患者には，おそらく抗凝固薬を投与すべきではないが，C点の仮定を満たす患者には抗凝固薬を投与すべきであろう．B点の患者にとって最良の行動方針は，抗凝固療法の有効性の仮定によって変化する．65％と仮定した場合には抗凝固療法が適応になり，50％と仮定した場合には適応にならない．

関心があるのは，以下の3つの特別な例かもしれない．
- 最も楽観的な前提を用いる**最良の例** best case.
- 最も保守的な前提を用いる**最悪の例** worst case.
- 費用が便益と等しくなる値の組み合わせである**損益分岐例** break-even case. たとえば，損益分岐点に到達するためには，一般的な診断検査の正確度を報告値の80％〜90％から20％に落とす必要がある場合，結果はその検査の正確性に対して特に敏感なわけではない．損益分岐点は少なくともこの評価の予想変動を大幅に上回っているため，結果はより高い信頼をもって受け入れることができる．

考察の記載に関するガイドライン

18.25 研究結果を要約する．

18.26 結果を解釈し，それらに関する説明を提案する．

18.27 研究結果を既知の問題とどのように比較するのかを示す．文献をレビューし，これまでに得られている知見の中に研究結果を位置づける．

18.28 結果がどのように一般化されるかを提案する．

たとえ経済的評価には社会的観点が必要だとしても，地方や地域の価格差，代替可能な治療の種類，医療インフラストラクチャーの違い，住民の特性が原因で，経済的評価を他の環境に適用するには制約がある場合が多い．それにもかかわらず，それらの結果を他の患者，セッティング，時期に投影することには価値がある．

18.29 結果の意味合いを考察する．得をする人と損をする人の種類と数など，代替となる治療の分配効果に注意する．

治療によって，少なくとも患者，医療提供者，支払者の3集団が影響を受ける．医療の優先順位を設定するために複数の治療を比較する際には，ある治療の選択がこの3集団に及ぼす全体的な意味合いに注意しなければならない．たとえば，肺移植手術の実施は高齢者，裕福な人，少数の人々に便益をもたらすが，肺の専門医，外科医および集中治療室の需要は増大し，より高額な治療費をまかなう保険費用が増大する可能性がある．これに対して，性感染症を予防するための学校教育はより多数の，より若く，より多様な人々に便益をもたらし，教育に必要な人材や教育資材の需要は増加するものの，こうした疾病の罹患率が下がれば，保険料率を引き下げることができるかもしれない．

治療費の総額も考慮しなければならない．1年間に長期の血液透析を受ける患者数は，心筋梗塞の治療を受ける患者数よりもはるかに少ない．したがって，QALYあたりの費用は同程度かもしれないが，総額は心筋梗塞患者の治療費のほうがかなり高くなるはずである[11]．

ほとんどの経済的評価では，無料の資源は消耗しないと仮定している[9]．1つの治療で削減した費用は別の治療で消費される，と仮定するのは賢明でないかもしれない．

18.30 治療導入の実行可能性を考察する．

医療面や経済面の検討だけでなく，政治的，歴史的，心理的，倫理的な問題が新たな治療プログラム導入の可能性に影響を及ぼすことがある．例を以下に示す．

- 末期の乳がんを患った38歳の主婦は同定できても，子宮頸がんを一度も患ったことがない匿名の女性は同定できない．なぜならば，彼女は定期的なスクリーニング検査の後に早期治療を受けるからである[6]．

- 高齢の患者は若年の患者よりも追加治療を受ける価値が低いと考えられる[14,27]．
- 診察の頻繁な実施といったローテク診療よりも，磁気共鳴画像診断といったハイテク診療のほうに多くの人は興味を示す[6]．

代替可能な治療の中から選択する際には，費用アウトカム比を唯一の基準にすべきではない[10]．

18.31 研究の限界を考察する．バイアス，交絡，誤差の原因として考えられるものをその意味合いとともに示す．

計画通りに進む研究などほとんどない．ほとんどの研究は，データの収集や管理，解釈の面で困難に直面する．特に，経済的評価に伴う複雑さや不確実さが困難を生み出す場合があり，それが経済的評価の質や妥当性に制限を加えてしまう．こうした限界は報告すべきで，そうすることによって，研究を客観的にみることができ，同様の調査で起こりうる問題を他の研究者に知らせることが可能になる．

18.32 結論を列挙する．

●参考文献

1) Weinstein MC, Stason WB. Foundations of cost-effectiveness analysis for health and medical practices. N Engl J Med. 1977 ; 296 : 716-21.
2) Weinstein MC. Principles of cost-effective resource allocation in health care organizations. Int J Technol Assess Health Care. 1990 ; 6 : 93-103.
3) Hillman AL. Economic analysis of health care technology : a report on principles. The Task Force on Principles for Economic Analysis of Health Care Technology. Ann Intern Med. 1995 ; 123 : 61-70.
4) Kassirer JP, Angell M. The Journal's policy on cost-effectiveness analysis. N Engl J Med. 1994 ; 331 : 669-70.
5) Hillman AL, Eisenberg JM, Pauly MV, et al. Avoiding bias in the conduct and reporting of cost-effectiveness research sponsored by pharmaceutical companies. N Engl J Med. 1991 ; 324 : 1362-5.
6) Eddy DM. Clinical decision-making : from theory to practice. Cost-effectiveness analysis : Is it up to the task? JAMA. 1992 ; 267 : 3342-8.
7) Ganiats TG, Wong AF. Evaluation of cost-effectiveness research : a survey of recent publications. Fam Med. 1991 ; 23 : 457-62.
8) Lee JT, Sanchez LA. Interpretation of "cost-effective" and soundness of economic evaluations in the pharmacy literature. Am J Hosp Pharm. 1991 ; 48 : 2622-7.
9) Stoddart GL. How to read journals : VII. To understand an economic evaluation (Part B). Can Med Assoc J. 1984 ; 130 : 1428-34.
10) Mason J, Drummone M, Torrance G. Some guidelines on the use of cost effectiveness league tables. BMJ. 1993 ; 306 : 570-2.
11) Kupersmith J, Holmes-Rovner M, Hogan A, et al. Cost-effectiveness analysis in heart disease. Part I : General principles. Prog Cardiovasc Dis. 1994 ; 37 : 161-84.
12) Adams ME, McCall NT, Gray DT, et al. Economic analysis in randomized control trials. Med Care. 1992 : 30 : 231-43.
13) Guyatt GH, Tugwell PX, Feeny DH, et al. A framework for clinical evaluation of diagnostic technologies. Can Med Assoc J. 1986 ; 134 : 587-94.
14) Welch GH. Comparing apples and oranges : does cost-effectiveness analysis deal fairly with the old and young? Gerontologist. 1991 ; 31 : 322-36.
15) The Zitter Group. Outcomes Back-Grounder : An Overview of Outcomes and Pharmaco-Economics. San Francisco : The Zitter Group ; 1994 : 1-56.

16) Warner KE. Issues in cost effectiveness in health care. J Public Health Dent. 1989 ; 49(5 Spec No) : 272-8.
17) Kaplan RM, Feeny D, Revicki DA. Methods for assessing relative importance in preference based outcome measures. Qual Life Res. 1993 ; 2 : 467-75.
18) Laupacis A, Feeny D, Detsky AS, Tugwell PX. How attractive does a new technology have to be to warrant adoption and utilization? Tentative guidelines for using clinical and economic evaluations. Can Med Assoc J. 1992 ; 146 : 473-81.
19) Nord E. Methods for quality adjustment of life years. Soc Sci Med. 1992 ; 34 : 559-69.
20) Testa MA, Simonson DC. Assessment of quality-of-life outcomes. N Engl J Med. 1996 ; 334 : 835-40.
21) Guyatt GH, Sackett DL, Sinclair JC, et al. Users' guides to the medical literature. IX. A method for grading health care recommendations. Evidence-Based Medicine Group. JAMA. 1995 ; 274 : 1800-4.
22) Kawachi I, Malcom LA. The cost-effectiveness of treating mild-to-moderate hypertension : a reappraisal. J Hypertens. 1991 ; 9 : 199-208.
23) Maynard A. The design of future cost-benefit studies. Am Heart J. 1990 ; 119(3 Part 2): 761-5.
24) Brett AS. Treating hypercholesterolemia : how should practicing physicians interpret the published data for patients? N Engl J Med. 1989 ; 321 : 676-80.
25) LeBlond RF. Improving structured abstracts [Letter]. Ann Intern Med. 1989 ; 111 : 764.
26) Frick MH, Elo O, Haapa K, et al. Helsinki heart study : primary prevention trial with gemfibrozil in middle-age men with dyslipidemia : safety of treatment, changes in risk factors, and incidence of coronary heart disease. N Engl J Med. 1997 ; 317 : 1237-45.
27) Detsky AS, Naglie IG. A clinician's guide to cost-effectiveness analysis. Ann Intern Med. 1990 ; 113 : 147-54.

第19章 治療の選択肢を伝える
決定分析と診療ガイドラインの報告

> 決定分析とは，不確実な条件下で行う決定を明確かつ定量的な手法を用いて分析することである．
> W. S. Richardson, A. S. Detsky [1]

医療行為には，「どのようにすれば患者にとって最善の診断や治療ができるか」という問題に関する意思決定が伴う．優れた医療のためには，患者，医療提供者および支払者の観点から適切かつ効率的にこれらが決定されなくてはならない．しかし，医学の進歩に伴って診断や治療の選択肢は増加し，採用しうる診療に関して決定すべき選択肢の数が増え，かつ複雑化している．加えて，コスト意識や治療に対する患者の希望への配慮も必要なため，個々の意思決定をする際の要因は増加している．

驚くことではないが，医療提供に関する調査では，医療提供者の総合的な意思決定に関する問題点がいくつか示されている．

- 多くの医学療法には，科学的研究による検証や裏づけがない [2]．
- 不必要に思われる医療が多い [3,4]．実際に，医療サービスの過剰利用を調査した研究のすべてでそのことが判明している [5]．
- ある治療が行われる率は，地理的に隣り合った地域でさえ大きくばらつく [5,6]．こうしたばらつきは，患者集団や治療の利用可能性が異なることが原因なのではなく，適切な治療とは何かに関するコンセンサスが欠如していることが原因であるように思える．

これらの問題に対処するため，多くの臨床医が「検証せずに専門家の判断に依存することをやめ，より構造化された裏づけと説明のある判断を目指すようになっている」[5]．こうした根拠に基づく医療 evidence-based medicine [7] への動きは，健康に及ぼす効果，経済的な効果，そして医学的決定に関する患者の好みを重みづけるいくつかの手法の開発を促した [8]．これらの手法は，特定の医学的介入を適応とする場合の適切な目安を詳細に述べることによって意思決定を改善しようと試みるもので，臨床医が治療の質を向上すると同時に治療費を軽減できることを目指している [5]．これらの手法を用いる際に考えられる利益と懸念を**表19.1**に示す．

決定分析や診療ガイドラインの作成もそうした手法の1つである．**決定分析 decision analysis** は「不確実な条件下で行う意思決定への系統的なアプローチ」であり [9]，**診療**

表19.1 決定分析，診療ガイドラインを用いる際に考えられる利益と懸念

利益	懸念
・患者の治療に医学研究を適用することを促す	・料理のレシピのような医学につながり，医療の実践に関心をもたなくなるかもしれない
・臨床医の効果を改善するかもしれない	・医師以外（政府など）による医療の管理に結びつく可能性がある
・不適切な治療を減らせるかもしれない	・治療の革新を抑制するかもしれない
・得失を明らかにし，各選択の確率を明確化できるかもしれない	・得失の評価が適切でないかもしれない．データが不適切な可能性がある
・医療の意思決定に関する費用–効果を改善できるかもしれない	・費用削減だけではガイドラインの作成と更新にかかる費用を相殺できないかもしれない
・新しいテクノロジーの複雑さに配慮する	・ガイドラインの作成よりもテクノロジーの変化のほうが速い可能性がある
・医療過誤訴訟での「積極的抗弁」として役立つかもしれない	・医療過誤訴訟で過失の証拠になるおそれがある
・患者の価値観と望みを明確に盛り込む	・あらゆる意思決定を数学的な確率へと単純化してしまう可能性がある

(Walker RD, Howard MO, Lambert MD, Suchinsky R. Medical practice guidelines. West J Med. 1994；161：39–44.を改変)

ガイドライン clinical practice guideline，決定経路，統一治療手順，予測ルール，臨床決定支援あるいは米国医師会の診療パラメータ[10]は，「特定の状況に対する適切な医療判断を臨床医や患者が下せるように支援する目的で系統的に作成された声明」である[5,7,11–14]．決定分析と診療ガイドラインは異なるもので，通常は決定分析のほうがより定量的なのに対して，診療ガイドラインはより叙述的で，特定の医療環境に特化している．また，決定分析が臨床上の決定プロセスに洞察を与えようとするのに対して，診療ガイドラインは臨床上の決定を規定する傾向にある[15]．実際，診療ガイドラインは決定分析に基づくことがある．しかし，これら2つは類似したもので，相互に補完的であることから，ここでは，決定分析の実施と診療ガイドラインの開発ならびにこれらの特性を報告する際のガイドラインを示すこととした．ここでは一貫性を保つために決定分析という表現を使用し，決定分析には含まない情報を示す場合にのみ，診療ガイドラインと呼ぶことにする．

決定分析は，「ある特定の疾病を治療するためにはどうするのが最善か」を問うことから始まる．次に，治療の選択肢と各選択肢に考えられる利益と問題を定義したうえで，各選択肢の最終的な臨床上のエンドポイントを特定し，各エンドポイントの望ましさに関する患者の好みを表す尺度を組み入れる．こうした手法は，治療の意思決定を明確にして各選択肢とそれに伴うエンドポイントの可能性と望ましさを推定することによって，患者や医療提供者がより十分な情報に基づいて決定を下すことを可能にしている．

> **記載例**
>
> 我々の目標は，健康診断で顕著な乳腺腫瘍が発見された女性はマンモグラフィーを受けることなく悪性腫瘍を検出するための針生検を定期的に受けるべきか，それとも，乳がんの検出にはマンモグラフィーと生検の併用のほうが効率的なアプローチなのかを決定することであった．

図 19.1 はその決定樹である．Smith らが実施した全国研究から得たデータからは，乳腺腫瘤を有する女性 1000 人のうち約 14% はマンモグラフィーが陽性で，約 10% はマンモグラフィーでは結論できず，約 76% はマンモグラフィーが陰性であることが示されている．

マンモグラフィーが陽性の女性でがんが確定する可能性は，Jones らが実施したランダム化比較試験のデータに基づくものである．したがって，乳がんに対するマンモグラフィーの感度は 53%，特異度は 96% であると決定した．United Health Congress Consensus Conference では，マンモグラフィーでは結論できなかった女性の 34% とマンモグラフィーが陰性であった女性の 4% で最終的にがんが検出されたことを報告している．

シカゴに住む女性から無作為抽出した大規模な標本について Brown が報告した 10% という生検の閾値を用いて，我々は，顕著な乳腺腫瘤が認められた女性のうち，マンモグラフィーが陽性または結論できずという所見を得た女性のみが針生検を受けるべきという結論に達した．これら 2 グループのがんのリスクはそれぞれ 53%，34% で，シカゴの標本となった女性が生検を選択する際の 10% というリスクをゆうに超えている．マンモグラフィーが陰性の女性はがんのリスクがわずか 4% であり，10% の閾値を下回っている．

上記の方針を採用すると，顕著な乳腺腫瘤が認められた女性 1000 人あたり 240 人，すなわち，マンモグラフィーで陽性または結論できずという所見を得たすべての女性が生検の適応になる．

現在の慣習では腫瘤が発見された各女性で生検を実施することになっているが，我々の結果によれば，そうした女性 1000 人が最初にマンモグラフィーを受ければ，760 人は生検を回避できることになる．同時に，30 の悪性腫瘍が見落とされ，エラー率は 0.03 になる（この記載例は Eddy の発表[16]を改変したものである）．

ここでは，

- 患者集団（健康診断で顕著な乳腺腫瘤が発見された女性）と関心のあるアウトカム（乳房の悪性腫瘍の診断）とともに，下すべき決定を述べている（針生検を定期的に行うべきかどうか）．
- 決定樹（図 19.1）は，考えられる可能性とそれらの確率を示している．決定樹を構成するのに使用したデータの出典も示している．
- 生検の閾値はリスクの水準で，それよりも低ければ女性が生検を受けることを望まず，それよりも高ければ生検を受けることを選択する．この場合，Brown（記載例のために設定した架空の名前）は，がんの可能性が 1／10 よりも大きい場合に限って女性は生検を希望すると報告している．こうした患者の好みは，決定分析や診療ガイドラインの 1 つの重要な特徴である．
- 方針変更の影響も示している．すなわち，女性 1000 人あたり 760 人は生検を回避できるが，代わりに 30 件の悪性腫瘍の見落としが生じ，1000 人分のマンモグラフィーの費用が生じる．

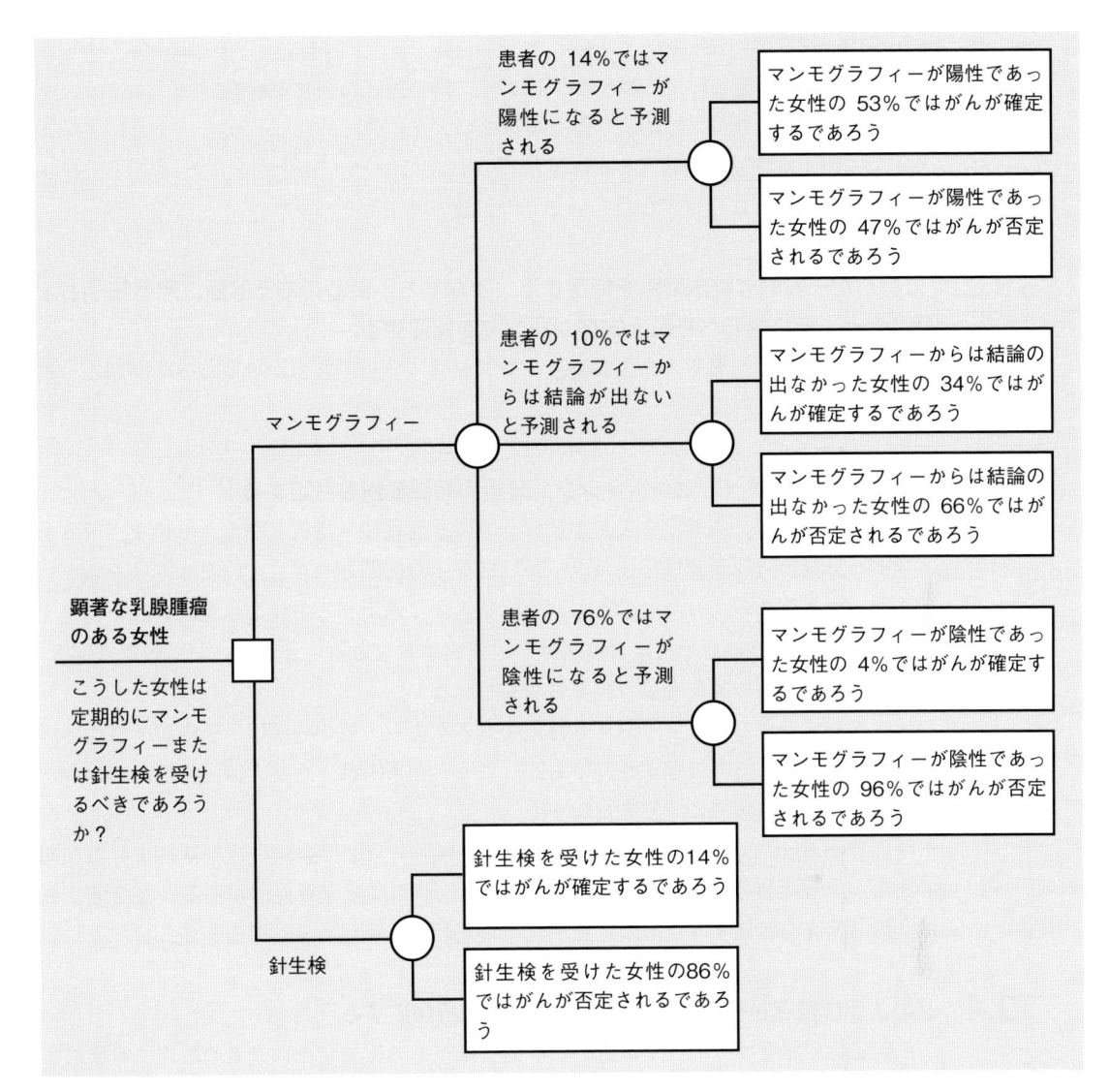

図19.1
健康診断で顕著な乳腺腫瘍が発見された全女性に定期的な針生検またはマンモグラフィーを実施する場合の選択肢と予測される結果を比較する決定樹．各選択肢には確率を示している．四角で示した節は，選択可能なオプションを枝で示していることから「決定節 decision node」と呼ばれる．円で示した節は，生物学的に決定される反応を枝で示していることから「公算節 chance node」と呼ばれる．決定樹の各段階での確率の合計は1.0である．

緒言の記載に関するガイドライン

19.1 分析の開始に至った問題の背景，性質，範囲および重要性を示す[17,18]．

決定分析と診療ガイドラインのいずれでも，何が問題なのかを最初に明記すべきである．これらの実施や作成に要する時間や資源を考えると，分析には重要な臨床的または金銭的意義がなければならない．決定分析の実施や診療ガイドラインの作成には，以下に示すいくつかの理由があるかもしれない[11]．

- より効果的，効率的な医療の促進

- 医療の一貫性の向上
- 医療の評価（医療の利用に関するレビュー，質の保証に関する研究）
- 治療の選択肢の制限（再認定や費用抑制プログラムのため）
- 臨床に関する議論の明確化または解決
- 臨床研究で得られた重要な新しい知見の伝達

19.2 分析した一般的な臨床経路を特定する．すなわち，関心のある診断，患者集団および介入と，取り組むべき臨床的なジレンマを記述する．

関心のある診断，患者，介入およびジレンマは，分析のきっかけとなった問題と一貫していなくてはならない．

19.3 対象となるユーザー，セッティング，分析の時間範囲を特定する[17-19]．

関心のある診断，患者，介入およびジレンマと同様に，対象となるユーザー，セッティング，分析の時間範囲は分析のきっかけとなった問題と一貫していなくてはならない．

また，対象となるユーザーのうち，分析を実際に適用する主要な意思決定者を特定すべきである[17]．この意思決定者は医師や医療従事者であることが多いが，政策立案者，診療計画の作成者や医療施設の管理者かもしれない．

分析の対象となるセッティングも特定すべきである．郡の病院は，医師が所有する診療所とは異なる制約下で運営されており，こうした事実は，たとえば，分析のためのデータ選択や分析の実施に影響を及ぼす．

時間範囲 time horizon とは，分析の中でイベント発生や意思決定が見込まれる期間である．自覚症状のない胆石患者の時間範囲は30年に及ぶ可能性があることを考えれば，診断検査を実施するための意思決定の時間範囲は無視できるであろう．

19.4 どのような観点から分析を実施したのかを明らかにする[17]．

決定分析や診療ガイドラインに必要な前提は，その実施者や作成者の観点に容易に影響されるため，この観点を明確にすることが必要である．少なくとも，医療提供者，支払者または患者の観点のいずれなのかを明らかにすべきである．

19.5 分析の実施，資金提供または承認を行った人物や団体を特定する[18,19]．

経済的評価と同様，決定分析と診療ガイドラインは，科学的なメリットだけでなく，実施者や作成者の必要性，関心，価値観といった点からも解釈しなければならない．Trobeらは実施者や作成者を特定することの重要性を示す際に，患者が白内障の手術で利益を得られるか否かを決定する「視覚コントラスト感度検査」の効果を評価した3つの団体の知見を例にしている[3]．

- 米国眼科外科医学会（「多数の白内障外科医」を代表）はその検査を大きく支持した．
- 米国眼科学会（「眼科領域内の多くの異なる専門分野に関心をもつ眼科医」を代表）は，本検査はときには価値があることを認めた．
- 医療政策研究局（現在の医療研究・品質調査機構で，「眼科医，非眼科医，検眼士，

看護師，ソーシャルワーカー，患者」を代表）は，検査の効果に関するエビデンスには説得力がないと報告した．

　診療ガイドラインの作成には，米国医師会，米国内科学会，カナダ定期健康診断専門委員会，米国予防衛生専門委員会，医療研究・品質調査機構，国立衛生研究所の合意形成プログラムを含む多くの専門学会や政府機関が関与している[3,12]．また，米国医師会は，診療ガイドラインの作成時には関連する医師団体にレビューとコメントの機会を与えるべきであると提言している[10]．

方法の記載に関するガイドライン

19.6 具体的な目的，決定する内容，決定の意味合いを特定する．すなわち，分析で考慮した出発点，分岐点，アウトカムを示す[17,18]．

　決定分析や診療ガイドラインの目的は，疾病や症状の予防，スクリーニング，診断，治療または緩和にある可能性がある．分析は個々の患者に用いるために実施するのかもしれないし，ある集団の患者全般に用いるために実施するのかもしれない[20]．1人の患者の治療に用いられる決定分析や診療ガイドラインには，最大数の患者に最大の利益をもたらすことを目標とする政策指針に用いられるものとは異なる好みが組み入れられる可能性がある[21]．いずれの場合にも，意思決定の範囲，文脈，境界線を記述することが必要である[9,17]．

　目的の例を以下に2つ示す．
- 無症候性乳がんの女性に最適の費用対効果をもたらすスクリーニング戦略を特定するために，我々は両乳房の触診とX線検査の結果を比較した．これらのスクリーニング検査は，さまざまな年齢層の女性，さまざまな検査頻度，症状のない女性のうち特定のリスク因子がある人とない人で比較した．
- 65歳を超えて収縮期血圧が高い患者は降圧薬で治療すべきか[2]．

　決定分析には選択肢とその結果の調査が含まれるため，分析に含めたものを特定しなければならない．すべての治療には，考慮すべき「利益，害，費用」がある[2]．
- <u>出発点</u>とは，分析で扱う臨床的な疑問のことである．
- <u>分岐点</u>とは複数の選択が可能になる場面のことで，決定節と公算節の2種類がある．**決定節** decision node は，内科治療と外科治療，ある薬と別の薬といったように複数の選択が適応となる分岐点のことである．最初の記載例のように，各選択肢に対する患者の好みが示されることもあり，この例では，女性はがんのリスクが10％を超えるまで生検を受けないことを選択している．選択肢は，実行可能で現実的なものをすべて評価すべきである．利用可能性や実用性に関する現状の懸念から選択肢を制限すべきではない[17]．経済的評価と同様に，分析を構造化する際には，最も一般的な療法，最も効果的な療法，最も費用が安い療法，さらには「無治療」という選択肢を含める必要があるかもしれない．**公算節** chance node は，決定に伴って起こりうる生物学

的な結果や状態（例：有害事象発現率，生存率，失敗率など）を示すものである．
- アウトカムとは，決定分析が結論する臨床的な状態のことである．代替のアウトカムと比較できるように，各アウトカムにはしばしば重みや効用（望ましさに関する定性的な尺度）が割りあてられる．アウトカム（利益，害，費用）は，治療必要数（または他の報酬に対する労力の指標），尤度比といった臨床に関連する用語で報告する[2,13]（**ガイドライン 10.9，2.8 参照**）．モデルのアウトカムは，分析の観点，目的および範囲と一貫していなくてはならない[17]．

19.7 分析に用いるデータを探すために利用した情報源と検索計画を記述する[18,19]．

決定分析や診療ガイドラインのためのデータは，いくつかの情報源から入手することがある．たとえば，公表された臨床試験，病院の記録，疫学調査のプログラム，医療機器メーカーなどが情報源となる．情報源の異なるデータは大きく異なる可能性があり，それらをどこから入手したか，どのようにして実施者や作成者がそれらに注目するようになったかがわかるようにすることが重要である（**ガイドライン 17.12 参照**）．

19.8 分析に用いるデータの選択基準および除外基準を記述する[17-20]．

決定分析や診療ガイドラインの質は基礎となるデータの質に依存するため，データの選択方法は作成プロセスの重要な部分となる．たとえば，文献のレビューは，ランダム化比較試験や標本サイズが最小限の研究に限定されているかもしれない（**ガイドライン 17.29 参照**）．

ランダム化試験は，現実の医療を代表するものではないかもしれない[21]．ここでの問題点は，治療の有効性を確立するために厳格に管理した試験（探索的な試験）を，治療に対する患者の固守が良好でなく，手順が厳格には適用されないかもしれない現実の状況下での効果の推測（実践的な試験，**ガイドライン 13.2 参照**）に用いることができるかどうか，ということである．

> 分析に含めたデータは，記載した分析の観点と一貫していなくてはならない[17]．

19.9 該当する場合は，分析に用いた原データの収集手法を記述する．

客観的なデータは，標準的な研究デザインや研究活動によって系統的かつ徹底的に収集すべきである．しかし，適切でよく管理された科学研究を多様なトピックに利用できるとは限らないため，診療に関する疑問を解決するためには主観的なデータが必要になることもある．このため，決定分析と診療ガイドラインでは，専門家の意見，コンセンサスパネル，患者や医療提供者からの情報から得られたデータを使用することも多い．こうした場合には「コンセンサス会議」や専門家パネルが招集されるかもしれないし，デルファイ過程のような合意形成のための手法が用いられるかもしれない．

コンセンサス会議 consensus conference では，ある診療に関して得られている知見の現在の状況を専門家が議論するが，推奨のもととなったエビデンスや合理的根拠はしばしば不明瞭である[8]．**デルファイ過程** Delphi process では，対象となるトピックに

関する声明の概要を専門家グループに回覧し，専門家がそれにコメントする．専門家のコメントを統合して声明の概要を改訂し，新しい声明をもう一度同じ専門家に回覧する．そして，コメントを再び加えて統合する．このプロセスを合意が得られるまで，または不一致点が定義されるまで継続する．

しかし，「合意の形成方法には合意がなく」[12]，「ガイドラインの作成では，専門家の適切な活用が最も熱い議論の1つとなっている」[7]．こうした理由により，合意に達した（あるいは達しなかった）プロセスは詳細に記載すべきである．

データの情報源が異なれば，重視する治療の側面も異なる可能性がある[11]．たとえば，文献レビュー，専門家の意見，地域での経験が異なるかもしれない．情報源および専門家に意見を求めた方法は明確にすべきである[17]．

19.10 該当する場合は，経済的費用をどのように決定したかを報告し，分析で用いた割引方法を示す[17]．

費用には短期的，長期的，直接的，間接的な費用がある一方で，治療の結果として費用の削減も生じる（**表18.1** 参照）．患者，医療提供者，支払者にはそれぞれ費用と「回避した費用」すなわち費用削減が生じる可能性がある．さらに，「誘発費用」が発生する治療もある．誘発費用とは，有害な副作用の治療費など，治療によって発生した新たな費用である．**割引 discounting** とは，将来の費用に「割引係数」を乗じることによって現在の通貨価値に変換することである．たとえば，3％の割引係数を用いた場合，現在から5年後の予想削減額 25,000 ドルは，現時点での割引価格 20,985 ドルに相当する（経済的評価の議論については **18章** を参照）．

19.11 該当する場合は，どのようにして異なる選択肢やアウトカムに効用（患者の価値観や好み）を設定したのかを報告する[17-19]．

効用 utility は望ましさの尺度であり，通常は 0（最も望ましくない）から 1（最も望ましい）までのスケールで表される．決定分析と診療ガイドラインの価値は，好み（通常は患者，ときには医療提供者や支払者の好み）を明確に取り入れることである．したがって，価値の割りあてに用いた人々（例：一般の人，専門家，患者，支払者）と方法を特定することが重要である．

「治療の選択肢をアウトカムと結びつけることは主として事実と科学の問題である．これに対して，アウトカムに好みを割りあてることは，主として意見と価値観の問題である」[7]．

こうした好みを確定した際の倫理原則を述べることは有用かもしれない[7]．たとえば，個人の選択の自由を重視する患者の自主性，害を避けたいという希望を重視する無害の原則，定義された集団内での公平性を重視する分配の正当性といったものである．

「患者にアウトカムを説明し，彼らの好みを聞き出すことは医療者にとって重要である」[22]．患者の好みはさまざまな選択肢（例：内科治療か外科治療か），意思決定の閾値（例：許容できるリスクの程度），アウトカム（例：生活の質 quality of life の測定尺度）に対して決定されるであろう．好みを決定する方法には，基準的賭け法（またはく

じ技法），マグニチュード推定，時間得失法などがある[23,24]（**ガイドライン 18.15 参照**）．関与した人々の合意（または反対）の程度は示すべきで，関連する反対意見も報告すべきかもしれない[7]．また，効用はどの時点でも一定というわけではない[22]．

19.12 分析で用いたエビデンスの質を示す[18]．

系統的レビューとメタアナリシスに関する章の**ガイドライン 17.30** に詳述したように，公表された研究の質を評価することは単純ではない．エビデンスの質の分類方法の 1 つは，根拠に基づく医療への動きの中で提案されているものである[25]．

- レベル I：適切にデザインされた複数のランダム化比較試験に関する 1 つ以上の系統的レビューから得られた強力なエビデンス．
- レベル II：適切にデザインされ，標本サイズが適切な 1 つ以上のランダム化比較試験から得られた強力なエビデンス．
- レベル III：非ランダム化試験，コホート研究，縦断研究，マッチングをしたケースコントロール研究など，適切にデザインされた研究から得られたエビデンス．
- レベル IV：複数の施設や研究グループで実施された適切なデザインの観察研究から得られたエビデンス．
- レベル V：臨床的な根拠や記述的研究に基づく権威者の意見，あるいは専門委員会のレポート．

統計手法

19.13 分析に用いた統計手法を特定する[17]．

決定分析では，**決定木** decision tree または**意思決定表** decision table で問題を構造化することがある（診療ガイドラインでは，構造を「治療経路」または「治療アルゴリズム」と呼ぶことがある）．決定木の構造の中の各選択肢には，それが発生する確率または特定のアウトカムをもたらす確率が示されている．これらの確率を計算するためにいくつかの統計手法を適用することができる．最も一般的な手法を以下に示す．

Markov 過程 Markov process または**状態遷移過程** state-transition process は決定木が複雑な場合に用いるもので，分岐点や選択肢の数が多く，確率は経時的に変化することがあり，イベントは複数回発生することがある．このプロセスでは一連の「健康状態」が定義され，ある健康状態から別の健康状態へ移行する基準も示される．患者がある期間中にある健康状態から別の健康状態へと移行する尤度は「遷移確率」と呼ばれる[24]．さらに，それぞれの健康状態は生活の質の調整といった効用値で評価し，健康状態がどの程度望ましいかを 0（死亡またはそれと同様の状態）から 1（完全な健康状態）までの尺度で示す（**ガイドライン 18.15 参照**）．Markov 過程では，決定木のセグメントの繰り返しを示すために「サブツリー」を用いることもある．

Bayes の定理 Bayes' theorem では，次の 3 つの確率が含まれる．「事前確率」は研究前に判明している症状やイベントの確率である（たとえば，あるアレルギーをもつ患者の背景有病率）．「尤度」は，一般には治療の成功率または検査の感度のことである（ア

レルギーの例でいえば，パッチテストが真陽性となる確率)．「事後確率」は，ベイズの定理の最初の2つの確率をもとに決定した確率のことである（ここでは，パッチテストが陽性の場合に抗原に対して真のアレルギーがある確率）(**11章**参照)．

線形モデル linear model には，さまざまな一般線形モデル（たとえば，線形回帰分析または分散分析）と構造化方程式モデルを含む．

受信者動作特性曲線 receiver operating characteristics curve は，診断検査の結果の偽陽性と偽陰性の得失を示すのに有用で，診断の正確度を改善するために同時または順番に適用されるものを含む（**ガイドライン10.10**参照）．

費用アウトカム曲線 cost-outcome curve は，費用と金銭的な便益（費用便益曲線），治療上の尺度（費用効果曲線）または健康状態（費用効用曲線）との間の得失を示すものである．ひとたび曲線が描かれると，患者や医療提供者は，自らの要求を最も満たすインプットとアウトカムの組み合わせを特定するために，曲線上の任意の点で「操作」することが可能である（**図18.1**参照）．

モンテカルロシミュレーション Monte Carlo simulation では，ある患者コホートから得られたデータで決定分析を実施し，各アウトカムの期待確率分布を生成する．これらの分布の平均値と標準偏差は，正式な決定モデルでの確率の推定に用いることができる．モンテカルロシミュレーションは，アウトカムの効用推定およびMarkov過程の結果の評価に用いることができる（上記参照）．

19.14 分析に用いた主要な前提と効力，不確実性，ばらつきの範囲を特定する[17]．

決定分析の実施と診療ガイドラインの作成には，かなりの時間と資源が必要である．これらには効力があるため（採用されると，多くの人々の治療に影響を及ぼすため），注意深く実施または作成する必要がある．もし分析に欠陥があれば，何千人もの患者に悪影響を及ぼしかねない[12,24]．さらに，臨床上の問題が複雑であるほど，そして可能な治療の選択肢が増えるほど，分析全体を通して不確実性が増す可能性があり，不確実性は誤りの主要な原因となる[24]．最後に，分析に従って治療を受ける集団が増えるほど，各選択肢でのばらつきも増す可能性がある[26]．このようなことから，作成のプロセスでは効力，不確実性，ばらつきの範囲を示すことが重要となる．

「決定分析の基本的信条は，たとえ利用可能な情報が不完全でも決定を下さなくてはならないことである．このため，分析にはしばしば欠測値に関する前提や推定が含まれる」[21]．変数は不確実性に左右されやすく，ばらつきには感染率，再発率，死亡率，罹病率，偽陽性率，偽陰性率，患者の好み，手術成功率などが含まれる可能性がある．分析を進める際には，モデルに含まれるこうした変数の値に前提を設ける必要があるかもしれず，そうした前提の影響は感度分析で調べるべきである．

19.15 分析の前提，不確実性，ばらつきを評価するために感度分析を計画したのであれば，計画した感度分析を特定する．

感度分析 sensitivity analysis（シナリオモデリング，決定論的モデリング，レンジングプロシジャー，安定性分析とも呼ばれる）では，意思決定や結論に内在する前提を妥

当な値の範囲で変化させ，アウトカムに及ぼす影響を判定する（**ガイドライン 18.24** 参照）．

たとえば，ある治療の有害反応の発現率は広い範囲でのみ特定できる可能性があり，決定分析では，発現率が最小値から最大値まで変化できるようにする．アウトカムがほとんど変化しなければ，発現率はアウトカムの不確実性にほとんど影響を及ぼさず，より高い信頼性でモデルを適用することができる．すなわち，「頑健」だということである．アウトカムが大きく変化する場合は，モデルを適用する前に発現率をもっと精密に定義するほうが賢明かもしれない．

一般に，感度分析に選ばれる変数は，不確実性が最大のもの（たとえば，経験的なデータではなく専門家の意見に基づくもの），変動が最大のもの，アウトカムに最大の影響を及ぼすものである[17]．

19.16 データの分析やモデル化に使用した解析ソフトウェアのパッケージを特定する．

決定分析を行うために開発されたコンピュータプログラムには，決定樹の作成とMarkovモデルを行うDATA（Decision Analysis, TreeAge Software Inc.），構造化方程式のモデルを作成するLISREL（Linear Structural Relationships），Decision Tree Software, Decision Marker, SML TREE, Splusがある．

結果の記載に関するガイドライン

19.17 分析を視覚的に要約する．決定樹，フローチャートまたはサマリー曲線を示す[18]．

決定樹は，決定分析の公算節，決定節およびアウトカムを描いたダイアグラムである（**図 19.1**）．ここでは，一般的な意味で決定樹という用語を使用する．若干意味が異なるものもあるが，他の用語もよく使用されている．特に，アルゴリズムは，通常は確率や効用のない複数の「はい，いいえ」の分枝点で構成される．アルゴリズムは臨床で使用するには単純すぎると考えられることが多い．

こうしたダイアグラムに関する他の一般的な用語には，臨床治療経路，フローダイアグラム，分類と回帰樹 classification and regression tree（CART）などがある．これらのダイアグラムでは，とるべき選択のコースや，それらの選択が好まれる状況が示されている（**図 19.2**）．

分析によっては，受信者動作特性曲線や費用アウトカム曲線で要約されることもある．

19.18 各公算節での各選択肢の推定確率を誤分類率とともに報告する[17,18]．

公算節での各選択肢の確率は特定すべきである．確率には，症状の自然経過に関するもの（例：カルシウム喪失率），あるいは研究対象とした治療の効果に関するもの（例：感染率）が含まれるかもしれない[21]．

誤分類率は予想されるものであり，認識すべきである．

2つ以上の治療の選択肢がアウトカムに著しい相違をもたらさない（五分五分の結果）という結果も重要である[20]．

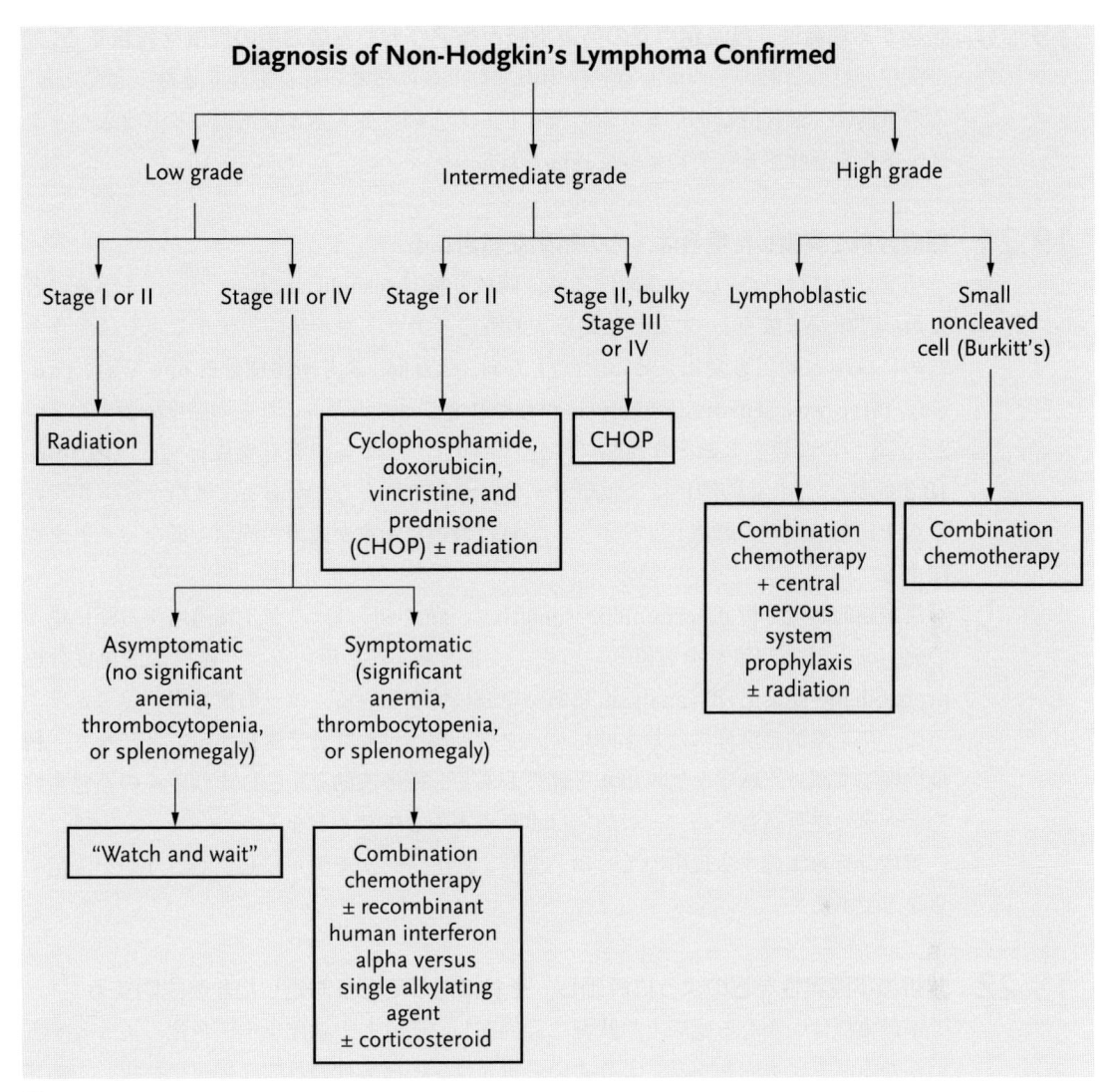

```
                    Diagnosis of Non-Hodgkin's Lymphoma Confirmed
                    ┌──────────────┬──────────────────┬──────────────┐
                 Low grade    Intermediate grade   High grade
              ┌─────┴─────┐    ┌──────┴──────┐    ┌─────┴─────┐
         Stage I or II  Stage III or IV  Stage I or II  Stage II, bulky   Lymphoblastic   Small
                                                        Stage III                        noncleaved
                                                        or IV                            cell (Burkitt's)
```

図19.2

診療ガイドラインは，さまざまな状況でとるべき好ましい選択のコースを示す．決定分析とは異なり，選択肢とエンドポイントに確率や効用が割りあてられることはないが，決定分析と同様のプロセスでガイドラインが作成されることがある．

(Fisher RI, Oken MM. Clinical practice guidelines : non-Hodgkin's lymphomas. Cleve Clin J Med. 1995 ; 62[suppl I] : 516-42. 許可を得て掲載)

✓ 各分岐点での選択肢の確率の合計は 1 にすべきである．

19.19 該当する場合は，各決定節での各選択肢の推定確率を報告する．

決定分析や経済的評価では，各アウトカムの確率または各アウトカムに到達する患者数を予測できるように，決定節での各選択肢の確率を特定する必要があるかもしれない．一方，診療ガイドラインでは確率が必要でないことがある．なぜならば，診療ガイドラインの目的は診療の手引きを示すことであり，選択肢とアウトカムの関連を定量化することではないからである．

19.20　該当する場合は，各決定点での各選択肢と各アウトカムの効用の尺度を報告する．

決定分析の目的の1つは，意思決定のプロセスに患者の好みを盛り込むことである．この目的は，最終的なアウトカムの望ましさも含めてさまざまな選択のリスクとベネフィットを定量化することによって達成される．

19.21　感度分析を実施した場合は，その結果を報告する．

感度分析にはいくつかの種類がある．**閾値分析** threshold analysis では，モデルの各変数の「損益分岐点」，すなわち比較する戦略のアウトカムが同等になる点を決定するために確率と効用を変化させる[21]．1方向，2方向，3方向感度分析 one-way, two-way, three-way sensitivity analysis が行われることもあり，これらの感度分析では1つ，2つ，3つの変数をそれぞれ同時に変化させてアウトカムの変化を決定する（**図18.2，18.3**参照）．これらの図には「戦略ライン」が含まれることがある．戦略ラインが交わる点を「意思決定の閾値」と呼ぶが，これは最適な治療が閾値の両側で異なることを意味する．

決定論的感度分析 deterministic sensitivity analysis は，モデルに適用する際に単一の値（または平均値や中央値といった「点推定値」）を用いるが，**確率論的感度分析** probabilistic sensitivity analysis はある範囲の値を用いる．単一の値を用いることによって，決定論的感度分析は基本的にデータの不確実性や変動を無視することになり，精度に関して誤った感覚を生み出す可能性がある．確率論的な手法はより多くの不確実性をデータに盛り込むため，一般的にはより現実的なモデルとなる．

感度分析を実施する理由の1つは，よりよいデータがモデルに必要かどうかを決定することである[17]．

19.22　分析の不確実性をどのように評価し，それに対してどう対処したかを説明する[17]．

不確実性はいかなる臨床上の状況にも内在し，そうした状況をモデル化しようとするいかなる試みにも内在する．よりよい分析とは，不確実性の重要な根源を特定し，モデル化する意思決定に及ぼす影響を評価しようとするものである[17]．

決定分析では3種類の不確実性を評価する[17]．**構造的不確実性** structural uncertainty は，分析に用いた数学モデルの妥当性と関連するものである．前述したように，意思決定はさまざまな数学的手法を用いてモデル化できるが，そうした手法はアウトカムに影響を及ぼす可能性がある．**方法論的不確実性** methodological uncertainty は，モデルで使用した分析のステップに関する前提をさすものである．たとえば，どの割引率を使うのか，効果を変量効果と固定効果のどちらとしてモデル化するか，といったことである（**ガイドライン17.21**参照）．最後に，**パラメータの不確実性** parameter uncertainty は，モデルに使用した変数の値の不確実性やばらつきと関連するものである．この場合，不確実性は以下から生じる可能性がある．

①値を決める際に専門家の意見を用いるといったエビデンスの欠如
②小標本から値が導かれる際に生じる標本誤差
③不均一なサブグループから得られたデータを不注意に統合することで生じる生物学的

な変動

考察の記載に関するガイドライン

19.23 各決定点での選択肢が適切な条件と適切でない条件を特定する．すなわち，各選択肢を支持するエビデンスと否定するエビデンスを示す[18]．

　　診療ガイドラインには，適応症，禁忌，各治療のリスクの差を記述する[2]．推奨は実用的なものであると同時に，臨床的に重要なものでなければならない[7,23]．

19.24 分析の全体的な強みと分析が適用される柔軟性を示す[18]．

　　いかなる決定分析でも，解明しようとする疑問，数学モデルの構造，利用可能なデータの3つがよく「適合」していなければならない．ときには，分析者がこれら3要因のうちの2つのみが適合していることに気づくこともある[20]．適合がよいほど，推奨の度合いは強くなる．

　　Eddy[22]は，診療ガイドラインが適用される柔軟性に応じてガイドラインをいくつかのカテゴリーに分類することを提案している．こうした分類は，①アウトカムに伴う確実さの程度，②患者の好みが判明している程度，③患者間の好みの範囲，によって決定される[8,22]．

- **標準 standard** とは，事実上すべてのケースに適用すべき診療ガイドラインである．例外はまれで，正当化が困難であり，標準に違反することは医療過誤と見なされる可能性がある．臨床的および経済的なアウトカムの予測の根拠となるエビデンスは，説得力のあるものでなくてはならない．アウトカムの全体的な望ましさ（または，望ましくなさ）については患者間での一致が必要である．
- **ガイドライン guideline** とは，ほとんどのケースで従うべき診療ガイドラインである．個々の状況に応じて変更することは可能で，そうすべきでもあるが，逸脱は予想でき，逸脱自体が医療過誤となることはない．少なくともいくつかのアウトカムは妥当な範囲内で予測できるものでなくてはならない．相当数の患者がそのアウトカムを望む（または望まない）必要がある．
- **オプション option** とは，特定の診療について推奨も警告もしない診療ガイドラインである．ここでは，アウトカムは不明かもしれないし，患者の好みがわからないのかもしれない．あるいは，患者間で選択の好みが分かれるかもしれないし，患者がアウトカムの差にこだわらない可能性もある．

　　推奨する治療の説明に用いられるほかの用語には，好ましい行動のコースを特定する**経路 pathway**[11]，適切な診療が行える範囲を示す**境界 boundary**，仮のガイドラインである旨を明確にしてそれ以上のエビデンスを示さない**暫定診療ガイドライン provisional practice guideline** などがある[11]．

19.25 分析結果が左右される評価や検証のプロセスを記述する[18,19]．

理想的には，決定分析や診療ガイドラインの妥当性は，それらを実際に適用する前に評価すべきである．一般的な妥当性の検証手順には，他の専門家グループによるピアレビュー，別のグループが作成した関連するガイドラインとの比較，現場でのテスト，ランダム化比較試験の厳格さをガイドラインに適用する，といったものがある．

分析は内的妥当性，外的妥当性の両方から評価すべきである[17]．**内的妥当性** internal validity とは，その分析が問題とする生物学的，医学的環境をどの程度反映しているかを示すものである．**外的妥当性** external validity とは，妥当な確率で治療が改善するように分析を実際に適用できるかどうかを示すものである．いずれの妥当性でも，直感に反した結果は説明が必要であろう．

19.26 他の分析または同様の領域を扱ったガイドラインとの類似点および相違点を記述する[17]．

類似するガイドラインとの比較は推奨の検証に役立つことがあり（**ガイドライン19.25**），その推奨を採用する場合に臨床医が変更しなければならない診療を明らかにできるかもしれない．

19.27 分析を診療に適用する場合に患者が影響を受けると予想される利益，問題，費用を記述する[17-20]．

臨床医が推奨を採用できるようにするため，推奨を採用した場合に予想される効能を示す．以下も含むこと．
- 諸手順が要求される率の予想される変化
- 分析の各時点で患者を誤って分類した場合に起こりうる結果

19.28 推奨の実施に必要な臨床上または管理上の変更点と，それらの効果を無効にするかもしれない社会的または行動的な要因を特定する[19,20]．

「診療に関する政策を導入して評価する手法は，政策を設定しようという熱意の後に開発されるものであり，政策の採用を妨げる障害物は特定も克服もされていない」[5,12]．

以下の場合は，診療ガイドラインがより迅速に採用される．
- 医療提供者が受け入れやすい．
- 医療提供者が理解可能である．
- 適用にいくらかの柔軟性がある．
- その医療環境に容易に適用できる．
- 介護者または医療行為者が作成したものである．

一般に，医療提供者は以下のいずれかの場合に診療ガイドラインを採用する傾向が大きい．

①第三者である支払者の要求，医療過誤保険の軽減，医療過誤訴訟に対処するためにガイドラインの遵守度を示す，といった差し迫った動機がある場合

②自分自身の診療が同様の医療提供者の診療と比べてどうか，ということに関して迅速かつ定期的なフィードバックが提供される場合

19.29 予想される分析の「有効期間」，推奨をレビューまたは更新すべき時期と状況を特定する[18]．

医療に関する情報や技術の進展に伴って，決定分析や診療ガイドラインはいずれ時代遅れとなるであろう．実際，決定分析や診療ガイドラインに関する懸念の1つは，急速に変化する診療技術に遅れをとらない迅速さでこれらを実施または作成できるかどうかということである[5]．どのような状況になったら分析をレビューすべきかを特定することは，分析を医療の文脈の中に位置づけるのに役立ち，読者が推奨を評価するのにも役立つ．

決定分析と診療ガイドラインは，最新のデータに基づいていなければならない．しかし，分析の開始から公表までの時間が長くなると，重要な新しいデータが欠落する可能性がある．データが最新であった時点を示し，分析の時期を明確にすれば，読者が推奨を評価するのに役立つであろう．

分析自体に最新の展開を含めることができなかったとしても，少なくともそれらを記載することは可能である．そのようにすれば，読者はそれらに留意して推奨を評価することが可能となる．

訳注：この分野の専門用語の日本語訳はまだ統一されていない．本章では，「賭けのように思いきって決めるのではなく，既存のエビデンスに基づいて定量的に意思を決定する」というニュアンスが伝わるように訳語を選択した．しかし，decision analysis を「決断分析」，decision node を「決断節」，chance node を「偶発節」と訳した教科書もあることをここに付記する．

● 参考文献

1) Richardson WS, Detsky AS. Users' guide to the medical literature. VII. How to use a clinical decision analysis. A. Are the results of the study valid? The Evidence-Based Medicine Working Group. JAMA. 1995 ; 273 : 1292-5.
2) Evidence-Based Care Resource Group. Evidence-based care : 2. Setting guidelines : how should we manage this problem? Can Med Assoc J. 1994 ; 150 : 1417-23.
3) Trobe JD, Fendrick AM. The effectiveness initiative. I. Medical practice guidelines. Arch Ophthalmol. 1995 ; 113 : 715-7.
4) Leape LL. Practice guidelines and standards : an overview. QRB Qual Rev Bull. 1990 ; 16 : 42-9.
5) Walker RD, Howard MO, Lambert MD, Suchinsky R. Medical practice guidelines. West J Med. 1994 ; 161 : 39-44.
6) Naylor CD, Guyatt GH. Users guide to the medical literature. X. How to use an article reporting variations in the outcomes of health services. JAMA. 1996 ; 275 : 554-8.
7) Hayward RS, for the Evidence-Based Medicine Working Group. VIII. How to use clinical practice guidelines. A. Are the recommendations valid? The Evidence-Based Medicine Working Group. JAMA. 1995 ; 274 : 570-4.
8) Ganiats TG. Practice guidelines movement. West J Med. 1993 ; 158 : 518-9.
9) Crane VS, Gilliland M, Tuthill EL, Bruno C. The use of a decision analysis model in multidisciplinary decision making. Hosp Pharm. 1991 ; 26 : 309-25, 350.

10) American Medical Association. Attributes to Guide the Development of Practice Parameters. Chicago : American Medical Association ; 1994 : 1-11.
11) Hayward RS, Laupacis A. Initiating, conducting and maintaining guidelines development programs. Can Med Assoc J. 1993 ; 148 : 507-12.
12) Basinski SH. Standards, guidelines and clinical policies. The Health Services Research Group. Can Med Assoc J. 1992 ; 146 : 833-7.
13) Hayward RS, Wilson MC, Tunis SR, et al. More informative abstracts of articles describing clinical practice guidelines. Ann Intern Med. 1993 ; 118 : 731-7.
14) Audet AM, Greenfield S, Field M. Medical practice guidelines : current activities and future directions. Ann Intern Med. 1990 ; 113 : 709-14.
15) Schwartz WB, Gorry GA, Kassirer JP, Essig A. Decision analysis and clinical judgment. Am J Med. 1973 ; 55 : 459-72.
16) Eddy DM. Probabilistic reasoning in clinical medicine : problems and opportunities. In : Kahneman D, Slovic P, Tversky A, eds. Judgment under Uncertainty : Heuristics and Biases. Cambridge : Cambridge University Press ; 1982 : 249-67.
17) Philips Z, Ginnelly L, Sculpher M, et al. Review of guidelines for good practice in decision-analytic modelling in health technology assessment. Health Technol Assess. 2004 ; 8 : iii-iv, ix-xi, 1-158.
18) Shiffman RN, Shekelle P, Overhage JM, et al. Standardized reporting of clinical practice guidelines : a proposal from the conference on guideline standardization. Ann Intern Med. 2003 ; 139 : 493-8.
19) Cluzeau F, Burgers J, for the AGREE Collaboration. Appraisal of Guidelines for Research and Evaluation. London : St George's Hospital Medical School, June 2001.
20) Kassirer JP, Moskowitz AJ, Lau J, Pauker SG. Decision analysis : a progress report. Ann Intern Med. 1987 ; 106 : 275-91.
21) Goel V. Decision analysis : applications and limitations. The Health Services Research Group. Can Med Assoc J. 1992 ; 147 : 413-7.
22) Eddy DM. Designing a practice policy : standards, guidelines, and options. JAMA. 1990 ; 263 : 3077-84.
23) Laupacis A, Feeny D, Detsky AS, Tugwell PX. How attractive does a new technology have to be to warrant adoption and utilization? Tentative guidelines for using clinical and economic evaluations. Can Med Assoc J. 1992 ; 146 : 473-81.
24) Pauker SG, Kassirer JP. Decision analysis. N Engl J Med. 1987 ; 316 : 250-8.
25) Belsey J, Snell T. What is Evidence-Based Medicine? www.evidence-based-medicine.co.uk. Accessed August 30, 2005.
26) Wasson JH, Sox HC, Neff RK, Goldman L. Clinical prediction rules : applications and methodological standards. N Engl J Med. 1985 ; 313 : 793-9.

第4部 図表を用いたデータと統計量の提示に関するガイドライン

> 表を用いてデータを示すのは，論文中に文章で叙述するよりもデータが明確になる場合に限るべきである．難解で不格好な表は，当初想定した目的を損なうものである．
>
> G. H. Simmons, M. Fishbein [1]

> 1枚の絵は1万語に匹敵する．しかし，ディスク容量が1万倍も必要である．
>
> 発言者不明 [2]

　表，チャートおよびグラフは，データと統計量を報告する際によく用いられる．これら3種類のグラフィックな手法は，①値と，②ラベルを，③文脈中に示すことで情報を表現するものである．値とはデータのことで，数値，記号，文字列などがこれに該当する．たとえば，120，＋，軽度といった値そのものに意味はない．したがって，値はラベルとともに示さなければならない．ラベルはその値が何であるのかを示すもので，しばしば補足的な特性を値に追加する．上記の例でいえば，収縮期血圧の平均値が120 mm Hg，診断検査の結果が陽性，Alzheimer病の症状が軽度といったものになる．しかし，値がラベルとともに示されたとしても，特定の研究プロジェクトといった大きな文脈がないと，意味をなさない．文脈とは，値とラベルを解釈するうえで必要な背景情報のことである．上記の例をさらに続けると，120 mm Hgという収縮期血圧の平均値は高血圧症患者の治療上のエンドポイントで，陽性という診断検査の結果は合併症を有する患者のサブグループの定義で，軽度というAlzheimer病の症状はある薬の研究の選択基準なのかもしれない．表，チャートおよびグラフでは，文書全体で文脈を明らかにするとともに，タイトルや図の説明文（キャプション）からも文脈がわかるようにすべきである．

　これら3つのグラフィカルな手法は，値の補足的な情報を表現するために座標系を必要とするという点でも似ている．表は，名義尺度，2値データ，順序尺度として測定されたカテゴリカルデータや，連続数の要約統計量（平均値，中央値，範囲など）を示す場合に適している．ここでは，列と行の見出しが「個々のセルの値が何であるか」をラベルする．チャートは，順序尺度や連続数として測定された値をカテゴリカルデータとして示す場合や，連続数の要約統計量を示す場合

に適している.縦や横の棒グラフ,ドットチャートでは,一方の軸にカテゴリーがリスト(ラベル)され,もう一方の軸に値が示される.したがって,チャートは表とグラフの中間に位置することになる.**グラフ**は,通常は連続数として測定されるデータを示すのに適している.ここでは,値を2つ(ときには3つ)のスケールから読み取ることになり,さらに各スケールには値のラベルが示される.

要するに,よい表・チャート・グラフとは,①値を明確に示すとともに,②これらの値を適切にラベルし,③読者が値を正しく解釈するのに十分な文脈を示しているもので,これらは20章と21章に示す特性の中でも重要なものである.

●参考文献
1) Simmons GH, Fishbein M. The Art and Practice of Medical Writing. Chicago : American Medical Association ; 1925.
2) Unknown cyberhumorist.

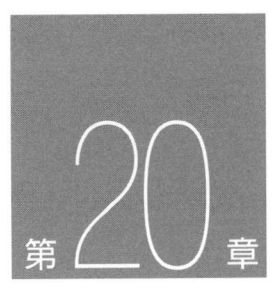

第20章 表を用いてデータと統計量を示す
表による値，グループおよび比較の報告

> 表はコミュニケーションの手段であって，データを保管するものではない．
>
> H. Wainer [1]

　本章と21章では，表や図によって情報を示す際のガイドラインを示す．ここでは，①値，②関連する値のグループ，③複数のグループ間の比較という3つの側面を重視する．表をデザインする場合，これら3つの側面は以下によって構成される．

- <u>値</u>：表の個々のセルに入る情報で，単一のデータ，記号または観察結果である．
- <u>グループ</u>：表の列と行で，その中には同じグループやクラスから得られた値が入る．ここに入るのは，グループの要約やデータの分布を示す記述統計量で，合計，百分率，平均値と標準偏差，中央値と四分位点といったものが該当する．
- <u>比較</u>：複数のグループを要約または比較する列と行である．この水準では，列と行を用いてグループ間の差や複数のグループの合計を示す．たとえば，相関係数，オッズ比，リスク比，ハザード比，点推定値と信頼区間，P値などである．

表のもつ機能

　表は，次のような場合によく機能する．

- 大量のデータ，特に複雑なデータや詳細なデータを集約または要約する [2-5]．
- データ，特に正確な数値を文章で叙述するよりも明確かつ簡潔に構成し，提示する [2,6]．
- 個々の値やデータの集団を比較する [2-6]．
- 特定の情報がどこにあるかを迅速かつ容易に探し出し，理解できるようにする [4,5]．
- 計算を容易にする [4]．

　一般に，表は図よりも読者が特定の情報を見つけやすく，正確な情報を示すことに優れているのに対して，図は比較やデータ全体の傾向を示すのに適している [6]．本書では，たとえデータ量が少なくても，比較を目的とする場合は表よりも図で示すように心がけることを推奨する [6]．

サブガイドライン　　チェックの仕方　　潜在的な問題　　関連情報

[表番号] **表 20.1** [表のタイトル] 表の構成要素とその名称

Row Head	Spanner Head				Column Head
	Column subhead: Group size (units)	Column subhead: Group size (units)	Column subhead: Group size (units)	Column subhead: Group size (units)	Group size (units)
"Cut-in" Head					
Row head					
Row subhead	Data Field				
Row subhead					
Row head					
"Cut-in" Head					
Row head					
Row subhead	Data Field				
Row subhead					
Total					

ABC = expanded abbreviation
★ (asterisk)
† (dagger)
‡ (double dagger)
§ (section mark)
‖ (parallel mark)
¶ (paragraph mark)
★★ (double asterisk)
[a] superscript lowercase letter
[b] superscript lowercase letter
[c] superscript lowercase letter

表の要素と種類

　　　　通常，科学文書の表は以下に示す 8 要素のうち少なくとも最初の 6 要素を備えており，7 または 8 要素を備えていることも多い (**表 20.1**)．
　①**表番号** (リストや単なる列挙など本文中に埋め込む表や，表が 2 つ以上の場合にのみ表番号をつけるという出版形式は除く)．
　②**表のタイトル**．表中に示されたデータとそれを解釈するための文脈を特定するものである．
　③**列の見出し** column (box) heading．それぞれの列に含まれる情報を特定するもので，関連する複数の列の情報をグループ化する場合は spanner (スパナ)，straddle (またがる)，decked (棚板) などと呼ばれる見出しになることもある．
　④**行の見出し** row (stub) heading．それぞれの行に含まれる情報を特定するものである．

表20.2 単一の説明変数を示す一元配置の表★

反応変数	対照群 ($n=118$)	治療群 ($n=123$)
変数1, mg	1	2
変数2, kg	3	4
変数3, mg/dL	5	6

★説明変数は治療群，対照群という値をもつ「群」である．この表はデータフィールドに6個のセルを含むことから，2×3の表ともいう．

表20.3 2つの説明変数を示す二元配置の表★

反応変数	対照群 ($n=118$)		治療群 ($n=123$)	
	男性 ($n=57$)	女性 ($n=61$)	男性 ($n=55$)	女性 ($n=63$)
変数1, mg	1	2	3	4
変数2, kg	5	6	7	8
変数3, mg/dL	9	10	11	12

★説明変数は，治療群，対照群という値をもつ群と，各グループの患者の性別である．この表はデータフィールドに12個のセルを含むことから，4×3の表ともいう．治療群と対照群の列見出しは，男性と女性のサブグループを包括するスパナ見出しとなっている．

表20.4 3つの説明変数を示す三元配置の表★

反応変数	対照群 ($n=118$)				治療群 ($n=123$)			
	男性 ($n=57$)		女性 ($n=61$)		男性 ($n=57$)		女性 ($n=66$)	
	右利き ($n=45$)	左利き ($n=12$)	右利き ($n=48$)	左利き ($n=13$)	右利き ($n=47$)	左利き ($n=10$)	右利き ($n=51$)	左利き ($n=15$)
変数1, mg	1	2	3	4	5	6	7	8
変数2, kg	9	10	11	12	13	14	15	16
変数3, mg/dL	17	18	19	20	21	22	23	24

★説明変数は，治療群と対照群という値をもつ群，各グループの患者の性別，そして利き手である．この表はデータフィールドに24個のセルを含むことから，8×3の表ともいう．男性と女性の列見出しはスパナ見出しであり，右利きと左利きのサブグループを包括する見出しとなっている．

関連する複数の行の情報をグループ化するカットイン見出し cut-in heading になることもある．

⑤（データフィールド中の）**データ**．列および行見出し以外の表中のセルを示す．

⑥**横罫線**（rule）．通常は最低3本の線（タイトルの下，列見出しの下，データフィールドの下）からなり，適切な場合には，合計の上，データフィールドの主要な区切り（カットイン見出しの上）にも横罫線を引く．

⑦表中で使用する略語の正式名称．データフィールドの下に表示する．

⑧表の脚注．通常は略語の正式名称の下に ★，†，‡，§，∥，¶，★★，†† の順序で記載する[7]．ときには記号を 2 つ並べる前に # が用いられることもあり[2]，上付きの英小文字を用いるスタイルマニュアルもある[3]．

表は，表示する説明変数の数で呼ばれることが多い．すなわち，一元配置の表は説明変数が 1 つで，二元配置の表は 2 つ，多元配置の表は 3 つ以上である（**表 20.2 ～ 20.4**）．データフィールドのセルの数で表が呼ばれることもある．たとえば，2 × 3 の表はデータフィールドに 6 個のセルがあることを意味する（**表 20.2 ～ 20.4**）．

表を作成する際の原則

情報を素早く，かつ正確に伝えるための表であれば，読者が①どのように情報が整理されているのかを理解でき，②関心のある情報を探し出すことができ，③情報を探し出したらそれを解釈できるものでなくてはならない[8]．これまでの経験，慣例，そしていくつかの研究から，表の作成に関しては少なくとも 6 つの原則が示されている．

①**表には目的がある．表は本文に寄与するもので，本文と一体であるべきである**[1,2,9,10]．

単にデータを示すというだけの理由でデータを報告すべきではない．むしろ，研究に関する 4 つの疑問，すなわち「何をしたのか」「なぜその研究をしたのか」「何を発見したのか」「それにはどんな意味があるのか」に答えるために実施された大いなる努力の一部として報告されるべきである．したがって，表を用いるのは，文章や図で示すよりも効率的または効果的に情報を伝達できる場合に限定すべきである．

②**表の目的に従って形式を決定すべきである**[4,5,11]．

データを格納するために作成する表は，データを伝えるための表と同じ形式である必要はない．すなわち，値を容易に参照できるように，大量のデータを整理する目的で作成する表は，データのパターンを強調するための表や，パターンを比較するための表と同じである必要はない．

表は分析や参照のために作成されることもある[5]．分析のための表は，データのパターンを明確にするためにデータフィールドを構成することによって，「表の内側から外側」へとデザインされる．これに対して，参照のための表は，読者が特定の情報を素早く探し出せるように列と行の見出しを構成することによって，「外側から内側」へとデザインされる．たとえば，**表 20.5** と **表 20.6** は同じ情報を示しているが，**表 20.5** はがん種別の死亡者数に注目して，死亡者数が多い順にがんの種類を並べている．これに対して，**表 20.6** は読者が特定のがん種の情報をより素早く探し出せるように，がんの種類をアルファベット順に並べている．

③**表は，読者が情報を探しやすく，見やすく，理解しやすく，記憶しやすいように整理し，フォーマットすべきである．**

たとえ必要なデータがすべて含まれているとしても，読者がデータを整理しなければ理解できないような表は不親切である．このような表では，データを評価するためにより多くの時間が必要で，データに関する読者の解釈と著者の理解が一致するとは限らな

表20.5 1998年の米国のがん種別の死亡者数（データのパターンを示すように構成）

Type of Cancer	Number of Deaths
Lung	160,000
Colorectal	57,000
Breast	44,000
Prostate	39,000
Cervical	5,000

表20.6 1998年の米国のがん種別の死亡者数（読者が情報を探しやすいように構成）

Type of Cancer	Number of Deaths
Breast	44,000
Cervical	5,000
Colorectal	57,000
Lung	160,000
Prostate	39,000

い．

　表20.7のデータは，おそらく収集した順序で並べたのであろう．患者番号の順に列を並べても読者に何らかの情報を与えることにはならず，もっと重要なデータのパターンを不明瞭にしている[6]．さらに，調査項目も一定の法則に従って配列されているわけではない．これに対して，表20.8は，調査項目を体系化してカテゴリー別にグループ化しており，列は性別と年齢で順番が整理されている．また，新たな患者番号をつけ，最初の4人が男性で，次の4人が女性であることが容易にわかるようになっている．

④通常は，比較する値を横に配置すべきである[1,2]．

　英文は左から右，そして上から下へと読んでいく．したがって，少なくとも英文の出版物では，値を横に並べて示したほうが比較しやすいだけでなく，読者に比較を促すことになる．生物医学研究では治療群を対照群と比較することがあり，通常，各群の値は隣り合わせの列に示すべきで，そうすることによって各行の変数の比較がより容易になる．

　表20.9は，外科手術のシミュレーションスコアに医師の経験が及ぼす影響を示している．この表の著者は，説明変数である医師の経験と，反応変数である外科手術の技術（シミュレーションに対するパフォーマンスとして測定）との関係を示そうとしている．しかし，この表はこの関係を示すために十分整理されているとはいえない．シミュレーションのスコアを横に並べて示せば，外科手術の手技別に医師の経験の差を読者が比較できるようになる（表20.10）．

⑤表は機能的に整理するとともに，視覚的にも整理する[3]．

表20.7　フィットネス・トレーニングの研究を完了した8人の患者から得られた背景データ（データの収集順に提示）

特性	患者番号							
	1	2	3	4	5	6	7	8
年齢, years	35	16	21	19	41	30	22	37
性別	M	M	F	F	M	F	M	F
安静時脈拍数, beats/min	xx	xx	xx	xx	xx	xx	xx	xx
1.5マイル走, min	xx	xx	xx	xx	xx	xx	xx	xx
ヘモグロビン量, g/dL	xx	xx	xx	xx	xx	xx	xx	xx
体重, kg	xx	xx	xx	xx	xx	xx	xx	xx
$10^6 \times$ RBCs/μL	xx	xx	xx	xx	xx	xx	xx	xx

RBC＝red blood cell（赤血球数）.

表20.8　フィットネス・トレーニングの研究を完了した8人の患者から得られた背景データ（公表するために改訂したもの）

	新しい患者番号							
	［古い患者番号，対比のために表示］							
	男性				女性			
	1	2	3	4	5	6	7	8
	[3]	[1]	[6]	[5]	[4]	[7]	[2]	[8]
年齢, years	16	22	35	41	19	21	30	37
体重, kg	xx	xx	xx	xx	xx	xx	xx	xx
血液検査値								
ヘモグロビン量, g/dL	xx	xx	xx	xx	xx	xx	xx	xx
$10^6 \times$ RBCs/μL	xx	xx	xx	xx	xx	xx	xx	xx
フィットネスの結果								
1.5マイル走, min	xx	xx	xx	xx	xx	xx	xx	xx
安静時脈拍数, beats/min	xx	xx	xx	xx	xx	xx	xx	xx

RBC＝red blood cell（赤血球数）.

　　表を視覚的に整理するために，グラフィックな要素（空白の挿入を含む）を取り入れるべきである．罫線，太字，枠で囲んだセル，空白，網かけといった要素によって，群内および群間の比較，重要性が高い値と低い値の区別，データのパターンの強調，データに伴う特別な状況の把握などが容易になる．たとえば，**表20.11**は，24時間の試験中に紫外線の単回照射によって多くの細胞が死滅することを示している．5つのセルラインごとに挿入した空白によってリストが読みやすくなり，網をかけた列は処置の期間を示し，処置と結果との関係を視覚的にわかりやすくしている．

　　ただし，出版社の多くは独自の表形式を指定しており，ここで推奨したデザイン的な要素の使用をすべては認めないところもある．

⑥表に示したデータを文中で繰り返すべきではない[3]．

　　多くのスタイルガイドや雑誌が指針を示しているにもかかわらず，文書内で重複してデータを示すことは，今なお普遍的な問題である．情報の繰り返しは貴重なスペースを余分に使うことになるため，印刷物では避けるべきである．もちろん，表中の値・グル

表20.9　外科手術シミュレーションのスコアに及ぼす医師の経験の影響

経験	外科手術シミュレーションスコアの平均値[*]		
	切開	縫合	切除
研修医（$n=12$）	79	63	80
学会認定医（$n=8$）	88	87	91
医長以上の外科医（$n=15$）	96	92	97
P値[†]	0.03	0.004	0.05

[*] スコアの最低値は0，最高値は100．
[†] 分散分析．

表20.10　外科手術シミュレーションのスコアに及ぼす医師の経験の影響

外科手術のシミュレーション	シミュレーションスコアの平均値 (low＝0；high＝100)			P値[*]
	研修医（$n=12$）	学会認定医（$n=8$）	医長以上の外科医（$n=15$）	
切開	79	88	96	0.03
縫合	63	87	92	0.004
切除	80	91	97	0.05

[*] 分散分析．

ープ・比較に文中で言及することは差し支えないが，データは表で示すべきである．また，表で示したデータを図で再び示すのは適切でなく，その逆も同様である．

　表は可能な限りシンプルにすべきである[3]．表中には，表の目的に関連する情報だけを含める．

表のタイトルを作成する際のガイドライン

20.1　可能であれば，本文を参照しなくても，タイトルと表だけでデータを理解できるようにする[3,10]．

　少なくとも科学的な出版物では，図表が関連する本文とは離れた場所に示されることが多い．このような場合には，データの理解に必要な文脈が利用できないため，データを解釈できなくなる可能性がある．このため，表が独立していてもよいように，表のタイトルと表の構成から文脈が十分にわかるようにすべきである．しかし，表のタイトルには詳細な背景情報や結果の要約あるいは解釈を示すべきではない[2]．こうした説明は文中に示すのが最もよい．

　複数の関連する表を同時に示す際には，研究の文脈を最初の表に示すべきで，続く表にも文脈を示すとくどくなったり，スペースをとりすぎたりする場合は繰り返しを避けるべきである．

- 悪いタイトル（一般的すぎるもの）

　表12．患者背景

表20.11 24時間の紫外線照射の前後の細胞数★

セルライン	データの収集時期 (細胞数×10³/mL)								
	9 AM	12 PM	3 PM	6 PM	9 PM	12 AM	3 AM	6 AM	9 AM
1	5.4	5.6	5.6	0					
3	12.3	13.1	13.3	0					
6	17.8	18.1	18.7	0					
7	14.2	14.0	14.5	0					
8	76.0	75.0	76.0	0					
10	34.5	31.2	33.0	0					
11	23.7	26.3	24.0	0					
12	49.2	50.8	49.6	0					
2	3.2	3.2	3.2	1.1	0.5	0			
5	24.3	25.0	26.2	12.9	0.9	0.2	0.1	0	
4	6.0	5.5	5.1	3.2	1.4	1.0	0.9	0.3	0
9	78.9	82.7	83.2	42.9	12.3	8.2	5.6	1.9	0

★網をかけた列は紫外線照射下にあった時間を示す．枠で囲んだセルは細胞数が0になった時刻を示す．

- 改訂したタイトル（より具体的なもの）
  表12. G-CSFで処理した骨髄細胞で治療した悪性血液疾患患者32人の患者背景

- 悪いタイトル（不完全なもの）
  表5. 手術前病期の赤堀分類
- 改訂したタイトル（完全なもの）
  表5. 手の手術を受けた患者の手術前病期の赤堀分類

20.2　タイトルはデータフィールドに示したデータを特定すべきである[3]．

　表のタイトルを作成する際には，まず表に示したデータを特定する．ただし，列見出しや行見出しの単なる繰り返しは避ける．

- 悪いタイトル（列見出しと行見出しの不必要な繰り返し）
  表2. 印刷物，マルチメディア，対面または音声によってセルフケアの指導を受けた介入群と対照群の知識，回想および満足度に関するテストの平均スコア
- 改訂したタイトル（提示したデータをより適切に記述したもの）
  表2. 異なる種類の媒体でセルフケアの指導を受けた患者1472人のセルフケアの効果のスコア

列見出しと行見出しを作成する際のガイドライン

20.3 列見出しと行見出しには，本文中で使われている用語を使用すべきである[3,11].

読者は，列見出しと行見出しを見てから表の中身を見る．したがって，見出しになじみのある用語（本文中でも使用されている用語）を使用したほうが，なじみのない用語を使用するよりも効果的である[11]．表中の情報，記号および測定単位も本文中で使用するものと一致させるべきで[3]，すべての列と行には見出しを設けるべきである[3]．

読者が混乱する原因としてよくあるのは，研究の集団を表す用語が本文と一致していないことである．たとえば，論文の著者は研究参加者のことを患者・生存者・個人・被験者・志願者などというかもしれないし，治療群のことを介入群・実薬群，プラセボ群のことを対照群・未治療群・インアクティブ群というかもしれない．ここでは一貫性を保つことが重要なのであって，どれか特定の用語を選択すべきというわけではない．

20.4 サブグループを特定する際には，列や行をまたがるスパナ見出しやカットイン見出しを使用する．

スパナ見出しと行見出しは，データの構造を明らかにする（**表20.12，20.13**）．しかし，見出しの水準が増えれば，表中の変数が増えることになり，列の数が多い場合には，表が煩雑で，わかりづらいものになる．

場合によっては，行見出しをすべての列にまたがるカットイン見出しに拡張することができる．カットイン見出しはサブグループを強調し，実質的には，同一の列見出しをもつ複数の表を生み出すことになる（**表20.1**）．

スペースを節約するために，複数の変数に関する情報を1つのセルにまとめて示すこともできる[5]．たとえば，年齢と性別を別々の列に示すかわりに，34歳の女性を意味する「f/34」といったように，適切なラベルをつけたうえで両者を単一の列に示すこともできる．

20.5 該当する場合には，列見出しと行見出しにグループの大きさ，測定単位またはその両方を記載する[3,10]．

データを解釈し，データの一致性を確認するためには，変数名だけでなく，グループの大きさと測定単位が必要である．**表20.14**の場合，身長はインチとセンチメートルのどちらで測定されたのか，体重はポンドとキログラムのどちらなのか，体温は華氏と摂氏のどちらなのかがわからない．さらに，各用量群の患者数が示されていないため，データの観測数に関する情報は本文から得なければならない．**表20.15**ではこうした問題が解消されている．

⚠ 乗数を用いて測定値を報告する場合は「$mg\ (\times 10^3)$」ではなく，「$\times 10^3\ mg$」の形式にする．乗数を測定単位の前に記載すると，セル内の値は既に乗じた後の値であることを示すが，乗数を測定単位の後ろに記載すると，読者自身が乗数をかけなくてはならない

表20.12 スパナ見出しが必要な表

変数	低用量	高用量	低用量	高用量
変数#1				
変数#2				
変数#3				

表20.13 追加したスパナ見出しの値を示す表

| 変数 | 対照群 | | 治療群 | |
	低用量	高用量	低用量	高用量
変数#1				
変数#2				
変数#3				

表20.14 各群の大きさと測定単位を示していない表

| 変数 | 対照群 | | 治療群 | |
	低用量	高用量	低用量	高用量
身長				
体重				
体温				

表20.15 各群の大きさと測定単位を追加した表

| 変数 | 対照群 ($n=29$) | | 治療群 ($n=27$) | |
	低用量 ($n=13$)	高用量 ($n=16$)	低用量 ($n=12$)	高用量 ($n=15$)
身長, cm				
体重, kg				
体温, ℃				

と解釈される可能性がある[3]．すなわち，「15 mg（×10^3）」と表示されたセルは，読者が注釈を適用することを求められている場合は「15,000 mg」と解釈でき，著者によってすでに注釈が適用されている場合には「0.015 mg」と解釈できる．これに対して，「15 ×10^3 mg」と表示すれば，常に「15,000 mg」を意味することになる．

個々の値を示す際のガイドライン

20.6 より高い精度が必要でない限り，数値は有効数字2桁に丸める[1]．

ガイドライン1.1に記載したように，多くの読者がきちんと把握できる数値はわずか2桁である．この状況は表中の数値でも変わらない（**表20.16**）．

ときには，測定精度を維持してデータを示すことが望ましいこともある[2]．平均値や

表 20.16 数値の丸めを示す表★

変数	対照群 ($n=20$)		治療群 ($n=20$)	
	低用量 ($n=10$)	高用量 ($n=10$)	低用量 ($n=10$)	高用量 ($n=10$)
丸めていない数字の精度は無意味なことが多い				
年齢, years	35.97	16.34	21.12	19.04
体重, kg	61.43	81.57	58.83	100.67
丸めた数字は読みやすく，記憶しやすい				
年齢, years	36	16	21	19
体重, kg	61	82	59	101

★数値を丸めると，読者が情報を理解しやすくなるだけでなく，表の視覚的な複雑さも軽減する．より高い精度での報告を必要とするやむをえない理由がない限り，数値は丸めるべきである．しかし，数値は情報を伝達するときにのみ丸めるべきで，解析するときに丸めてはならない．

他の計算によって求められた値は，有効数字を1桁多く示すことが可能である[2]．したがって，実際の値を参照するために表をデザインした場合には，読者は値だけでなくその測定精度も見ることができる．しかし，パターンや比較を示すことが表やスライドの主目的であれば，有効数字を2桁に丸めることが好ましい．

20.7 データ，記号，文字列は統一性をもって縦横の位置を揃える[3]．

セル中のデータや記号が視覚的に統一された形式で示されると，表はさらに読みやすくなる．いったん形式が理解されれば，その形式が表の残りの部分にも適用され，より早くより容易に解釈できるようになる．縦横の位置を適切に揃えて示せば，読者は数値の大きさに関する視覚的な手がかりが得られるようになる．

通常，数値の位置を揃える際には，小数点，プラスやマイナスの記号，ハイフン（範囲の表示に用いる），カッコ，斜線（スラッシュ），10の累乗といった要素が縦に並ぶようにする（表20.17，20.18）．セル中の記号と文字列は中央揃えか，左揃えで表示する．両端揃えは単語間のスペースが不均一になり，読みにくくなることから，本文中だけでなく，表や文字列についても推奨しない．「右端揃え」も文字列に対しては推奨しない．

20.8 不合理でない限り，表中のセルを空白のままにしない[3]．

空白のセルがあると，曖昧さが生じる．なぜならば，データが誤って消去された可能性を否定できないからである．このため，セルにはデータが含まれていないという何らかの表示が必要である．たとえば，"not available" または "not applicable" を表す NA や，"not detectable"，"not done" または "not determined" を表す ND といった略語でセルを埋め，略語の説明をデータフィールドの下に記載することが解決策の1つである．また，"data not calculated" や "data lost" といった記載をすることもできる．このほかの解決策として，空白のセルに ellipsis（…）や長い em-dash（—）を表示し，脚注にセルが空白の理由を記載することもある[2,3]．

表20.17 表中のデータ，記号，文字列の配置が適切でない例

小数点の位置が揃っていない	カッコの位置が揃っていない [Mean (SD)]	10の累乗の位置が揃っていない	記号の配置が不適切	文字列の配置が不適切
2.81	12 (6)	23×10^3	↓（高すぎる）	この文章は右揃えになっている
143.5	762 (51)	5567×10^3		この文章は両端揃えになっている
			↑（低すぎる）	
3.687	3453 (321)	9.8×10^4		この文章は揃え方が統一されていない
			↔（低すぎる）	

表20.18 表中のデータ，記号，文字列の配置が適切な例

小数点の位置で揃える	カッコの位置で揃える [Mean (SD)]	10の累乗の位置で揃える	中央に揃えられた記号	きちんと揃えられた文字列
2.81	12 (6)	23×10^3	↓	この文章は左揃えになっている
143.5	762 (51)	5567×10^3	↑	この文章は左揃えになっている
3.68	3453 (321)	9.8×10^4	↔	この文章は中央揃えになっている

　　空白のセルを含む可能性がある表としては，対応のあるデータを示す表や，相関行列を示す表（**表6.2** 参照）がある．こうした表は列見出しと行見出しが同じであるため，重複するセルを含んでいる．代表的な例はマイレージチャートで，同じ都市名が列見出しと行見出しに表示される．行のロサンゼルスから列のニューヨークまでを追えば両都市間の距離がわかるが，行のニューヨークから列のロサンゼルスまでを追うこともできる．表を単純化するためには，2つの組み合わせの一方にのみデータを表示し，残りは空白にする．

> 空白のセルは値が0と解釈すべきではない．

> "NS" を "not statistically significant" の略語として用いてはならない．NS と記載するのではなく，実際の P 値を表示する[2]．検定を行うほど関係性が重要なのであれば，検定結果を報告することは同様に重要なはずである（**ガイドライン 4.15** 参照）．

20.9 重要な値は強調する[9].

知性というものが「何に注意を向けるべきかわかること」だとするならば，より重要な関係性に注意を向け，それほど重要ではない関係性から注意を遠ざけるように導くことによって，読者を「さらに知的」にすることができる．重要なデータやパターンを含むセルやセルのグループを強調すれば，読者が何に注目すべきかを理解できるようになる（**表 20.11**）．セルを枠で囲む，セル内を太字で示す，あるいは網かけをするといった方法が重要な値を強調する際によく用いられるものである．

値のグループを示す際のガイドライン

20.10 行と列の順序に意味をもたせる[2,3].

列と行の見出しの順序は表の構成を決めるもので，これらの順序によってデータのパターンが明確にも不明確にもなり，情報が探しやすくも探しにくくもなる（**表 20.5, 20.6**）．特に，行と列をアルファベット順に並べれば，参照を目的とした表では検索がしやすくなり，データの何らかの特性に従って並べれば，分析を目的とした表ではパターンが明らかになる．すなわち，「アフガニスタン Afghanistan が常に最初とは限らない」．

なお，因果関係の主張を裏づけるデータや前後の違いを反映するデータは，左から右に示すべきである．

20.11 各セルのデータは列および行の見出しと一致させる[2]. すなわち，「データの一貫性」を保つ．

表に統一性，すなわち「データの一貫性」があれば，読者は表を素早く理解できるが，1つの列や行に形式の異なるデータ，種類の異なる測定値，単位の異なる測定値を混在させると，この一貫性が破壊されることになる．最もよくみられる問題は，異なる種類の測定値を1つの列に混在させることである．たとえば，**表 20.19** の列のデータには一貫性がない．列見出しによれば，列のデータは観測数と百分率に限定されるはずなのに，年齢は平均値と標準偏差で示されている．この問題の解決策を**表 20.20** と **表 20.21** に示す．

20.12 適切な場合には，列と行それぞれの合計，百分率またはその両方を含める．

合計は列と行のデータに関する情報を要約するだけではなく，読者自身が数字の正確性を点検することを可能にする（**表 20.22, 20.23**）．

20.13 必要であれば，本文と表を統合するために列や行に番号をつける．

ときには，表を本文で詳しく説明することが必要になる．そして，本文で詳しく説明すると，表を頻回に参照する必要が生じることがある．このような場合，列や行の見出しに番号をつけると，読者が表中の参照箇所を素早く探し出せるようになる（**表 20.24**，**12 章**に示した年齢による調整に関する議論も参照）．

表20.19 データの一貫性に違反した表★

変数	対照群 ($n=66$) n (%)	治療群 ($n=83$) n (%)
女性	45 (68)	54 (65)
年齢の平均値（標準偏差），歳	36 (7.3)	35 (7.0)
症状あり	19 (29)	26 (31)

★この表では，年齢に関する情報の表示方法が列のデータの一貫性に違反している．すなわち，列の見出しは値を観測数と百分率に限定しているにもかかわらず，年齢は平均値と標準偏差で示されている．

表20.20 データの一貫性を維持した表★

変数，単位	対照群 ($n=66$)	治療群 ($n=83$)
女性，n (%)	45 (68)	54 (65)
年齢の平均値（標準偏差），歳	36 (7.3)	35 (7.0)
症状あり，n (%)	19 (29)	26 (31)

★この表では，データを限定する列の見出しを行の見出しに移動することによって，データの一貫性が修復されている．

表20.21 データの一貫性の問題を解決するもう1つの表★

変数	対照群† ($n=66$) n (%)	治療群‡ ($n=83$) n (%)
女性	45 (68)	54 (65)
症状あり	19 (29)	26 (31)

★データの一貫性の問題を解決するもう1つの方法は，1～2の観測値が列の見出しによって規定されたものと異なる場合には，それらを脚注に示すことである．
†年齢の平均値（標準偏差）＝36 (7.3) 歳
‡年齢の平均値（標準偏差）＝35 (7.0) 歳

表20.22 1回目の郵送で得られた調査結果の分布（列と行の合計がないため，読者はこの研究の標本を構成する評価可能な回答数を計算しなければならない）

項目	医院1 n (%)	医院2 n (%)	医院3 n (%)
調査用紙の郵送数	758 (100)	1259 (100)	53 (100)
宛先不明のため未配達	35 (5)	79 (6)	3 (6)
返送数	704 (93)	1138 (90)	50 (94)
回答に未記入あり★	19 (3)	42 (4)	1 (2)

★返送された回答に占める割合を示す．

20.14 適切な場合には，変化しない値を含む列や行を削除する．

列や行のセルすべてに同一の値が入る場合には，何の情報ももたらさない可能性があ

表20.23 1回目の郵送で得られた調査結果の分布

項目	医院1 n (%)	医院2 n (%)	医院3 n (%)	合計 n (%)
調査用紙の郵送数	758 (100)	1259 (100)	53 (100)	2070 (100)
宛先不明のため未配達	35 (5)	79 (6)	3 (6)	117 (6)
回答せず	19 (3)	42 (3)	0 (0)	61 (3)
回答用紙の返送数	704 (93)	1138 (90)	50 (94)	1892 (91)
回答に未記入あり★	19 (3)	42 (4)	1 (2)	62 (3)
有効回答数†	**685 (90)**	**1141 (91)**	**49 (98)**	**1830 (88)**

★返送された回答に占める割合を示す.
†郵送した調査に対する割合を示す.

表20.24 年齢層別の部品製造業者 widget maker の標準的な死亡率の計算★

年齢層	[1] 対照群1000人 あたりの死亡率	[2] 部品製造業 従事者の人数	[3] 部品製造業従事者の 予測死亡数 ([1]×[2])/1000	[4] 部品製造業従事者 の観察死亡数	[5] 標準化死亡比 (部品製造業従事 者/対照群) [4]/[3]×100
0〜19歳	9.0	8,000	72	140	194
20〜49歳	5.0	12,000	68	100	147
50歳以上	4.0	13,000	60	58	97
合計	**5.6**	**33,000**	**200**	**298**	**149**

★列に番号をつければ,読者はどのような計算によって新たな値が算出されたかを理解できるようになる.また,本文で計算をさらに説明する際にはこの番号を引用することができる.

る.表の脚注や本文中に「ある変数の値には変化がない」と記載したほうが,より効果的にデータを示せるかもしれない[2].

値の比較または値のグループの比較を示す際のガイドライン

20.15 比較するデータは隣り合わせの列に配置する[2].

たとえば,運動選手の性別・年齢層・国籍という3つの変数を示す表は,列と行の配置方法によって8通りの形式をとることができる(**表20.25**).これら8つの形式はすべて同じ情報を含んでいるが,比較する値は隣り合わせに配置することが望ましい.したがって,**表20.25**の形式1は,2つの出身国の運動選手の数を男女別に比較するうえで,たとえば形式6よりも優れているであろう.これに対して,形式5は,各出身国の運動選手の数を年齢層別に比較するのに適しているであろう.

表は,長さよりも幅で制限を受けることが多い[3].このため,表を印刷するページに合わせるというだけの理由で,列と行を入れ替えなければならないこともある.

表20.25 3つの変数（性別・年齢層・国籍）を報告する8種類の形式を示す表

形式1	男性		女性	
	米国	中国	米国	中国
0～21歳	A	B	C	D
22～49歳	E	F	G	H
50歳以上	I	J	K	L

形式2	中国		米国	
	男性	女性	男性	女性
0～21歳	B	D	A	C
22～49歳	F	H	E	G
50歳以上	J	L	I	K

形式3	0～21歳		22～49歳		50歳以上	
	男性	女性	男性	女性	男性	女性
米国	A	C	E	G	I	K
中国	B	D	F	H	J	L

形式4	男性			女性		
	0～21歳	22～49歳	50歳以上	0～21歳	22～49歳	50歳以上
米国	A	E	I	C	G	K
中国	B	F	J	D	H	L

形式5	0～21歳		22～49歳		50歳以上	
	米国	中国	米国	中国	米国	中国
男性	A	B	E	F	I	J
女性	C	D	G	H	K	L

形式6	米国			中国		
	0～21歳	22～49歳	50歳以上	0～21歳	22～49歳	50歳以上
男性	A	E	I	B	F	J
女性	C	G	K	D	H	L

形式7		年齢		
		0～21歳	22～49歳	50歳以上
男性	米国	A	E	I
	中国	B	F	J
女性	米国	C	G	K
	中国	D	H	L

形式8		年齢		
		0～21歳	22～49歳	50歳以上
米国	男性	A	E	I
	女性	C	G	K
中国	男性	B	F	J
	女性	D	H	L

表20.26 レーザー凝固によって治療された食道静脈瘤患者345人の検査結果★

変数	治療群 平均値（標準偏差）	対照群 平均値（標準偏差）	P値†
検査1のスコア	67 (21.5)	52 (19.8)	0.01
検査2のスコア	24 (3.0)	27 (2.3)	0.8
検査3のスコア	89 (9.1)	48 (8.6)	0.002

★この表は，治療効果の推定値とその95％信頼区間を示す代わりにP値を強調している．
†Studentのt検定．

表20.27 レーザー凝固によって治療された食道静脈瘤患者345人の検査結果★

変数	治療群 平均値（標準偏差）	対照群 平均値（標準偏差）	群間差 （95％信頼区間）
検査1のスコア	67 (21.5)	52 (19.8)	15 (3.5 to 26.5)
検査2のスコア	24 (3.0)	27 (2.3)	−3 (−5.0 to 11.2)
検査3のスコア	89 (9.1)	48 (8.6)	41 (35.6 to 46.4)

★この表は，P値よりも臨床的に意味がある治療効果の推定値とその95％信頼区間を強調している．

20.16 適切な場合には，列や行に要約統計量や推測統計量（特に推定値と信頼区間）を含める．

複数のグループは要約統計量で比較することが多い．たとえば，グループ間の差，推定値と信頼区間，そしてP値を表すために列や行を追加することができる．多くの著者は，2群を比較する際に平均値と平均値の差に関するP値だけを表示する（**表20.26**）．このような表のもつメッセージは「グループ間には統計学的有意差がある」ということでしかない．この場合の比較をより効果的に示す方法は，P値を示す列を平均値の差（推定値）とその信頼区間を示す列に置き換えることである（**表20.27**）．このようにすれば，読者は差（治療効果の大きさ）の臨床的な重要性を判断することができ，信頼区間が臨床的に重要でない値を含んでいるかどうかを判定することができる．信頼区間が臨床的に重要でない値を含んでいれば，その研究からは結論を出せないということである（**3章**参照）．一般に，推定値と信頼区間を表示すれば，P値は不要である．

20.17 グループ間で比較すべき目立った値あるいは重要な値を強調する．

最大値や最小値あるいは標準的でない値といったように，関心のあるグループの値に注意を向けることによって，読者が適切な場所に注目できるようになる（**表20.11**）．

20.18 異なるグループの同じ情報を別々の表に示す場合には同じ形式の表を用いる[3]．

スペースの制約のために1つの表を2つ以上に分割しなければならないことも多い．たとえば，治療群と対照群（列見出しに表示）で複数のアウトカム（行見出しに表示）を比較する場合，表示するアウトカムの数によっては表が長くなりすぎることがある．このようなときには，アウトカムを一連の表として，たとえば，ある表は神経学的なアウトカム，ある表は機能に関するアウトカム，そしてある表は生活の質 guality of life に

関するアウトカムとすることが有用であろう．こうしたケースでは，各表の形式を同一にすると読者がデータを利用しやすくなる．

生物医学研究の報告によく用いられる標準的な表

生物医学データの報告に用いられる表の多くは標準的なものであり，報告のたびに新たに考案する必要はない．本書には多くの一般的な表を掲載しており，その表番号を以下に示す．

表の種類	表番号
χ^2 検定のための分割表	6.1
相関行列	6.2
重回帰モデルの報告	7.1
ロジスティック回帰モデルの報告	7.2
多重ロジスティック回帰モデルの報告	7.3
ANOVA モデルの報告	8.1, 8.2
Kaplan-Meier 推定量の報告	9.1
生命表	9.2
Cox 比例ハザードモデルの報告	9.3
診断検査の特性の計算	10.1

謝辞

本章を注意深くレビューし，思慮に満ちたコメントをくださった Jessica Ancker, MPH, Adam Jacobs, PhD, Cassandra Talerico, Barbara Gastel, MD, David Schringer, MD, Dan Liberthson, PhD に感謝します．

●参考文献

1) Wainer H. Understanding graphs and tables. Ed Researcher. 1992 ; 21 : 14-23.
2) American Medical Association. American Medical Association Manual of Style : A Guide for Authors and Editors, 9th ed. Baltimore : Williams & Wilkins ; 1998.
3) Style Manual Committee, Council of Biology Editors. Scientific Style and Format : The CBE Manual for Authors, Editors, and Publishers, 6th ed. Council of Biology Editors [now the Council of Science Editors]. Cambridge : Cambridge University Press ; 1994.
4) Briscoe MH. Preparing Scientific Illustrations : A Guide to Better Posters, Presentations, and Publications, 2nd ed. New York : Springer-Verlag ; 1996.
5) Harris RL. Information Graphics : A Comprehensive Illustrated Reference. Oxford : Oxford University Press ; 1999.
6) Gelman A, Pasarica C, Dodhia R. Let's practice what we preach : turning tables into graphs. Am Stat. 2002 ; 56 : 121-30.
7) International Committee of Medical Journal Editors. Uniform Requirements for Manuscripts Submitted to Biomedical Journals. 2001 update. http://www.icmje.org/
8) Wright P. A user-oriented approach to the design of tables and flowcharts. In : Jonassen DH, ed. The Technology of Text : Principles for Structuring, Designing, and Displaying Text, vol 1. Englewood

Cliffs, NJ : Educational Technology Publications ; 1982 : 317-40. Cited in : Schriver KA. Dynamics in Document Design. New York : Wiley Computer Publishing ; 1997.
9) White J. Using Charts and Graphs : 1000 Ideas for Visual Persuasion. New York : RR Bowker ; 1984.
10) Jordan EP, Shepard WC. Rx for Medical Writing. Philadelphia :WB Saunders ; 1952.
11) Wright P. Presenting technical information : a survey of research findings. Instruct Sci. 1977 ; 6 : 93-134.

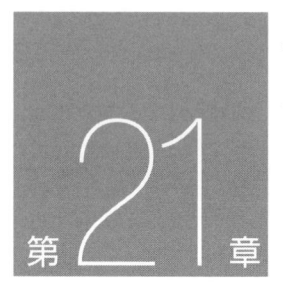

第21章 視覚的にデータと統計量を示す
図による値，グループおよび比較の報告

チャートと図は統計学的な情報を明確かつ正確に示すもので，この目的を達成するためには，可能な限り簡潔でわかりやすくするように心がけなければならない．

A. J. MacGregor [1]

図を用いてデータと統計量を示す方法は数多い（たとえばHarrisの優れた著作を参照[2]）．この章では，通常カテゴリカルデータを示すのに用いられる**チャート**と，連続数を示すのに用いられる**グラフ**に焦点をあてる．特に，ドットチャート，ボックスプロット，そして連続数をX軸とY軸にプロットする標準的なデカルト座標のグラフ，すなわち散布図に注意を向けることにする．これらのチャートやグラフ（以降では単に「図」と呼ぶ）は，生物医学系の研究に多用されている．本章で示すガイドラインの多くは，チャートとグラフのいずれにも適用されるものであり，必要に応じてそれぞれの形式の図に対するガイドラインを示す．

前章と同様に，ここでも，個々の値，値のグループ，グループの比較という3つの水準に重点をおくことにする．図を作成する際には，これら3つの水準は以下の要素によって構成される．

- **値**：単一のデータや値（チャートでは線の長さとして，グラフではプロットされた1つの点として表される）で，1つの記号である．
- **グループ**：関連する値のセットで，一連の値を線で結んだものや，グラフ上の点の集合，関連するカラム（棒）・バー（ひげ）・記号の集合として表される．
- **比較**：グループ間の関係で，複数のグループを同一または一連の図に示す「受動的」な比較と，2グループ間の差を示すグラフのように数学的な比較の結果を示す「能動的」な比較とがある．

効果的なチャートやグラフを作るためには，批判的な考え方とともに，美的センスが必要である．さらに，重要な点については多くの文献が異なった意見を述べている．このため，以下に示すガイドラインを裏づけるエビデンス，理由，慣習および専門家の意見には議論の余地がある．

よい図を作る方法については，本章で扱えるものよりもはるかに多くのことが述べられており，我々は多くの場合に役立つガイドラインに限定せざるをえなかった．本書で

⬇ サブガイドライン　✓ チェックの仕方　❗ 潜在的な問題　ℹ 関連情報

は，William Cleveland[3]，Howard Wainer[4]，そして Helen Briscoe[5] の著作から多くを引用しており，チャートやグラフを作るための実践的な情報を探している人には彼らの著作を強く推奨する．また，洞察やインスピレーションを得るという点では Edward Tufte[6-8] の著作を推奨する．

図のもつ機能

図は以下を実現できる．
- 文章や表では明らかにできない潜在的なデータのパターンや，パターンからの逸脱を明らかにすることができる[9,10]．
- データを系統立てて表示する．特に，データのパターンやグループ間の比較を文章や表よりも明確かつ簡潔に示すことができる[5,10,11]．
- 大量のデータを文章や表よりも効果的または効率的に集約または要約することができる[1]．
- 特定の情報がどこにあるかを探し出し，その情報がどのような意味をもつかを理解することが容易かつ速やかになる[11]．

図の要素と種類

科学的な刊行物の場合，定量的な情報を示す図（チャートおよびグラフ）の多くは以下に示す9要素のうち，少なくとも最初の7要素を満たしている（図21.1）．
①図番号（図が2つ以上の場合にのみ図番号をつけるという出版形式は除く）．
②図のキャプション figure caption（説明文）．通常は図の下に記載される．

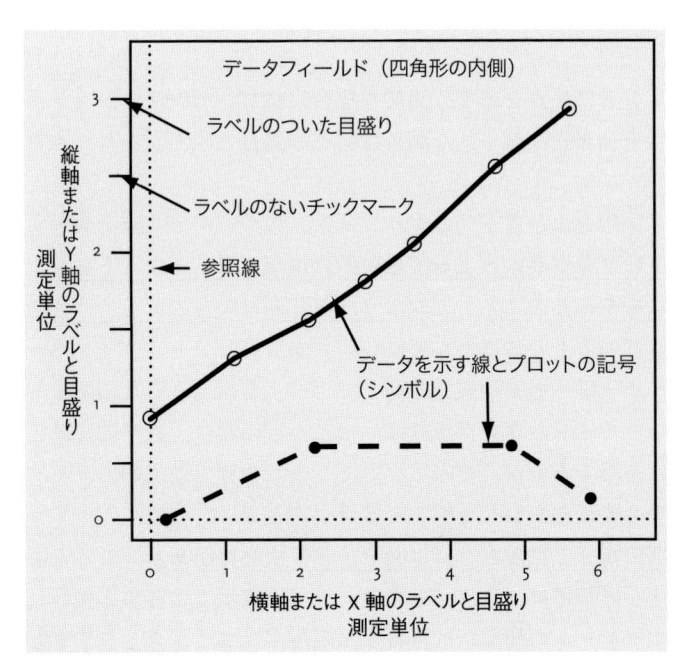

図21.1
科学分野の典型的な図の構成要素．データフィールドは四角形で囲まれ，縦横の軸の原点(0,0)が明確になるように調整されている．軸の目盛りとチックマークはデータフィールドの外に配置されている．

③**データフィールド** data field．データが示される四角形のスペースで，通常はX軸とY軸で下側と左側の境界が示され，細い線で四角に囲むこともある．

④**縦軸** vertical scale．デカルト座標のグラフでは，ラベルのついた目盛りと，ラベルのないチックマーク tick mark をもつ縦座標，すなわちY軸のことであり，チャートでは目盛りまたはカテゴリーを示すラベルである．

⑤**横軸** horizontal scale．デカルト座標のグラフでは，ラベルのついた目盛りと，ラベルのないチックマークをもつ横座標，すなわちX軸のことであり，チャートでは目盛りまたはカテゴリーを示すラベルである．

⑥**ラベル** label．それぞれの軸に対して，グラフ化する変数とその軸に示される測定単位を表す．

⑦**データ**（プロットされたシンボル，線，影つきの棒など）．

⑧**参照線** reference line．読者を導く目的でデータフィールドに表示する．

⑨**記号・略語の一覧** key または **凡例** legend．データを特定する目的でデータフィールドや説明文に示す．

注意！ 本章の太い実線で囲んだ図には，1つ以上の不適切な部分がある．こうした図がある場合は，その後に，不適切な部分を修正または受け入れやすく描き直した図を示している．

　ここでは以下の3つを区別する．**出版用のグラフィクス**は科学雑誌や技術文書に印刷される図で，通常はモノクロである．**プレゼンテーション用のグラフィクス**はオーバーヘッド，ポスターまたはスライドに適したもので，通常はカラーで表示され，離れた場所から見ることになる．**電子的な図**はコンピュータのディスプレイで見るようにデザインされたもので，カラーで，動きがあり，関連するデータにリンクが貼られることもある．

　本書では出版用のグラフィクスに焦点をあて，適切な場合にはプレゼンテーション用のグラフィクスのための注釈を加えた．電子的な図には特有の特長と限界があり，本書では取り扱わない．

　出版用，プレゼンテーション用および電子的なグラフィクスについて，注意を喚起する言葉がある．ソフトウエアのプログラムによって自動的に編集・フォーマットされたデフォルトの図は，出版用はもちろんのこと，どのような媒体向けのものでも，研究結果を伝えるという目的に適しているものはほとんどない[5]．表計算ソフト，データベースおよび統計ソフトのデザイナーは，通常，視覚を通じてデータを伝えることに関するトレーニングを受けていない．こうしたプログラムは，ほとんどの場合，数学的には正確で，データを解析するには有用であるが，そのアウトプットが視覚上効果的で，美的に優れているというよい図の2要素をあわせもつことはほとんどない．

　一般的なルールとして，別の媒体で見るときには図を描き直す必要がある．たとえば，印刷されるグラフで表示可能な詳細さは，スライドやオンライン表示では容易に失われるし，オーバーヘッドに写すチャートの簡潔さは良質な出版用グラフィクスとして十分

な情報を示すものではない．したがって，最良の結果を得るためには，チャートやグラフを媒体にあわせて作るべきで，通常それを作るのは，グラフィックアートやテクニカルライティング・エディティングのトレーニングを受けた者である．

図を作成する際の原則

①図には目的がある．図は本文に寄与するもので，本文と統合されるべきである[11,12]．

表と同様に（**20章**参照），単にデータを示すというだけの理由で図を用いるべきではない．図は，文章や表で示すよりも効率的または効果的に情報を伝達できる場合にのみ使用すべきである．

②図は，読者が情報を探しやすく，見やすく，理解しやすく，記憶しやすいようにデザインすべきである[10,12]．

図をデザインする際には，図の目的を強調する．図の目的はデータの多様性を示すことなのか，それとも安定性を示すことなのか？　群間の類似性を示すことなのか，それとも差を示すことなのか？　時間に伴う傾向を示すことなのか，線形または非線形な関係を示すことなのか？

③図を構成する要素は，図の目的を満たすのに必要なものだけにすべきである[6,11,12]．

科学文書の作成全般にいえることと同様に，簡潔さが図の価値である．図の中のすべての線・記号・数字・単語は，読者が図を理解するために必要かつ十分なものにする[11,13,14]．

④図では，他のどの構成要素よりもデータを強調すべきである[3,5,6,12]．

図の長所は，データの視覚的パターンに素早く注意を向けられるということである．したがって，注意をそらすものが図にあると，それが何であれ，図の有用性が低下することになる．

⑤図は知覚心理学の原則に従って作成されるべきである[14]．

ある図からデータを要約して解釈するということは，視覚的な認識のプロセスである．すなわち，視覚認知は，ゲシュタルト心理学で明らかにされた原則のいくつかの影響を受ける．図をデザインする場合は以下の原則に従えば，図の有用性が高まるはずである．

- **初頭 primacy.** 大きなまとまり（gestalt）のほうが細かな要素よりも先に目に入る．図の全体的な視覚的印象は，データ本来の意味と一致させるべきである[14]．この原則は，読者の認知を操作するために用いることができる．以下を参照のこと．

- **近接 proximity.** 隣り合わせに配置された物体は，1つのグループとして認識される．Kosslyn の文献[14]から例を引用すると，••• ••• という記号の配列は2つのグループと見なされ，•• •• •• は3つのグループと見なされる．このため，比較すべきデータは近く，比較すべきでないデータは遠くに配置する．この原則は，特にデータを特定するラベルを配置するときに重要である．

- **類同 similarity.** 類似した物体は1つのグループとして認識される．再び Kosslyn の文献[14]から引用すると，｜｜ ―― という記号の配列は，4本の線ではなく，2つのグループとして認識される．このため，同じグループのデータは，同じであることを明瞭かつ唯一無二の一貫した方法で表示し，違うグループのデータは，違うことを明

瞭かつ唯一無二の異なる方法で表示する．この原則は，3つ以上の変数を1つのグラフに表示するときには必須である．同じグループから得たプロットの記号やデータの線は同じに見えるようにすべきである．また，他のグループと混同しないように，異なるグループ間では十分に異なる種類のものを使用すべきである．

- **よい連続 continuation.** 明瞭なパターンで配置されたデータは，1つのグループとして認識される．もう一度 Kosslyn の文献[14]から引用すると，―――― という一連の記号は1つのグループとして認識され，―― ― ― は2つのグループとして認識される．したがって，可能であれば，同じグループから得たデータであることを明瞭なパターンによって示し，同時に示す他のグループのデータとは異なるパターンで区別する．

- **閉合 closure.** 1つのパターン中の不連続部分は，同じパターンによって自動的に「補完」される．たとえば，＿ ― ― ＿ という配列に対して，読者は通常，＿ ― ￣ ― ＿ というピラミッドを完成するのに欠けている記号や，＿ ― ＿ ― ＿ という繰り返し配列を完成するのに欠けている記号を想像する．したがって，パターンに連続していない部分が実際にあれば，それを表す切れ目を強調し，データが実際にパターンを形成していれば，パターンを明確にする（そうすることによって，読者はパターンを完成するために「補完」する必要がなくなる）．

統計家の William Cleveland は，図形の認知行動を最も正確に解釈できるものから順に並べた[3]．

- 共通のスケール上の位置の比較．たとえば，1つの図の X 軸上にある2つの値の比較
- 同一ではあるが，並んでいないスケール上の位置の比較．たとえば，2つの異なる図の同じ軸上にある2つの値の比較
- 長さの比較（参照用の基準線やスケールがないもの）
- 角度や傾きの比較
- 面積の比較
- 容積の比較
- 色合い，飽和度，密度の比較

これら7つの認知行動のうち，読者が上手にできるのは最初の2つだけで，残りは大きな違いを識別できるだけであった．本章で推奨するドットチャート，ボックスプロット，グラフは，いずれも共通のスケール上の位置，または並んではいないが同じスケール上の位置の判断に基づくものである．たとえば，円グラフ pie chart のスライス（パイの一切れ）を比較する場合は，角度や面積で判断する必要がある．こうした判断は難しいため，科学出版での使用には限界があり，プレゼンテーション用のグラフとして使用したほうがよい．また，多くの読者は，コントラストのはっきりした少数の色は区別できるが，同じ色で陰影をつけた場合には正確さが減少する．

⑥図に示したデータを文中で繰り返すべきではない．

表の場合と同様，図で示したデータを文中で叙述してはならない．そうではなく，読者がデータを解釈できるように，文中では図の重要な側面を示すこと．

図の説明文を作成する際のガイドライン

21.1 説明文はデータフィールドのデータを特定すべきである[15].

図の中で最も重要な部分はデータである．したがって，少なくとも説明文は示したデータを正確に特定すべきである．また，**ガイドライン 21.2** で示すように，説明文は，研究の他の側面，すなわち，データを収集した被験者の特性や数，データが収集された状況，測定方法の詳細などを説明することもある．

- 悪い説明文（一般的すぎるもの）

  図 8. 投稿された全論文

- 改訂した説明文（より具体的である）

  図 8. 1995～2000 年までに米国および他の国の医学雑誌が受理した 1 年あたりの論文数（投稿者の国籍別の内訳）

21.2 説明文は，本文を参照しなくても図を理解できるように記載すべきである[3,13].

図とそれを説明する本文は離れて示されることが多く，論文中の別のページに示されたり，論文から抜粋されて独立して示されたりする．このため，図が文脈から離れたところにあっても理解できるように，説明文で図の内容を説明すべきである．

- 悪い説明文（状況を限定するのに重要な情報が欠けている）

  図 8. 1995～2000 年までに米国および他の国の医学雑誌が受理した 1 年あたりの論文数（投稿者の国籍別の内訳）

- 改訂した説明文（状況を限定するための情報を含んでいる）

  図 8. 1995～2000 年までに米国および他の国の特定の医学雑誌が受理した 1 年あたりの論文数（投稿者の国籍別の内訳）．データは，民間の出版社から出版された 57 誌を対象とした 2001 年の調査に回答した 37 誌から得たものである．

データフィールドを作成する際のガイドライン

21.3 可能であれば，図の大きさ（すなわちデータフィールドの大きさ）は，図を表示する媒体（メディア）の大きさに合わせる．

多くの科学文書では，図の幅は印刷時の段組みの幅によって決められる．すなわち，2-column figure はどれほど幅が広くても文章 2 段分の幅であり，3-column figure は 3 段分の幅である．3 段組みのページレイアウトでは，印刷される図は 1，2，3 段のいずれかに大きさが合わせられるはずなので，最終的な図の幅は投稿前に決定することができる．また，図の高さの最大値は文章の 1 段の長さに制限される．

スライドの形式は，横が縦よりも長い**風景画 landscape**，縦が横よりも長い**肖像画 portrait** のどちらかになる．35 mm フィルムや PowerPoint のスライドの縦横比はおよそ 1：1.5（23×34 mm）である[12]．

データフィールドを作る際には図全体の最終の大きさに注意し，データフィールドの幅に追加しなければならない軸のラベルと単位のためのスペースを忘れてはならない．

もちろん，図は拡大または縮小することができる．雑誌によっては1段分よりも幅の短い図を認めるものもあり，必ず図を段と段の間で区切るわけではないが，事前に考えておくことによって，小さすぎて細部が読めないという事態を防ぐことができる．

21.4 データフィールドを四角形で囲み，横軸と縦軸で境界を設ける[3]．

データフィールドの境界を示せば，データフィールドとその内容に注意を向けるのに役立つだけでなく，上側と右側にも軸を示すことになるため，読者が図からデータを抽出しやすくなる（図21.1）[13-16]．

縦横の軸をデータフィールドの左と下に示す場合，0や0に近い値は，軸自体によって見づらくなる．このような場合には，原点（0, 0）をデータフィールドの中に移動するだけで値が見えやすくなる（図21.1）[3-5]．

21.5 データフィールド中のデータ以外の要素は最小限にする[3,10]．

理想的には，データフィールドはデータだけを含むべきである．しかし，ときにはラベル，「エラー」バー，信頼の幅，その他の文字や図形の要素をデータフィールドに示

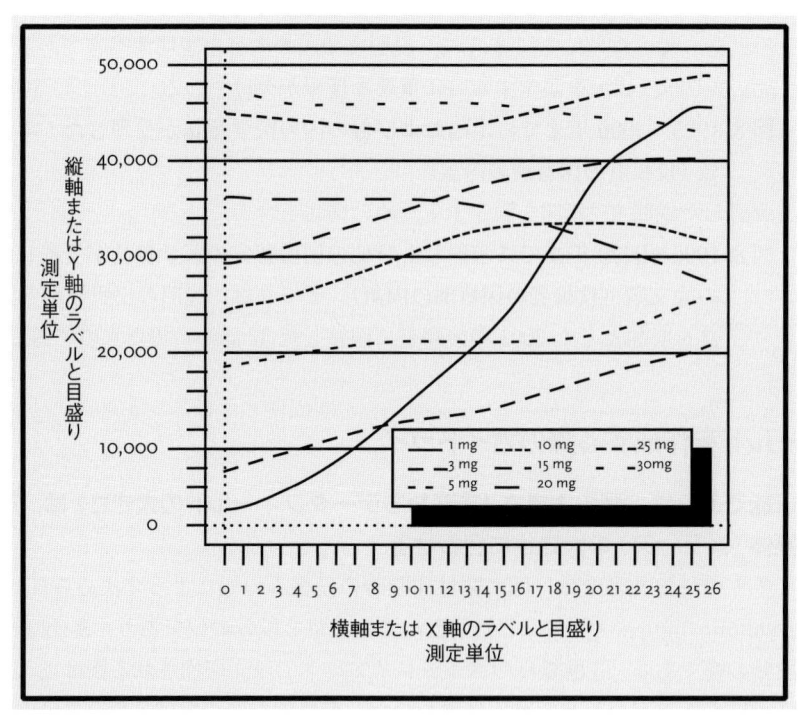

図21.2
不必要な要素がいくつか含まれている図．Y軸の目盛りは0が多すぎるので，軸のラベルに乗数の単位を示すほうがよい．X軸にラベルした値は多すぎるし，どちらの軸も目盛りとチックマークが多すぎる．データの線も数が多く，データのラベルは直接示すのではなく，凡例で示している．値を正確に把握できるように表示した横線は思慮に欠けており，正確さが必要なのであれば，表のほうが適切である．凡例の3次元表示（影をつけている）は何の情報も追加しておらず，視覚的に混乱させるだけである．最後に，すべての線が同じ太さで示されているため，読者はデータのどこに注意を向ければよいかがわからない．

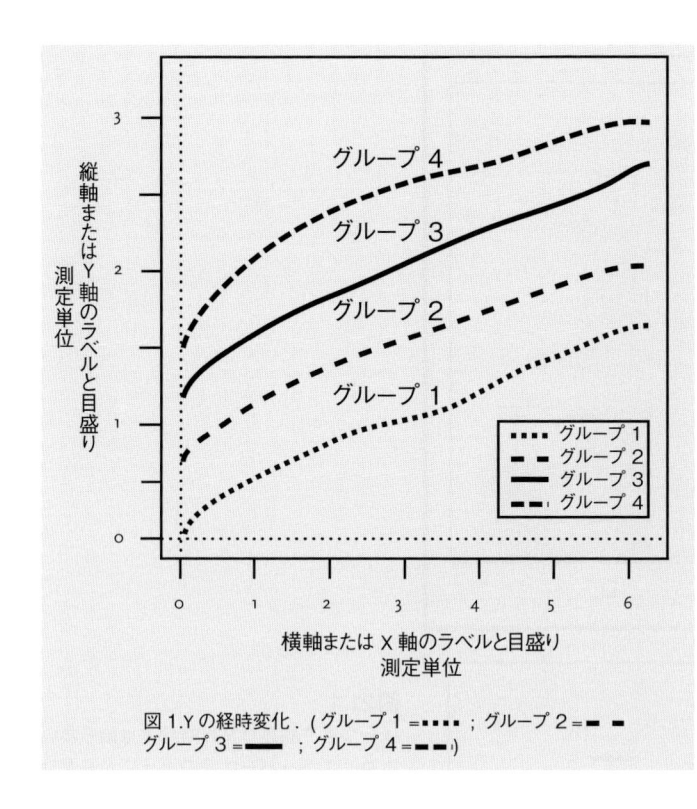

図21.3
可能な限り，ラベルは該当する要素の近くに表示する．直接ラベルを表示できない場合には，記号・略語の一覧や凡例を使用する．記号・略語の一覧や凡例は，データから注意をそらさないようであればデータフィールドの中に配置し，注意をそらすようであれば図の説明文に含める．

すのが最もよいこともある．ただし，画像の解釈を妨げる不必要な単語・線・記号を使うのは避ける．こうした「図形のがらくた」[6]は，図の美的アピールを強調しようとして追加される装飾的要素であることが多いが，同時に余計な詳細さを含むことにもなり，重要な細部に対する単なるノイズとなることがある（**図21.2**）．

21.6 データフィールドのすべての要素を特定する．

データフィールド中のデータとデータグループは，図の説明文と軸のラベルによって特定されるが，データフィールドには他の要素が含まれることも多く，そうした要素も特定しなければならない．このような要素とは，データの点や線に対するラベル，「エラーバー」，信頼区間や信頼の幅，閾値を示す線などである．

- ラベルは，該当する要素の近くに表示する[10]．直接ラベルをつけることができない場合は，記号・略語の一覧または凡例をデータフィールドの空いている場所に示すこともできるし，図の説明文に示すこともできる[1]．スペースが許せば，読みやすいようにラベルは横書きで表示すべきである（**図21.3**）．

- 「エラーバー」の示す値が何であるかを常に特定する（**図21.4**）．エラーバーはデータのばらつき（すなわち，標準偏差やパーセンタイル間の範囲）や，推定の誤差（すなわち，平均値の標準誤差），もしくは精度（推定値の95%信頼区間）を示す可能性があるため，データを正しく解釈するためにはこれらのラベルを表示することが必須である[3]．また，「エラーバー」は両方向に示すべきである．ばらつきと誤差は，値に関して常に対称とは限らないため，両方向に示すことが望ましい．棒グラフでは，エ

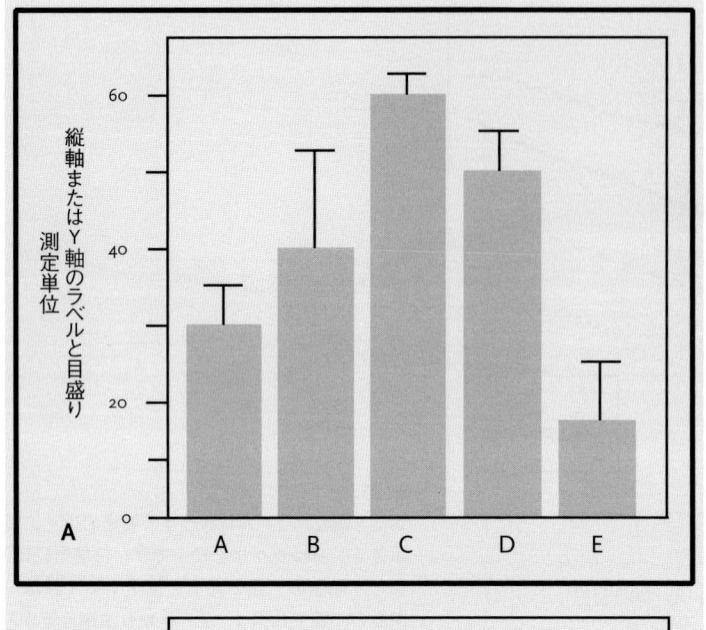

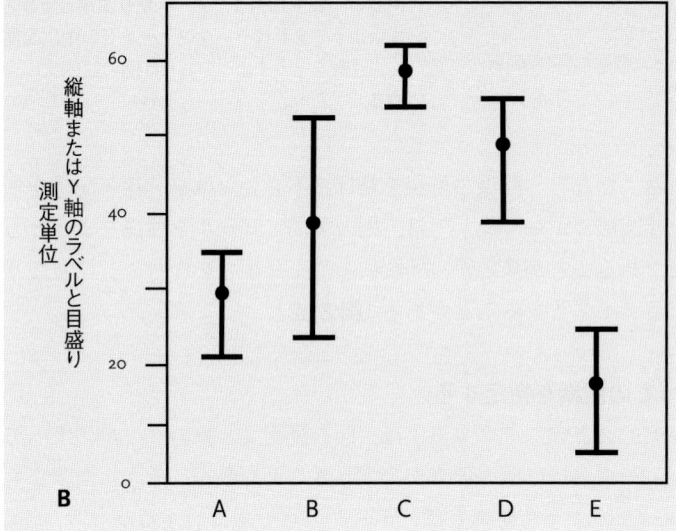

図21.4
ばらつきや誤差は常に対称とは限らないため、エラーバーは値の上下に示さなければならない.
A：棒グラフでは、測定値や推定値の上にだけ「エラーバー」を示すという誤りがしばしばみられる.
B：測定値や推定値を棒ではなく、単一のデータポイントとして示せば、エラーバーを完全に示すことができる. また、「エラーバー」は標準偏差、パーセンタイル間の範囲、平均値の標準誤差（どのような場合でも示すべきではないが）、信頼区間のいずれにも用いられる可能性があるため、このうちのどれなのかを特定することが必要である.

ラーバーが測定値や推定値の上にしか示されないことが多く、不正確である.

21.7 参照線は控えめに表示し、データを強調する[1,3].

　　参照線は、縦横の軸の一方または両方の0の位置、時間経過の中でイベントが発現した時点、前値や目標値を示すためによく用いられる. しかし、参照線はデータから注意をそらすものであってはならない（**図 21.5**）[10].

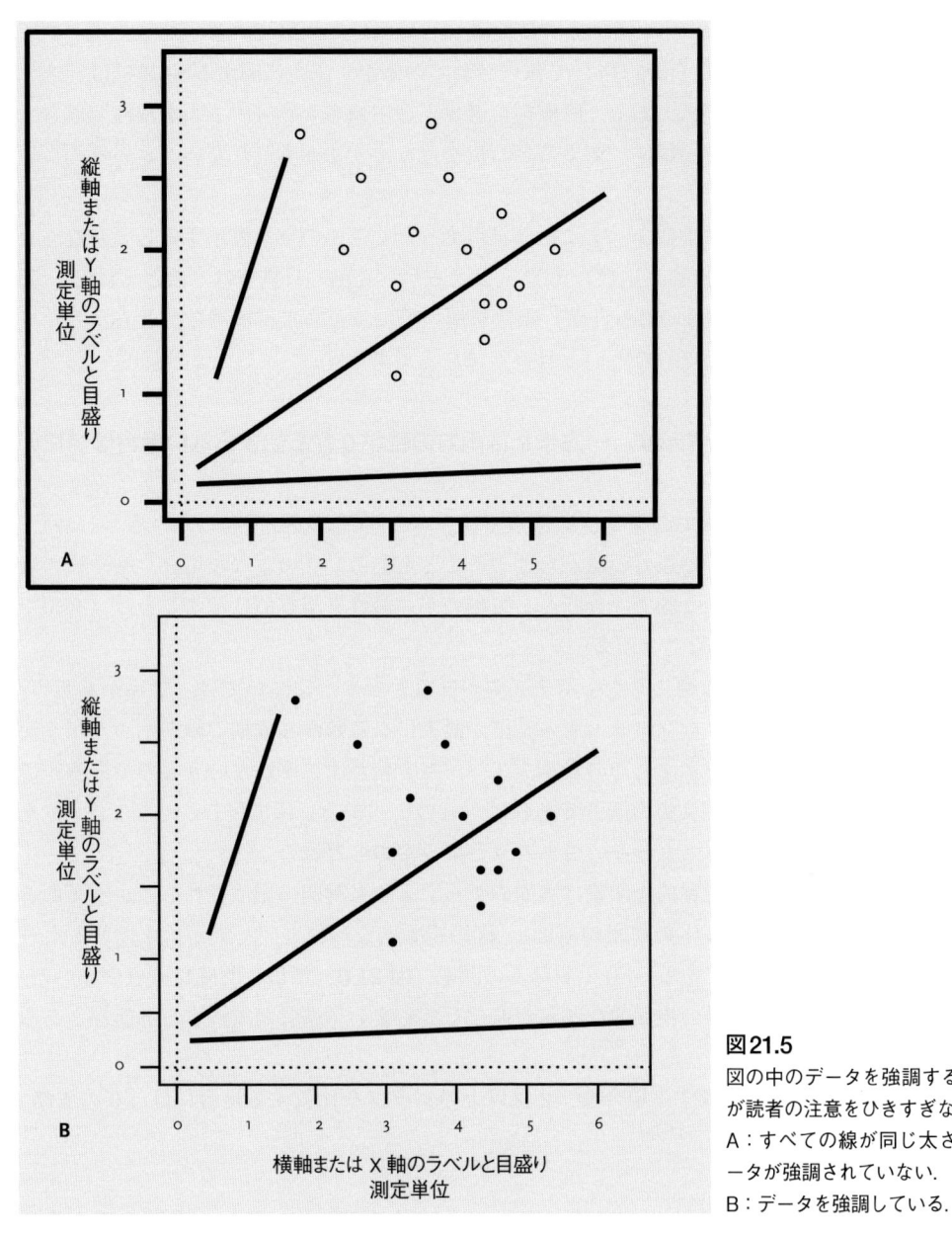

図21.5
図の中のデータを強調すること．参照線が読者の注意をひきすぎないようにする．
A：すべての線が同じ太さで描かれ，データが強調されていない．
B：データを強調している．

縦横の軸を作成する際のガイドライン

21.8 それぞれの軸には，変数名と変数の単位，単位の乗数（用いた場合）を明記する[13,17]．

いうまでもなく，変数のラベルは，何を測定したのか，すなわち，図に示したデータの点や線が何を表すのかを明らかにすべきである．

測定値の単位も軸のラベルに示すべきである．多くの科学団体はメートル法に基づくSI単位（System International Units）を使用している[18]．伝統に従って，特に米国では，

生物医学系の団体は今でもいくつかの測定値に古い単位を用いている．たとえば，血圧はミリメートル水銀柱（mm Hg）で報告されているが，圧力に関するSI単位はパスカル（Pa [Newton/m^2]）である．医療従事者は，血圧値をミリメートル水銀柱で読むことに慣れており，新しい単位に変えると診療を危うくするかもしれない，というのが通説である[19]．

最後に，縦横の軸に乗数を示すことは有用で，たくさんの0を表示する必要がなくなる．たとえば，「予防接種実施数×1000人」と表示した軸の目盛りは，たとえば25, 75, 100といったものになるであろうが，乗数を用いずに「予防接種実施数」と表示した場合は25,000, 75,000, 100,000という目盛りになるであろう．

21.9 グラフの原点（0, 0）を示す．一方または両方の軸が0から始まらない場合は特に必要である[5,14,16]．

多くの読者は，すべてのグラフは原点（0, 0）から始まると想定している．しかし，一方または両方の軸が0以外の値から始まることもある．このような場合，縦や横の軸を波線やイレギュラーな線で「分断」して軸の不連続性を視覚的に示すことは（必須ではないにしても）有用なことが多い．

科学文書のすべての軸に原点を示す必要があるかどうかについては，議論がある[3]．議論の1つは，データをプロットする範囲が最大になる値から縦横の軸を始めたほうが効果的で，軸の分断を示すための貴重なスペースを使わずにすむというものである．この議論はさらに，科学文書の読者であれば，軸のラベルを正確に読むことができ，0を示さなくても誤解することはないであろうというものへと進む．

その一方で，図の視覚的な印象は実際のデータよりも鮮明に記憶されるのが常であることから（ゲシュタルトの初頭の原則），図の視覚的な印象とデータが示す情報とを一致させることは重要である．「0の省略」の問題（**図 21.6**）では，明確な原点がないと，棒の長さを比較する際の視覚的な印象が変化してしまい，読者が誤解する可能性がある．

❗ グラフ中の要素を比較する場合や，2枚以上のグラフを比較する場合には「0の省略」に注意する（**図 21.6**）[12,14,15]．

21.10 Y軸の値はデータフィールドの下から上へ，X軸の値は左から右へ増加するように配置する．

多くの読者は，Y軸（縦座標）の高い位置にプロットされたデータほど，低いところにあるデータよりも大きな値であると想定し，X軸（横座標）の右にあるデータほど左にあるものよりも大きいと想定する．

特に，時間軸は常に左から右に示すべきである[12]（我々は何度も試みたが，軸を逆方向に描く人がいるとは考えられない）．

21.11 可能な限りデータフィールドが多くのデータで埋まるようにスケールを調節する[3]．

単にスペースを節約するという理由から，軸は最大値を大きく超えて長く伸ばすべき

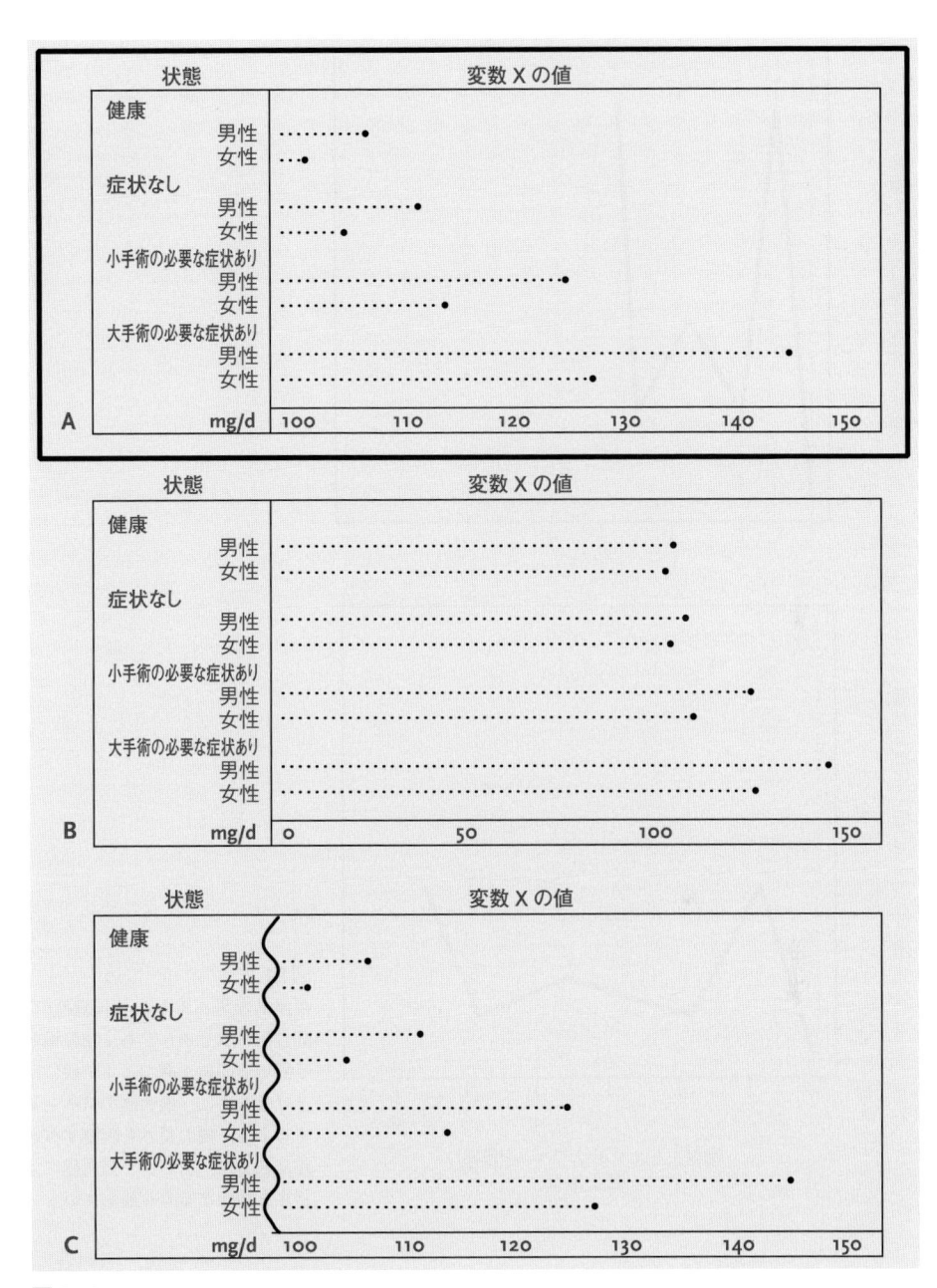

図 21.6
視覚的な歪みのうち,「0の省略」の問題.
A:女性の値は男性の約半分という印象を視覚的に受ける.この印象は,ベースラインが予想する0ではなく,100となっているために生じたものである.
B:ベースラインが0であるため,グループの大きさを視覚的に正確に表している.
C:0の省略の問題を防ぐための典型的な解決策で,スケールの分断を示す際には波線のほうが直線よりも効果的である.その理由は,波線は図の構成要素としてはあまり用いられないためである.

ではなく,最小値についても同様である(軸が0から始まらない場合).

X軸とY軸の関係は「縦横比」と呼ばれる.縦横比を変えること,すなわち,一方の

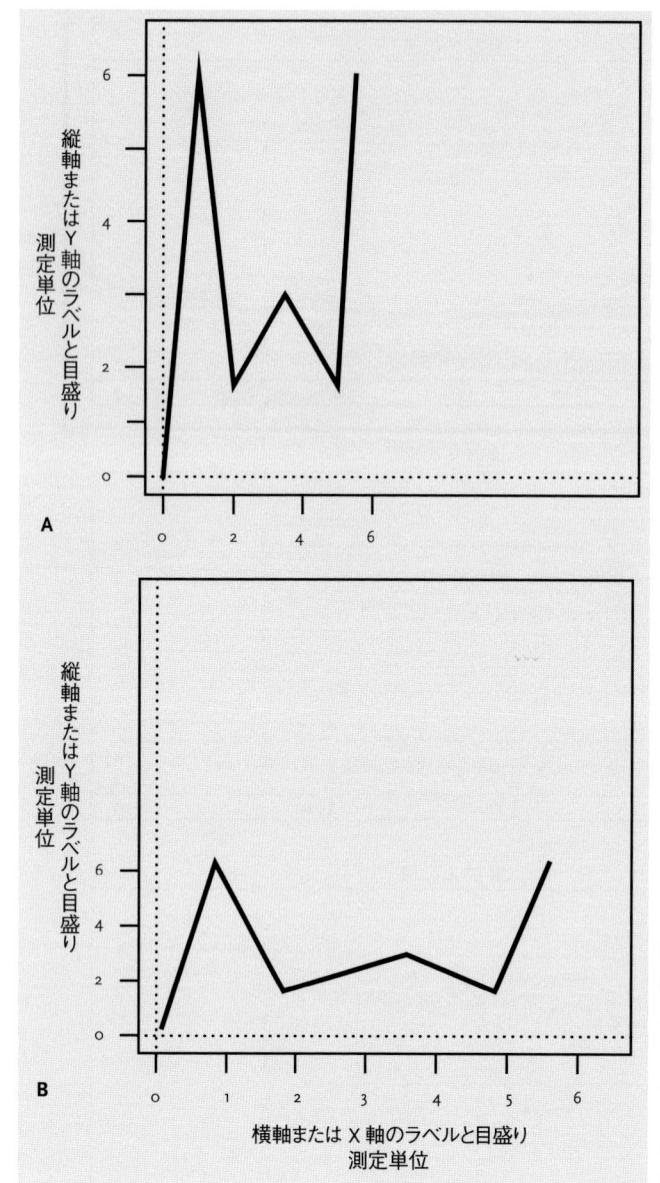

図 21.7
視覚的な歪みのうち,「伸縮性のある軸」の問題.同じデータであっても,軸の相対的な長さによって受ける印象が異なる.一般には,図の解像度を上げるために,最大限のスペースにデータを表示するように軸の長さを調整すべきである.程度の差はあるが,データが対角線に沿うように両軸の長さを調整するのが最もよい.

　軸の長さを他方よりも長くしたり短くしたりすることには一長一短がある.ときには,一方の軸を伸ばしたり縮めたりすることによって,不明瞭であったデータのパターンが明らかになることがある[3,14].逆に,一方の軸を伸ばしたり縮めたりすることによって,もう一方の軸上の変化を強調したり目立たなくしたりすることがある.こうした問題は「伸縮性のある軸」と呼ばれており,企業の損益報告書でよくみられるものである(**図21.7**)[12,17].

　データの占める値の範囲が広い場合,特に大きな値の数が少ない場合には,対数スケールでのグラフ化を考慮する(**ガイドライン 21.22** 参照).

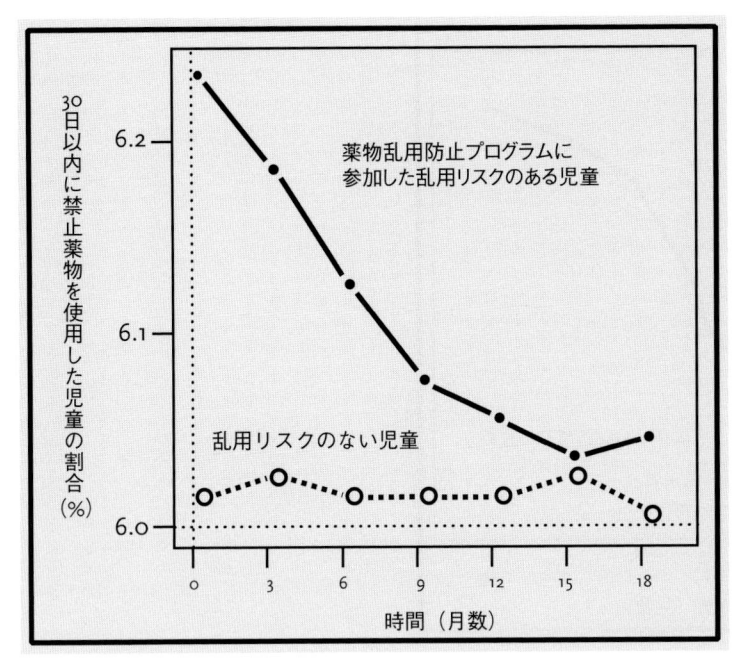

図21.8
「伸縮性のある軸」のもう1つの問題は，0の省略の問題との相互作用によって，小さな差を大きく見せることである．この図をぱっと見ると，薬物乱用防止プログラムが成功したように思える．なぜならば，プログラムに参加した乱用リスクのある児童の薬物使用割合は時間とともに低下し，乱用リスクのない児童と同様になっているからである．しかし，縦軸を見ると，実際の変化量はわずか0.23％でしかないことがわかる．すなわち，たとえ10,000人の児童がリスク群にいたとしても，減少する人数はたった23人なのである．Y軸の0が省略されたのは，完全なスケールにすると，スケール上の小さな部分を過度に拡大したことが明白になってしまうからである．

> グラフを解釈する際には，データの視覚的な差が臨床的に重要な差と一致するかどうかを判断するために，軸をチェックする．実際には小さな差を大きく，すなわち重要に見せる方法は，グラフの目盛りの間隔を広げることである（**図21.8**，「伸縮性のある軸」の問題で示した**図21.7**も参照）．

21.12 軸の目盛りは主要なものだけを論理的かつ（通常は）等間隔に示し，目盛りの数とラベルのないチックマークは最小限にする[3,5,12,14-16]．

　図は，値を正確に示すことよりもデータの全体的な意味を表すことに優れている．このため，通常は，主要な軸目盛りだけに値を表示すれば十分である．正確な値は表で示すのが最もよいが，もちろん，グラフ中の重要な値を表す場合には特別なチックマークを使用する[14]．グラフに示したデータの最大値と最小値をスケールの両端に表示することは有用なテクニックである（**図21.9**）[13]．

　また，目盛りは偶数や5，10，100，1,000のような論理的な間隔に限定すべきである．できる限りデータフィールドが込み入らないようにするため，軸ラベルとチックマークはデータフィールドの外に配置する（**図21.1**）[3,5]．

　コンピュータによって作成した図の問題の1つは，プログラムが軸を均等ではあるが，論理的でない間隔に分割する可能性があるということである．たとえば，7か月ごとに分割した時間軸は極めて理解しづらい．

- 7か月ごと：Jan 06—Aug 06—Mar 07—Oct 07—May 08—Dec 08
- 6か月ごと：Jan 06—Jul 06—Jan 07—Jul 07—Jan 08—Jul 08

　最後に，読者は同じ間隔は同じ値を示すと想定する．このため，同じ量を示す間隔は同じ距離で配置し，データを視覚的に歪めないこと．たとえば，1つの軸に日・月・年

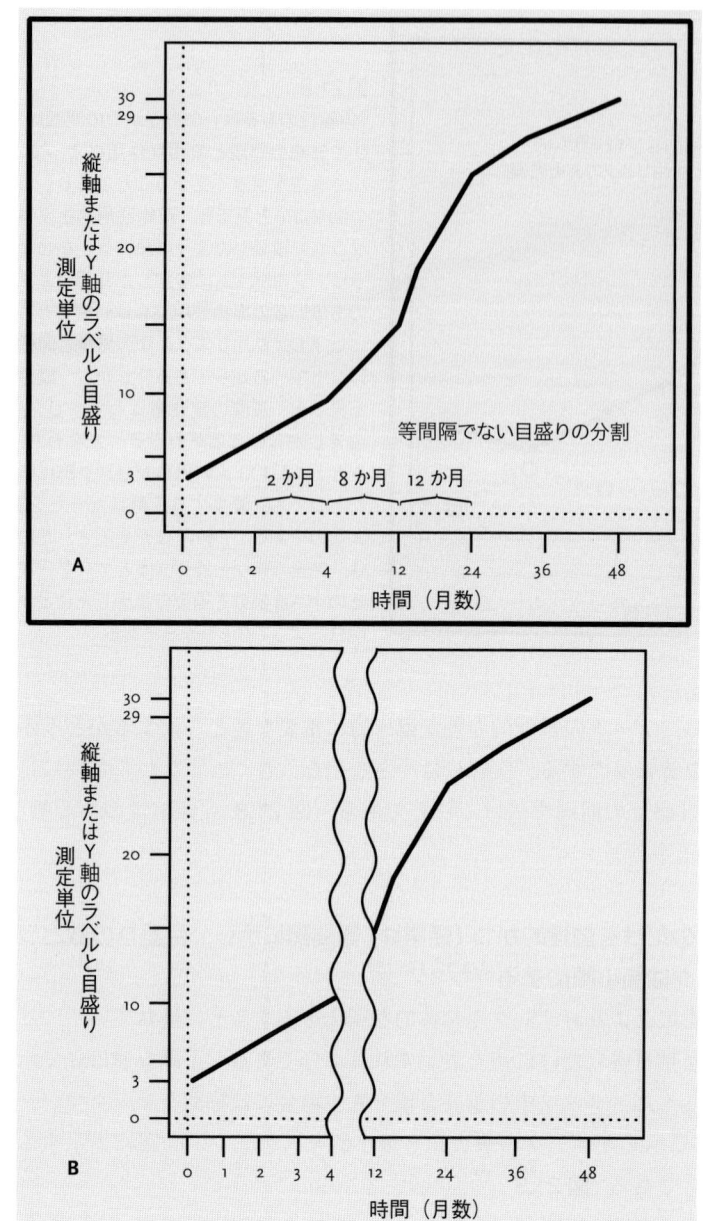

図21.9
軸の間隔は同じ単位を表すようにすべきである.
A：X軸の目盛りが等しい時間間隔を示していない.
B：軸の分断を示すことによって同じ図を正しく描いたもの.

ごとのデータが含まれるのであれば，比例性を損なった軸でそれぞれの時間間隔を示そうと試みるよりも（データフィールド自体ではなくとも）軸を3つのパートに区切ったほうがよい（図21.9）.

21.13 正の値は0を示すベースラインよりも上，負の値は0を示すベースラインよりも下に示す[14]．

ガイドライン21.10に示したように，値を正反対に示す人がいるとは考えられないが，誰かの技術を過大評価するつもりもない．

21.14 より高い精度が必要でない限り，軸の単位は有効数字 2 桁に丸める．

ガイドライン 1.1 で述べたように，多くの読者がきちんと把握できる有効数字はわずか 2 桁である．この状況は，表のセルであっても図の軸であっても同じである．

いくつかの理由から，「過剰な 0」の問題は表中のセルよりも図の軸でよくみられる

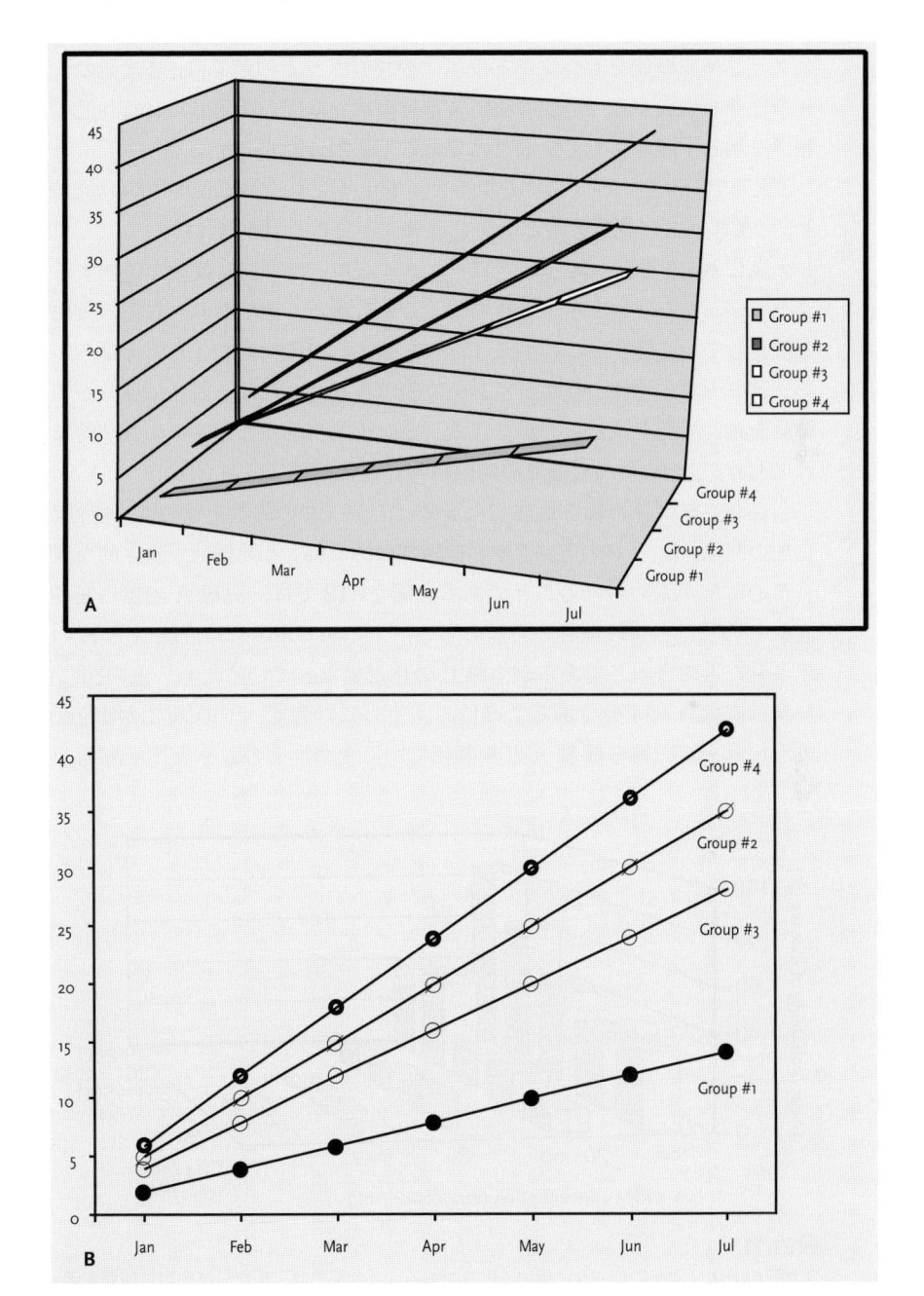

図 21.10
A：美的理由から図に 3 番目の次元を追加しても有用な情報は追加されず，かえって読者がデータを比較しにくくなる．
B：2 次元の図は煩雑さがなく，データを比較しやすい．

ようである（図 21.2）．この問題は，軸のラベルに適切な乗数を示して有効数字を2桁に丸めることによって解消される．

21.15 実際のデータが3次元で，3番目の軸（Z軸）が必要な場合にのみ，3次元で表示する．

グラフ作成機能をもつソフトウエアのプログラムの多くは，2次元のデータから3次元の画像を生成する．必要のない3番目の次元は図の明確さには寄与せず，視覚的な複雑さを増し，読みにくくするだけである（図 21.10）[12, 15]．

3次元データをグラフにする際のガイドラインも，2次元データの場合と同じである．3つの軸すべてに変数と測定単位を示すべきである（図 21.11）．

ときには，3番目の軸としてデータフィールドの右側に縦軸を追加することによって，グラフが新たな変数を示すようにすることもある．追加された右側の縦軸が左側の縦軸と関連している場合，この手法は情報を伝えるのに役立つ．たとえば，左側の縦軸がセンチメートル，右側の縦軸がインチで表示されていれば，読者は自分が慣れているほうの軸を選んで値を読むことができる．センチメートルとインチの数学的な関係は固定されており，2つの軸の目盛りの間隔は常に比例関係にある．

しかし，無関係の軸を追加した場合は，データの解釈を歪める可能性がある．「軸の追加の問題」は，「0の省略」や「伸縮性のある軸」と同様に，視覚的な表現によってデータの解釈が歪められることである．図 21.12 では，直線 A の値は左側の軸 A から，直線 B の値は右側の軸 B から読みとる．上の図で示された直線 A と B の値は下の図で示されたものと同じであるが，軸 B の比が異なっているため，上の図では直線 B の増加度は直線 A の半分であるようにみえるのに対して，下の図では増加度が同じであるようにみえる．軸 B は軸 A と無関係であるため，どのような比でも描くことができる

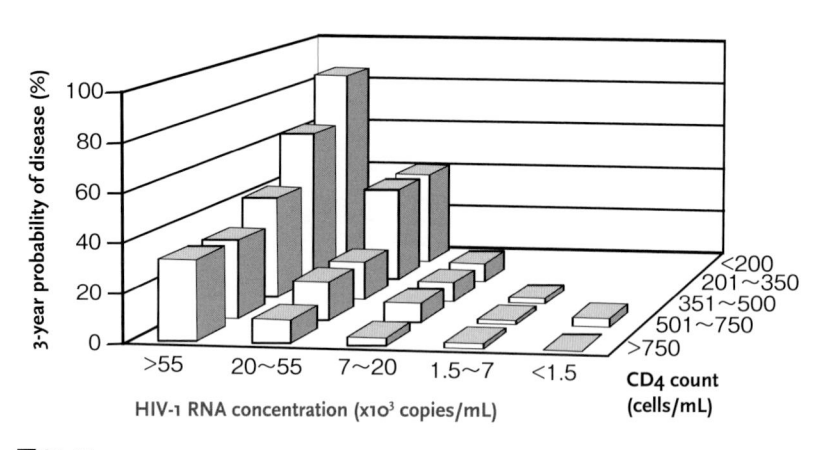

図 21.11
3次元の図は3次元のデータに用いるべきである．この図では，各次元が有用な情報を示しており，3次元を用いることは適切である．
（Egger M, May M, Chene G, et al. ART Cohort Collaboration. Prognosis of HIV-1-infected patients starting highly active antiretroviral therapy : a collaborative analysis of prospective studies. Lancet. 2002 ; 360 : 119-29. を改変）

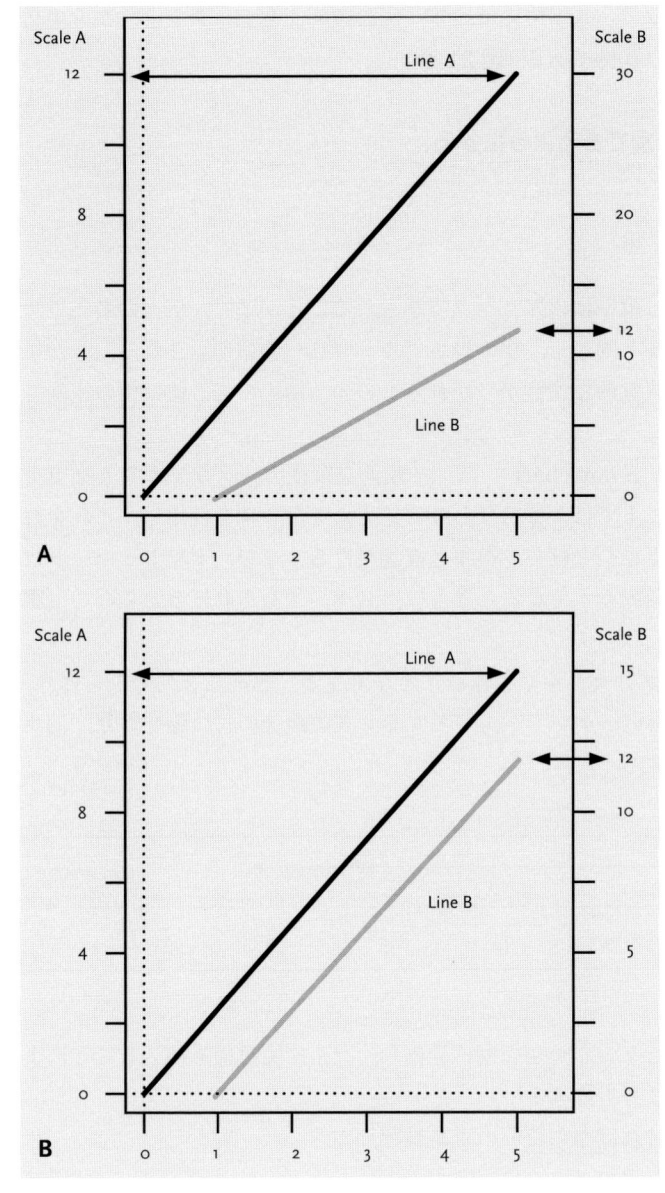

図21.12
視覚的な歪みのうち,「軸の追加」の問題.この問題は,別々の無関係な軸によって解釈する必要のある2つの変数を1つの図に示す場合に生じる.左側のY軸は一方の変数に対して設けられたもので,右側のY軸は残る変数に対して設けられたものである.これらが互いに関連していれば問題はない.しかし,それぞれが独立したスケールだと,データの視覚的な印象に歪みが生じる可能性がある.
A:直線Bの増加度は直線Aの半分であるように見える.
B:直線Bの増加度は直線Aと同じように見えるが,追加された右側の縦軸が圧縮されている.2つの図の値は同じで,それらを示すスケールだけが異なるのである.

のである.

> 縦軸が2つあるグラフを解釈する際には,データの視覚的な差または類似性が実際の重要な差と一致しているかどうかを判断するために軸をチェックする.

個々の値を示す際のガイドライン

21.16 値を特定する.

チャートやグラフの中で,値を明らかにする場所はいくつかある.それらは,図の説

明文，軸のラベル，データフィールド中のラベル，図の説明文やデータフィールド中に示す記号・略語の一覧または凡例である（**図 21.3**）．

21.17 それぞれの値を視覚的に区別できるようにする．

カテゴリカルデータ

名義データや順序データは縦や横の棒グラフで示されることが多く，個々の名義カテゴリーや順序カテゴリーは棒と関連し，棒の長さでカテゴリーの値が示される．しかし，棒グラフでは棒そのものに視覚的な注意がひかれるものの，関心のある値は棒の末端でしかない（**図 21.13**）．

Cleveland のドットチャート dot chart[3] は，一般的な縦横の棒グラフよりも推奨できる点が多い．ドットチャートでは，棒の代わりに控えめな細い線を使用し，これを視覚的に目立つデータポイントにつなげてラベルと関連づける．また，ドットチャートは水平に描くため，ラベルが読みやすくなるとともに，スペースもそれほどとらない（**図 21.13**）．

ドットチャートはワードプロセッサでも作ることができる．単純な2列の表を作り，1列を行見出し，もう1列をデータフィールドとする．表の最後の行に軸を作り，個々の行にそれぞれの値を図示する．

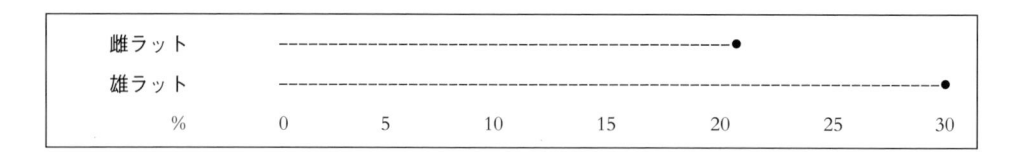

```
雌ラット   --------------------------------------●--------
雄ラット   ----------------------------------------------●
       %   0     5     10    15    20    25    30
```

必要であれば，軸の上の行をいくつかの列に分割し，セルに縦罫線を加えることによってチックマークをつけることもできる．

縦横の棒グラフを使わなければならないのであれば，

- 用途をプレゼンテーション用のグラフに限定する．
- 棒と背景を混同しないように，棒の間の間隔と棒の幅を同じにしない[1]．
- すべての棒に明暗をつけたグレーの網をかけ，棒同士や，棒と背景を区別できるようにする[1]．
- 過度なグレーやカラーのコントラストは，いくつかの棒の視覚的な重要性を誇張したり，弱めたりすることに注意する[1,12]．
- 棒の中を線やストライプパターンで埋めない．こうしたパターンは，データから注意をそらす錯覚を生み出すことになる[1]．

図 21.14 は，縦や横の棒グラフの落とし穴を示すものである．

カテゴリカルデータは円グラフで示されることも多い．しかし，科学文書では，円グラフの使用を限定したほうがよい[13,17]．通常，円グラフ pie chart のスライス（パイの

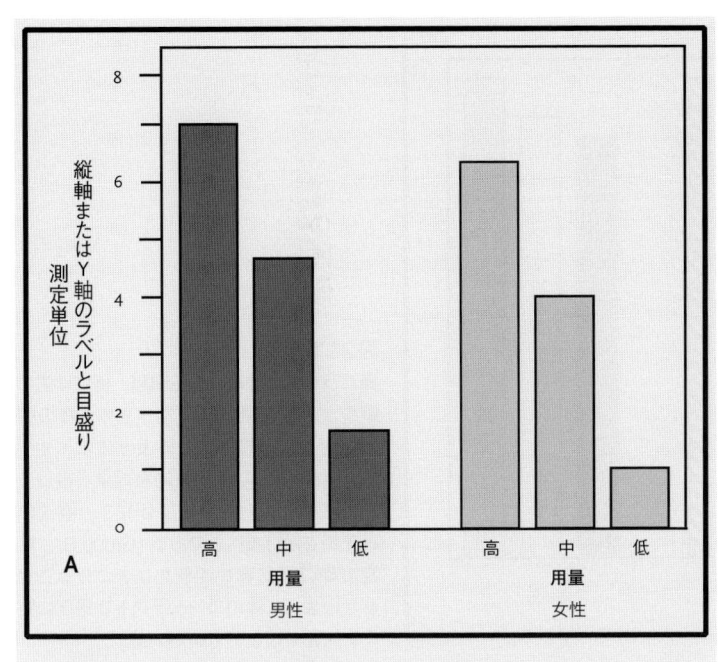

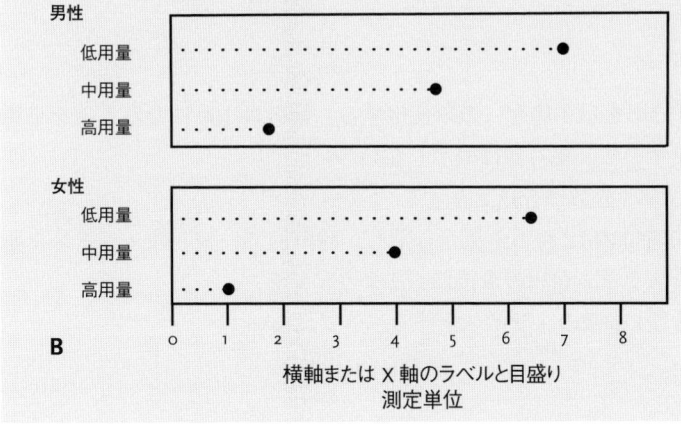

図21.13
縦または横の棒グラフ．
A：ドットチャートよりも多くのスペースが必要であるが，ドットチャートのほうが効率的である．
B：棒によって伝えられる情報は棒の末端にあり，棒の幅・色・網かけは情報から注意をそらすだけである．ドットチャートは，棒ではなく，データに焦点をあてている．さらに，ほとんどのドットチャートは横書きでテキストを表示するため，より読みやすい．

一切れ）には，そのスライスの示す百分率がラベルされるが，こうしたものを示せば図にする必要性が減少する．円グラフで示すデータが2,3の大きなスライスで構成されるのであれば，文章でもっと簡潔に示すことができ，たくさんの小さなスライスで構成されるのであれば，多くのラベルとそれぞれが示す百分率を表示しなければならない．百分率を表示しない円グラフは，スライスの角度や面積の違いを識別できるという読者の能力をあてにしているが，こうした知覚を使う作業は，ほとんどの人にとって最も信頼性が低いものである[3]．

円グラフを<u>使わなければならない</u>のであれば，
- 別の方法をがんばって探す！　その情報を本文に含めるか，データをドットチャートで示すことを考慮する．
- 用途をプレゼンテーション用グラフに限定する．
- 2次元表示だけにする．3次元の円グラフは何が重要かという知覚を歪ませることが

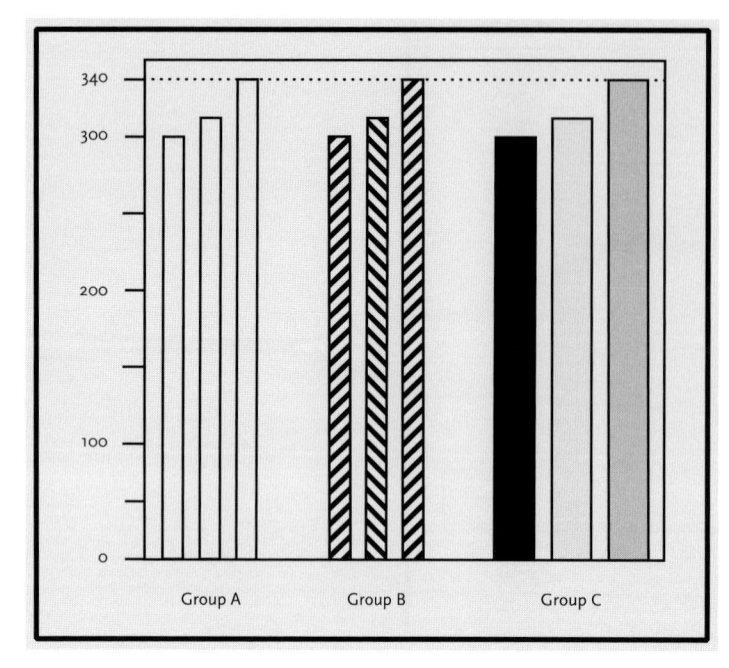

図21.14
棒グラフによくみられる問題．棒には常に網をかけて背景と区別すべきで，棒の間の間隔は棒の幅と異なるようにすべきである（Group A）．視覚的な効果を避けるため，模様のパターンではなく，濃淡のみで網をかけるべきである（Group B）．特定の棒に不必要な注意をひきつけることがないよう，棒のコントラストは過度に強くすべきではない（Group C）．

ある．
- 合計が100%になる百分率を示す場合にのみ使用する．読者は100になることを予想して自動的に数字を足すので，絶対数は表示しない．
- 可能であれば，「スライス」の数は5以下とする[1,16]．
- 最も大きなスライスを時計の12時の位置から示し，時計回りに残りのスライスを埋めていき，最も小さなスライスが円の最後にくるようにする[1]．
- 全体の5%（角度は18度）未満のスライスを作るべきではない[1]．

連続数のデータ

　　連続数のデータは，値の分布によって構成される．分布に関する情報は，分布を定義する特性，すなわち最小値と最大値，平均値や中央値，標準偏差やパーセンタイル間の範囲を示すことによって伝えることができる（**1章**参照）．連続数も縦横の棒グラフで示されることが多いが，これでは分布を表す2つの値（多くの場合は平均値と標準偏差）を示しているにすぎない（**図21.15**）．

　　Tukeyのボックスプロット box plot（または「箱ひげ図」）は，関心のある値を強調しつつ，分布に関する情報を棒グラフよりも多く示すことができる．最も単純な形式では，「ひげ」の末端が最小値と最大値，箱の末端が25パーセント点と75パーセント点を示し，箱の中の横線が中央値，すなわち50パーセント点を示す（**図21.15**）．これ以外の形式もあり，外れ値を特定できるように，たとえば「ひげ」の末端を5パーセント点と95パーセント点とし，残る値の分布を個別に示すこともできる．Tukeyのボックスプロットはドットチャートと同じように作成することができ，望ましい結果を得るこ

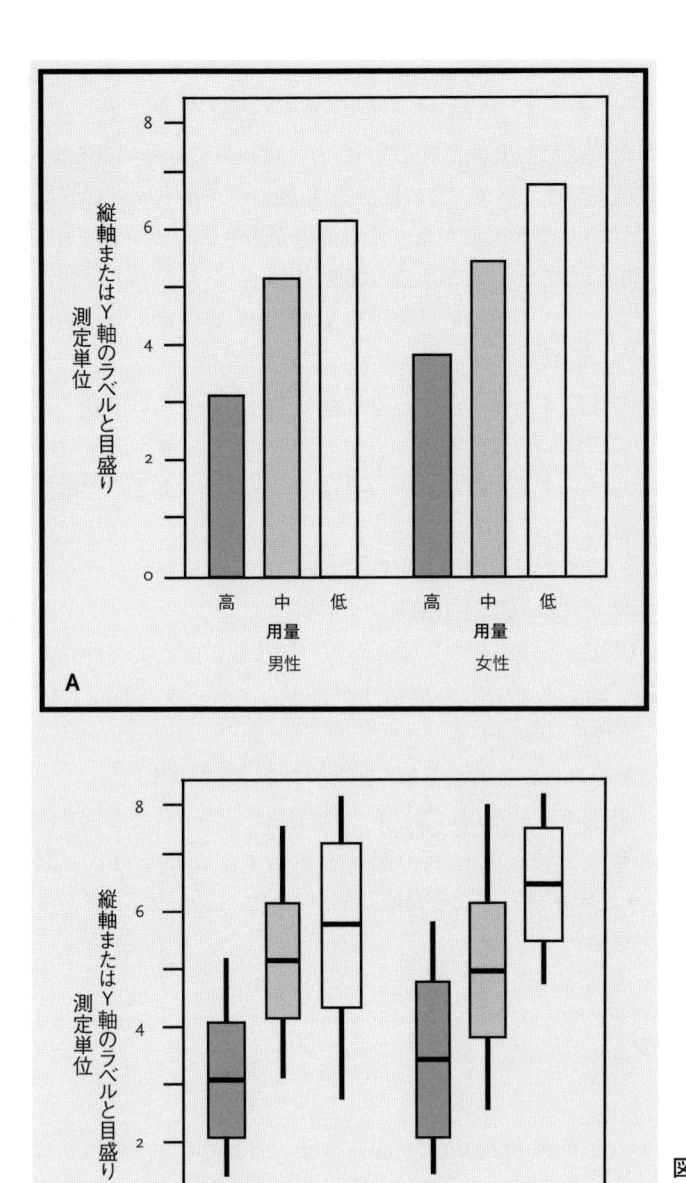

図21.15
A：連続数のデータを示すために棒グラフがしばしば使用され，平均値と標準偏差がエラーバーを用いてプロットされる．
B：しかし，Tukeyのボックスプロットは分布に関する情報をより多く示すことができ，効率的である．

とができる．

多変量のデータ

　　ある連続数の変数をもう1つの連続数の変数に対して（たとえば体重に対して身長を）プロットするとき，一方の変数をY軸，もう一方の変数をX軸にプロットするのが**散布図 scatter plot**である．問題はいくつかの値が重なる可能性があることで，1つまたは複数のデータポイントが不明瞭になるおそれがある（**図21.16A**）．したがって，値を示す記号はシンプルにすべきで，データの重なりは最小限とするか，可能であれば避けるべきである．

　　データの重なりが最小限（かつ1グループのみから得られたデータ）である場合，各データポイントを示す記号は1つでよい．この場合は，シンプルな黒丸（●）で十分である．データが密集し，個々のポイントが区別できない場合は，少なくとも4つの選択肢がある．

- 記号が重ならなくなるまで，一方または両方の軸を拡大する．この選択肢にはデータを対数スケールで示すことも含まれる（**図21.16B**）．
- 「細かな振動 jittering」と呼ばれる手法を使う．すなわち，同じ値になった2つ以上のポイントを少しずつずらして，ポイントの重なりがあることを示す（**図21.16C**）[3,10]．
- 残差（データポイント間の差とそれらを要約する線）を表示する（**図21.16D**）．
- 重なったデータを示すための特別な記号を用いる．1つの方法は，データの表示方法を拡張して，重複する値の数を示すために別の記号を使用することである（**図21.16E**）．「・，▎，▲，✦，★，✶」は，それぞれ同じ値が1，2，3，4，5，6個あることを示すために使用されている．

値のグループを示す際のガイドライン

21.18　個々のグループを特定する．

　　値を示すときと同様に，チャートやグラフの中のグループは，図の説明文，軸のラベル，データフィールド中のラベル，図の説明文やデータフィールド中に示す記号・略語の一覧または凡例で特定することができる．

21.19　各グループを視覚的に区別できるようにする．

　　カテゴリカルデータをドットチャートやボックスプロットで示す場合，値のグループは，データフィールド中に箱で囲むか，グループごとに別のスペースに示すことで特定できるようになる．

　　連続数をグラフで示す場合は，通常，プロットする記号を別のものにするか，要約線の種類を変えることによってグループを区別する．グループが2つだけであれば，黒丸と白丸（●，○）でよい．「●，○，⌀，◉，⊙」をこの順序で使用してもよい[3]．これらはグラフでよく用いられる記号であり，互いに対比しやすく，データがある程度重なる場合にも使用することができる．一般的なルールとして，1つのグラフに5種類以上

図21.16

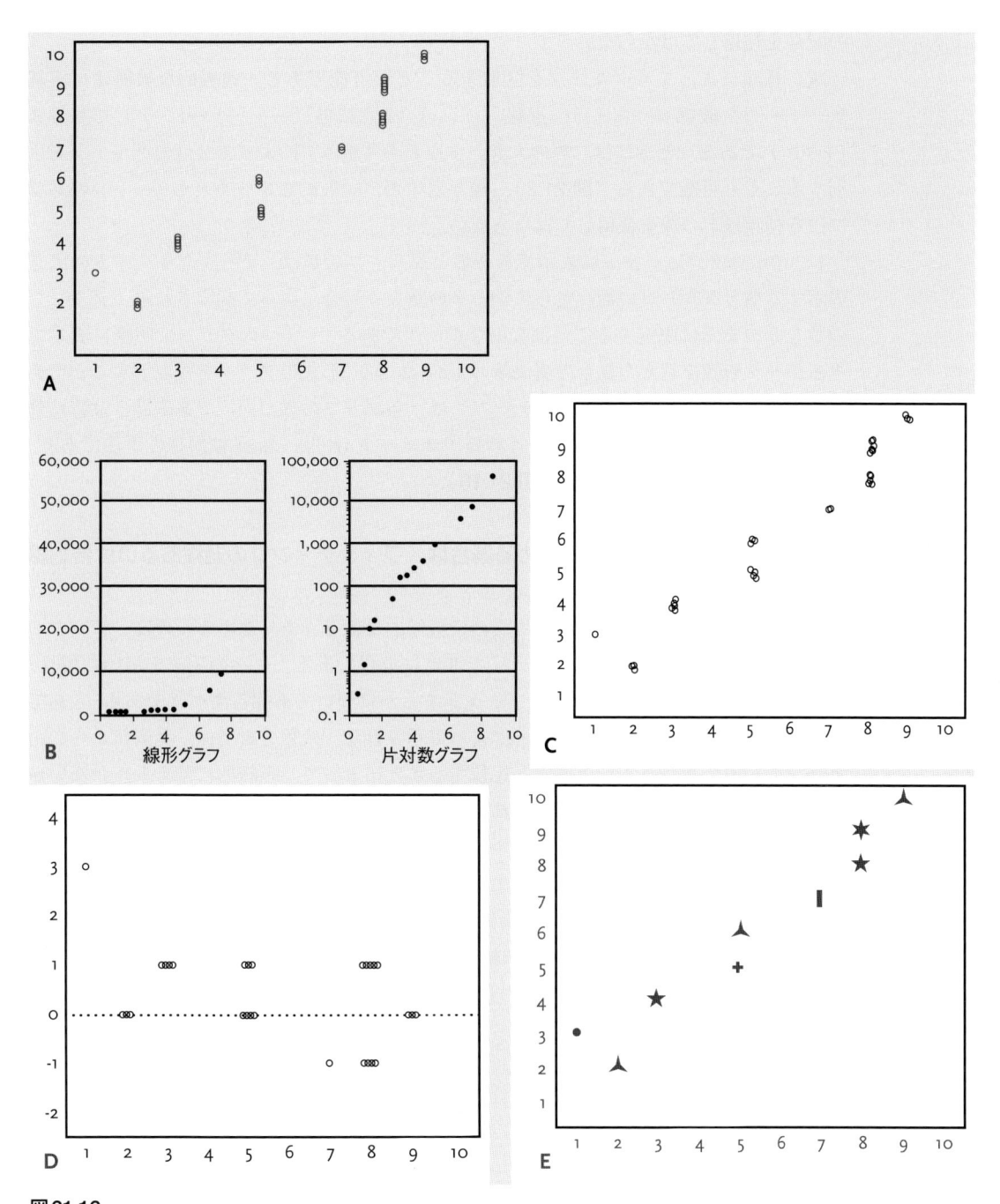

重なったデータを表示するためのテクニック.
A：データの重なりはグラフの解釈を困難にする.
B：一方または両方の軸を拡大したり，片対数グラフ（一方が対数スケールで，もう一方が算術スケール）や両対数グラフ（両方とも対数スケール）を使ったりすることで，値を視覚的に分離できる.
C：「細かな振動」と呼ばれる手法によって，得られたデータポイントを大きく歪めることなく，重なったデータを明確に識別できるように調整する.
D：データポイントとデータを要約する線との差（残差）を直接図示すれば，値を容易に区別できるようになる.
E：異なる記号を使って同じ値に複数のデータがあることを示すことができる．本文を参照.

の記号を使用してはならない．

　線の種類によってもグループを区別することが可能である．代表的な線種は，実線（———），破線（-----），点線（‥‥‥），1点鎖線（—・—・—），そして記号鎖（++++）である．ときには，線の太さ，すなわち「重み」によって2つのグループを区別することも可能である（図21.2）．繰り返すが，一般的なルールとして，1つのグラフに5種類以上の線を使用してはならない．

　1つのデータフィールドに表示できる値とグループの数は，データフィールドの広さ，表示する値とグループの数，さらにデータの重なり具合によって制限される．グループの数を5つまでに限定することは有用なルールである[1]．1つのグラフで明瞭に表示できるデータの数を超えた場合の解決策の1つは，同じ形式のグラフを複数示すことである．このような「複数の小さな図」[6,10,14]は，各グラフの軸が同一である場合は特に効果的である（図21.17）．Clevelandの格子チャート trellis chart は同様の手法であり，ドットチャートの拡張型である（図21.18）．

21.20　値のグループに要約線をあてはめる場合は，フィッティングの過程あるいは要約線の数学的特性を示す．

　関連する値のグループを要約するために数学的な線を「あてはめる」のは，データのパターンを視覚的に明らかにするうえで非常に有用である[9]．この手法を用いた場合，研究者は，線がデータにどれだけフィットするかについても報告すべきである．「あてはまり fit」はしばしば「残差分析」によって示される．残差分析では，実測値からの距離を（要約線で示される）予測値と比較することによって，系統的に見える差がないかどうかを判定する．こうした差があれば，データに対する要約線のあてはまりが悪いことになる（下記および**7章**を参照）．

　よく用いられる要約線を以下に示す．

- **接続線 connecting line**．経時的な測定値の分布の中央値を結ぶ線のように，傾向を示すために同じような値を単純に結んだものである．標準的なヒストグラム histogram は単純な棒グラフで，棒の頂点を結んだ接続線は頻度分布の値を示す（図21.19）．

- **平滑化処理 smoothing procedure**．プロットされた個々の値が何個の生データを平均したものかを示すものである．「ローリング平均値」を用いて作成した線は，プロットする値のばらつきを小さくすることによって要約線を単純化あるいは「平滑化」することができる．一般的な方法では，グループのサイズ（たとえば，3つの値）を決め，次に「ローリンググループ」とした3つの値に対して平均値を求め，その平均値をプロットする．すなわち，1, 2, 3番目の値の平均値が最初のポイント，2, 3, 4番目の値の平均値が次のポイントとしてプロットされ，これを繰り返す（図21.20）．

- **最小2乗回帰直線 least-square regression line**．データフィールドに回帰式を表示するものである（**図7.1**参照）．単回帰分析での回帰式は，$y = a + bx$で表される直線になる．曲線回帰では回帰式に指数をもつ構成要素が追加され（「2次多項式」と呼ばれる），$y = a + bx + cx^2$となる．いずれの場合でも，結果として得られる「最小2乗」線

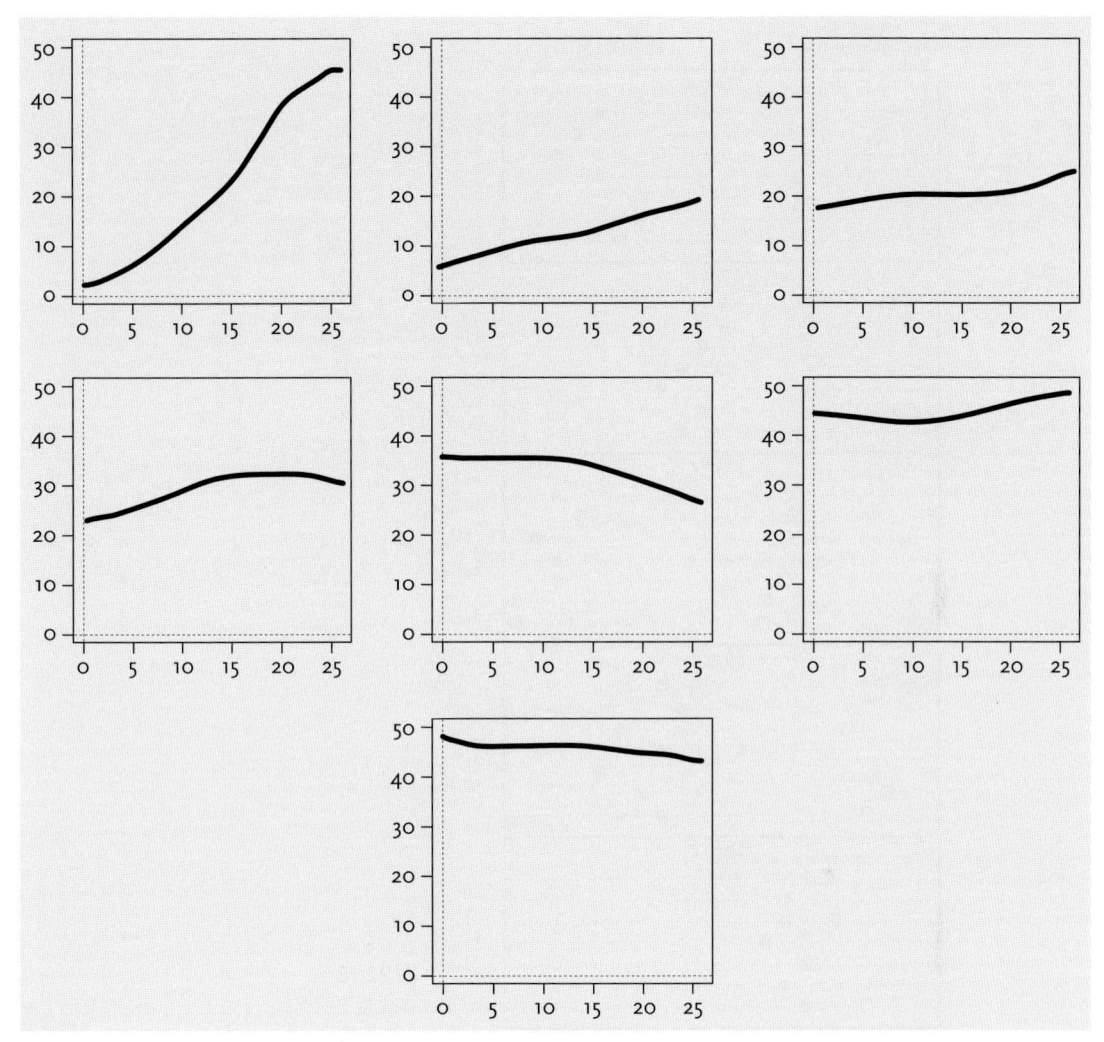

図21.17
多変量データを示すもう1つの方法は，一連の同一形式の複数のグラフに各グループを図示することである（データは図21.2と同じものである）．

では，実際の値と線によって予測される値との差の2乗の合計値が最も小さくなる．
- **Loess（Lowess）曲線．** アルファ（α）とラムダ（λ）の値を報告するものである．Loess（locally weighted regression の略で"low-is"と発音する）曲線は，単一の平滑化した直線や曲線では記述できないデータの要約に使用する（**図21.21**）．Loess 曲線をあてはめるために，研究者は2つの値を設定する必要がある．その1つは「平滑化パラメータ」と呼ばれ，通常は0.25～1の範囲の正の値となるアルファ（α）であり，もう1つはあてはめる多項式の次数で，1または2となるラムダ（λ）である．
- **スプライン関数 spline function．** 隣りあう1組のポイントの間を埋めるのにさまざまなモデルを用いる．データに曲線をあてはめるために用いたモデルを報告すること．平滑化スプラインは，程度の差はあるが，すべてのデータに従って作成される要約線である（**図21.22**）．この曲線は，可能な限り要約曲線を滑らかにすることと，可能

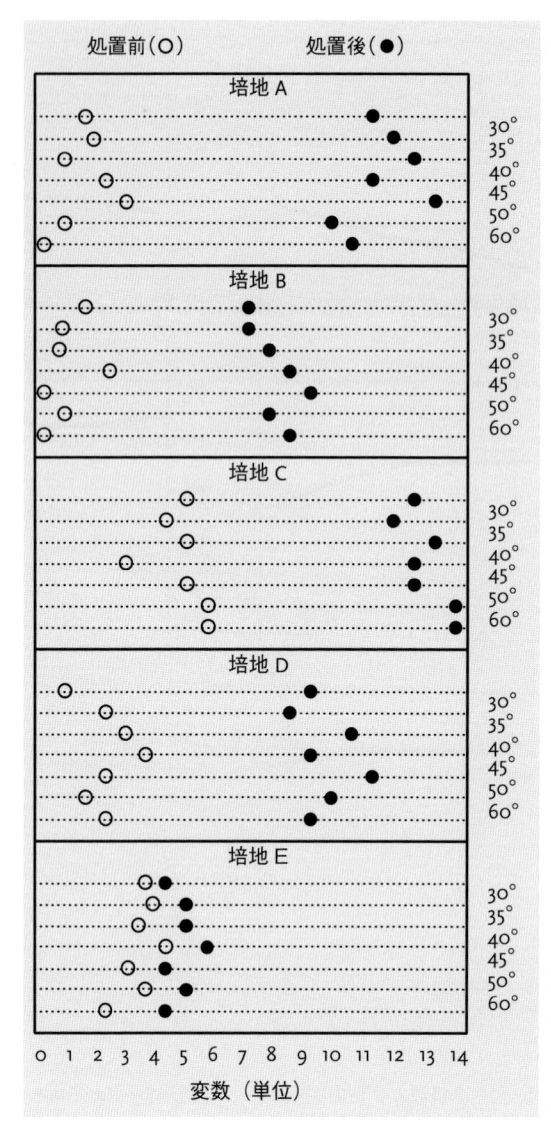

図21.18
多変量データは，ドットチャートの変形である「格子チャート」で示すこともできる．ここでは，培養方法，処置前の値，処置後の値，温度という4つの変数が図示されている．

な限り正確さを保つ（可能な限りすべてのデータポイントの近くを通る）ことのトレードオフを反映する．したがって，両極端な例をあげると，平滑化スプラインは単回帰直線（滑らかではあるが，正確性は低い）にもなりうるし，個々のすべてのポイントを通過する線（正確性は高いが，あまり滑らかではない）にもなりうる．

要約線から内挿や外挿をする際には注意する．要約線は単にデータの一般的な傾向を示すための手段にすぎず，線のもととなるデータは研究から収集したいくつかのデータである．測定値の<u>間</u>にある要約線上の値は，単に線に基づいて<u>内挿</u>（想定）しなければならない．測定値の<u>範囲外</u>にある要約線上の値は，これも線に基づいて<u>外挿</u>（想定）しなければならない（**図7.2**参照）．このため，データに線をあてはめる際の誤差やデータの範囲外に線を延長するときの誤差は，内挿や外挿の誤差をもたらす可能性がある．

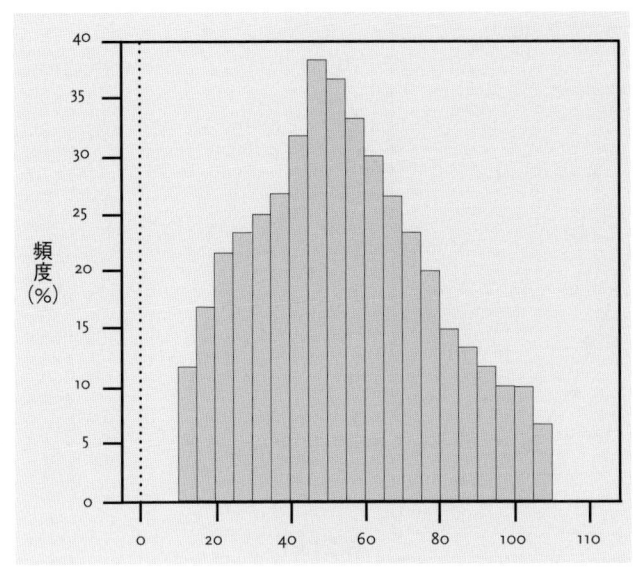

図21.19
ヒストグラムは棒グラフの1種で，変数の頻度分布を示す．このような場合は，必要なスペースが少なくてすむドットチャートやボックスプロットのほうがよいことが多い．

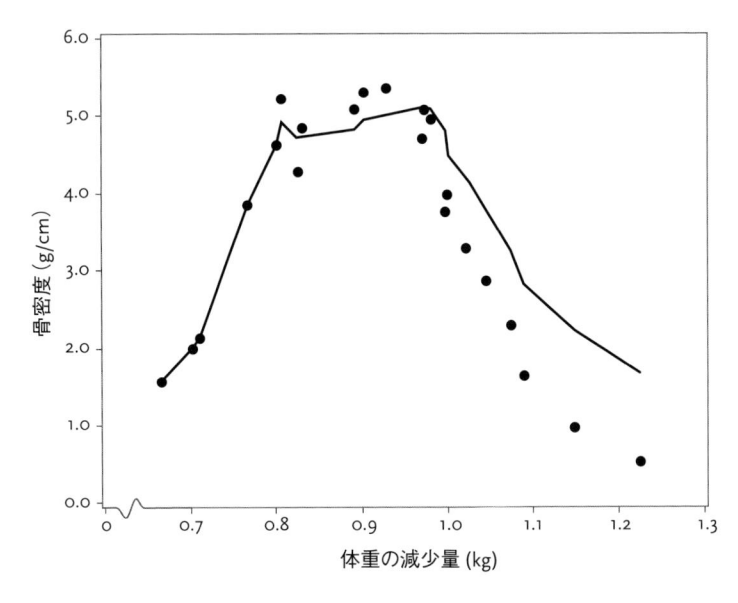

図21.20
各データポイントが近接する5個のデータの「ローリング平均値」を示す平滑化曲線．

21.21　縦横の軸が分断している部分を超えて要約線を延ばしてはならない[3]．

ガイドライン21.12で述べたように，読者は「同じ間隔は同じ値を示す」と想定する．分断された軸をまたいで値を結ぶと，データの解釈を視覚的に歪ませる可能性がある（図21.9）．

21.22　変化した割合や倍数を示す場合は，対数スケールでグラフ化する[16,20,21]．

対数スケールは，変化量ではなく，変化した割合を示す際に有用である．対数スケールは，2つの距離が同じであれば，変化した割合が同じであることを示す．**片対数**semi-logarithmic（semi-log）グラフではY軸だけが対数スケールであり，一方，**両対**

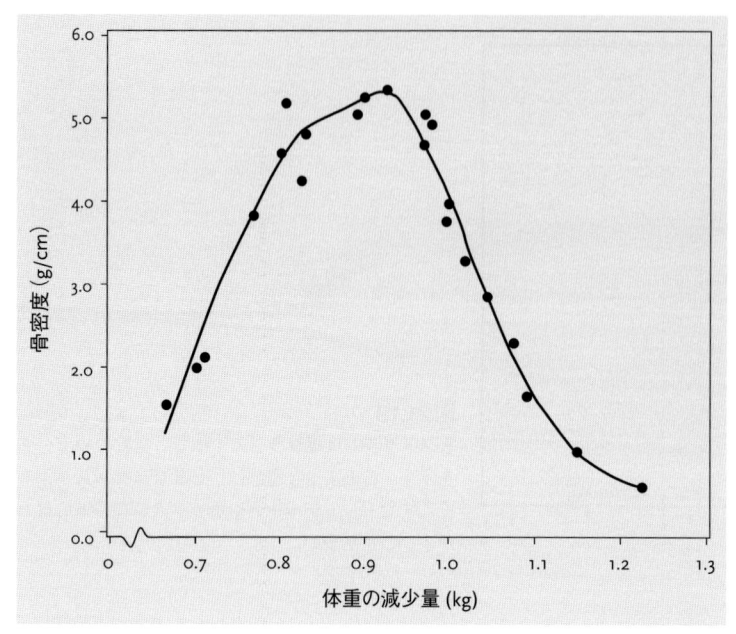

図 21.21
平滑化パラメータが 0.6，次数が 2 の Loess 曲線．

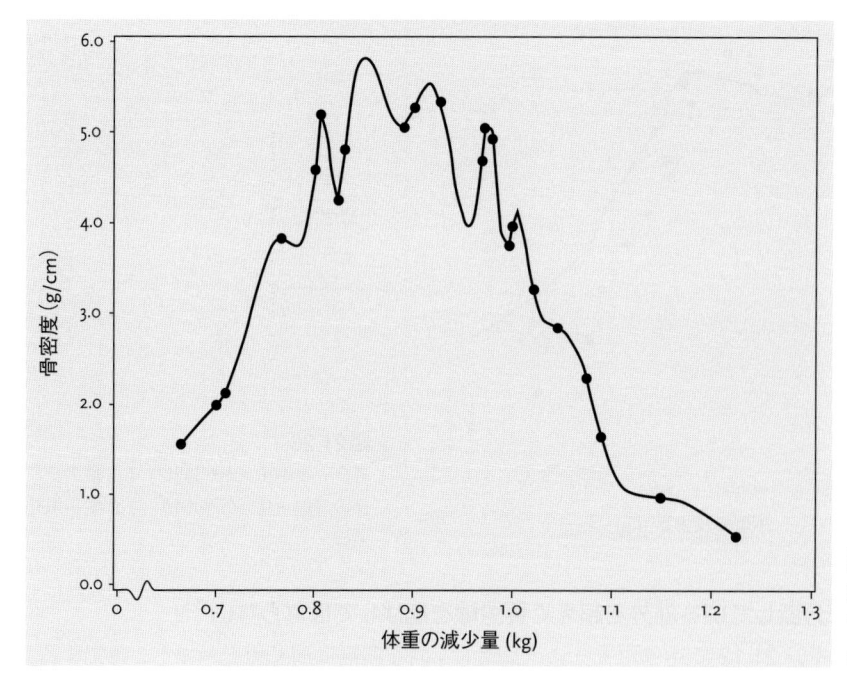

図 21.22
図 21.21 と同じデータにスプライン関数をあてはめたもの．

数 logarithmic（log-log）グラフでは両方のスケールが対数である（**図 21.23**）．

　たとえば，データの範囲が 1～50,000 で，通常の算術スケールでデータを示すと，1 と 10 との差は 1000 と 10,000 との差と比べて視覚的に意味がないようにみえる．これらのデータを片対数スケールにプロットすると，1 と 10，10 と 100，100 と 1000 は，いずれも変化の程度（ここでは 10 倍）が同じであるため，縦軸での距離は同じになる．同様に，100 と 200 との縦軸の距離は，数値の隔たりが 2 倍である 200 と 400，400 と

図21.23

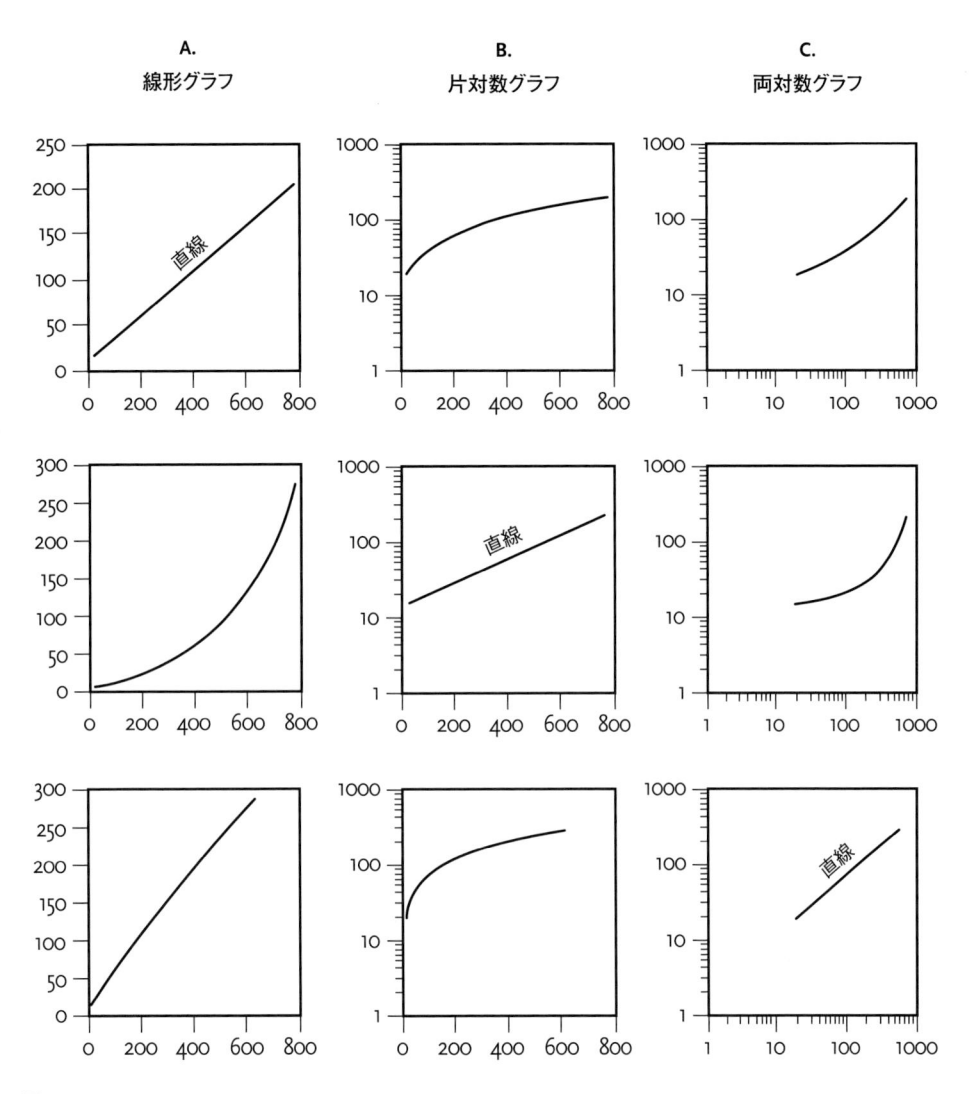

A：標準的な算術スケールを用いたデカルト座標軸の線形グラフ．
B：片対数グラフ（一方が対数スケールで，もう一方が算術スケール）．
C：両対数グラフ（両方とも対数スケール）で，3種類の同じデータをプロットしている．
上段：両軸とも一定の算術的割合で増加するデータで，線形グラフがわかりやすい．
中段：Y軸の値が15％の割合で一定に増加するもので，片対数グラフがわかりやすい．
下段：X軸とY軸の値のどちらも一定のパーセンテージで増加するもので，両対数グラフが最も適している（両軸の増加の程度がほぼ同じだと線形グラフでも直線に見えるが，実際はそうではない）．

800などと同じになる（図21.23B）．

　対数スケールは，0ではなく1から始まり，負の値をもつことはない．実際には，対数スケールの最小値はプロットされたデータの最小値に近くなる．算術スケールとは異なり，原点（0,0）が表示されなくてもそれほど問題にはならない．その理由は，ベースラインの0からの距離よりも，通常は線の傾きのほうが重要なためである（図21.23 C）[16]．

　算術スケールにプロットしたデータが一定量で増減する直線（$y = a + bx$）を形成する

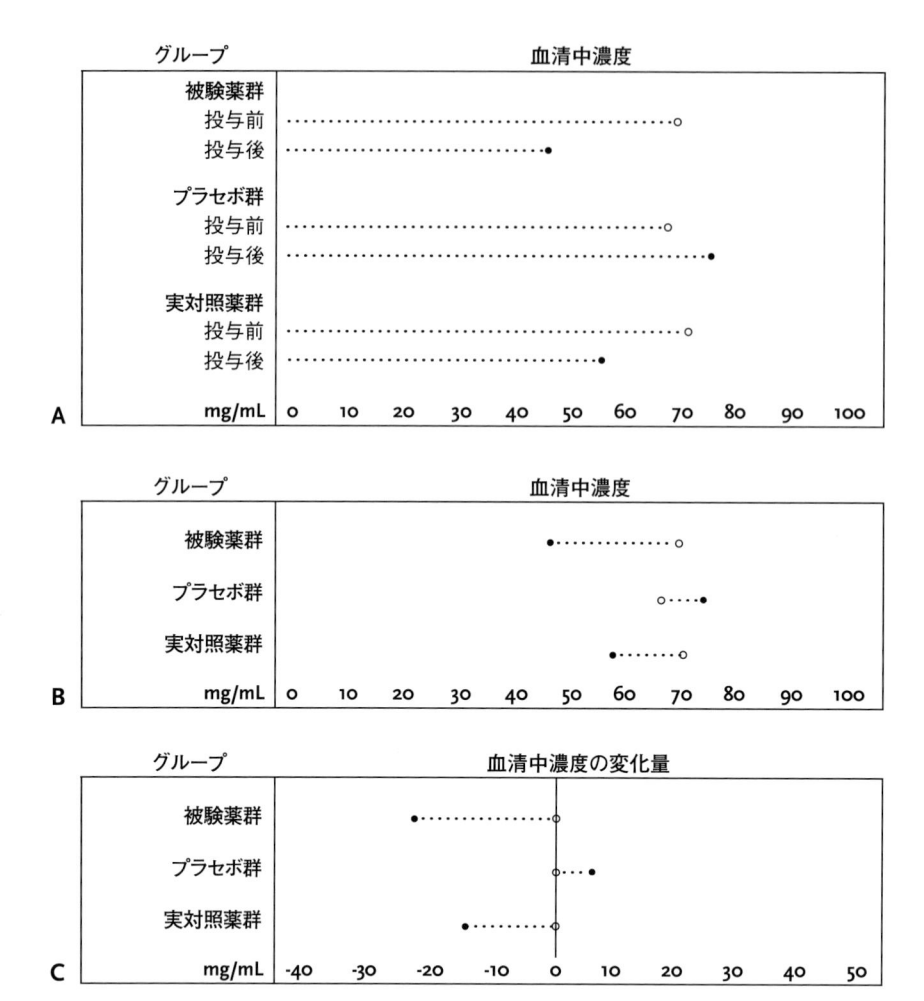

図 21.24
比較を視覚的に明確にすること．単にデータを示すだけ（A）では，関心のある実際の差（B および C）を表すのに効果的とはいえない．B は実際の値の範囲に関する差を強調している．C はよりシンプルであるが，変化の方向と大きさのみを強調している．

場合は，データが等差級数となっている．しかし，対数スケールにプロットしたデータが一定割合で増加する直線（$y=ab^x$）を形成する場合は，データが等比級数となっている．対数スケールでは，傾向を示す直線の勾配が急峻なものは，そうでない直線よりも増加の割合が大きいことを意味する（**図 21.23**）．

値の比較または値のグループの比較を示す際のガイドライン

21.23 グループ間の差を図に示すことによって，個々の比較が明確になるようにする．

データのグループを比較する方法の 1 つは，単純に 1 つのグラフ上に各グループをプロットし，読者にプロット間の関係を調べさせることである．この「受動的」な方法は，読者がデータを正確に解釈することを前提としてはいるが，多くの場合は有用なものである．

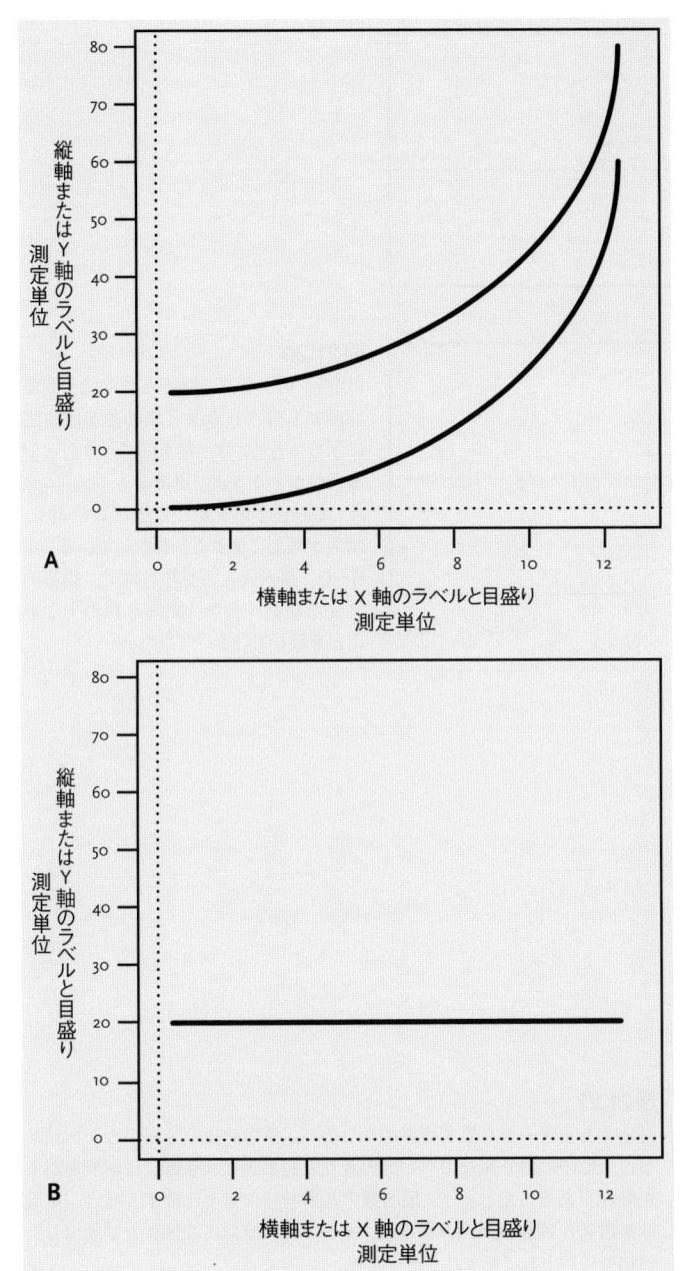

図 21.25
比較そのものを明確にするもう1つの理由は，視覚的な効果を防ぐためである．
A：この例では正確な差を読みとることが難しい．その理由は，目が一方の分布のある1点をその最も近くにある他方の点と比較してしまい，X軸上で対応する点と比較しないためである．
B：2本の線の差を直接図示しており，実際には2本の線は平行であることが明らかになる（線上のどの点でも20単位だけ離れている）．

より「能動的」な方法は，グループ間の差そのものを図示することによって関係が直接伝わるように図をデザインすることである．この方法は，特にグループ間の差や類似性を強調するものである（**図 21.24，21.25**）．

差を図示する方法を適用した典型例の1つが「残差」のグラフである．これは，2変数の関係が線形回帰分析でモデル化できるほど線形かどうかを判断するために用いられるもので（**7 章**参照），X軸の値ごとに，実際の値とモデルから得られた推定値の差をグラフ化する．もしX軸の値全体を通して差が0に近ければ，程度の差はあるにしても，

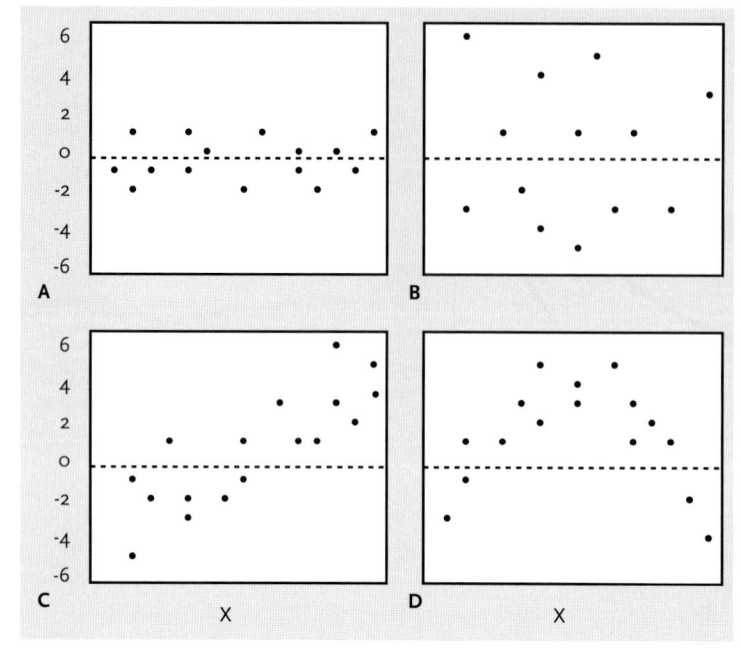

図21.26
「残差」のグラフ（観測された値と回帰直線から得られる推定値の差を散布図に示したもの）は，差を図で示すことの有用性がわかるよい例である．
A：Xの値全体を通して差が0に近く，関係が線形であることを示している．
B～D：差が大きいか非対称で，線形の関係が弱い，または関係が線形でないことを示している．

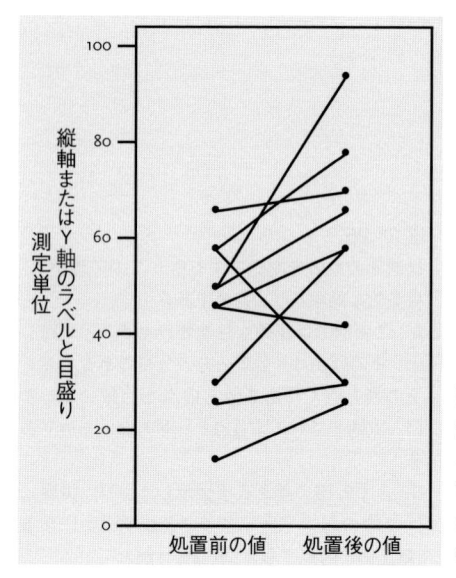

図21.27
対応のあるデータを表す標準的なグラフ．値の前後の分布のみを比較すると，全体の中で個々のペア間の変化が打ち消される場合は解釈を誤る可能性がある．たとえば，細胞数の処置前後の値を比較する場合，結果は処置前と処置後の差の平均値，あるいは細胞数が増加または減少した被験者の数として示すことができる．

2変数の関係が線形であることを意味することになる（図21.26）．

21.24 対応のあるデータを示す際には，ペアごとに値と値の関係を示す．

対応のあるデータは，治療前と治療後の値のように同一被験者から得られるデータや，ばらつきを小さくするためにマッチさせた被験者から得られるデータである．こうした値を視覚的に比較する場合は，各グループの平均値を比較するグラフではなく，被験者のペアごとに生じた変化を示す標準的なグラフを用いるほうがよい（図21.27）．同様に，

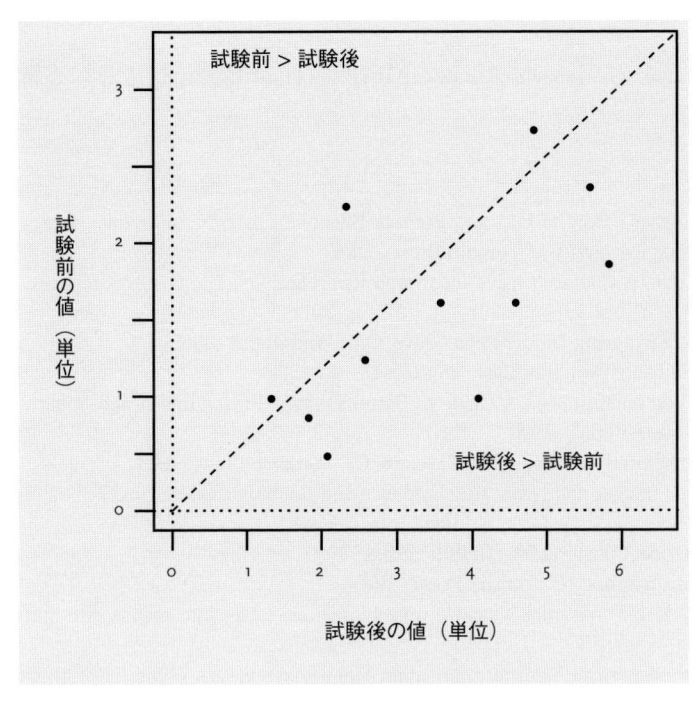

図21.28
対応のあるデータを表すもう1つの標準的なグラフ．ここでは，試験前後の値の差に変化がないことを示す「傾き45度の線」と比較することによって，差の方向が強調されている．

グループの平均値とともに，ペア内の変化のいくつが増加し，いくつが減少したかを示すことも有用であろう（**図21.28**）．

生物医学研究の報告によく用いられる標準的な図

生物医学データの報告に用いられる図の多くは標準的なものであり，報告のたびに新たに考案する必要はない．本書には多くの一般的な図を掲載しており，その図番号を以下に示す．

図	図番号
Tukeyのボックスプロット	1.1
Clevelandのドットチャート	1.2
散布図	6.1, 6.2
単回帰直線のプロット	7.1
Kaplan–Meier曲線	9.1
受信者動作特性（ROC）曲線	10.3
ノモグラム	10.5
被験者の内訳を示すフローチャート	13.1～13.3
公表バイアスを評価するための漏斗状プロット（メタアナリシス）	17.1
メタアナリシスの結果（フォレストプロット）	17.4
L'Abbéプロット（メタアナリシスの結果の不均一性）	17.5
累積メタアナリシスの結果	17.6
感度分析の結果	18.2, 18.3
決定樹	19.1, 19.2

謝辞

本章をレビューしてくださった Jessica Ancker, MPH と David Schriger, MD に感謝します．

● 参考文献

1) MacGregor AJ. Graphics Simplified : How to Plan and Prepare Effective Charts, Graphs, Illustrations, and Other Visual Aids. Toronto : University of Toronto Press ; 1979.
2) Harris RL. Information Graphics : A Comprehensive Illustrated Reference. Oxford : Oxford University Press ; 1999.
3) Cleveland WS. The Elements of Graphing Data. Pacific Grove, CA : Wadsworth ; 1985.
4) Wainer H. How to display data badly. Am Stat, 1984 ; 38 : 137-47.
5) Briscoe MH. Preparing Scientific Illustrations : A Guide to Better Posters, Presentations, and Publications, 2nd ed. New York : Springer-Verlag ; 1996.
6) Tufte ER. Visual Display of Quantitative Information. Cheshire, CT : Graphic Press ; 1983.
7) Tufte ER. Visual Explanations : Images and Quantities, Evidence and Narrative. Cheshire, CT : Graphic Press ; 1997.
8) Tufte ER. Envisioning Information. Cheshire, CT : Graphic Press ; 1990.
9) Cleveland WS. Visualizing Data. Summit, NJ : Hobart Press ; 1993.
10) Gelman A, Pasarica C, Dodhia R. Let's practice what we preach : turning tables into graphs. Am Stat. 2002 ; 56 : 121-30.
11) American Medical Association. American Medical Association Manual of Style : A Guide for Authors and Editors, 9th ed. Baltimore : Williams & Wilkins ; 1998.
12) White J. Using Charts and Graphs : 1000 Ideas for Visual Persuasion. New York : RR Bowker Company ; 1984.
13) Schriger DL, Cooper RJ. Achieving graphical excellence : suggestions and methods for creating high-quality visual displays of experimental data. Ann Emerg Med. 2001 ; 37 : 75-87.
14) Kosslyn SM. Elements of Graph Design. New York : WH Freeman ; 1994.
15) Wurman RS. Information Anxiety : What to do When Information Doesn't Tell You What You Need to Know. New York : Bantam Books ; 1990.
16) Smart LE, Arnold S. Practical Rules for Graphic Presentation of Business Statistics. Columbus, OH : Bureau of Business Research,The Ohio State University ; 1951.
17) Jordan EP, Shepard WC. Rx for Medical Writing. Philadelphia : WB Saunders ; 1952.
18) American Society for Testing and Materials. ASTM E 380, Standard Practice for Use of the International System of Units (SI). Philadelphia : ASTM ; 1991.
19) Young SD. Implementation of SI units for clinical laboratory data : style specifications and conversion tables. Ann Intern Med. 1987 ; 1 : 114-29.
20) Cooper RJ, Schriger DL, Tashman DA. An evaluation of the graphical literacy of Annals of Emergency Medicine. Ann Emerg Med. 2001 ; 37 : 13-9.
21) Cleveland WS, McGill R. Graphical perception and graphical methods for analyzing scientific data. Science. 1985 ; 229 : 828-33.

第5部 統計用語と統計手法のガイド

平易な言葉を燃料とした統計は恐るべきミサイルである．

R. Pearl [1]

　本ガイドには，医学文献で使用される一般的な統計用語，統計手法および統計学の概念の多くを収録する．本書全体と同様に，本ガイドも詳細な説明や高度に専門的な定義をまとめたものではなく，基本的な全体像を紹介するだけにとどめた（必要であれば，本ガイドの最後に掲載する文献を参照していただきたい）．収録した用語の多くは本書で詳しく解説しており，索引からも検索できるようになっている．また，ごくわずかではあるが，便宜上厳密なアルファベット順にはなっていない箇所もある．本書中に太字で表記した用語は，本ガイドに定義を記載した．

● 参考文献
1) Pearl R. Introduction to Medical Biometry and Statistics. Philadelphia : WB Saunders ; 1941.

A

a priori (hypothesis)
事前の（仮説）

ラテン語で「前もって行う」という意味．事前の**仮説** hypothesis とは，検定するためのデータが収集される前に設定した仮説のことである．**事後の（解析）** post hoc (analysis) を参照．

absolute risk (or simply, risk)
絶対リスク（または単に，リスク）

あるイベントが発生する確率または尤度．

absolute (attributable) risk reduction (ARR)
絶対（寄与）リスク減少（ARR）

2つの絶対リスクの差．たとえば，アスピリンを服用している男性の心臓発作の発現率が 1.2%，プラセボを服用している男性の発現率が 2.2% である場合，アスピリンを服用している男性の ARR は 1%（2.2% − 1.2% = 1%）となる．これはアスピリンが心臓発作発現の絶対リスクを 1% 減少させることを意味する．ARR の逆数（1/ARR）は**治療必要数** number needed to treat（NNT）で，好ましくない事象の発生を 1 人防ぐために治療する必要のある患者の数を表す．**相対リスク減少率** relative risk reduction（RRR）を参照．

actuarial method
生命保険数理法

生命表法 life table method を参照．

allocation concealment
割り付けの非開示

ランダム化試験で選択バイアスを防ぐために用いる手法で，被験者を選択する前に割り付けを開示しないこと．割り付けを開示しないことによって，研究参加者および実施者が割り付けの順番を事前に知って操作するのを防ぐ．割り付けの非開示は**盲検化** blinding と併用されることが多く，この場合，各群への割り付け結果は割り付けが終了した後も開示されず，研究が終了するまで意図的に明らかにされることはない．この 2 つの手法は，選択バイアスおよび期待バイアスを防ぐのに役立つ．

alpha (α) or alpha level
アルファ（α）または有意水準（アルファ水準）

仮説検定の統計学的有意差の閾値．通常，この水準は 0.05 または 0.01 であるが，0.001 の場合もある．有意水準（アルファ水準）は研究者が設定する．この水準と **P値** P value とを比較することによって，差が「統計学的に有意」であるかどうかを決定する．P 値が有意水準よりも小さければ統計学的に有意となる．**アルファエラー** alpha error を参照．

alpha error (type I error)
アルファエラー（第 1 種の過誤）

仮説検定を実施した際，実際には群間の差は偶然によるものなのに，誤って生物学的な結果によるものという仮説を採択すること（誤って帰無仮説を棄却してしまうこと）．この確率が小さければ小さいほど，この種の過誤を犯す危険性は低い．「偽陽性」ということも多い．

alternative hypothesis (H_a)
対立仮説（H_a）

群間の差は偶然ではなく，他の要因によって発生したという主張．すなわち，対立仮説は，群間に差はないという**帰無仮説** null hypothesis と対立するものである．得られた結果が偶然に発生する可能性は小さいとして帰無仮説が棄却される場合には，対立仮説のほうが妥当である．差は本質的に偶然の結果であるという**確率** probability は，**P値** P value で表される．研

究者は，帰無仮説を棄却して対立仮説を採択する閾値である**有意（アルファ）水準** alpha level（たとえば0.05）とP値とを比較する．P値が有意水準よりも小さければ，観察された差は本質的に偶然の結果ではないとみなされる．

analysis of covariance（ANCOVA）
共分散分析（ANCOVA）

ANCOVA を参照．

analysis of variance（ANOVA）
分散分析（ANOVA）

ANOVA を参照．

ANCOVA（analysis of covariance ; pronounced "an-kova"）
ANCOVA（共分散分析，"an-kova" と発音する）

目的：**共変量** covariate（補助的な変数）で調整したうえで2群以上の**反応変数** response variable の**平均値** mean を比較する．

反応変数：連続変数．

説明変数：2つ以上の群および最低1つの共変量．ANCOVA モデルには，共変量として複数の説明変数（カテゴリカルまたは連続量）が含まれることもある．

報告する結果：2つ以上の群の平均値，各平均値の標準偏差，P値 P value，**検定統計量** test statistic．結果は表で報告することが多い．8章を参照．

ANOVA（analysis of variance, *F* test ; pronounced "an-nova"）
ANOVA（分散分析，*F*検定，"an-nova" と発音する）

目的：3群以上の**反応変数** response variable の**平均値** mean を比較する．

反応変数：連続変数．

説明変数：3つ以上の群，ANOVA モデルは他のカテゴリカル説明変数や連続量の説明変数を含むこともある．

- **一元配置分散分析** one-way ANOVA は，説明変数が1つの場合に用いる手法．
- **二元配置分散分析** two-way ANOVA は，説明変数が2つの場合に用いる手法．
- **多元配置分散分析** multiway ANOVA は，説明変数が3つ以上の場合に用いる手法．
- **乱塊法の分散分析** randomized block ANOVA は，各治療法が個々のブロック（一定数の研究参加者からなる）内に確実に入るようブロック内でランダムに割り付けられた治療法を解析する手法．
- **反復測定分散分析** repeated-measures ANOVA では，**対応のある** paired（またはマッチさせたか，相関のある）3つ以上の**連続データ** continuous data を比較し，有意差があるかどうかを判断する．たとえば，5群の被験者の血中濃度を1時間ごとに12時間測定した場合，その差を反復測定分散分析で解析することがある．

報告する結果：3つ以上の群の平均値，各平均値の標準偏差，P値 P value，**検定統計量** test statistic．結果は表で報告することが多い．8章を参照．

anecdote ; anecdotal
逸話，逸話的な

裏づけのない観測情報で，通常は単一の症例または事例である．逸話的な証拠は風評証拠と同じようなもので，事実の証拠としては最も弱い．

annual prevalence
年間有病数

1年間のある時点で疾病または障害を有していた者の総数．

association, test of
関連性の検定

名義変数間の関係の強さを評価するのに用いる検定．対照的に，**相関** correlation は，通常2つの順序変数または連続変数の関係の強さを評価する尺度として用いる用語である．2つ以上の変数が関連（または相関）する場合，それらは同時に生じる傾向がある．関連性の検定（**カイ2乗検定** chi-square test など）は，変数が関連しているかどうかを示す．**6章**を参照．

attack rate
発病率

食中毒のような急性の感染症が突然発生した際，その**罹患率** incidence を記述するのに使用する．曝露人口に対して実際に発生した患者数の割合．

attributable risk（AR）
寄与リスク（AR）

相対リスク減少率 relative risk reduction（RRR）を参照．

B

Bartlett's test
Bartlettの検定

目的：2つ以上の群の**反応変数** response variable のばらつきを比較する．

反応変数：連続変数．

説明変数：2つ以上の群．

報告する結果：各群の分散（**標準偏差** standard deviation の2乗），P 値 P value，**検定統計量** test statistic．

baseline data
ベースラインデータ

研究開始時，すなわち治療を開始する前の治療群と対照群の特性を記述するために収集されるデータ．ベースラインデータを群間で比較し，各群が類似しているかどうか，あるいは1つ以上の変数に対して臨床的または統計学的に「不均衡」かどうかを判断する．各群内でも，介入の効果を判断するためにベースラインデータと治療後に収集されたデータとがしばしば比較される．

Bayes factor
Bayes因子

ベイズ流統計学で，1つの仮説を裏づける証拠の強さと別の仮説を裏づける証拠の強さとの比．群間差の仮説が単一の数字であるとき（たとえば，死亡率の減少は正確に10％），Bayes因子は**尤度比** likelihood ratio と同じである．すなわち，Bayes因子が0.05であれば，たとえば15％のウイルス量減少の事後オッズがその事前オッズの20倍大きいことを示す．したがって，治療はウイルス量が15％減少する確率を大いに高める．**尤度関数** likelihood function を参照．

Bayes' theorem ; Bayesian statistics
Bayesの定理，ベイズ流統計学

事前確率 prior probability，**尤度** likelihood，**事後確率** posterior probability の概念を含む統計理論．Bayesの定理は，この3つの数学的関係を指定する．診断検査の結果を解析するのに用いられることが多い．Thomas Bayes（1702～1761）の死後に発表されて広まった．**11章**を参照．

Berkson-Gage method
Berkson-Gage法

生命表法 life table method を参照.

beta(β) or beta level
ベータ(β)またはベータ水準

仮説検定で**第2種の過誤** type II error を犯す確率.機能的には,群間の差が実際には生物学的に説明できるにもかかわらず誤って偶然の結果としてしまう確率で,小さいほうがよい.一般にβの値は算出しないが,真に差がある場合,その差を検出する検定の**統計学的検出力** statistical power は$1-\beta$で表される.通常,βは0.2または0.1に設定され,統計学的検出力はそれぞれ0.8または0.9となる.研究者は,2群間の差が統計学的に有意でなければ,その2群は同等と結論づけることが多い.しかし,標本サイズが小さければ統計学的検出力は低く,そうした結論は誤っている可能性が高い.すなわち,実際には差があるが,その差を検出するには検出力が足りない(証拠が十分でない)ということである.標本サイズが大きければ統計学的検出力は高くなり,真の群間の差が検出されやすくなる.**アルファエラー(第1種の過誤)** alpha error および**統計学的検出力** statistical power を参照.

beta error
ベータエラー

第2種の過誤 type II error. ベータ beta(β) を参照.

beta weight
ベータの重み

回帰係数 regression coefficient を参照.

bias
バイアス

研究の際に生じる(偶然とは逆の)**系統的誤差** systematic error.標本の選択,測定の際に発生することが多い.このほかには,真実からの(偶然ではない)系統的逸脱,曝露と疾病リスクとの関連を誤った推定値で表すことになる系統的誤差,データの収集・解析・解釈・公表・レビュー時に真実とは系統的に異なる結論を導く傾向などがある.**付録5**を参照.

bias, selection
選択バイアス

母集団から標本を抽出する際に発生する**系統的誤差** systematic error.たとえば,電話帳の名前から抽出した標本は,電話のない人や電話帳に名前を載せていない人に対してバイアスが生じる.

binomial test
2項検定

目的:2つの割合を比較する.

反応変数:カテゴリカル変数(割合として表す).

説明変数:2群.

報告する結果:2つの割合とそれらの割合の差,差の95%**信頼区間** confidence interval,P値 P value,**検定統計量** test statistic.

binomial variable
2値変数

生死(生存,死亡)または性別(男性,女性)のように相反する2つの値をもつ変数.

biserial correlation
二系列相関

点二系列相関係数 point biserial correlation coefficient を参照.

blinded ; blinding (a "blinded" study)
盲検, 盲検化（盲験試験）

試験の間, **被験群** experimental group と**対照群** control group のどちらに割り付けられたのかを, 患者や医療提供者だけでなく, ときには統計家さえもわからないようにすること. 単盲検試験では, 通常患者のみ試験治療がわからないようにする. 二重盲検試験では, 患者とデータ収集者（医療提供者, 臨床試験担当医師のいずれか, または両方）には試験治療がわからないようにするが, データ評価者（臨床試験担当医師, 生物統計家のどちらか, または両方）は試験治療を知ることができる場合がある. 三重盲検試験では, 患者, データ収集者, データ評価者も試験治療がわからないようにする.「二重盲検」という用語は異なる意味に解釈されるため, 誤解が生じないよう, 試験治療を伏せた集団を具体的に報告すべきである.

blocking
ブロック割り付け

交絡因子を制御するか, 群のサイズがほぼ同じになるように試験治療群に患者を割り付ける手法.
（訳注：ブロック割り付けは各群のサイズを揃えたい場合に用いる手法で, 交絡因子のバランスを確実に保つためには, 層別割り付けや動的割り付けが用いられる）

BMDP
BMDP

生物医学データの解析に汎用される統計ソフトウェアパッケージ.

Bonferroni's correction or adjustment
Bonferroni の修正または補正

多重検定の問題 multiple testing problem に対する保守的な調整法. **5 章**を参照.

box plot ; box-and-whisker plot
ボックスプロット, 箱ひげ図

連続データの分布を示すグラフ. 通常, 観測値の中央 50% を長方形の箱で, それ以外のデータ範囲を箱の上下の垂直な直線で示す. 中央値は長方形の中に横線で描かれることが多い. **21 章**を参照.
（訳注：箱の上下の直線の決め方には複数の方法がある. この解説では「それ以外のデータ」としているが, 最小値と最大値までを直線で示すわけではない）

Breslow's generalized Wilcoxon test
Breslow の一般化 Wilcoxon 検定

Wilcoxon 検定 Wilcoxon's test を参照.

C

case-control study
ケースコントロール研究

調査対象となる病態を有する患者の病歴と, その病態を有しておらず, 対照となる患者の病歴とを比較する**後ろ向き研究** retrospective study. 診療記録の調査に基づくことが多いため, 診療録研究ともいう. **15 章**を参照.

case-fatality rate
致命率

疾病の重症度を測る尺度. ある疾病によって死亡する人の割合.

case-series
症例集積

少数の患者または同一疾患の患者の特性を記録し, 解析する記述的研究.

categorical data
カテゴリカルデータ

男性，女性など，あるカテゴリーに属するか，属さないかで分類されるデータ．この場合は性別がカテゴリカル変数になる．カテゴリカルデータには**名義データ** nominal data や**順序（半定量）データ** ordinal data がある．連続体として測定可能な**連続データ** continuous data と対照をなす．データはある特質に基づいてカテゴリーに分類されるため，カテゴリカルデータを**質的データ** qualitative data ともいう．

censored data
打ち切りデータ

イベント発生までの時間の解析 time-to-event analysis（生存時間解析）で，関心のあるアウトカムがまだ発現していない，あるいは発現しているが何らかの理由で観測できない場合のデータを表すのに使用する用語．すなわち，イベント発生までの時間を観測できないデータのこと．イベント発生までの時間を表す線は左から右にプロットされるため「右側打ち切りデータ right-censord data」という場合もあり，解析を行う時点ではイベント（通常は死亡）が発生していない．（「左側打ち切りデータ left-censord data」もありうるが，多くはない）．打ち切りデータを統計学的にどのように処理したかを報告すべきである．**9 章を参照**．

census
全数調査

母集団の**標本** sample からではなく，**母集団** population 全体から取得したデータセット．

central limit theorem
中心極限定理

統計学の重要な定理．標本数が約 30 を超えると，明らかに正規分布に従わない母集団から抽出された標本でも平均値がほぼ正規分布に従うというもの．

central tendency, measures of
中心傾向の尺度

分布の「中心」を示す統計量で，単一の値で観測値の大部分を代表する．最も多用されるのが**平均値** mean，**中央値** median，**最頻値** mode である．

chart study
診療録研究

抽出した診療記録の解析に基づく研究．ケースコントロール研究 case-control study，後ろ向き研究 retrospective study を参照．

chi-square test (χ^2 ; pronounced "kigh-square" ; Greek letter χ)
カイ 2 乗検定（χ^2, "kigh-square" と発音する，ギリシャ文字の χ）

カテゴリカルデータに用いる一連の検定．**6 章を参照**．

chi-square test, exact
正確なカイ 2 乗検定

割合に対するカイ 2 乗検定で，標本が小さいときに用いられる．

（訳注：Fisher の直接法をさすものと思われる）

chi-square contingency test (also called the chi-square test of independence or the chi-square test of association)
分割表のカイ 2 乗検定（独立性のカイ 2 乗検定または関連性のカイ 2 乗検定ともいう）

目的：標本の 2 つの属性が独立しているかどうか，一方の存在が他方の存在と関連しているかどうかを検討する．

変数：2つのカテゴリカル変数．どちらも説明変数や反応変数とは見なされない．

報告する結果：2つ以上の割合，P 値 P value，検定統計量 test statistic．

chi-square test for goodness-of-fit ; the chi-square test for homogeneity
適合性のカイ2乗検定，一様性のカイ2乗検定

目的：ある研究によって得られた割合と，研究前に判明または予測していた割合との間に差があるかどうかを検討する．

反応変数：カテゴリカル変数．

説明変数：カテゴリカル変数．

報告する結果：2つ以上の割合，既知の割合の出所，P 値 P value，検定統計量 test statistic．

chi-square test for proportion
割合の比較のカイ2乗検定

目的：ある研究で2つ以上の標本の割合に差があるかどうかを検討する．

反応変数：カテゴリカル変数．

説明変数：2つ以上の群．

報告する結果：2つ以上の割合，P 値 P value，検定統計量 test statistic．

clinical epidemiology
臨床疫学

根拠に基づく医療 evidence-based medicine への動きに伴う比較的新しい研究分野で，集団疫学の原則を個々の患者の治療に応用することを主眼としたもの．

clinical practice guideline
診療ガイドライン

疾病治療中に予測されるイベントや意思決定を事前に特定し，治療に関する意思決定を示す手引き．通常は最適な治療や選択肢を示す．**決定分析** decision analysis，**19章**を参照．

cluster analysis
クラスター分析

対象を整合性のある名義カテゴリーに分類する統計手法．クラスター分析は，特性の類似性に基づいて適切なカテゴリーを特定するのに使用する．分析前からカテゴリーが判明している場合に用いる**判別分析** discriminate analysis と対照をなす．

Cochran-Mantel-Haenszel test (also called Mantel-Haenszel test)
Cochran-Mantel-Haenszel 検定（Mantel-Haenszel 検定ともいう）

目的：あるカテゴリカル説明変数を調整したうえで2つ以上の割合を比較する．

反応変数：カテゴリカル変数．

説明変数：2つ以上のカテゴリカル説明変数．

報告する結果：複数のグループの割合，P 値 P value，検定統計量 test statistic．

Cochran's Q
Cochran の Q 検定

McNemar 検定 McNemar's test を拡張したもので，対応のある3つ以上の群に用いる．

coefficient
係数

回帰分析 regression analysis（ベータの係数またはベータの重み）や**分散分析** analysis of variance といった統計モデルで使用される用語で，モデルの説明変数の重みである．**相関分析** correlation analysis（相関係数 correlation coefficient）や信頼区間（区間に付随するパーセンテージ．たとえば，95％**信頼区間** confidence interval は95％の信頼係数をもつ）でも使用する．

coefficient of determination (r^2)
決定係数 (r^2)

相関係数 correlation coefficient の2乗. 線形単回帰分析 simple linear regression analysis で, 反応変数 response variable の変動を説明変数 explanatory variable で説明できる割合. たとえば, 反応変数 A と説明変数 B の相関が $r = 0.8$ のとき, 決定係数は $r^2 = 0.64$ となる. すなわち, 変数 A の変動の 64％ が変数 B に起因すると考えられる. 7章を参照.

coefficient of multiple determination (R^2)
決定係数 (R^2)

相関係数 correlation coefficient の2乗. 重回帰分析 multiple regression analysis で, 反応変数 response variable の変動を説明変数 explanatory variable で説明できる割合. 単回帰分析で使用する r^2 と混同しないこと. 7章を参照.

coefficient of variation (CV)
変動係数 (CV)

分布の標準偏差 standard deviation を平均値 mean で徐し, 100％ を乗じた値. 相対的な変動を測るのに用いる. パーセンテージで表すことから, 複数の標本の散らばり, または異なるアウトカムの散らばりを比較するのに有用である. ガイドライン 1.11 を参照.

cohort
コホート

共通した特性を最低1つもっている人の集団. 出生コホートは, 一定期間内に生まれた人で構成される. コホート研究 cohort study では, ある集団を長期にわたって研究する.

cohort, historical
既存コホート

アーカイブデータ (医療記録, 家族歴など) に基づいて, あるコホート cohort に分類される研究参加者の集団. コホートに割りあてられる前に前向きに収集したデータではない.

cohort study
コホート研究

ある集団を長期にわたって観察する研究. 通常は前向き研究で,「追跡研究 follow-up study」や「パネル研究 panel study」ともいう. また, 疾患や障害の新たな事例が集団に発生する頻度を検出するのに適していることから,「罹患率研究 incidence study」ともいう. 14章を参照.

colinearity
共線性

回帰分析 regression analysis で, 2つ以上の説明変数が相関している状態, すなわち独立していない状態. ガイドライン 7.17 を参照.

concurrent (parallel) control
同時 (並行) 対照

治療群と同時期に対照群に割りあてられる研究参加者. 異なる時期に研究が行われる既存対照 historical control と対照をなす.

concurrent validity
併存妥当性

収束妥当性 convergent validity を参照.

conditional probability
条件付き確率

別のイベント B が発生したという条件に基づいて計算されるイベント A の確率. 診断検査 diagnostic test, 決定分析 decision analysis,

ベイズ流統計学 Bayesian statistics で頻繁に使用する．すなわち，B が発生したときに A が発生する確率のこと．**11 章**を参照．

confidence bands
信頼帯

線形単回帰分析 simple linear regression analysis で，回帰直線を中心とした下側および上側の信頼限界（ほとんどの場合，95%信頼限界）を示す曲線．**図 7.1** を参照．

confidence interval (CI)
信頼区間 (CI)

母集団パラメータの推定値の精度を表す指標．一般には，95%または 99%の信頼区間を用いる．必ずというわけではないが，信頼区間の幅はおおむね推定値に対して対称であり，推定値と同じ単位で表される．信頼区間の幅が広いと精度が低く，幅が狭いと精度が高いことを示す．**3 章**を参照．

confidence limits
信頼限界

信頼区間 confidence interval の上限値と下限値．

confounding
交絡

説明変数と反応変数の関係を解釈する際に交絡変数が原因となる**誤差** error または**バイアス** bias．交絡変数は，関心のあるアウトカムを引き起こすか，防止する，あるいはアウトカムに影響する可能性があるもので，介入または研究対象の特性とも関連する．交絡がすでに判明している場合，交絡変数は優れた研究デザインや統計解析によって調整することが可能である．**付録 5** を参照．

construct validity
構成概念妥当性

調査研究で，質問が測定したいと思う内容の根底にある理論的な特性（構成）をどの程度評価しているかを示す概念．

content validity
内容妥当性

調査研究で，質問が評価すべき領域全体をどの程度評価しているかを示す概念．

contingency table
分割表

解析用のデータを示すのに用いる表．特に，**カイ 2 乗検定** chi-square test で使用する．「2×2 分割表」は，2 行 2 列の 4 つのセルで構成する．**表 6.1** を参照．

continuous data
連続データ

等間隔の連続体で測定されるデータで，端数（2.35 kg など）を伴う場合もある．10 以上の等間隔のカテゴリーで構成される**順序データ** ordinal data と**離散データ** discrete data（端数がない患者数等のカウントデータ）は，連続データのように解析されることが多い．

contributory variable
寄与変数

説明変数 explanatory variable．**反応変数** response variable への影響に「寄与」する変数．

control group
対照群

標準的な治療を受ける，治療を受けない，あるいは**プラセボ** placebo が投与される研究参加者のグループ．研究対象の治療を受けた被験群の参加者と比較する．

controlled trial
比較試験

特定の条件下で，1つ以上の**対照群** control group を設けてデータを収集する前向き研究．参加者を複数のグループにランダムに割りあてる試験をランダム化比較（対照）試験という．

convergent validity (or criterion, concurrent, or predictive validity)
収束妥当性（または基準関連妥当性，併存妥当性，予測妥当性）

調査研究で，質問紙が同じ構成概念をもつ他の尺度（基準）と同時期（併存妥当性）または将来のいずれかの時点（予測妥当性）で一致（収束）する程度．

correlation
相関

2つの変数（通常は順序変数または連続変数）の関係で，1つの変数の変化がもう1つの変数の変化をしばしば伴うことを示す．「関連 association」は相関よりも一般的な用語であるが，この用語を統計学で使用するときにはカテゴリカル変数間の関係を表すことが多い．

correlation coefficient (r)
相関係数 (r)

2つの変数間の関連を示す尺度．+1（完全な正の相関：1つの変数の値が大きくなると，もう1つの変数の値も大きくなる）から−1（完全な負の相関：1つの変数の値が大きくなると，もう1つの変数の値が小さくなる）までの値で表す．$r=0$ は，2つの変数に関連がない，すなわち「相関」がないことを示す．相関係数は，相関する変数の分類によって以下のように異なる．

Kendall の順位相関係数 Kendall's rank-correlation coefficient は，2つの順序変数間の関係を測定する．

Pearson の積率相関係数 Pearson's product-moment correlation coefficient は，正規分布に従う2つの連続変数間の線形的関係を測定する．

Spearman の順位相関係数 Spearman's rank-order correlation coefficient は，2つの変数の関係を測定するもので，変数の一方または両方が顕著な非正規分布をとる連続変数に用いる．

cost-benefit analysis
費用便益分析

金銭的な費用と通貨建てで表した便益とを比較する経済的評価法．**18 章**を参照．

cost-benefit ratio
費用便益比

治療費と治療の便益との比．専門的には費用も便益も通貨建てで表すが，この用語は費用－アウトカム比として使用されることが多い．**18 章**を参照．

cost-consequence analysis
費用結果分析

代わりになる介入やプログラムの費用の増分（治療費，入院費，薬剤費等）と結果（健康アウトカム，有害作用等）とを直接比較する費用効果分析法の1つ．比較の際には，費用－アウトカム比として結果をひとまとめにせず，すべての健康アウトカムを本来の単位のまま残しておく．**18 章**を参照．

cost-effectiveness analysis
費用効果分析

金銭的な費用を救命年数といった臨床的効果の尺度と比較する経済的評価法の1つ．**18 章**を参照．

cost-effectiveness ratio
費用効果比

治療費と生存年数の延長または早期死亡の回避といった臨床アウトカムとの比．18章を参照．

cost-identification analysis
費用同定分析

サービス提供時に発生する実際の原価を確定する経済的評価法の1つ．18章を参照．

cost-minimization analysis
費用最小化分析

同等の治療または医療サービスを提供する方法のうち，最小の費用ですむのはどれかを確定する経済的評価法の1つ．18章を参照．

cost-of-illness analysis
疾病費用分析

一般には，ある集団や国民の疾病または障害にかかる総費用を見積もる経済的評価法の1つ．逸失生産性や治療費などの尺度も含まれる．18章を参照．

cost-utility ratio
費用効用比

治療費と**効用** utility（臨床アウトカムと**健康状態指数** health status index との積）との比．一般的な効用には，「健康年数」や「**質調整生存年数** quality-adjusted life-year（QALY）」がある．18章を参照．

covariate
共変量

研究に用いる変数．**説明変数** explanatory variable や**交絡変数** confounding variable の意味で使用されることもある．特に**共分散分析** analysis of covariance で使用される．

Cox-Mantel test
Cox-Mantel検定

ログランク検定 log-rank test を参照．

Cox proportional hazards regression analysis
Coxの比例ハザード回帰分析

目的：**イベント発生までの時間の解析** time-to-event analysis で，イベント（主として死亡）発生までの時間と説明変数 explanatory variable との関係を検討する手法．

反応変数：起点から重要なイベント（主として死亡）発生までの時間，あるいはイベントが発生していない場合には最終追跡時までの時間．

説明変数：通常は複数のカテゴリカル変数または連続変数，あるいはその両方．

報告する結果：研究期間中のある時点での生存者の割合，P 値 P value，各説明変数の**検定統計量** test statistic．結果は表で報告することが多い．**表9.3**を参照．

criterion standard
判断基準

参照基準 reference standard を参照．

criterion validity
基準関連妥当性

収束妥当性 convergent validity を参照．

Cronbach's alpha
Cronbachのアルファ

ある指標や質問紙内の項目の内的信頼性または一貫性の尺度．範囲は0から1で，質問紙内の同じ特性（利他主義，敵意等）に属する質問に対する反応間の関連の程度を示す．

cross-over study
クロスオーバー試験

　薬剤を用いる研究で使用されることが多い研究デザインで，このデザインでは各被験者が自分自身の対照になる．たとえば，被験者はある治療群に一定期間割りあてられ，その後**ウォッシュアウト期間** wash-out period を経てから，**対照群** control group に同期間割りあてられる．

cross-product ratio
交差積比

　オッズ比 odds ratio を参照．

cross-sectional study
横断研究

　ある時点で行う調査またはスクリーニング．潜在的な説明変数と反応変数とを同時に評価する．**16 章**を参照．

cumulative incidence
累積罹患率

　割合として表される罹患率（率として表される**発生密度** incidence density と対照をなす）．

cumulative incidence ratio
累積発生率比

　相対リスク relative risk．2 つの**絶対リスク** absolute risk の比．

Cutler–Ederer method
Cutler–Ederer法

　生命表法 life table method を参照．

cutpoint
分割点，カットポイント

　分布を 2 つの構成要素に分割するのに用いる値．診断検査で使用することが多く，その場合，分割点で「正常」値と「異常」値とを分離する．正常範囲または許容範囲内の検査結果を陰性の結果，異常範囲内の結果を陽性の結果という．

D

data
データ

　測定値，観測値の集合．"data" は "datum" の複数形で，"data are …" のように用いる．

data dredging
データ浚い（訳注：日本では「どぶ浚い検定」と呼ぶことがある）

　単に統計学的に有意な知見を見出すために可能なかぎり多くの方法で研究結果を解析し，あたかもそれが研究目的であったかのように報告するプロセスをさす非公式な用語．科学的な合理性が認められ，要求される場合には，このような解析は「探索的」という適切な用語で呼ばれる．しかし，データ浚いは非科学的動機が原動力となるのが普通である．**5 章**を参照．

decision analysis
決定分析

　さまざまな条件と仮定を踏まえて，最適な選択肢を特定する意思決定の統計手法．**19 章**を参照．

decision tree
決定樹

　決定分析 decision analysis をモデル化するフローチャート．起点，アウトカム，分岐点からなる．分岐点は公算節と決定節とのどちらかで，前者は生物学的にアウトカムと関連するものであり，後者は患者と医療提供者が決定するアウトカムである．**図 19.1** を参照．

degree of freedom (df)
自由度

ある統計量を計算する際に自由に変化する値の数．たとえば，標本中の個体間で実施可能な独立した比較の数が一例である．**仮説検定** hypothesis testing で多用される用語で，自由度は下付き数字か，関連する検定統計量に続くカッコの中に示されることが多い．Student の t 検定 Student's t test，**分散分析** analysis of variance（F 検定 F test）の F 比の分子と分母，**カイ2乗検定** chi-square test 等では自由度も示すべきである．

Delphi process
デルファイ過程

決定分析 decision analysis と **経済的評価** economic evaluation で，研究に使用するさまざまな前提，選択肢，判断，数値を確定する合意形成手法．分析の素案が専門家グループに配布され，専門家は素案を改訂して中央委員会に返却する．中央委員会は改訂された意見を2次案に統合し，一致点と不一致点を明示したうえで専門家グループに2次案を配布する．このプロセスを議論が安定して最終案が承認されるまで繰り返す．

dependent variable
従属変数

反応変数 response variable を参照．

descriptive statistics
記述統計量

平均値 mean，中央値 median，範囲 range といったように，データセットを整理・要約・記述する数．

df
df

自由度 degree of freedom の省略形．

diagnostic accuracy
診断の正確度

診断検査の性能特性で，正しい診断の数を全診断数で除し，100を乗じてパーセンテージで表したもの．正しい診断とは，**真陽性** true-positive と **真陰性** true-negative の結果のどちらかである．**表10.1** を参照．

diagnostic test
診断検査

異常の存在を確認する，異常を特定する，あるいは異常がないことを確認する目的で要求される特定の検査のことである．より一般的には，疾患・異常・医学的問題の存在を示す徴候・症状・臨床検査値・画像等をさす．

diagnostic yield
診断率

標準的な意味はないが，診断検査で用いられる用語．診断率は，その検査がある研究で使用された際に何が起きたのかを記述するために用いられること多い．たとえば，「低診断率」は，①陽性の検査結果が相対的に少数，②解釈可能な結果が相対的に少数，③**真陽性** true-positive の結果（2番目の検査を **参照基準** reference standard として使用した場合）が得られた結果の総数に比べて相対的に少数，の意味で用いられる．この用語を使用する際には定義が必要である．

discounting
割引

経済的評価 economic evaluation で，将来の費用と便益を現在の通貨価値で表す手法．将来

の費用と便益に「割引係数 discount factor」を乗じることで現在の通貨価値に変換する.「現在価値分析 present value analysis」ともいう. ガイドライン 18.23 を参照.

discrete data
離散データ

連続データの一種であり,端数をとることが不可能で,整数のみで表す.端数で測定することが可能な真の**連続データ** continuous data と対照をなす.たとえば,「半分の手術」は意味のない概念なので,手術実施数は離散変数である.身長はいくらでも小さな単位で測定できるため,真の連続データである.実用目的では,離散データは連続データとして解析される.

discriminant validity
弁別妥当性,判別妥当性

判別妥当性 divergent validity を参照.

discriminate analysis
判別分析

名義カテゴリーの識別可能な特性を特定するための統計手法.判別分析は,既知のカテゴリーの中で差異を示す変数の組み合わせを特定するのに使用する.これに対して,**クラスター分析** cluster analysis では解析前にはカテゴリーが明らかにならない.

dispersion, measures of
散らばりの尺度

分布の散らばりを記述する統計量.**標準偏差** standard deviation,**範囲** range,**四分位範囲** interquartile range が最も一般的である.

distribution
分布

通常は度数分布をさす.度数分布は,順序づけられた値とそれらが観測された度数をグラフで表示したものである.すなわち,値の範囲を横軸,値が観測された度数を縦軸にプロットする.**検定統計量** test statistic がとりうるすべての値の**確率分布** probability distribution と,それに伴う確率をさすこともあり,確率分布から P 値 P value が算出される.2項分布,t 分布,F 分布,χ^2 分布,Gaussian(正規)**分布** Gaussian distribution,一様分布,Weibull 分布,Poisson **分布** Poisson distribution などがその例で,ほかにもさまざまな例がある.

divergent validity (or discriminant validity)
判別妥当性(または弁別妥当性)

異なる概念を測定する2つの質問の間でスコアが一致しないこと.

dot chart
ドットチャート

一連の点によってカテゴリカルデータや連続データを棒グラフや**ボックスプロット** box plot のように表示する一般的な方法.スペースが節約でき,ワープロソフトでも作成できるため有用である.図 1.2,21.13 を参照.

double-blind
二重盲検

研究参加者と研究者のどちらも,参加者がどの群に割りあてられたかを知らされない研究デザイン.まれではあるが,統計学的概念と視覚欠損の病状とが混同される可能性があるにもかかわらず,"masked" よりも "blinded" のほうが好まれる.論文の著者は,どの集団に試験治療の内容が知らされなかったかを報告すべきである.

drop-out
脱落

研究を完遂しなかった,すなわち途中で離脱

した研究参加者．脱落した参加者の特性と脱落した理由を知ることは，治療の全体的な効果を判定する際に重要である．したがって，研究の脱落率を報告すべきである．

Duncan's multiple-range procedure
Duncan の多重範囲手順

多重（対）比較法 multiple (pairwise) comparison procedure を参照．

Dunn's procedure
Dunn の手順

多重（対）比較法 multiple (pairwise) comparison procedure を参照．

Dunnett's procedure
Dunnett の手順

多重（対）比較法 multiple (pairwise) comparison procedure を参照．

E

economic conversion
経済的転換

経済的評価 economic evaluation で，治療を比較して順位づけるために臨床的なアウトカムや健康状態を通貨や他の数値単位（健康年数，**質調整生存年数** quality-adjusted life-year ［QALY］など）で表すプロセス．医学では，**人的資源面からのアプローチ** human capital approach，**支払意思法** willingness-to-pay approach，**間接的アプローチ** indirect approach などの経済的転換が一般的である．ガイドライン 18.13 を参照．

economic evaluation
経済的評価

医学的治療の（直接，間接）費用と（直接，間接，無形の）健康アウトカムとを関連づける研究．**費用同定分析** cost-identification analysis，**費用最小化分析** cost-minimization analysis，**疾病費用分析** cost-of-illness analysis，**費用便益分析** cost-benefit analysis，**費用効果分析** cost-effectiveness analysis，**費用効用分析** cost-utility analysis が最も一般的である．18章を参照．

effect size
エフェクトサイズ

①研究結果を示す指標で，差の大きさや関連の強さを表すもの．標本サイズを推定する際には関心のあるエフェクトサイズの最小値を明確にする必要があるため，標本サイズの推定で用いられることが多い．②**メタアナリシス** meta-analysis の際に異なる単位で測定されたアウトカムを比較するのに用いる無次元の指標．治療群間の平均値の差を対照群の標準偏差で除したものとして計算されることが多い．

effort-to-yield measure
報酬に対する労力の指標

アウトカムが1単位変化するのに必要な資源量と関連する表現．**治療必要数** number needed to treat（NNT）は，たとえば1人の心臓発作を予防するために何人の患者をアスピリンで治療する必要があるかを示したもの．他の指標としては，1人救命あたりの費用，5年延命のために必要な処置数などがある．ガイドライン 18.22 を参照．

endpoint
エンドポイント

研究のアウトカム．**反応変数** response variable を参照．

epidemic
流行(病)

疾患が局地的，地域的または全国的に発生し，それが明らかに正常な発生頻度を上回っていること.

epidemiology
疫学

集団内での疾患および障害の分布，決定因子，頻度の研究．また，健康の問題を管理するためにそれらの研究を応用すること．

error
誤差

測定値，観測値，計算値と真の値との差．科学的研究では一般に4種の誤差に遭遇する．①**ランダム誤差 random error**，すなわち生物学的な変動．②**測定誤差 measurement error**．測定機器によって生じるばらつき（柱時計よりもストップウォッチ，ストップウォッチよりも原子時計のほうが正確である）．③**標本誤差 sampling error**，母集団の中のある標本のみを測定することによって生じる誤差．④**系統的誤差 systematic error**，ランダムな誤差ではなく，バイアスの一貫した発生源．たとえば，誤調整された血液ガスモニターが一貫して正常値よりも10%低い値を示す場合に発生する．**付録5**を参照．

error bar
エラーバー

図でデータの散らばりや推定値の変動を示すために，平均スコアなどの値の上下に伸ばす縦線．エラーバーで示す値には，**標準偏差 standard deviation**，**標準誤差 standard error**（通常は**平均値の標準誤差 standard error of the mean**），推定量の95%**信頼区間 confidence interval** などがあり，どれなのかを特定する必要がある．**ガイドライン21.6**を参照．

error mean square (abbreviated out of order as MSE)
平均平方誤差（語順は異なるが，MSEという省略形で表記する）

回帰分析 regression analysis のモデルで，ランダム誤差の変動の大きさ（ランダム誤差は，モデルの説明変数では説明されない誤差である）．「残差平均平方 residual mean square」ともいう．回帰モデルの**適合度 goodness-of-fit** の指標としては，MSEの平方根，**平均平方誤差の平方根 root mean square error**（RMSE）のほうが好まれる．

estimate
推定値

母集団の変数の「真」の値を代表すると考えられる値．通常，標本中の「観測」値または測定値から導かれる．推定値の「精度」は**信頼区間 confidence interval** で示すことができる．点推定値は単一の値であり，**平均値 mean** などがある．

exact test
正確検定

仮説検定の1つで，主として極めて少数の標本に適用される．

（訳注：コンピュータの演算速度が向上したため，最近では大標本にも適用できる）

exclusion criteria
除外基準

調査研究への登録を除外する特性（診断，人口統計学的特性，臨床症状など）．登録に必要とされる特性である**選択基準 inclusion criteria** と対照をなす．

experimental group
被験群

研究対象の治療を受ける被験者の集団．該当する治療を受けない**対照群** control group と対照をなす．「治療群 treatment group」ともいう．

experimental study
実験的研究

実施前に計画される比較研究で，少なくとも1つの介入を含む．比較は2つ以上の群間か，1群内の介入前後で行われる．

explanatory study
説明的研究

現実的な状況とは対照的に，厳格に管理された状況下で実施され，内在する生物学的プロセスを同定するための研究．現実的な状況下で治療の全般的効果を評価するためにデザインされる**実践的研究** pragmatic study と対照をなす．

explanatory variable
説明変数

研究の反応変数に影響を及ぼすと考えられる変数．**独立変数** independent variable である．**寄与変数** contributory variable，**予測変数** predictor variable，**リスク因子** risk factor，**予後因子** prognostic factor ともいう．通常はXで示す（Yは**反応変数** response variable を示す）．

external validity (or generalizability)
外的妥当性（または一般化可能性）

ある集団で実施された研究の結果が他の集団，他のセッティング，他の期間に適用できる可能性．

extrapolation
外挿

測定値の範囲を超えた値を予測または推定するプロセスで，通常，回帰直線や他の要約データから得られる直線からとりうる値を推定する．

F

F test
F検定

一元配置**分散分析** one-way ANOVA と同じ．
目的：3群以上の**反応変数** response variable の平均値を比較する．
反応変数：連続変数．
説明変数：3つ以上の群．
報告する結果：各群の平均値，標準偏差，P値 P value，**検定統計量** test statistic．8章を参照．

face validity
表面妥当性

ある質問紙が測定しようとしていることを，表面的に測定しているようにみえる程度．

factor
因子，要因

説明変数 explanatory variable．**分散分析** analysis of variance で使用することが多い．

factor analysis
因子分析

主として関連する変数を分類し，データを代表するのに必要な変数の数を減らすために用いる統計手法．一般に，変数または因子のグループ間の相関を説明するのに使用する．

factorial trial
要因試験

1つの試験で2つ以上の介入の効果を調べる試験デザイン．最も単純な2×2の要因計画では，患者は「A」「B」「AとBの両方」「Aでも

Bでもない」の4群にランダムに割りあてられる．介入が相互に独立して作用する場合には，AとBとを独立させて別々の試験で調べるよりもはるかに少ない患者で有効性を証明できる．しかし，AとBとに相互作用がある場合には，要因試験の解析と解釈に問題が生じる可能性がある．

false-negative rate
偽陰性率

疾患が存在する場合に診断検査や手順の結果が陰性となる確率．偽陰性率は1から当該検査の感度を引いたものに等しい．**表10.1**を参照．

false-positive rate
偽陽性率

疾患が存在しない場合に診断検査や手順の結果が陽性となる確率．偽陽性率は1から当該検査の特異度を引いたものに等しい．**表10.1**を参照．

Fisher's exact test
Fisherの正確検定

目的：2つ以上の割合を比較する．少数の標本に用いる（訳注：大標本にも使用できる）．
反応変数：カテゴリカル変数（割合として表す）．
説明変数：2つ以上の群．
報告する結果：各群の割合，P 値 P value，**検定統計量** test statistic．

Fisher's least-significant-difference (LSD) method
Fisherの最小有意差（LSD）法

多重（対）比較法 multiple (pairwise) comparison procedure を参照．

Fisher's z test
Fisherのz検定

目的：2群の**反応変数** response variable の**平均値** mean を比較する（Studentの t 検定 Student's t test と類似している）．
反応変数：連続変数．
説明変数：2群．
報告する結果：各群の平均値，群間の平均値の差，差の95％信頼区間，P 値 P value，**検定統計量** test statistic．

fixed-effects model (or assumption)
固定効果モデル（または固定効果の前提）

2つ以上の研究結果を統計学的に併合する**メタアナリシス** meta-analysis で，解析に用いる全研究で適切と考えられる単一の「固定」効果が存在するという統計学的前提．固定効果モデルでは，研究間の結果に不均一性はなく，各研究は単一の内在する真のエフェクトサイズを推定していると仮定する．すなわち，各研究の規模が無限大に大きければ，各研究は同一の結果を示すことになる．**変量効果モデル** random-effects model と対照をなす．

follow-up period
追跡期間

臨床研究で治療終了後のデータを収集する期間．治療効果や有害反応の中には発現までに時間を要するものがあるため，追跡期間の長さは治療の全般的効果を究明する際に重要となることがある．

force of morbidity
罹病率

発生密度 incidence density を参照．

forest plot
フォレストプロット

メタアナリシスの結果を図示する方法．「ブロックラインプロット block-and-line plot」ともいう（個々の研究結果と併合された研究結果という「森と木の両方」を見せることから図にこの名がついたという風説は真実ではないが，真実がどうであれ，よい説明になっている）．

frequency polygon
度数多角形

各棒の最上部の中心を線で結んだ棒グラフまたは**ヒストグラム** histogram．**21 章**を参照．

Friedman's test
Friedman の検定

乱塊法 ANOVA 検定のノンパラメトリック版．
目的：3 つ以上の**反応変数** response variable の割合または中央値を比較する．
反応変数：カテゴリカル変数（一般には順序変数で，割合で表す．カテゴリーが多い場合は中央値で表す）．
説明変数：3 群以上．
報告する結果：各群の割合または中央値，**P 値** P value，**検定統計量** test statistic．ANOVA（**分散分析**）を参照．

G

Gaussian distribution
Gaussian 分布

平均値を中心として対称なベル（釣鐘）型の曲線となる正規分布．**標準正規分布** standard normal distribution を参照．

general linear model (GLM)
一般線形モデル（GLM）

多くの統計解析の基礎をなす数学モデル．**t 検定** t test, **分散分析** analysis of variance, **共分散分析** analysis of covariance, **回帰分析** regression analysis, **因子分析** factor analysis, **クラスター分析** cluster analysis, 多次元スケーリング, **判別関数分析** discriminant function analysis など，多くの多変量手法の基礎となっている．

generalizability (or external validity)
一般化可能性（または外的妥当性）

ある集団で実施された研究の結果が他の集団，他のセッティング，他の期間に適用できる可能性．

gold standard
ゴールドスタンダード

参照先，特に新しい診断検査の性能の比較相手となる**参照検査** reference test．一国の通貨の価値がかつては一定量の金に裏づけられていたことを示す「金本位制」がこの用語の由来である．今日では，通貨の価値が金に依存していないこと，一般には欧米先進諸国だけで知られている用語であることなどから，あまり推奨されない．**参照基準** reference standard を参照．

goodness-of-fit
適合度

データが既知の分布にどの程度適合しているか，モデルがデータの関係性をどの程度説明しているかを意味する用語．観測値と既知の分布または理論分布による期待値とを比較する適合度検定（たとえば**カイ 2 乗適合度検定** chi-square goodness-of-fit test）として使われることが多く，回帰分析や分散分析でも使用される．

gray literature
灰色文献

系統的レビューおよびメタアナリシスで，一般の文献検索方法では同定できず，通常の販路でも容易に入手できない未発表または検索用語のついていない研究．技術報告書，出版前の論文，調査結果報告書，ビジネス文書，会議録，白書，研究に基づく標準，学位論文，政府報告書，ニュースレター，会報といったものがある．

H

Hartley's test
Hartleyの検定

目的：2群以上の**反応変数** response variableの変動や散らばりを比較する．
反応変数：連続変数．
説明変数：2つ以上の群．
報告する結果：各群の**分散** variance，**P 値** P value，**検定統計量** test statistic．

hazard function
ハザード関数

被験者がある一定期間にイベントを経験する確率を計算するのに使用する数式．イベントの典型的なものは死亡であり，参加者はその期間の開始時まで生存していたという前提で確率が求められる．ハザード関数は，ある期間中の死亡のリスク（または関心のあるイベントを経験するリスク）と解釈される．

hazard ratio
ハザード比

イベント発生までの時間が主要な**反応変数** response variableである場合（すなわち，**打ち切りデータ** censored data を含む可能性がある場合）に，ある群と他の群のイベント発生リスクの比．たとえばハザード比が5であれば，分子の群のイベントの経験しやすさは分母の群の5倍であることを意味する．

health-related quality of life (HRQOL)
健康関連の生活の質（HRQOL）

生活の質の測定尺度 quality-of-life measureを参照．

health services research
健康サービス調査

医療の提供，その費用，金銭的および臨床的な結果に関する研究．現実社会の状況下で介入がどの程度機能するかという**実践的研究** pragmatic study や，**経済的評価** economic evaluation，医療の利用に関するレビュー，品質評価，技術評価，**決定分析** decision analysis といったものがある．一般には，医療のニーズ・需要・供給・利用・アウトカムの関係を研究する．研究の目的は，構成，プロセス，生産，アウトカムの観点から見た評価である．「アウトカムリサーチ outcome research」ともいう．

health status index
健康状態指数

通常は，1つの数や指標に統合されたもので，健康のレベルや生活の質 quality of life を示す一連の測定値を指す．一般に，この測定値には身体機能，心の健康状態，日常生活の遂行能力，人間関係に関する満足度といった変数が含まれる．（「健康年数」や「質調整生存年数」といった数値の）アウトカムとともに使用し，**経済的評価** economic evaluation や**決定分析** decision analysis の「**効用** utility」を計算する．

healthy-worker bias
健康労働者バイアス

会社の従業員をサンプリングすることによって生じるバイアス．雇用が維持されるためには

最低限の健康や機能が必要であることから，従業員は一般的な集団よりも健康である場合が多い．**ケースコントロール研究** case-control study では，対照群が従業員のリストから特定されることが多いため，重要である．

heritability index
遺伝指数

遺伝学的研究で，遺伝指数は飼育動物のどの優越性が子孫に受け継がれるかを示す．遺伝指数は0から1までの数値で表し，0は選択した遺伝形質がまったく影響を及ぼさないことを示し，1は選択した遺伝形質によって完全に制御されていることを示す．遺伝指数はこの特性がいかにうまく選択されるかを示したものである．

histogram
ヒストグラム

棒グラフの一種で，データの分布を示すもの．多くの棒があるヒストグラムは，**度数多角形** frequency polygon や，棒の頂上を線で結んだ後に棒を取り除いた滑らかな**分布** distribution に描き直されることが多い．

historical control
既存対照

一般には過去の研究から得られた被験者コホートで，被験群と比較するための対照群として用いられる．治療群と同時点でデータを収集する**同時（並行）対照** concurrent (parallel) control と対照をなす．

homogeneity, test of
一様性の検定

一様性の検定には多くの種類があり，それぞれ適用できる状況が異なる．

目的：2つ以上の群に対して，一般には**反応変数** response variable のばらつきを比較する．

反応変数：連続変数またはカテゴリカル変数．説明変数：2つ以上の群．

報告する結果：各群の**標準偏差** standard deviation（または他の要約統計量），P 値 P value, **検定統計量** test statistic.

human capital approach (to economic conversion)
人的資源面からの（経済的転換への）アプローチ

疾病にかかる費用を「疾病にかかった結果として生じる現在および将来の逸失利益」として計算する**経済的転換** economic conversion．「逸失利益面からのアプローチ lost-earning approach」ともいう．

hypothesis
仮説

仮説検定で，研究結果から採択（支持）または棄却（不支持）される声明のこと．たとえば，「治療群のバクテリア数の平均値は対照群のバクテリア数の平均値と等しい」という声明は検定される仮説であり，データによって支持（平均値は等しい）または不支持（平均値は異なる．実際には，両者が等しいという主張を棄却するのに十分な証拠がある）となる．

hypothesis testing
仮説検定

事実（データ）に基づいて**仮説** hypothesis を検証する数学的手法．「頻度論的アプローチ frequentist approach」ともいい，**ベイズ流アプローチ** Bayesian approach と対照をなす．確率に基づいて違いがないという**帰無仮説** null hypothesis を採択または棄却することで意思を決定するプロセスである．帰無仮説の採択は本質的に結果が偶然に起因することを意味し，帰無仮説の棄却は本質的に結果が生物学的要因に起因することを意味している．**第1種の過誤** type I error, **第2種の過誤** type II error, 4,

11章を参照.

I

imputed data
補填データ

欠測値を置き換える解析方法はいくつかあるが，そうした方法に基づいて作られた値のこと．データの欠測は統計解析の検出力を低下する可能性があるため，欠測値を合理的な補填方法で算出した値で置き換えることが多く，容認できる方法である．**最終観察の引き延ばし** last observation carried forward，ガイドライン 7.15 を参照．

incidence
罹患率

ある特定の期間中に新しいイベントや事例が発生する率．**有病率** prevalence と対照をなす．有病率は，イベントや事例がある特定の時点や期間に存在していた割合である．割合として表す場合には**累積罹患率** cumulative incidence，率として表す場合には**発生密度** incidence density となる．

incidence density (or person-time incidence rate or force of morbidity or instantaneous risk)
発生密度（または人-時間発生率，罹病率，瞬間リスク）

割合ではなく，率として表した罹患率．「ハザード率 hazard rate」も同様で，ある特定の時点で好ましくないイベントが発生するリスクの推定値である．

inclusion criteria
選択基準

研究に参加する被験者に求められる登録上不可欠な特性（診断，人口統計学的特性または臨床的な状態）のこと．**除外基準** exclusion criteria と対照をなす．除外基準とは，登録から除外する特性のことである．

independent sample
独立した標本

他の標本の影響を受けない標本．対照的に，対応のある標本やマッチさせた標本では，2番目の値は試験的介入だけでなく，最初の値にもある程度依存する（同一被験者で介入の前後に検査をする場合など）．

independent variable
独立変数

説明変数 explanatory variable のこと．

index test
インデックス検査

研究の対象となる（診断）検査で，検証用の**参照検査** reference test と対照をなす．

indirect approach (to economic conversion)
（経済的転換への）間接的アプローチ

ある疾病にかかる費用を，患者や地域の調査から収集した直接的尺度ではなく，医療過誤の和解のような間接的尺度から確定する**経済的転換** economic conversion．

inferential statistics
推測統計学

母集団 population から選ばれた**標本** sample の測定値から母集団の特性を推測（または推定）する統計学．データセットの記述に用いられる記述統計学と対照をなす．

informed consent
インフォームド・コンセント

研究参加者は研究に参加することによって受けるリスクとベネフィットを知る権利があり、文書による明確な同意がないかぎり研究に参加することはないことをうたった生物医学研究の原則．人間を対象とした研究を述べる論文の場合，ほとんどの医学雑誌は文書による同意を全被験者から得ることを公表の条件にしている．

interpolation
補間（内挿）

測定値間の値を予測または推定するプロセス．通常，回帰直線や他の要約線からとりうる値を推定する．

instantaneous risk
瞬間リスク

発生密度 incidence density を参照．

intent- or intention-to-treat analysis
intention-to-treat 解析（intent-to-treat 解析と表記することもある）

ランダム化試験の結果を解析する際の主要な戦略．割りあてられた治療を完了したかどうかにかかわらず，患者は割りあてられた群に含めて解析する．医学上の必要性から，計画された試験が完了する前に患者を試験から除外することがあるが，試験の対象とした治療が原因で患者が試験から脱落した可能性があるため，まず intention-to-treat の原則に則って解析する．計画通りに試験を完了しなかった患者を調整した追加解析を行うことも多い．**プロトコールに適合した解析 per-protocol analysis**，すなわち，計画されたプロトコールを完了した患者のみを対象とした解析と対照をなす．

interaction ; interactive effect
交互作用，交互作用効果

2つ以上の変数を合計した作用が個々の変数の作用の合計よりも大きいこと．たとえば，2つの説明変数があり，1つの説明変数が**反応変数 response variable** に及ぼす影響が残る説明変数の値に依存する場合，2つの説明変数には交互作用がある．単一の説明変数が反応変数に影響を及ぼす**主効果 main effect** と対照をなす．

interclass correlation
級間相関

個々の被験者に対する多数の評価者による多数の測定値や観測値を対象とした関連性の尺度．評価者間の相関を示す．相関係数は，−1（完全不一致）から+1（完全一致）までの値になる．

interim analysis (of accumulating data)
（集積中のデータの）中間解析

研究を完了する前に実施する統計解析．**早期中止の基準 stopping rule** と関連することがあり，**多重検定の問題 multiple testing problem** を生じる可能性がある．ガイドライン 5.7〜5.9 を参照．

interquartile range
四分位範囲

観察値の中央半分を構成する値の範囲のこと．すなわち，25パーセント点から75パーセント点までの範囲である．実際には25パーセント値と75パーセント値を報告する．正規分布から著しく外れたデータを報告する場合，（平均値や標準偏差の代わりに）**中央値 median** とあわせて用いる．

inter-rater reliability
評価者間信頼性

評価者（判定者）間の評価の一致の度合い．診断検査の**信頼性** reliability を評価する場合に用いられることが多い．

interval data
間隔データ

真のゼロを含まない等間隔の尺度で表される連続データ．間隔尺度のスコアの加減には意味があるが，乗除には意味がない．たとえば，温度は間隔尺度で示す．摂氏40度は摂氏20度の2倍暑いわけではない（このように主張するためには，温度を比例尺度で測る必要がある．この場合，温度は絶対0度を含む比例尺度であるケルビン［K］という単位で示す必要がある）．

interval estimate
区間推定

得られた標本の値（統計量）から推定する未知の母集団の値（パラメータ）．区間推定は数値の範囲で，たとえば95％信頼区間というように，**信頼区間** confidence interval として表すことが多い．**点推定値** point estimate と対照をなす．

intervening variable
介入変数

交絡変数のこと．

interventional study
介入研究

新しい治療のような介入の効果を調べる研究のことで，**実験的研究** experimental study である．**観察研究** observational study と対照をなす．

intraclass correlation
級内相関

1人の評価者によって各研究参加者から得られた多数の測定値や観測値の関連性の尺度．評価者内の相関を示す．相関係数は，-1（完全不一致）から$+1$（完全一致）までの値になる．

intra-rater reliability
評価者内信頼性

同じ判断要件に対して，同じ評価者が別の機会に改めて判断することで得られる判断の再現性．

J

jackknife procedure
ジャックナイフ法

データから被験者を1人ずつ除き，それぞれのデータで回帰モデルを構築することによって回帰モデルを検証する方法．被験者のデータが除かれるたびにモデルが毎回変化する．再構築されたモデルが類似しているほど飽和モデルとして妥当となる．**ガイドライン7.8**を参照．

K

Kaplan-Meier curve
Kaplan-Meier曲線

一般には，追跡期間中の複数の時点で関心のあるイベント（通常は死亡）をまだ経験していない標本のパーセンテージをグラフにしたもの．グラフはスムーズな曲線ではなく，死亡数の増加に伴って左から右へと下っていく階段上の関数となる．イベントを経験する確率を示す場合は，確率の上昇に伴ってグラフは右肩上がりとなる．2本以上の曲線を比較して有意に異なる

かどうかを示す**ログランク検定** log-rank test と併用されることが多い．**図9.1**を参照．

Kaplan-Meier method (the product-limit method)
Kaplan-Meier法（積極限法）

研究中の各時点で死亡などのイベント（またはイベント未発生）を経験する確率を推定するために，**イベント発生までの時間の解析** time-to-event analysis に用いる統計手法．**9章**を参照．

kappa statistic
カッパ統計量

同一被験者から得られた多数の測定値や観察値の間の一致度を特異的に扱う関連性の尺度．評価者内または評価者間の一致度や分類の正確性の尺度．－1から＋1までの数値で表し，＋1は完全一致，－1は完全不一致，0は判定間に関連がないことを示す．

Kendall's rank-correlation coefficient, tau (τ)
Kendallの順位相関係数，タウ（τ）

2つの**順序変数** ordinal variable または**連続変数** continuous variable 間の関係を調べるために用いる**相関係数** correlation coefficient．－1から＋1までの数値で表し，＋1は完全な正の相関，－1は完全な負の相関，0は無相関を示す．

Kolmogorov- (or Kolmogoroff-) Smirnov goodness-of-fit test
Kolmogorov-（またはKolmogoroff-）Smirnov適合度検定

目的：標本の値の分布と既知の値の分布を比較する．

反応変数：カテゴリカル変数または連続変数．

説明変数：1群のみで説明変数はない．既知の分布を特定することが必要．

報告する結果：関心のある分布による．**P値** P value，**検定統計量** test statistic など．

Kruskal-Wallis test
Kruskal-Wallis検定

一元配置分散分析 one-way analysis of variance に対応するノンパラメトリック検定．

目的：3群以上の**反応変数** response variable の中央値を比較する．

反応変数：連続変数（または離散変数や多くのレベルをもつ順序変数）で，正規分布に従う必要はない．

説明変数：3つ以上の群．

報告する結果：各群の中央値，**P値** P value，**検定統計量** test statistic．

L

last observation (or value) carried forward (LOCF or LVCF)
最終観察の引き延ばし

縦断研究の欠測データを扱う方法で，患者の最終観察値を使用して，以降の欠測した観察値を埋める（または「補填する」）方法．**補填データ** imputed data を参照．

lead-time bias
リードタイムバイアス

イベント発生までの時間の解析 time-to-event analysis にみられるバイアスで，生存期間を過大評価することになる．多くの被験者で生物学的なスタート時点（たとえば発病）が研究開始時点と対応していない場合に生じる．たとえば，生物学的ながんの発生から死亡までの期間の中央値には2群間で差がないが，たまたま一方の群で早期にがんの診断が下された場合は結果としてリードタイムバイアスがかかり，

この群の生存期間の中央値は他方の群よりも長く報告される．

league table
リーグテーブル

「質調整生存年数あたりの治療費」といった経済的なアウトカムに対する介入の効果を比較するための表．通常，介入には安価なものから順位がつけられる．この用語は米国よりも欧州で多用されている．

least-significant-difference (LSD) method (Fisher's LSD method)
最小有意差（LSD）法（FisherのLSD法）

多重（対）比較法 multiple (pairwise) comparison procedure を参照．

least-squares regression line
最小2乗回帰直線

点の集まりから統計学的に計算して描いた直線で，各点と直線との距離（実際には距離の2乗和）を最小にするように描いたもの．線形回帰に用いる回帰直線は，通常最小2乗直線である．

left-censored data
左側打ち切りデータ

打ち切りデータ censored data を参照．

level of significance
有意水準

アルファ水準 alpha level ともいう．第1種の過誤 type I error を犯す確率．

level of measurement
測定レベル

変数について収集した情報の量．基本的なレベルでは，情報量の順に「名義」「順序」「連続」となる．名義 nominal（例：生存・死亡，男性・女性）と順序 ordinal（例：軽度・中等度・高度，1から5までのスケールで測定した満足度）変数は，観測値をいずれかのカテゴリーに割りあてるのに特定の性質を用いるため，「カテゴリカル」または「質的」変数である．離散データ discrete data または整数データ integer data は，しばしば連続データ continuous data（端数を含むことができる）であるかのように解析される．連続データは等間隔の尺度で測定され，グラフ化されると分布を形成する．説明変数 explanatory variable と反応変数 response variable の測定レベルは，データ解析に用いる統計手法の決定に役立つ．

life table method
生命表法

イベント発生までの時間の解析（生存時間解析）で用いる統計手法．「生命保険数理法 actuarial method」「Berkson-Gage 法 Berkson-Gage method」と同じ．9章を参照．

likelihood function
尤度関数

ベイズ流統計学で，仮説の差が数値範囲のときに（たとえば，死亡率の減少が10％以上），1つの仮説を裏づける証拠の強さともう1つの仮説を裏づける証拠の強さの比として使用する．尤度関数は確率分布のように思えるが，そうではなく，結果がとりうる値の範囲で1つの仮説と他の仮説との比を図示する．Bayes因子 Bayes factor，図11.1を参照．

likelihood ratio, positive
陽性尤度比

病気に罹患している被験者と罹患していない被験者の診断検査の結果がそれぞれ陽性になる確率の比のこと．陽性検査の尤度比は，感度 sensitivity を分子として，1から検査の特異度 specificity を引いたものを分母とした割算によ

って求める．したがって，尤度比は感度と特異度を組み合わせて単一の数値にしたものである．陽性尤度比が 1 であれば，罹患している被験者は罹患していない被験者よりも診断検査が陽性になる確率が高いとはいえない．尤度比が 3.5 であれば，病気に罹患している被験者は罹患していない被験者の 3.5 倍の確率で診断検査が陽性になるということである．陰性尤度比も同様に存在する．**表 10.1** を参照．

lifetime prevalence
生涯有病率

ある特定の疾病または障害を生涯で少なくとも一度は経験した人の割合．

linear regression
線形回帰

回帰分析 regression analysis を参照．

log-rank test
ログランク検定

目的：研究期間中のある時点で 2 群以上の生存者（またはイベント未発生者）の割合を比較する（通常は 2 群以上の生存曲線を比較する）．

反応変数：イベント発生までの時間（通常は死亡）または最終追跡時までの時間．

説明変数：2 つ以上の群．

報告する結果：生存時間解析で，研究期間中のある時点での各群の生存者（またはイベント未発生者）の割合の推定値，**P 値** P value，**検定統計量** test statistic．**イベント発生までの時間の解析** time-to-event analysis，**9 章**を参照．

logistic regression analysis
ロジスティック回帰分析

回帰分析 regression analysis を参照．

longitudinal study
縦断研究

長期間にわたって被験者を追跡する**コホート研究** cohort study のこと．

M

magnitude estimation technique
マグニチュード推定法

ある臨床症状に**効用** utility または生活の質 quality of life の尺度を割りあてる手法．回答者はあるものと別のものを比較し，どの程度それが望ましくないかという観点（たとえば「2 倍悪い」）から選択肢を 1 つ記述するように求められる．**ガイドライン 18.15** を参照．

main effect
主効果

単一の**説明変数** explanatory variable が反応変数 response variable に及ぼす影響．単一の反応変数への影響を確定する際に，複数の説明変数を一緒に考慮しなければならない**交互作用効果** interactive effect と対照をなす．

Mann-Whitney U test
Mann-Whitney の U 検定

Wilcoxon の順位和検定 Wilcoxon's rank-sum test を参照．

MANOVA (multivariate analysis of variance)
多変量分散分析

多変量（反応変数が 2 つ以上）の**分散分析** analysis of variance．

Mantel-Haenszel test
Mantel-Haenszel検定

Cochran-Mantel-Haenszel 検定 Cochran-Mantel-Haenszel test を参照.

Markov (or state-transition) process
Marcov（または状態遷移）過程

一般に複雑な決定樹 decision tree をモデル化するために用いる技法. ガイドライン19.13を参照.

masking
マスキング

ランダム化試験 randomized trial の盲検化 blinding をさす用語であるが,「盲検化」のほうがよく使用される.

matched samples ; matching
マッチさせた標本, マッチング

対応のあるデータ paired data を参照.

McNemar's test for dependent proportions (pronounced "mack-ne-mar"); also called Cochran's Q
対応のある割合の比較のMcNemar検定（"mack-ne-mar"と発音する）, CochranのQ検定ともいう

目的：マッチさせた2つ以上の群の割合を比較する.
反応変数：カテゴリカル変数（割合として表す）.
説明変数：マッチさせた2つ以上の群.
報告する結果：各群の割合およびその差, 差の95%信頼区間 confidence interval, P値 P value, 検定統計量 test statistic.

mean ; mean value
平均値

あるグループの値の算術平均. 平均値は, ほぼ正規分布に従うデータの中心傾向を要約するのに最も適した一般的な記述統計量である. 通常, 平均値とともに, データの散らばり（または変動）を示す**標準偏差** standard deviation を使用する. データが顕著な非正規分布を示す場合には, 外れ値の大きさに影響されない**中央値** median のほうが好ましい.

measure of association
関連性の尺度

関連性の検定 association, test of を参照.

measurement bias
測定バイアス

測定プロセスの不備によって生じる測定の系統的な誤差.

measurement error
測定誤差

測定機器の精度の欠如やばらつきによって生じる誤差.

median ; median value
中央値

スコアの上位50%と下位50%とを分ける値. 分布を歪め, 平均値に不均衡な影響を及ぼす可能性のある**外れ値** outlying value（極端な値）の影響を受けないことから, **非正規分布データ** non-normally distributed data の中心傾向の記述に有用である. 顕著な非正規分布データの要約には, **四分位範囲** interquartile range とともに中央値を用いるのが適切である.

median test
中央値検定

目的：2群の反応変数を中央値に基づいて比較する．

反応変数：連続変数．

説明変数：2群．

報告する結果：各群の**中央値** median，それらの差，差の95%**信頼区間** confidence interval，**P値** P value，**検定統計量** test statistic．

meta-analysis
メタアナリシス

同一の関係性を調べる複数の個別研究から得た数値結果の統計解析または統計学的な併合．研究を併合することによって，解析する標本のサイズと統計学的検出力が大きくなる．結論の根拠，すなわち信頼性を向上するために用いる．一般にメタアナリシスは，（**文献の**）**系統的レビュー** systematic review（of the literature），または複数の研究から得られる個々の患者データをもとにする．**17章**を参照．

meta-analysis, cumulative
累積メタアナリシス

新しい研究が追加されるたびに併合した結果を計算する**メタアナリシス** meta-analysis で，現在のエビデンスの「継続的な合計」を本質的に作り出している．**17章**を参照．

meta-analysis of individual patient data (MAIPD)
個々の患者データを用いたメタアナリシス (MAIPD)

メタアナリシス meta-analysis の一形態で，複数の異なる研究で治療を受けた個々の患者データを統計学的に併合する．MAIPDでは，科学論文に公表された集積データに依存するのではなく，解析に含まれる各研究の個人の生データを使用する．

meta-regression analysis
メタ回帰分析

回帰分析をメタアナリシスに応用したもので，データには個々の患者の特性ではなく，各研究の特性（標本サイズ，薬剤の投与量または治療期間等）を用いる．

mode
最頻値

3つ以上の値や測定の中で最もよくみられるもの．最大の頻度をもつ値．分布が1つではなく2つのピークをもつ「二峰型」の場合に用いられることが多い．

model, statistical (or mathematical)
統計モデル（または数学モデル）

程度の差はあるが，変数間の関係を記述する数式．

modified intention-to-treat analysis (MITT)
修正 intention-to-treat 解析

当初の割り付けに従って患者を解析する **intention-to-treat 解析** intention-to-treat analysis の1つであるが，この解析では除外される患者が存在する．たとえば，研究の組み入れ基準を満たしていなかったことが判明，介入を受ける前に脱落，結果が臨床的に評価不能または重要な変数のデータが欠測，といった場合には，こうした患者を解析から正式に除外することができる．いずれの場合でも，プロトコールを厳守した場合の安全性と有効性の評価が解析の目的であれば，こうした患者を含めることによって解析の不確実性が増す可能性がある．

Monte Carlo simulation
モンテカルロシミュレーション

決定分析 decision analysis で，各アウトカムの期待確率を算出するために一般的に使用される技法．

（訳注：決定分析に限らず，解析的な解が求められない問題に対して，乱数を用いて行う数値実験一般をさす言葉である）

multiple (pairwise) comparison procedure
多重（対）比較法

一般的な検定（ANOVA など）によって 3 群以上の群間に有意差が存在すると判断した後，どの群が他の群と有意であるかを決定するのに用いる統計手法または技法．Tukey の方法 Tukey's procedure，Neuman-Keuls 検定 Neuman-Keuls procedure，Duncan の多重範囲手順 Duncan's multiple-range procedure，Dunn の手順 Dunn's procedure，Dunnett の手順 Dunnett's procedure，Scheffe の方法 Scheffe's procedure，Bonferroni の修正 Bonferroni's correction，Fisher の最小有意差法 Fisher's least-significant-difference method などがある．多重検定の問題 multiple testing problem で生じるおそれのある過誤を防ぐために使用する．5 章を参照．

（訳注：Neuman-Keuls 検定および Duncan の多重範囲手順では，研究全体の第 1 種の過誤を適切な水準に調整できないため，これらを多重比較に用いることは推奨できない．また，Fisher の最小有意差法は，多重比較に伴う第 1 種の過誤の増加を調整するものではない．このため，統計学の教科書では本法を多重比較の手法には含めないことが多い）

multiple linear regression
線形重回帰

回帰分析 regression analysis を参照．

multiple logistic regression
多重ロジスティック回帰

回帰分析 regression analysis を参照．

multiple look
多重中間検討

多重検定の問題 multiple testing problem を参照．

multiple regression analysis
重回帰分析

回帰分析 regression analysis を参照．

multiple testing problem
多重検定の問題

同じデータに対して多数の統計学的検定を行うことによって生じる問題．統計学的有意差が $P<0.05$ と定義されている場合には，単一の検定で誤って有意になる可能性は 100 のうち 5 未満である．しかし，たとえば 7 群を一度に 2 群ずつ比較する場合は 21 の検定が必要となり，有意水準が歪む．具体的には，この条件下で 1 つの検定が有意（P 値 P value が 0.05 未満）になる可能性は 0.66，すなわち 2/3 である．論文の著者は，多重検定の問題の可能性に注意し，この問題に対処したかどうか，どのような方法で対処したかを示すべきである．

multivariable analysis
多変量解析

複数の説明変数 explanatory variable が単一の反応変数 response variable に及ぼす影響を調べる解析．

multivariate analysis
多変量解析

1つ以上の**説明変数** explanatory variable が1つ以上の**反応変数** response variable に及ぼす影響を調べる解析．

N

n
n

関心のある母集団の**標本** sample の研究参加者数で，**母集団** population の人数を示す N と対照をなす．一般には，不正確ではあるものの，ある研究の個々のグループまたはサブグループの人数にこの記号を用いる．

N
N

関心のある**母集団** population の研究参加者数．母集団の**標本** sample の人数を示す n と対照をなす．一般には，不正確ではあるものの，ある研究の全対象者数にこの記号を用いる．

natural frequency
自然頻度

集団の単位あたりの被影響者数．たとえば，「1000人中3人」など．**リスク** risk または**オッズ比** odds ratio よりもわかりやすいことから，リスクを報告するのに好ましい方法である．

negative predictive value
陰性的中度，負の予測価

検査または手順の結果が陰性の場合に疾患が存在しない**確率** probability．陰性的中度は疾患の「検査前発現率」に依存するため，両者をあわせて報告すべきである．**表10.1** を参照．

Neuman-Keuls procedure
Neuman-Keuls検定

多重（対）比較法 multiple (pairwise) comparison procedure を参照．

nominal data
名義データ

カテゴリカルデータ categorical data または**質的データ** qualitative data の一形式．固有の序列をもたないカテゴリーに分類できるデータで，性別（男性，女性），血液型（A, B, AB, O），生死（生存，死亡）がその例である．論理的な昇順または降順に序列化できる**順序データ** ordinal data と対照をなす．

nomogram
ノモグラム

目盛りのついた数本の線のうち，2本の線上にある既知の値を直線で結び，その直線と残りの線との交点が未知の値の大きさを指すように配置したグラフ．診断検査で，**検査前の確率** pre-test probability（有病率）と陽性検査の**尤度比** likelihood ratio から疾患の**検査後確率** post-test probability を決定するために用いられることがある．**図10.5** を参照．

non-normally distributed data
非正規分布データ

左右対称のベル型曲線分布と一致しないデータ，歪んだデータ．このようなデータは通常**ノンパラメトリックな統計手法** nonparametric statistical technique で解析するか，**パラメトリック検定** parametric test を用いる前に変換しなければならない．

（訳注：t 検定はパラメトリック検定であると通常は理解されているが，分布の正規性には頑健な手法である．パラメトリック検定とノンパラメトリック検定のどちらを選ぶべきかにつ

いては，適切な統計解析の教科書を参照していただきたい）

nonparametric statistics or test
ノンパラメトリック統計学または検定

既知の（パラメトリックな）分布に従わないデータを解析するのに用いる一群の統計手法．たとえば，顕著な**非正規分布データ** non-normally distiributed data の場合にはノンパラメトリック検定が適切である．**カテゴリカルデータ** categorical data も通常はノンパラメトリック検定で解析する．**パラメトリック統計学または検定** parametric statistics or test を参照．

normally distributed data
正規分布データ

左右対称のベル型曲線に分布するデータで，**平均値** mean，**中央値** median，**最頻値** mode が一致する．ただし，曲線が平坦か急峻か（すなわちデータの散らばり）は多様である．多くの統計学的検定（**パラメトリック検定** parametric test）は，データの分布の正規性を前提としている．論文の著者は，分布の正規性を検証してから統計解析を行ったかどうかを示すべきである．Gaussian 分布 Gaussian distribution を参照．

null hypothesis（H_0）
帰無仮説（H_0）

仮説検定 hypothesis testing で，真の差（たとえば2群の平均値の差）は存在しないとする仮説のこと．本当は2群間に差が存在しないのであれば，観察された小さな差は偶然に生じた可能性がある．差が大きければ大きいほど偶然に生じることは少なくなり，ある閾値（通常は $P<0.05$）をもって偶然の可能性は非常に小さいとして帰無仮説を棄却し，群間差があるという対立仮説を採択する．実際には，帰無仮説が提示されることはめったにない．しかし，科学論文では**対立仮説** alternative hypothesis を詳細に記述すべきである．**4章**を参照．

number needed to treat（NNT）
治療必要数（NNT）

臨床試験結果の報告で使用する一般的な**報酬に対する労力の指標** effort-to-yield measure．関心のあるアウトカムについて，1件の有害な発症または1件の利益を得るために治療しなければならない患者の数．たとえば，1回の心臓発作を防ぐのに患者33人を降圧薬で5年間治療しなければならない場合，NNT は5年間で33となる．NNT は**絶対リスク減少** absolute risk reduction（ARR）の逆数である．

O

observational study
観察研究

記述的研究 descriptive study で，**実験的研究** experimental study と対照をなす．

odds
オッズ

あるイベントが発生する**確率** probability を発生しない確率で除したもの．1組のトランプからダイヤを引く確率は $1/4$（$13/52 = 1/4 = 0.25$）であるのに対して，ダイヤを引くオッズは $1/3$（$0.25/(1-0.25) = 1/3 = 0.33$）となる．あるイベントが発生する確率が P の場合，イベント発生のオッズは $P/(1-P)$ に等しい．たとえば，回復の確率が 0.3 の場合，回復のオッズは $0.3/(1.0-0.3) = 0.3/0.7 = 0.43$ となる．**2章**を参照．

odds ratio
オッズ比

あるグループでイベントが発現する**オッズ** odds と，別のグループでイベントが発現する

オッズとの比. **ロジスティック回帰分析** logistic regression analysis のアウトカムである. **ケースコントロール研究** case-control study では, **相対リスク** relative risk の推定値としても用いられる. オッズ比が1の場合, 関心のあるイベントを経験する可能性は曝露群, 非曝露群で等しいことを示す. オッズ比が3であれば, 曝露群は関心のあるイベントを経験する可能性が非曝露群の3倍となる. **2章**を参照.

one-tailed (one-sided) test (or one-directional test)
片側検定

仮説検定 hypothesis testing の条件の1つで, **両側検定** two-tailed test に代わるもの. 2群間の「差の方向」が事前にわかっている場合や, 反対方向で観察される差に関心がないか反対方向の差が起こりえない場合に用いる. たとえば, ある薬剤が長骨の長さを伸ばす可能性はあるが, 縮める可能性はないとき, 骨の長さの変化に関する研究では, 研究終了時に骨が短くなる確率には関心がなく, 長くなる確率にのみ関心がある. このような状況では片側検定が適切であろう. 骨が短くなるか長くなる可能性に関心があれば, 両側検定が適切であろう. 統計学的有意性に必要な最低限の差は, 両側検定よりも片側検定のほうが小さい. 両側検定のほうが保守的で, 一般的である. 論文の著者は統計的検定が片側, 両側のいずれであるかを明らかにし, 片側検定を用いた場合はその妥当性を示すべきである.

"open-label" trial
「オープンラベル」試験

「オープンラベル」試験では, 患者, 医師, 他の医療提供者が使用する薬剤を識別できる. 対照的に, 盲検試験ではバイアスを防ぐために, 試験に関与する1つ以上の集団（患者, 医師, 統計家, 医療提供者など）に薬剤が伏せられる.

第IV相臨床試験 phase IV clinical trial を参照.

operational definition
操作的定義, 操作上の定義

評価可能または観察可能な基準に基づく定義. たとえば, うつ病はうつ症状の程度を調べる特定のスコアから操作的に定義され, リスクの許容性はスカイダイビング参加にたとえて操作的に定義されるかもしれない.

optimal information size
最適情報サイズ

メタアナリシスで十分な統計学的検出力が得られるよう, 併合した推定値を得るのに必要な総患者数. ランダム化試験の標本サイズと類似している.

ordinal data
順序データ

何らかの基準によって序列化されたカテゴリーに分類できるカテゴリカルデータ. たとえば, 「高い, 普通, 低い」「なし, 軽度, 中等度, 高度」など. 順序データは「半定量的データ」ともいう.

outcome (or outcome variable)
アウトカム（またはアウトカム変数）

関心のあるイベント, **反応変数** response variable, エンドポイント.

outlying value ("outlier")
外れ値

分布の一部として現れないかもしれない極端な値. 数は少ないが, **平均値** mean を歪める可能性がある. 一方, **中央値** median はこうした値の影響を受けないため, 外れ値のあるデータの報告に用いるべきである.

"overfitting"
「過剰適合」

収集したデータ量に対して**説明変数** explanatory variable が多すぎる統計モデルに用いる用語．このようなモデルは，データに「過剰適合」しているといわれる．およその目安として，モデルに含める変数ごとにイベントの事例が10必要である．

oversampling
過剰標本抽出

層別 stratification を参照．

P

P value
P値

アウトカムが本質的に偶然に生じる**確率** probability．P値は1（絶対確実）から0（絶対不可能）までの数値になる．**有意（アルファ）水準** alpha level（たとえば 0.05）未満のP値は「統計学的に有意である」とされ，観察されたアウトカムが偶然の結果である可能性が低いことを意味する．「ほぼ有意」「有意な傾向」といった結果は存在しない．結果は，研究者が決定した有意水準に従って有意であるか，有意でないかのいずれかである．水準 0.05 で有意な知見を「有意」，水準 0.01 で有意な知見を「高度に有意」とする専門家もいるが，この慣習は推奨しない．**統計学的有意性** statistical significance は，本質的に**帰無仮説** null hypothesis のもとで結果が偶然に生じる確率のみを示すもので，関連の強さや臨床上の重要性を示すのではない．また，有意差がないことを確認するために群間の検定を実施することもあり，その場合には，0.05 以上のP値が好ましい結果となる．P値は，閾値（$P<0.05$）ではなく実際の値（$P=0.35$）を報告すべきである．

paired data ; paired test
対応のあるデータ，対応のある検定

対応のある，またはマッチさせた観測データ．すなわち，相互に従属または関連している観測データ．たとえば，同一患者の運動前後の血圧測定値や，年齢と身長でマッチさせた患者2人の体重などである．対応させた被験者間での変動が減少するため，対応のあるデータはそのようにデザインされた統計学的検定（対応のある検定）を用いて解析する．対照的に，**独立標本** independent sample で得られたデータには関連がないと仮定する．

paired t test
対応のあるt検定

目的：マッチさせた2群の**反応変数** response variable の**平均値** mean を比較する．実際には，マッチさせたすべての組の「変化量」または「差」の平均値をゼロと比較する．

反応変数：連続変数．

説明変数：マッチさせた2群．

報告する結果：各群の平均値，ペア間の変化量や差の**平均値** mean，**標準偏差** standard deviation，95%**信頼区間** confidence interval，P**値** P value，**検定統計量** test statistic．

pairwise comparison
対比較

多重（対）比較法 multiple (pairwise) comparison procedure を参照．

pandemic
世界的流行（病）

世界的な**流行（病）** epidemic．

parallel control
並行対照

同時対照 concurrent control を参照.

parameter
パラメータ

平均値, 標準偏差といった母集団 population の数値的特性で, 通常はギリシャ文字で表す. 対照的に, 母集団の標本 sample の数値的特性である統計量 statistic は, 通常ローマ文字で表す. 統計量はパラメータを推定するのに用いられる. この用語は「因子」または「変数」の意味で誤用されることが多い. 変数は「測定されるもの」であり, パラメータは「推定されるもの」である.

parametric statistics (or test)
パラメトリック統計学 (またはパラメトリック検定)

既知の分布 (多くは正規分布 normal distribution) に従ったデータの解析に用いる統計学的検定の種類. 分布特性または「パラメータ」が既知 (よって「パラメトリック」) の場合にはパラメトリック統計学, 未知の場合にはノンパラメトリック統計学 nonparametric statistics を用いる. カテゴリカルデータ categorical data はノンパラメトリック検定で解析することが多い.

patient-reported outcome (PRO)
患者の報告に基づくアウトカム (PRO)

生活の質の測定尺度 quality-of-life measure の用語で, 米国食品医薬品局が好んで使用する.

Pearson's chi-square test
Pearsonのカイ2乗検定

カイ2乗検定 chi-square test を参照.

Pearson's product-moment correlation coefficient (*r*)
Pearsonの積率相関係数 (*r*)

2つの連続変数間 (「2変量正規分布」) の直線的な関係の強さを示す尺度. 係数 *r* は -1 から $+1$ までの値になる.

per-protocol analysis (or on-protocol analysis)
プロトコールに適合した解析, per-protocol 解析

計画通りプロトコール protocol を完了した患者のみを対象として試験結果を解析する方法. たとえ患者がそのプロトコールを完了しなくても, 試験に登録されたすべての患者が割りあてられた群の一員として解析に組み込まれる intention-to-treat 解析 intention-to-treat analysis と対照をなす. プロトコールに適合した解析は, プロトコール自体が有効かどうかを判断する際には必要である.

person-time incidence rate
人-時間発生率

発生密度 incidence density を参照.

person trade-off technique
人得失法

効用 utility または生活の質 quality of life をある医学的な状態に割りあてる方法. 回答者は状態 X の患者群を支持するか, 状態 Y の患者群を支持するかのどちらかを選択することを求められる. ガイドライン 18.15 を参照.

pharmacoeconomics
薬剤経済学

薬物療法にかかる費用を対個人, 対医療制度, 対社会で記述し, 分析すること. 18章を参照.

phase I clinical trial
第Ⅰ相臨床試験

医薬品を開発するプロセスの中で，人間（通常は健康なボランティア）を対象として，治験薬の代謝および薬理作用，増量に伴う副作用（安全な用量範囲の確立を目的とした試験，すなわち「用量」試験）を明らかにし，可能な場合は，早期の有効性エビデンスを得るようにデザインされた臨床試験．

phase II clinical trial
第Ⅱ相臨床試験

医薬品を開発するプロセスの中で，特定の適応疾患を有する患者を対象として，その疾患に対する薬剤の有効性を評価するとともに，短期間に比較的よくみられる副作用と薬剤に関連するリスクを明らかにする目的で実施する臨床試験．一般に，これらの試験は厳格に管理され，緊密にモニターされ，通常は数百人以下の患者で実施される．

phase III clinical trial
第Ⅲ相臨床試験

医薬品を開発するプロセスの中で，新薬の安全性，有効性および適切な用法・用量を判定するために，さまざまな臨床のセッティングで，より多数の患者（数百人から数千人，または数万人）に新薬を投与する臨床試験．これらの試験では市販後に使用されると思われる方法で薬剤を投与し，その結果はラベリング（効能・効果，禁忌）の設定根拠となる．第Ⅲ相試験の終了後，スポンサーは米国食品医薬品局に新薬承認申請，すなわち販売承認申請を行う．

phase IV clinical trial
第Ⅳ相臨床試験

医薬品を開発するプロセスの中で，薬剤の販売承認取得後に実施する臨床試験．「製造販売後臨床試験 post-marketing trial」ともいい，これらの試験は，患者，医師，その他の医療提供者に薬剤が明らかにされる「オープンラベル」試験 "open-label" trial であることが多い．これらの試験では，薬剤のリスク，ベネフィット，最適な使用方法に関する追加情報が得られ，第Ⅱ相試験で用いたのとは異なる用量や投与スケジュール，他の患者集団や疾患の他のステージでの薬剤の使用，薬剤の長期投与などを検討する．

phi coefficient (pronounced "fee")
ファイ係数（"fee"と発音する）

名義変数 nominal variable 間の**関連** association の強さを示す尺度で，ファイは-1から+1までの値になる．**連続変数** continuous variable に対して用いる**相関係数** correlation coefficient と類似している．

placebo
プラセボ

医学研究で用いる生物学的活性のない物質または状態で，研究対象となる治療と区別できないが，生物学的な作用はない．ランダム化試験で群の割り付けを「ブラインド」にし，期待バイアスを防ぐために患者と研究従事者に対して用いられる．**偽手術** sham surgery，**ビークル** vehicle を参照．

placebo effect
プラセボ効果

患者が治療を受けていると信じることで，患者の健康と安寧が見たところ変化する状況．長い間プラセボ効果はよくみられるもので，かつ強いと信じられており，患者が治療を受けていると信じているときにその効果が発生するが，通常は疼痛の重症度や悪心の程度など，患者の報告に基づく「ソフト」なエンドポイントの改善に限定される．より最近の厳密な研究では，

プラセボ投与群と無治療群とを比較したが，プラセボ効果の裏づけはほとんど見いだせなかった．

point biserial correlation coefficient
点二系列相関係数

連続変数 continuous variable と 2 水準のカテゴリカル変数 categorical variable の関連を示す尺度．

point estimate
点推定値

得られた標本の値（統計量 statistic）から未知の母集団の値（パラメータ parameter）を推定したもの．点推定は 1 つの値で，95％信頼区間 confidence interval といった信頼区間を伴うことが多い．区間推定 interval estimate と対照をなす．

point multiserial correlation coefficient
点多重系列相関係数

連続変数 continuous variable と 3 水準以上のカテゴリカル変数 categorical variable の関連を示す尺度．

Poisson distribution
Poisson 分布

大標本でのまれなイベントの確率の計算や，ランダムイベントのモデル化に用いられる確率分布．最初に分布の特性を明らかにした Simeon Denis Poisson（1781〜1840）の名前をとった．

population
母集団

この用語を統計学的に用いる場合は，標本 sample が抽出される集団で，その結果が一般化される集団を意味する．母集団の大きさは通常 N（大文字のエヌ）で表し，n（小文字のエヌ）は母集団から抽出された標本の大きさを表す．この用語の一般的用途は幅広い．たとえば，「世界中の全白血病患者」は母集団の一般的な用法であるが，世界中のすべての白血病患者が標本に組み入れられる可能性をもつ場合のみ，この集団は統計学的な意味での母集団とみなされる．たとえ研究に基づいて世界中の全白血病患者に一般化されるとしても，実際には「この施設の全白血病患者」が統計学的な母集団である．

positive predictive value
陽性的中度，正の予測価

検査結果が陽性である患者がその疾患を有する確率．陽性的中度とともに報告すべき疾患の「検査前発現率」に依存する．表 10.1 を参照．

post hoc (analysis)
事後の（解析）

「事実の後」を意味するラテン語．事後解析はデータの収集前に指定されたものではなく，実際にはデータによって示唆されたものかもしれない．「事前の（仮説）a priori（hypothesis）」と対照をなす．

posterior probability
事後確率

診断検査で，検査が陽性の患者が疾患を有している条件つき確率（陽性的中度 positive predictive value），または検査が陰性の患者が疾患を有していない条件つき確率（陰性的中度 negative predictive value）．Bayes の定理 Bayes' theorem を参照．

post-test odds
検査後オッズ

診断検査で，検査結果の判明後に被験者が疾患を有するオッズ odds．的中度 predictive value および事後確率 posterior probability と

類似している．**Bayes の定理** Bayes' theorem を参照．

power, statistical
検出力，統計学的

統計学的検出力 statistical power を参照．

practice parameter
診療パラメータ

米国医師会の**診療ガイドライン** clinical practice guideline の用語．

pragmatic study
実践的研究

治療の効果を判断するために，厳格に管理された状況下ではなく，現実の世界を反映する状況下で実施する研究．通常，根底にある生物学的関係の特定を主目的としてデザインされた**説明的研究** explanatory study との対比で用いられる．

predictive validity
予測妥当性

収束妥当性 convergent validity を参照．

predictive value
的中度

陰性的中度 negative predictive value，**陽性的中度** positive predictive value を参照．

predictor variable
予測変数

説明変数 explanatory variable．主として**回帰分析** regression analysis で使用する用語．

present value analysis
現在価値分析

割引 discounting を参照．

pre-test odds
検査前オッズ

診断検査で，検査結果の判明前に被験者が疾病を有する**オッズ** odds で，一般には疾患の**有病率** prevalence や**事前確率** prior probability と同じ意味で用いる．**Bayes の定理** Bayes' theorem を参照．

prevalence
有病率

ある特定の時期に**母集団** population の中で疾患を有する人の割合．条件を満たす新規事例が発生する率である**罹患率** incidence と対照をなす．

primary comparison
主要な比較

研究の主要な目的．多くの研究では，群間の相互比較，標準値との比較，群内の時点間比較など，いくつかの方法で複数のグループを比較する．したがって，主要な比較とは関心のある比較のことで，主要な説明変数と主要な反応変数間との関係である．

principal component analysis
主成分解析

データを要約するため，関連する変数をグループ化するのに用いる統計手法．**因子分析** factor analysis と類似している．

prior probability ("priors")
事前確率

診断検査および**ベイズ流統計学** Bayesian statistics で，検査実施前に疾患を有する**確率** probability．疾患の**有病率** prevalence と同じ場合が多い．

probability
確率

0から1までの値で，どれくらいイベントが発生しやすいかを示す．事象がそれぞれ相互に排他的だと仮定すると，すべての事象の確率の和は1になる．たとえば，患者が男性である確率が0.6であれば，患者が女性である確率は0.4になる．

product-limit method (Kaplan-Meier method)
積極限法（Kaplan-Meier法）

Kaplan-Meier法 Kaplan-Meier method，イベント発生までの時間の解析 time-to-event analysis を参照．

prognostic factor
予後因子

説明変数 explanatory variable のこと．

proportion
割合

比 ratio の特別な種類で，分子は分母の部分集団であり，時間が要因にならない．割合は常に0から1までの範囲である．

proportional hazards regression
比例ハザード回帰

Cox の比例ハザード回帰分析 Cox proportional hazards regression analysis を参照．

prospective study
前向き研究

データの収集前に計画された研究．データ収集前に研究課題がわかっている場合，潜在的な交絡変数をよりよく制御できるため，前向き研究は後ろ向き研究 retrospective study や横断研究 cross-sectional study よりも信頼性が高いと考えられる．

protocol
プロトコール

手順，作業遂行に関する一連の指示，命令．たとえば，介入を実施したり，データの測定や収集を行うためのプロトコールは，プロセスのある側面から主観性を最小化し，研究のバイアスを減らすことができる．

Q

QALY (quality-adjusted life-year)
QALY（質調整生存年数）

費用効用研究 cost-utility study でよく用いられるアウトカムの尺度．ある状態に対する生活の質 quality of life を0（死亡またはそれと同様の状態）と1（完全な健康状態）の間の値で表す．次に，その状態で患者が過ごすと思われる年数を決める．この2つの数字の積を QALY で表す．効用 utility を参照．

qualitative data
質的データ

属性や特性の有無に基づいて分類されたデータ．名義データ nominal data と順序データ ordinal data は質的データである．量的データ quantitative data または連続データ continuous data と対照をなす．

quality-of-life measure
生活の質の測定尺度

人の生活の質を表す数値指標．さまざまな治療のアウトカムを共通の指標で比較するのに用いる．特に経済的評価や決定分析に用いる．

quantitative data
量的データ

等間隔の数値スケールで測定されるデータ．**間隔データ** interval data および**比例データ** ratio data は**量的データ** quantitative data である．**質的データ** qualitative data，**カテゴリカルデータ** categorical data と対照をなす．

R
---

random assignment
ランダム割り付け

研究参加者を被験群または対照群にランダムに割り付ける手順のことで，各参加者が所定の群に割り付けられる**確率** probability は通常わかっており，一般にその確率は等しい．このような割り付け方法は，研究の選択バイアスを防ぐことに役立ち，特別な表やコンピュータで生成する一連の乱数をもとにすることが多い．この用語は，「行きあたりばったりの割り付け haphazard assignment」と同一ではなく，より正式なもので，信頼性も高い．

random-effects model (or assumption)
変量効果モデル（または変量効果の前提）

2つ以上の研究結果を統計学的に併合する**メタアナリシス** meta-analysis で，個々の研究結果から推定する（内在する）エフェクトサイズは異なり，ある程度ばらつきがあるという統計上の前提．**固定効果モデル** fixed-effects model とは対照的に，変量効果モデルはこの前提によって示される追加の変動を考慮に入れる．変量効果モデルは固定効果モデルよりも保守的である．

random sample
ランダム標本

ランダム化の手順に基づいて選択される標本．単純ランダム標本とは，集団内の全メンバーの標本に組み入れられる可能性が等しい標本である．各研究対象群の既知および未知の特性の頻度は偶然によるもので，バイアスをもたらすプロセスによるものではないため，ランダム標本は理想的な標本である．

randomization ; randomized
ランダム化

ランダム割り付け random assignment と同じ意味の用語で，ランダム割り付けのほうが好ましい．「ランダム化」は「ランダム化比較試験」というフレーズでは使用してよい．しかし，患者は（試験治療に）「ランダム化」されるのではなく「ランダムに割り付けられる」のである．

randomized controlled trial (RCT)
ランダム化比較試験（RCT）

参加者が治療群または対照群に**ランダムに割り付けられる** randomly assigned 実験的研究 experimental study．**後ろ向き研究** retrospective study，**横断研究** cross-sectional study と対照をなし，医師の好みや研究中に発生するイベントなど，他の基準に基づいて群が割り付けられる**前向き研究** prospective study とも対照をなす．**13章**を参照．

range
範囲

ある分布の最大値と最小値の差．最大値と最小値を報告することで範囲を示すことが多い．

rank-sum test (ranked-sum test)
順位和検定

Wilcoxon の順位和検定 Wilcoxon's rank-sum test を参照.

rate
率

比 ratio の特別な種類で，分子と分母の間に特定の関係があり，時間が分母の不可欠な要素となっている．ある集団単位または時間単位ごとに発生する事例の数．たとえば，自動車事故による死亡率は 0.03%（10,000 人あたり 2.94 人の死亡）となる．

（訳注：分母に時間の要素が入るため，「1 人が自動車を 1 年間運転したときの事故発生件数（件/人年）」といった例のほうが適切である）

rate ratio
率比

2 つの率の比．リスク比 risk ratio，オッズ比 odds ratio，ハザード比 hazard ratio を参照．

ratio
比

数値の単純な並置で，分子と分母の間に特定の関係がないことを意味する．

receiver operating characteristic (ROC) curve
受信者動作特性（ROC）曲線

診断検査の正確度を要約するグラフで，連続量としての検査スコアの分割点に解釈を依存する．Y 軸は感度（**真陽性** true-positive 結果の割合），X 軸は 1 から特異度を引いたもの（すなわち**偽陽性** false-positive 結果の割合）を表す．検査を決定する閾値が変化するにつれて（陽性結果と陰性結果を分ける分割点が変化するにつれて），検査の感度と特異度も変化する．これらの値をプロットし，線で結んで ROC 曲線を描く．**図 10.3** を参照．

reference standard
参照基準

新しい診断検査（インデックス検査 index test）の結果の妥当性を検証するために比較相手となる基準．参照基準は通常，測定対象となる変数の最も正確な測定値（最善の**参照検査** reference test）である．判断基準 criterion standard，ゴールドスタンダード gold standard ともいうが，これらの用語は推奨しない．

reference test
参照検査

インデックス検査 index test の特性を判定するために，その比較相手となる診断検査．**参照基準** reference standard を参照．

referral-filter bias
紹介-フィルターバイアス

研究者の注意のひき方が原因で，研究に組み入れられる患者が研究対象の条件を有する患者の典型ではない場合に生じるバイアス．たとえば，郡の病院で行われる研究は，大きな私立の 3 次医療機関で行われる研究とは異なる集団から患者が選択される可能性がある．これは医師が患者を施設に紹介する方法が異なるためである．**付録 5** を参照．

registry
登録記録

一般には，特定の患者のタイプまたは研究対象集団のデータベース．通常，臨床登録記録には患者の主要な臨床データが含まれるが，管理データベースには主として手続きと支払請求情報が含まれる．

regression analysis
回帰分析

1 つ以上の**説明変数** explanatory variable の

値が既知のとき，ある**反応変数** response variable の値を予測する一連の手法．**7章**を参照．

- simple linear regression analysis 線形単回帰分析

  目的：1つの**説明変数** explanatory variable のある値から1つの**反応変数** response variable の値を予測する．

  反応変数：連続変数．

  説明変数：1つの連続変数．

  報告する結果：回帰式，**決定係数** coefficient of determination (r^2)，回帰直線の傾きの95％**信頼区間** confidence interval，**P値** P value，**検定統計量** test statistic．結果は**散布図** scatter plot を用いて視覚的に示すことがある．**図7.1**を参照．

- multiple linear regression analysis 線形重回帰分析

  目的：**説明変数** explanatory variable の組み合わせから1つの**反応変数** response variable の値を予測する．

  反応変数：連続変数．

  説明変数：2つ以上の連続変数またはカテゴリカル変数．

  報告する結果：通常，結果はモデルの詳細を示す表を用いて報告される．**表7.1**を参照．

- simple logistic regression analysis ロジスティック単回帰分析

  目的：1つの**説明変数** explanatory variable のある値から1つの**反応変数** response variable の値を予測する．

  反応変数：カテゴリカル変数．

  説明変数：1つの連続変数またはカテゴリカル変数．

  報告する結果：回帰式，**オッズ比** odds ratio，オッズ比 odds ratio の95％信頼区間 confidence interval，**P値** P value，**検定統計量** test statistic．**表7.2**を参照．

- multiple logistic regression analysis 多重ロジスティック回帰分析

  目的：**説明変数** explanatory variable の組み合わせから1つの**反応変数** response variable の値を予測する．

  反応変数：カテゴリカル変数．

  説明変数：2つ以上の連続変数またはカテゴリカル変数．

  報告する結果：通常，結果はモデルの詳細を示す表を用いて報告される．**表7.3**を参照．

regression coefficient
回帰係数

回帰式中の変数と関連する数値．説明変数の単位あたりの変化に対する反応変数の変化量を示す．「ベータの重み beta weight」ともいう．

regression equation
回帰式

回帰分析 regression analysis から構築する統計モデル．

regression to the mean
平均値への回帰

極端な値が以降の測定ではそれまでよりも極端な値にならなくなる（「平均値に近づく」）傾向（**回帰分析** regression analysis そのものとの関連はない）．

relative risk (RR) (risk ratio ; cumulative incidence ratio)
相対リスク（RR）（リスク比，累積発生率比）

2つの**絶対リスク** absolute risk の**比** ratio．

relative risk reduction (RRR) ; relative risk difference ; attributable risk
相対リスク減少率（RRR），相対リスク差，寄与リスク

治療群または非曝露群に対する曝露群のリスクの減少をパーセンテージで表したもの．**絶対リスク差** absolute risk difference を非曝露群

のリスクで除したもの．たとえば，逆流性食道炎でオメプラゾールを服用した男性の悪心発現率が1.2％，別の薬剤を服用した男性の発現率が2.2％の場合，オメプラゾールを服用した男性のRRRは45％となる｛(2.2％－1.2％)／2.2％＝45％｝．

reliability
信頼性

ある測定（診断検査など）が同じ条件下で同じ結果を再現する能力．ある検査が測定しようとするものをたしかに測定できる能力を示す**妥当性** validity と対照をなす．信頼性が高くても妥当でない検査はありうるが，妥当性には検査の信頼性も高いことが要求される．

repeated-measures
反復測定

さまざまな統計処理に用いられる用語で，同一の被験者（または家族や診療所など同一の観察単位）に対して経時的に測定する複数の測定値を意味する．

repeated-measures analysis of variance
反復測定分散分析

ANOVA（分散分析）を参照．

residual
残差

回帰分析の予測値と観察値との差．図7.1を参照．

residual standard deviation
残差標準偏差

回帰分析 regression analysis の**平均平方誤差** error mean square（MSE）の平方根．データのばらつきの尺度．「平均平方の平方根 root mean square」ともいう．

response set
応答集合

調査研究で，質問の内容によらず，一部の回答者が予測可能な回答をする傾向．たとえば，すべて「はい」と肯定的に回答することを好む，「いいえ」と否定的に回答することを好むという例がこれに該当する．

response variable
反応変数

アウトカムまたはエンドポイント．**従属変数** dependent variable．通常，XではなくYで示す．**説明変数** explanatory variable を参照．

retrospective study
後ろ向き研究

多くの場合，別の目的でデータを収集した後に実施される研究．具体的なタイプとしては，**ケースコントロール研究** case-control study や**診療録研究** chart study，後ろ向き**コホート** cohort 研究がある．

right-censored data
右側打ち切りデータ

打ち切りデータ censored data を参照．

risk（or absolute risk）
リスク（または絶対リスク）

（好ましくない）イベントや特定のアウトカムが生じる**確率** probability で，通常はパーセンテージで表す．

risk factor
リスク因子

説明変数 explanatory variable．主としてロジスティック回帰分析 logistic regression analysis や**生存時間解析** survival analysis で用いる用語．

risk ratio (relative risk)
リスク比（相対リスク）

ある群のイベントのリスクと別の群のイベントのリスクとの**比** ratio．**リスク** risk は特定のイベントやアウトカムが生じる確率であり，通常パーセンテージで表す．**前向き研究** prospective study や**観察研究** observational study で用いる．こうした研究では，「菜食主義者」「肉を食べる人」といったグループを事前に定義し，イベント（大腸がん）が発現するかどうかを観察する．リスク比が1であれば，イベントのリスクがグループ間で等しいことを意味する．リスク比が4.5であれば，分子のグループが大腸がんを発現する可能性は分母のグループの4.5倍であることを意味する．

robust
頑健な

基礎となる前提を完全に満たさなくても同じ結論を導き出すことを意味する形容詞で，統計学的検定に言及する際に用いる．たとえば，Studentの t 検定 Student's t test は頑健な検定といわれることが多い．これは比較する2つのデータグループの一方が多少非対称に分布して（歪んで）も，検定から導かれる結論に影響を及ぼさないためである．

ROC analysis
ROC分析

受信者動作特性（ROC）曲線 receiver operating characteristic (ROC) curve を参照．

root mean square
平均平方の平方根

残差標準偏差 residual standard deviation を参照．

root mean square error (RMSE)
平均平方誤差の平方根（RMSE）

回帰モデルの**適合度** goodness-of-fit の尺度（回帰分析の**推定値の標準誤差** standard error of the estimate または**残差標準偏差** residual standard deviation ともいう）．RMSEは2乗した単位ではなくデータと同じ単位で表し，モデルの「典型的な」誤差の大きさを示す．

S

sample
標本

母集団 population の一部分で，研究ではここから実際に情報を得る．

sampling error
標本誤差

標本の値と母集団の真値との差で，母集団のある標本のみを測定することによって生じる．

SAS
SAS

Statistical Analysis Software．生物医学の統計解析によく用いられるコンピュータソフトウェアパッケージ．

scatter plot ; scatter diagram
散布図

2つの連続変数からなるデータのグラフで，通常は**相関** correlation と**線形単回帰分析** simple linear regression analysis と関係する．データがグラフ上に「散布している」ことから，このように呼ばれる．図6.1, 6.2, 7.1を参照．

Scheffe's procedure (pronounced "sh-FAY")
Scheffeの方法("sh-FAY"と発音する)

多重(対)比較法 multiple (pairwise) comparison procedure を参照.

screening test
スクリーニング検査

ある疾患のリスクの可能性がある人を特定するために,外見上は健康で無症状の人に実施する検査.診断の確定または否定を目的とする**診断検査** diagnostic test と対照をなす.

SD
SD

標準偏差 standard deviation の省略形.

secular trend
長期トレンド

一般には数年,数十年という長期間にわたる疾患の周期.

selection bias
選択バイアス

標本 sample を選択する際の系統的誤差.たとえば,電話帳から選択した名前の標本には,電話をもっていない人,電話番号を自分の名前で掲載していない人,掲載していない電話番号をもっている人が含まれておらず,バイアスが生じる.

SEM
SEM

平均値の標準誤差 standard error of the mean の省略形.

semiquantitative data
半定量的データ

順序データ ordinal data を参照.

sensitivity, analytic
分析感度

測定機器に関する閾値で,測定値が閾値よりも大きければそのまま採用し,小さければ「検出不能」とする値.測定機器の感度が高ければ,より小さな値や差を検出できる.**診断感度** diagnostic sensitivity と混同しないこと.

sensitivity, diagnostic
診断感度

疾患がある場合に診断検査の結果が陽性になる**確率** probability.結果が**真陽性** true-positive となる割合,すなわち疾患のある患者の検査結果が陽性となる割合.通常はパーセンテージで表す.**特異度** specificity と対照をなす.**分析感度** analytic sensitivity や**感度分析** sensitivity analysis と混同しないこと.**表 10.1** を参照.

sensitivity analysis
感度分析

重要な前提や値が最終結果に及ぼす影響を評価するため,**メタアナリシス** meta-analysis,**経済的評価** economic evaluation,**決定分析** decision analysis で多用される方法.結果に及ぼす影響を明らかにするために,とりうる範囲内で前提条件を変化させる.結果に大きな差が生じれば,解析が前提の「影響を受けやすい」ことを意味する.1方向感度分析では一度に変数を1つ変化させ,2方向感度分析では一度に変数を2つ変化させる.変数が多い場合も同様である.**ガイドライン 17.33,18.24,19.15,19.21** を参照.

「決定論的感度分析 deterministic sensitivity analysis」では変数が点推定値で検討され,「確

率論的感度分析 probabilistic sensitivity analysis」では変数がある範囲の推定値で検討される．

sham surgery or procedure
偽手術または偽処置

動物実験で，研究対象となる手術と同程度の外傷を生じるが，外傷以外は動物の生体機能や生理機能に障害や変化が生じないと考えられる外科的処置．**プラセボ** placebo 投与に相当する外科的処置．

sign test
符号検定

目的：マッチさせた2つの割合を比較する．
反応変数：カテゴリカル変数（割合として表す）．
説明変数：マッチさせた2群．
報告する結果：各群の割合，割合の差，差の95%**信頼区間** confidence interval，***P*値** *P* value と**検定統計量** test statistic．

signed-rank test
符号付き順位検定

Wilcoxon の符号付き順位検定 Wilcoxon's signed-rank test を参照．

significance, statistical
有意性，統計学的

統計学的有意性 statistical significance を参照．

skewed data (or distribution)
歪んだデータ（または歪んだ分布）

非対称の度数分布．右方向にすそが長く伸びた分布は，正または「右に」歪んでいるとされ，左方向にすそが長く伸びた分布は，負または「左に」歪んでいるとされる．

slope (of a line)
（直線の）傾き

線形単回帰分析 simple liner **regression** analysis で，説明変数の単位あたりの変化に対する反応変数の変化量．「縦軸で変化した分量を横軸で変化した分量で除したもの」，すなわち Y の差を X の差で除したものと定義される．

Spearman's rank-order correlation coefficient (Spearman's rho)
Spearman の順位相関係数（Spearman のロー）

必ずしも正規分布に従わない2つの連続変数の関係を評価する．すべての**相関係数** correlation coefficient と同様に，Spearman のローの範囲も -1（完全逆相関）から $+1$（完全正相関）である．

specificity
特異度

疾患がない場合に検査結果が陰性になる**確率** probability．結果が**真陰性** true-negative となる割合，すなわち疾患のない患者の検査結果が陰性になる割合．通常はパーセンテージで表す．**感度** sensitivity と対照をなす．**表 10.1** を参照．

spline function
スプライン関数

平滑化スプラインとは，程度の差はあるものの，グラフ上のすべてのデータポイントをつないだ要約線のこと．**図 21.22** を参照．

SPSS
SPSS

Statistical Package for the Social Sciences. 特に社会科学や医学の統計解析によく用いられるコンピュータソフトウェアパッケージ．

standard deviation (SD)
標準偏差 (SD)

一連の値の散らばり，すなわちばらつきの尺度．数学的にはデータの**分散 variance**の平方根と定義される．この定義によれば，**正規分布 normal distribution**では値の約68％が平均値の両側約1標準偏差内に，95％が約2標準偏差内に，99％が約3標準偏差内に入る．標準偏差は，正規分布に従うデータのばらつきを記述するのに適切な統計量である．負の値になることがありえないデータの標準偏差が平均値の半分を超えていれば，データが正規分布に従っていないことを意味する．

standard error (of the estimate)
（推定値の）標準誤差

推定値の精度を示す尺度．**標準偏差 standard deviation**は記述統計量であり，単一標本の平均値回りのデータの散らばりを示すが，標準誤差は推測統計量であり，同一母集団から抽出した全標本から得られる点推定値の散らばりを示すと考えられる．**3章**を参照．

standard error of the difference (SE$_{diff}$)
差の標準誤差 (SE$_{diff}$)

2つの**母集団 population**から抽出した標本間で生じうる差の分布の散らばりを示す尺度．通常は**標本 sample**の平均値の差となる．**Studentのt検定 Student's t test**で使用する．

standard error of the mean (SEM) (SE$_x$)
平均値の標準誤差 (SEM) (SE$_x$)

同じ**母集団 population**からとりうる標本の平均値の分布の散らばりを示す尺度．標本の平均値が正規分布に従う場合，観測した標本の平均値±1 SEM は，とりうる標本平均値の約68％を含む．したがって，平均値±1 SEM は母集団の真の平均値のおよそ68％信頼区間と考えることができる．SEM は，標準偏差（SD）の代わりに記述統計量（平均値±SEM の形で）として誤用されることが多い．これは SEM の値が SD よりも小さいためで，この誤った形式でデータを示すと，データの変動が小さく，測定がより「精密」であるようにみえる．多くの専門家は平均値の推定精度を表すのに**95％信頼区間 confidence interval**を使用する．これは通常平均値±約2 SEM で定義される範囲である．**3章**を参照．

standard error of the proportion (SE$_p$)
割合の標準誤差 (SE$_p$)

推定値の精度の尺度．ただし，精度の表記としては，SE$_p$ よりも**95％信頼区間 confidence interval**のほうが好まれる．

standard gamble technique
基準的賭け法

ある健康状態に対する**効用 utility**または**生活の質の測定尺度 quality-of-life measure**を測る手法．回答者は異なる出現確率を二者択一することを求められる．**ガイドライン18.15**を参照．

standard normal distribution
標準正規分布

平均値が0，標準偏差が1の特殊なタイプの正規分布．いわゆる z 変換によって2つ以上の異なる正規分布から得られるスコアを比較するのに役に立つ．この場合，**z スコア z score**は**標準偏差 standard deviation**を単位とする．

standardized mean difference
標準化した平均値の差

連続量を用いる**メタアナリシス meta-analysis**で，異なるアウトカムを評価した複数の研究を共通のものさしで比較するために用いる無

次元の効果（単に「エフェクトサイズ」ということが多い）．差を標準偏差で除すのが典型的な計算方法である（例：群間の平均IQスコアの差を対照群のIQスコアの標準偏差で除す）．**エフェクトサイズ** effect size を参照．

standardized mortality ratio (SMR)
標準化死亡比（SMR）

群間の死亡率の比較に用いる尺度．職種ごとの死亡率と一般集団の死亡率との比較に用いることが多く，その場合には，1年あたりの死亡数を1年あたりの予想死亡数で除して算出する．**12章**を参照．

standardized score (z score; standard score; standard deviate score)
基準化スコア（zスコア，標準スコア，標準偏差スコア）

zスコア z score を参照．

statistic
統計量

標本 sample の数値特性．たとえば，**平均値** mean，**範囲** range．**母集団** population の数値特性を表す**パラメータ** parameter と対照をなす．統計量はパラメータの推定に使用する．

statistical heterogeneity
統計学的不均一性

メタアナリシス meta-analysis で，偶然によると思われる範囲を上回る個々の研究結果の変動．

statistical overview
統計学的概観，統計学的概括

メタアナリシス meta-analysis．**17章**を参照．

statistical power
統計学的検出力

真に差があるときにそれを検出する**確率** probability，すなわち，正しく帰無仮説を棄却できる確率．臨床試験では，検出力を 0.8 または 0.9 とするのが標準的である．検出力は標本サイズと直接関係し，標本サイズが大きくなれば検出力も大きくなる．検出力は $1-\beta$ であり，β は**第2種の過誤** type II error の確率を表す．**ベータ** beta (β) を参照．

statistical significance
統計学的有意性

仮説検定で，観察された差から求めた P 値 P value が事前に定めた**有意（アルファ）水準** alpha level よりも小さい状態をいい，その差が偶然では説明できないことを意味する．「**緒言 臨床的な有意と統計学的な有意との違い**」，**4章**を参照．

stopping rule
早期中止の基準

研究データの**中間解析** interim analysis に適用される一連の統計的基準．結果が極めて明らかで，患者を不必要な危険にさらすことを避けるために研究を中止すべきかどうかを決定する．研究があまりにも早期（研究を完了した参加者が極めて少ない）に中止されると，その統計学的検出力はおそらく極めて低いものとなる．明確な結論が得られているにもかかわらず研究が継続されると，参加者は不必要な危険にさらされ，資源が無駄に使われることになる．

stratification; stratified sampling
層別，層別抽出

サンプリング手法の1つで，結果に影響を及ぼすと考えられる1つ以上の特性をもとにして**母集団** population をまずサブグループに分け，

次にそのサブグループからサンプリングする（望ましい被験者数を得るために，いくつかのサブグループでは他のサブグループよりも重点的なサンプリングが必要になることがあり，このプロセスは「過剰標本抽出 oversampling」と呼ばれることがある）．層別抽出によって，研究者は被験群と対照群との間で重要な特性のバランスをとり，バイアスを減らし，重要なサブグループ解析ができるようになる．

Student-Neuman-Keuls procedure (Neuman-Keuls procedure)
Student-Neuman-Keuls法（Neuman-Keuls法）

多重（対）比較法 multiple（pairwise）comparison procedure を参照．

Student's t test
Studentのt検定

目的：2群の**反応変数** response variable の**平均値** mean を比較する．

反応変数：連続変数．

説明変数：2群．

報告する結果：各群の**平均値** mean，**標準偏差** standard deviation，平均値の差，差の95%**信頼区間** confidence interval，P値 P value，**検定統計量** test statistic（数理統計学者 Karl Pearson の教え子の1人，William Gossett が提案した．Gosett はこの検定の概念を"Student"という筆名を使って発表した）．

surrogate endpoint
代替エンドポイント

疾患（または臨床的エンドポイント）と関連があると考えられるが，疾患そのものではない**アウトカム** outcome の尺度．たとえば，筋萎縮性側索硬化症患者の発症から「死亡」までの期間を検証する研究では，窒息死を防ぐために人工呼吸に切り替える時点を死亡の代替エンドポイントとして使用する．こうしたエンドポイントは，本来の臨床的エンドポイントよりも簡便かつ迅速に測定できるため，実用的である．

survival analysis
生存時間解析

イベント発生までの時間の解析 time-to-event analysis を参照．

systematic error
系統的誤差

ランダムではなく，系統的な誤差．**バイアス** bias．

systematic review (of the literature)
（文献の）系統的レビュー

同じ主題から得られた研究結果の計画的，包括的かつ再現性のある収集および分析．計画的で系統的という特性がバイアスを減らし，結果の再現性があることでそのレビューの妥当性を検証できる．レビュープロセスの各段階が著者の判断に委ねられる従来の叙述的文献レビューと対照をなす．系統的レビューの数値的結果は**メタアナリシス** meta-analysis に組み込まれる．

T

t test
t検定

Studentのt検定 Student's t test を参照．

test statistic
検定統計量

データから計算される数値で，関連する確率分布との比較によって，問題にしている比較のP値 P value が得られる．統計量はそれを用いる統計学的検定と関連し，ときには同じ名前が用いられることがある（たとえば，F統計量は

F 検定 F test と関連する).

threshold analysis
閾値分析

変数の「損益分岐点」(すなわち，その変数がもはやアウトカムに影響を及ぼさない点）を確定するために**決定分析** decision analysis および**経済的評価** economic evaluation で用いる方法．解析全体の中で変数の重要性を評価するのに使用する．**感度分析** sensitivity analysis の1つ．

time horizon
時間範囲

研究で得られた知見が属すると予測される期間．**経済的評価** economic evaluation および**決定分析** decision analysis では，治療の費用と便益が発生する期間．

time-to-event analysis
イベント発生までの時間の解析

ある開始時点からイベント発生（生存時間解析では死亡）までの時間を解析する統計手法．観察値には**打ち切り** censored が含まれる（患者によってはイベントが発生しない）ことがある．医学研究で最も一般的なイベント発生までの時間の解析が生存時間解析である．Kaplan-Meier 曲線 Kaplan-Meier curve, Kaplan-Meier 法 Kaplan-Meier method, Cox の比例ハザード回帰分析 Cox proportional hazards regression analysis, ログランク検定 log-rank test を参照．

time trade-off technique
時間得失法

ある健康状態に対する**効用** utility または**生活の質の測定尺度** quality-of-life measure を測る技法．回答者は，与えられた QOL でX年生存するか，死亡するかの選択を求められる．回答者の一方の選択がもう一方の選択と同じになるまで，年数と QOL を変化させる（訳注：「目が見えない状態がX年続くとすると，それは健康な状態で何年生きるのと同じですか」といった質問をする).

transformed data
変換データ

既知の分布にほぼ従うよう数学的に変換されたデータ．**非正規分布データ** non-normally distributed data を**正規分布** normal distribution に近づけるために多用される．医学研究で一般に用いられる変換には，対数変換，逆数変換，平方根変換，指数変換がある．

trial
試験

実験的研究，またはその**プロトコール** protocol．「臨床試験」のように用いる．

true-negative rate
真陰性率

診断検査の**特異度** specificity．「疾患がなく，検査結果が陰性であった人の数」を「疾患がない人で，検査を受けた人の数」で除して求める．

true-positive rate
真陽性率

診断検査の**感度** sensitivity．「疾患があり，検査結果が陽性であった人の数」を「疾患がある人で，検査を受けた人の数」で除して求める．

Tukey's procedure
Tukey の方法

多重（対）比較法 multiple (pairwise) comparison procedure を参照．

two-tailed (two-sided) test
両側検定

仮説検定 hypothesis testing の1つで，残る

1つは**片側検定** one-tailed test である．（両側か，片側かは）データが収集される前に特定される．両側検定は，2つの値の差の方向（例：大きくなる，小さくなる）が事前にわかっていなくても使用できる．両側検定は片側検定よりも保守的で一般的である．

type I error（alpha error）
第1種の過誤（アルファエラー）

仮説検定 hypothesis testing で，**帰無仮説** null hypothesis を採択すべきなのに棄却してしまうこと．解釈上は，実際には差が偶然に生じた可能性が高いのに，誤って差を生物学的な原因によるものとすること．この過誤が生じる**確率** probability は，試験を行う前に研究者が設定する．これは**有意（アルファ）水準** alpha level で，通常は 0.05 か 0.01 に設定する．法律的な比喩でいえば，第1種の過誤の確率は「無罪の被告人に有罪を言い渡す」確率である．「**偽陽性** false positive」ともいう．

type II error（beta error）
第2種の過誤（ベータエラー）

仮説検定 hypothesis testing で，帰無仮説を棄却すべきなのに採択してしまうこと．解釈上は，実際には差が生物学的な原因によって生じた可能性が高いのに，誤って偶然によるものとすること．**統計学的検出力** statistical power（$1-\beta$ と定義）が高ければ，第2種の過誤が生じる**確率** probability は低くなる．統計学的検出力を 0.8 に設定すると，第2種の過誤を 80% 防ぐことができる．法律的な比喩でいえば，第2種の過誤の確率は「有罪の被告人に無罪を言い渡す」確率である（標本が少なすぎることが原因である場合が多い．すなわち，「有罪判決」を下すには「証拠」が不十分ということである）．

U

U test
U検定

Wilcoxon の順位和検定 Wilcoxon's rank-sum test を参照．

uncensored data
非打ち切りデータ

生存時間解析で対象となるイベント（通常は死亡）が発生し，介入からイベントまでの期間が明らかな「完了」データのこと．関心のあるイベントが発生しないため，統計学的に異なる扱いが必要な**打ち切りデータ** censored data と対照をなす．**イベント発生までの時間の解析** time-to-event analysis を参照．

univariate analysis
単変量解析

一般に，**回帰分析** regression analysis または**分散分析** ANOVA で数学モデルを構築するときの最初の段階．各変数を個別に評価して（よって「単変量」）結果に及ぼす影響を調べ，統計学的に有意な影響を及ぼす変数をモデルに含める候補として選択する．

unpaired data ; unpaired test
対応のないデータ，対応のない検定

互いに独立したデータや，そのようなデータを解析するための検定．**対応のあるデータ，対応のある検定** paired data ; paired test と対照をなす．

utility
効用

健康や病気のさまざまな状態に対する患者の希望や好みを測る尺度．通常，この尺度は 0（死亡またはそれと同様の状態）から 1（完全な健

康状態)までの値になる.たとえば,末期腎不全で効用値 0.2 が与えられれば,これは望ましくない状態を意味する.効用値はいくつかの方法で測定される.医療で最も一般的なのは**基準的賭け法** standard gamble technique,**マグニチュード推定法** magnitude estimation technique,**時間得失法** time trade-off technique,**人得失法** person trade-off technique といった尺度である.

V

validity
妥当性

測定値が測定すべき「真」の値を反映している度合い.**信頼性** reliability を参照.

variance
分散

データの散らばりの度合い,平均値回りのデータのばらつきのこと.分散の平方根が**標準偏差** standard deviation となる.ベル型曲線で分散が大きければ分布曲線は平坦となり,分散が小さければ分布曲線は鋭角的になる.分散もある数値をとるが,標準偏差のほうが好まれるため,あまり報告されない.

variance component analysis
分散成分分析

アウトカム変数のばらつきの原因を分離するプロセス.

vector
ベクター

疫学 epidemiology で病原体を宿主に運ぶ媒体.たとえば,蚊はマラリヤのベクターである.

vehicle
ビークル

薬物送達のために薬剤を溶解させる溶液のこと.通常は注射に用いる.**プラセボ** placebo としてビークルだけが注射されることがある.

W

Wald's statistic
Wald統計量

多くの統計学的検定のさまざまな状況で用いる**検定統計量** test statistic.**カイ 2 乗** chi-square 検定統計量の近似として多用される.たとえば,**回帰分析** regression analysis の表によくみられる.

wash-out period
ウォッシュアウト期間

薬物研究,特に**クロスオーバー試験** crossover study で,次の試験治療との相互作用を避けるために薬物を投与しない期間.すなわち,「過去の」薬物が「新しい」薬物に干渉する可能性(「持ち越し」効果)を排除するため,投与された薬物を組織から「ウォッシュアウト」する.

Wilcoxon's rank-sum test
Wilcoxonの順位和検定

Mann-Whitney の U 検定 Mann-Whitney U test および U 検定 U test と同じ.順位和検定ともいう.Student の t 検定 Student's t test のノンパラメトリック版.

目的:**反応変数** response variable の**中央値** median を 2 群で比較する.

反応変数:連続変数(または多くのカテゴリーをもつ離散変数,あるいは順序変数)で,正規分布に従う必要はない.

説明変数:2 群.

報告する結果：各群の**中央値** median，それらの差，差の95%**信頼区間** confidence interval，***P*値** *P* value，**検定統計量** test statistic.

Wilcoxon's signed-rank test
Wilcoxonの符号付き順位検定

2つの標本を比較する**対応のある*t*検定** paired *t* test のノンパラメトリック版．

目的：マッチさせた2群で**反応変数** response variable の**中央値** median を比較する．実際には，マッチさせたすべての組での変化量や差の中央値をゼロと比較する．

反応変数：連続変数（多くのカテゴリーをもつ離散変数または順序変数）で，正規分布に従う必要はない．

説明変数：マッチさせた2群．

報告する結果：各群の**中央値** median，ペア間の変化量や差の中央値，変化量や差の中央値の95%**信頼区間** confidence interval，***P*値** *P* value，**検定統計量** test statistic.

Wilcoxon's test
Wilcoxon検定

Wilcoxon の順位和検定 Wilcoxon's rank-sum test や Wilcoxon の符号付き順位検定 Wilcoxon's signed-rank test とは異なる．「Breslow の一般化 Wilcoxon 検定 Breslow's generalized Wilcoxon test」ともいう．

目的：研究期間中の各時点での生存者（イベント未発生者）の割合を2つ以上の群で比較する（通常，2つ以上の生存曲線を比較する）．

反応変数：イベント（通常は死亡）または最終追跡時までの時間．

説明変数：2つ以上の群．

報告する結果：生存時間解析で算出する研究期間中の各時点での各群の生存者（またはイベント未発生者）の割合，***P*値** *P* value，**検定統計量** test statistic. **イベント発生までの時間の解析** time-to-event analysis. **9章**を参照．

willingness-to-pay approach
支払意思法

経済的転換 economic conversion の1つで，ある病状にかかる費用を，その病状を避けるために人がどれだけ支払う意思があるかをもとに計算したもの．**ガイドライン18.13**を参照．

X

χ (chi)
χ

ギリシャ語のアルファベット"chi"で，「カイ kigh」と発音する．**カイ2乗検定** chi-square test または**統計量** statistic を表すために χ^2 と表記されることが多い．

X
X

回帰分析 regression analysis や**分散分析** ANOVA で一般に使用する**説明変数** explanatory variable の表記法．

Y

Y
Y

回帰分析 regression analysis や**分散分析** ANOVA で一般に使用する**反応変数** response variable の表記法．

Yates' correction for continuity
Yatesの連続性の修正

カイ2乗検定 chi-square test の修正で，カテゴリカルデータの確率を推定するために連続した確率分布（カイ2乗分布）を使用できるように補正する．

Z

z score
zスコア

ある値と分布の**平均値 mean** との距離．標準偏差を単位として平均値からの差を表す．たとえば，z=2.0は，その値が平均値を2標準偏差分だけ上回り，分布の上では他の値の約97%よりも大きいことを意味する．「基準化スコア standardized score」「標準正規偏差 standard normal deviate」ともいう．

z test
z検定

分布上のある点のzスコアを計算することによって基準化スコアを作るプロセスで，標準偏差を単位としてその点の値を表すことができる．**zスコア z score**，**Fisherのz検定 Fisher's z test** を参照．

zzz
グーグー

統計学の本を読み始めた途端にほとんどの人が発する音．

●参考文献

1) Everitt BS. The Cambridge Dictionary of Statistics in the Medical Sciences. Cambridge : Cambridge University Press ; 1995.
2) Everitt BS, Wykes T. A Dictionary of Statistics for Psychologists. Oxford : Oxford University Press ; 1999.
3) Last JM. A Dictionary of Epidemiology, 2nd edition. Oxford : Oxford University Press ; 1988.
4) Vogt WP. Dictionary of Statistics and Methodology : A Nontechnical Guide for the Social Sciences. Newbury Park, CA : Sage Pubulications ; 1993.

第6部 付録

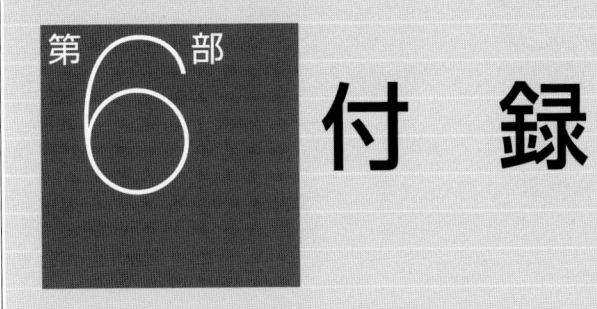

付録1 文中に数値を記載する際の規定

　ここにあげた規定は *Scientific Style and Format : The CBE Manual for Authors, Editors, and Publishers*, 6th edition (Cambridge : Cambridge University Press ; 1994) および *AMA Manual of Style*, 8th edition (Chicago : American Medical Association ; 1989) の要約である．両者のスタイルはほぼ同じであるが，規定が異なる場合はそれぞれの規程を記載した．

スペルでつづる数と数字で表す数

AMA Manual of Style

　　以下を除いて，1から9までの数はスペルをつづり，10以上の数は数字で記載する．
- 測定単位，時間，日付を報告する場合．"2 mL"を"two mL"，"1996"を"nineteen hundred ninety-six"とは記載しない．
- 文頭に記載する場合．"Fifteen days ago"のように記載し，"15 days ago"とは記載しない．
- 類似した量を比較する場合．たとえば，"the sample included 15 people with type A blood, 12 with type B, and 3 with type AB"といったように記載する．
- 区別する必要がある2種類の数値を連続して報告する場合．たとえば，72 kgの男性が5人いれば"five, 72-kg men"と記載し，"5, 72-kg men"とは記載しない．
- 一般的な表現で大きな数字を報告する場合は，"a hundred, several thousand"といったように記載する．

CBE Style Manual

　　以下を除いて，すべての数値は数字で記載すべきである．
- 文頭に記載する場合．
- 区別する必要がある2種類の数値を連続して報告する場合（上記参照）．
- 一般的な表現で，大きな数字を報告する場合（上記参照）．

序数

AMA Manual of Style

1から9までの序数はスペルをつづり，10以上の数は数字で記載する．たとえば，first は 1st と記載せず，15th は fifteenth と記載しない．

CBE Style Manual

見出しも含めて，すべての序数は数字で記載する．2nd を second とは記載せず，the 4th Annual Congress の下線部を fourth とは記載しない．

測定単位の前のスペース

- パーセント記号を用いる場合は，文中でも数字と記号の間にスペースを入れない（例：34%）．
- 数字とその測定単位の間にはスペースを入れる（例：136 mm Hg）．

小数点

AMA Manual of Style

以下を除いて，小数点の前には0を入れる（例：0.24 ng/mL）．
- P 値や相関係数を記載する場合は，その値が最大値1になることはほとんどないので，$P=.04$, $r=.45$ のように記載する．

CBE Style Manual

P 値や相関係数も含めて，すべての小数点の前には0を入れる（例：$P=0.04$, $r=0.45$）．

数の範囲

数の範囲を記載する場合は to や through を用い，ハイフンは用いない．たとえば，"2 to 5 mL" を "2-5 mL" とは記載しない．
- ただし，引用した文献のページ範囲を示す場合はハイフンを用いる（例：Ann Intern Med. 1996 ; 2 : 13-9.）．
- 単位は範囲の後ろにのみ記載する（例：200 to 240 mg/dL）．
- 百分率の範囲を示す場合は，両方の数にパーセント記号をつける（例：200% to 240

%）．
- 範囲を示す場合は数字が同じ桁を省略してはならない．たとえば，"from 925 to 988 patients"のように記載し，"925 to 88 patients"とは記載しない．
- ただし，引用した文献の最終ページを示す場合は，数字が同じ桁を省略することができる（例：Ann Intern Med. 1996；2：13-9.）．

率，割合，分数

割合 proportion と率 rate にはスラッシュ（/），比 ratio にはコロン（：）を用いる．
- About 1/3 of the samples.
- The infection rate averaged 50/100,000 people.
- The ratio of men to women was 3：4.5.

通常，一般的な分数が名詞を修飾する場合はスペルをつづる（例：half the cases, a two-thirds majority）．

数学記号の表記法

付録 2

　数学記号は，通常イタリック体で記載する．通常，ギリシャ文字は<u>母集団</u>の特性，ローマ文字は<u>標本</u>の特性を表すのに用いる．以下のうち，太字の用語は第 5 部に示した．

α 　　　ギリシャ文字のアルファ．**alpha** と **alpha error**（第 1 種の過誤）を参照．

β 　　　ギリシャ文字のベータ．**beta** と **statistical power**（統計学的検出力）を参照．

F 統計量　**F test**（F 検定）と **ANOVA**（分散分析）を参照．

H_0 　　　**null hypothesis**（帰無仮説）（"H not" と発音する）．

H_a 　　　**alternative hypothesis**（対立仮説）．

P 　　　**probability**（確率）．

r 　　　**Pearson's product-moment correlation coefficient**（Pearson の積率相関係数）．

ρ 　　　**Spearman's rho**（Spearman のロー），**Spearman's rank-order correlation coefficient**（Spearman の順位相関係数）．

r^2 　　　**coefficient of determination**（決定係数）．

σ 　　　ギリシャ文字のシグマ．<u>母集団</u>のある特性を示す値の分布の標準偏差 **standard deviation**（SD）を示す．

s 　　　母集団から抽出された<u>標本</u>のある特性を示す値の分布の標準偏差 **standard deviation** を示す．

t 統計量　**Student's *t* test**（Student の t 検定）を参照．

τ 　　　**Kendall's tau**（Kendall のタウ），**Kendall's rank-correlation coefficient**（Kendall の順位相関係数）．

μ 　　　ギリシャ文字のミュー．母集団のある特性を示す値の分布の平均値，またはマイクロ（10^{-6}）．

u 　　　小文字の「u」．ワードプロセッサーではギリシャ文字のミュー（μ）が使えないことがあるため，しばしば u で代用される．

U 統計量　**Wilcoxon's rank-sum test**（Wilcoxon 順位和検定）を参照．

χ^2 　　　ギリシャ文字のカイ（"kigh" と発音する）の 2 乗．**chi-square test**（カイ 2 乗検定）を参照．

$\bar{x}$ 　　　母集団から抽出された<u>標本</u>のある特性を示す値の分布の平均値（"x-bar" と発音する）．文字の上にある横線に注意すること．

付録3 統計学の用語と仮説検定のスペル

　統計学的仮説検定のスペルは標準化されていないように思われる．いくつかのスペルは他のスペルよりもよく用いられるが，多くは慣例的な句読法の規則（特に所有格やハイフン）と一致していない．

　本書では，1人の名前が検定と関連する場合は所有格で記載し（例：Spearman's rank-order correlation coefficient），2人以上の名前が関連する場合は冠詞をつけた主格で記載した（例：the Kruskal-Wallis test）．ハイフンは，2つの修飾語を連結するという通常の規定に従って用いた．固有名詞の先頭は大文字にし，その他の用語は小文字にした．

　本書で提案したスペルと統計学の文献でよくみられるスペルとの違いは，実際には些細なものである．本書では，上記の規定に従って以下のスペリングを用いた．

analysis of variance
Bonferroni's correction
Breslow's generalized Wilcoxon test
the chi-square test
the Cochran-Mantel-Haenszel test
the Cox-Mantel test
Duncan's multiple-range procedure
Dunn's procedure
Dunnett's procedure
the F test
Fisher's exact test
Fisher's least-significant-difference method
Friedman's test
Hartley's test
the Kaplan-Meier method
Kendall's rank-correlation coefficient
the Kolmogorov-Smirnov test
the Kruskal-Wallis test
the log-rank test
the Mann-Whitney U test
the Mantel-Haenszel test
McNemar's test
Neuman-Keuls procedure
Pearson's product-moment correlation coefficient
the sign test
Scheffe's procedure
Spearman's rank-order correlation coefficient
Student-Neuman-Keuls procedure
Student's t test
Tukey's procedure
Wilcoxon's rank-sum test
Wilcoxon's signed-rank test
Yates' correction for continuity

付録4 報告方法に関する他のガイドラインへのリンク

　報告方法に関するガイドラインの多くは，オハイオ医科大学Mulford図書館（Mulford Library, Medical College of Ohio）（http://mulford.mco.edu/instr/）からアクセス可能である．このサイトは，生物医学雑誌へ投稿する原稿に関する統一規定（*Uniform Requirements for Manuscripts Submitted to Biomedical Journals : Writing and Editing for Biomedical Publication*）（http://www.icmje.org/）だけでなく，ほとんどの主要な医学雑誌の投稿規定へのリンクも含んでいる．

　（訳注：現在，Mulford Health Science Libraryはトレド大学が管理しており，医学雑誌の投稿規定を集約したウェブサイトはhttp://mulford.meduohio.edu/instr/ に移行している．また，以下に示すガイドラインの中にも改訂されたものがある．たとえば，CONSORTは2010年に改訂され，STROBEは2007年に詳細な解説が公表され，QUOROMは2009年にPRISMA（Preferred Reporting Items for Systematic reviews and Meta-Analyses）に移行した．ウェブサイトにも変更されたものがある．本書を発刊するまで，こうした改訂および変更をすべて追跡するのは困難なため，以下では原著の記載を単に翻訳することとした．ガイドラインの最新版については，http://www.consort-statement.org/ またはhttp://www.equator-network.org/ にアクセスしてご確認いただきたい）

研究デザインと研究活動の報告に関するガイドライン

- *A Standard for the Scientific and Ethical Review of Trials*（*ASSERT*）
  http://www.assert-statement.org/
  Mann H. ASSERT statement : recommendations for the review and monitoring of randomized controlled clinical trials.（この声明は，研究倫理委員会がランダム比較臨床試験の計画の審査および実施状況のモニタリングをする際の体系的な方法を提案している）

実験的研究

- *Consolidated Standards of Reporting Trials*（*CONSORT*）
  http://www.consort-statement.org/

Begg CB, Cho MK, Eastwood S, et al. Improving the quality of reporting of randomized controlled trials. The CONSORT statement. JAMA. 1996 ; 276 : 637-9.

Moher D, Schulz K, Altman DG, for the CONSORT Group. CONSORT statement : revised recommendations for improving the quality of reports of parallel-group randomized trials. Ann Intern Med. 2001 ; 134 : 657-62.

Altman DG, Schulz KF, Moher D, et al., for the CONSORT Group. The revised CONSORT statement for reporting randomized trials: explanation and elaboration. Ann Intern Med. 2001 ; 134 : 663-94.

観察研究

- *Transparent Reporting of Evaluations with Nonrandomized Designs* (*TREND*)
  Des Jarlais DC, Lyles C, Crepaz N, and the TREND Group. Improving the reporting quality of nonrandomized evaluations of behavioral and public health interventions. The TREND statement. Am J Public Health. 2004 ; 94 : 361-6.
- *Strengthening the Reporting of Observational Studies in Epidemiology* (*STROBE*)
  http://www.strobe-statement.org/
- 横断研究
  McColl E, Jacoby A, Thomas L, et al. Design and use of questionnaires: a review of best practice applicable to surveys of health service staff and patients. Health Technol Assess. 2001 ; 5 : 1-256.

系統的レビューとメタアナリシス

- *Quality of Reporting of Meta-Analyses* (*QUOROM*)
  Moher D, Cook DJ, Eastwood S, et al., for the QUOROM group. Improving the quality of reports of meta-analyses of randomised controlled trials. The QUOROM statement. Lancet. 1999 ; 354 : 1896-1900.
- *Meta-Analysis of Observational Studies in Epidemiology* (*MOOSE*)
  Stroup DF, Berlin JA, Morton SC, et al. Meta-analysis of observational studies in epidemiology : a proposal for reporting. JAMA. 2000 ; 283 : 2008-12.

特定の分析の報告に関するガイドライン

診断検査

- *Standards for Accurate Reporting of Diagnostic Tests* (*STARD*)
  http://www.clinchem.org/cgi/content/full/49/1/1
  Bossuyt PM, Reitsma JB, Bruns DE, et al. Towards complete and accurate report-

ing of studies of diagnostic accuracy. The STARD initiative. BMJ. 2003 ; 326 : 41-4.

経済的評価

Siegel JE, Weinstein MC, Russell LB, Gold MR. Recommendations for reporting cost-effectiveness analyses. Panel on Cost-Effectiveness in Health and Medicine. JAMA. 1996 ; 276 : 1339-41.

診療ガイドラインと決定分析

Shiffman RN, Shekelle P, Overhage JM, et al. Standardized reporting of clinical practice guidelines : a proposal from the conference on guideline standardization. Ann Intern Med. 2003 ; 139 : 493-8.

Philips Z, Ginnelly L, Sculpher M, et al. Review of guidelines for good practice in decision-analytic modeling in health technology assessment. Health Technol Assess. 2004 ; 8 : iii-iv, ix-xi, 1-158.

- *Appraisal of Guidelines for Research and Evaluation（AGREE）*

Cluzeau F, Burgers J, for the AGREE Collaboration. Appraisal of Guidelines for Research and Evaluation. London: St George's Hospital Medical School ; June 2001.

付録5 生物医学研究で生じる誤差，交絡およびバイアスの原因

> データは白状するまで尋問すべきだが，やってもいないことを認めさせるような拷問をしてはいけない．
>
> 発言者不明

　誤差，交絡およびバイアス（これ以降は単にバイアスと呼ぶ）は，生物学的な関係性を正確かつ完全に理解しようとする努力の妨げとなる．実際，科学的手法の多くは，生物学的な関係性の理解に及ぼすこれらの影響を最小にするために用いられるものである．

- **誤差 error**．①真実からの意図的でない乖離，②不正確さや誤り，③推定値または計算値と真値との差．一般に，統計学で注意するのは以下の4種類の誤差である．①**ランダム誤差 random error**，すなわち生物学的な変動．②**標本誤差 sampling error**．母集団の全数調査ではなく，母集団から抽出した標本からの推定値に基づく場合に生じるものである．③**測定誤差 measurement error**．不完全な測定機器によってもたらされるものである．④**バイアス bias**，すなわち，科学研究のいずれの段階でも起こる系統的誤差（下記参照）．さらに，5番目のタイプとして，**解釈の誤差 error in interpretation** を追加する．これは誤った前提，誤った根拠または情報の欠落によって生じるものである．
- **交絡 confounding**（**効果の修飾 effect modification**）．①ある変数がアウトカムに及ぼす効果が，アウトカムと関連する別の変数の効果によって見かけ上歪められること．②関心のあるアウトカムを発生するか，防止する変数で，媒介変数ではなく，研究している曝露の変数には影響されない変数．
- **バイアス bias**．①あらゆる系統的な（ランダムではない）真値からの乖離．②曝露と疾病のリスクとの関連の誤った推定値をもたらすあらゆる系統的誤差．③データの収集，解析，解釈，公表またはレビューに生じるもので，真実とは系統的に異なる結論を導くあらゆる傾向[1]．

　長年にわたって，研究者たちは生物医学研究でよくみられるいくつかのバイアスの原因を発見してきた．この問題に関しては，公表・未公表を問わず，いくつかの論文が執筆され，こうしたバイアスの原因を最小化または回避するために研究デザインや研究活動の変更が行われてきた．ここでは，生物医学研究で最もよくみられるバイアスを記載する．

標本の選択に伴うバイアス

標本バイアスは，関心のある標的集団を代表しない標本を得る結果につながるあらゆる過程に生じる．

Berkson's fallacy or Berkson's bias (admission rate bias)
Berksonの誤り，Berksonのバイアス（入院率バイアス）

被験群と対照群で患者の入院率が異なる場合に生じるもので，特に，両群とも入院患者を対象とする研究で生じる．たとえば，リスク因子をもつ入院患者（被験群）は対照群よりも入院率が高いときにこのバイアスが生じる．曝露と疾患の組み合わせによって入院率が高くなる場合，病院ベースの研究では曝露と疾患の関係が歪められる．Simpsonのパラドックス Simpson's paradox を参照．

healthy-worker bias
健康労働者バイアス

通常，従業員の集団は一般人口よりも健康な傾向にある．なぜならば，働き続けるためには最低限の健康や機能が必要だからである．ケースコントロール研究では，コントロール群が従業員のリストから特定されることが多いため，このバイアスは重要である．

language bias
言語バイアス

研究の公表時に用いる言語は，その研究が研究者から注目されるかどうかを決定することが多い．研究者が用いない言語で公表された論文は，文献検索で特定されにくく，読まれにくく，翻訳されにくく，それゆえレビューには含まれにくい．

membership bias
所属集団バイアス

限定された特定の集団から標本を抽出する場合に生じるもので，こうしたバイアスが生じる理由は，ある集団への帰属につながる特性が関心のあるアウトカムと関連することが多いためである．たとえば，栄養補助剤使用者を対象とした健康に関する研究ではバイアスが生じる可能性がある．なぜならば，栄養補助剤を常用している人は一般人口よりも健康に関する意識が高いことが多いからである．

non-respondent bias
非応答者バイアス

ある調査に応答しない人は，応答する人とは異なることが多い．また，応答が遅い人も応答が早い人とは異なるかもしれない[2]．調査に応答しなかった者を追跡しなければ，収集した応答が一般人口に典型的なものかどうかを判定するのは困難である．

prevalence-incidence bias(Neyman's bias)
有病-罹患バイアス(Neymanのバイアス)

疾患への曝露や疾患の新規発現と関連する観察をどの時期に行うかによって生じるバイアス．すなわち，「早期に曝露や影響を受けた人々に対する観察が遅れると，致死的または短期的なエピソードを見逃す」ことになるのである[3]．

referral-filter bias
紹介-フィルターバイアス

3次医療機関や大学病院に紹介されて来院した患者は，地域レベルで治療が成功した患者とは異なる可能性がある．こうした患者はより診断が難しく，標準治療が有益でないであろう．したがって，紹介-フィルターバイアスは，異なる患者は異なる医療機関に紹介されるというヘルスケアシステムの運営を反映するものである．このバイアスは，潜在的にすべての標本抽出に影響する．**診断再評価バイアス diagnostic review bias** を参照．

survivor bias
生存者バイアス

迅速に死に至る疾患の患者はあまりにも早く死亡するため，疾患として数えられないことがある．したがって，研究結果は，疾患に罹患したすべての人ではなく，長く生存した人について述べることになる．**有病-罹患バイアス prevalence-incidence bias** を参照．

treatment selection bias(procedural selection bias)
治療選択バイアス(処置選択バイアス)

非ランダム化研究，あるいは既存対照や外部対照を用いる研究でしばしば生じる．このバイアスは患者の特性に基づいて治療が割りあてられるときに生じ，結果として治療群間で特性が異なる．たとえば，ある治療が有益と考えられる患者は，その治療を受ける可能性が高くなる．

volunteer bias
志願者バイアス

臨床研究への志願者は，参加を断る人とは異なることが多い．たとえば，志願者はより教育水準が高く，収入が多く，医療給付制度を信頼し，リスクを受け入れやすいかもしれない．

withdrawal bias
中止バイアス

研究を中止する（研究から脱落する）患者は，研究を完了する患者とは系統的に異な

るかもしれない．特に注意すべきなのは中止の原因が治療自体にあるときで，こうした懸念は intention-to-treat 解析によって対処される．

work-up bias (confirmation bias ; clinical information bias ; clinical bias ; diagnostic-suspicion bias)
精査バイアス（確認バイアス，臨床情報バイアス，臨床バイアス，診断-疑いバイアス）

病気であることを疑う患者はその病気の検査を受けやすい．診断検査を開発する際にはこのバイアスが重要で，もし検査を開発したときの集団が検査を受ける典型的な集団よりも当該疾患に罹患している確率が高ければ，検査結果は患者の異なる特性を反映している可能性がある[4-6]．

研究グループへの参加者の割りあてに伴うバイアス

割りあてにバイアスがあると，ある特性が特定の群に多く認められ，比較が困難になるほど群間が異なる可能性が生じる．

ascertainment bias (misclassification bias)
確定バイアス（誤分類バイアス）

ケースコントロール研究，横断研究，コホート研究では，参加者は診断や曝露といった共通の特性に基づいてグループに割りあてられる．しかし，疾患の定義や曝露の測定が正確でないと，参加者の診断や曝露を確定する際にバイアスが生じやすい[2]．

indication bias (confounding by indication ; susceptibility bias)
適応バイアス（適応による交絡，感受性バイアス）

ケースコントロール研究の場合，ある薬が投与された患者はその薬の適応を有しているが，コントロールは有していない．

selection bias
選択バイアス

選択バイアスは，ある特性をもつ患者が治療群または対照群に割りあてられやすい場合に生じる．割り付けを開示しないランダム化は，選択バイアスを防ぐために計画される．

self-selection bias
自己選択バイアス

自己選択バイアスは，治療群への割りあてが被験者の好みによって決定する場合に生じる．たとえば，外来での処置を選択した患者は，同等の入院での処置を選択した患者とは異なるかもしれない．

unacceptable disease bias
受け入れられない疾患のバイアス

性感染症，自殺，精神疾患など，社会的に受け入れられない死因や障害の原因は報告されにくいことによって生じるバイアス．

測定に伴うバイアス

測定バイアスは，正確または完全なデータの収集を阻害する．

apprehension bias ("white-coat" hypertension)
不安バイアス（白衣高血圧）

心拍数や血圧などを測定する際，検査に対する患者の不安によって生じるバイアス．たとえば，病院で医師や看護師が血圧を測定する場合，患者の血圧は異なる状況で測定された場合よりも高い値になることが多い．これは白衣高血圧として知られる現象である．

attention bias (Hawthorne effect)
注意バイアス（Hawthorne効果）

被験者は自身が研究されていると知ったとき，通常とは異なる行動をとる．彼らはより適切に振る舞い，いつもよりよくしようと努力し，ある行動を隠そうとさえする（しかし，このバイアスはプラセボ効果とは異なるものである）．

diagnostic review bias
診断再評価バイアス

ある患者の診断検査の結果を解釈する際に，同じ患者の他の診断検査の結果を知っていることによって生じるバイアス．この種のバイアスを防ぐのが盲検化である．

disease progression bias (length bias)
病状進行バイアス（期間バイアス）

イベント発生までの時間をアウトカムとして評価する際に，病状の進行速度を考慮に入れないこと[7]．たとえば，増殖の遅い腫瘍は増殖の速い腫瘍よりもスクリーニング検査時に発見しやすい．増殖が速いと，スクリーニングの間に症状が出てくる可能性があるからである．したがって，増殖の速い腫瘍は症状から発見されるが，増殖の遅い腫瘍は症状発現前だと次のスクリーニング検査まで発見されないため，増殖の遅い腫瘍がある患者の生存時間は見かけ上長くなる．

expectation bias
期待バイアス

見たいと思うことや，見るであろうと期待することは見やすいという傾向によって生

じる歪み．患者，医師，統計家に対する治療の割り付けの盲検化は，期待バイアスを最小にするために計画される．

incorporation bias
混合バイアス

診断検査を開発する際，参照検査 reference test の結果だけでなく，研究の対象となるインデックス検査 index test の結果も用いて診断が確定される場合に生じるバイアス．

measurement bias
測定バイアス

何かを測定する際の系統的誤差．分析機器の調整が適切でない，ゲージがべとべとしている，巻尺が伸びている，患者が忘れるといった理由が考えられる．測定バイアスは測定誤差とは異なる．測定誤差は精度の問題である．

recall bias (differential recall bias)
回想バイアス（差異のある回想バイアス）

回想バイアスは，医学研究では2つの意味をもつ．最も明確なものは，一般に参加者はよく覚えていないということである．彼らの記憶の完全性や正確性はしばしば疑わしく，また，参加者は絶対に起こっていないことをしばしば「思い出す」．この現象は虚偽によるものではなく，まったく異なる事実に意味を見いだそうとする人間の性質によるものである．すなわち，心の傾注と回想は選択的なプロセスなのである．次に，ケースとコントロールで記憶が異なる場合も回想バイアスと呼ぶ．ケースは研究対象となる疾患を有するため，コントロールよりも何が疾患の原因だったかを考えることが多い[2]．

regression to the mean
平均値への回帰

時間の経過とともに，極端な値がそれほど極端でなくなる傾向．すなわち，より典型的な値（分布の平均値など）へと「回帰」すること．

terminal digit preference
最終桁の好み

データを収集する際の数字の丸めによって生じるバイアス．たとえば，血圧の値を最も近くの目盛にある0と読む強い傾向は，高血圧の分類に著しく影響する可能性がある．ある研究では，高血圧の定義を「140 mm Hg 以上」から「140 mm Hg を超える」に変更することによって，高血圧の有病率が25.9%から13.3%に減少した．同じ研究では，読まれた最終桁の全体の分布は0が78%，0以外の偶数が15%，5が5%であり，5以外の奇数はわずか2%であった[8]．

データの解析に伴うバイアス

解析に伴うバイアスは，誤ったデータに焦点をあててしまう．

attrition bias (exclusion bias)
減少バイアス（除外バイアス）

試験からの脱落の系統的な差．解析時に脱落をどう取り扱うかで大きなバイアスとなりうる．Intention-to-treat 解析は，治療自体によって生じる脱落に対して抑止的に働く．Per-protocol 解析は，このバイアスの影響を受けやすい．

carry-over bias or carry-over effect
持ち越しバイアスまたは持ち越し効果

治療の効果が治療中止後も持続する場合，2番目の治療に対する反応の一部分は前の治療によって生じる可能性がある．持ち越し効果は，1人の患者が治療を複数回受ける試験でバイアスをもたらす可能性がある．この種のバイアスを防ぐためには，通常，薬剤投与の間にウオッシュアウト期間が必要である[9]．

data dredging ("looking for the pony"; "the relentless search for significance")
データ浚い（どぶ浚い検定，執拗な有意差探し）

統計学的に有意な結果を見つけるため，1つのデータを可能な限りいろいろな方法で解析する行為．複数のサブグループ解析，データから示唆される事後解析や副次解析を実施することによってしばしば多数の P 値が得られ，そのいくつかが偶然有意になる．これらの結果があたかも主要な結果のように示される．「探索的データ解析」は多くの試験で不可欠であり，望ましいものであるが，公表時には解析が探索的なものであることを明記すべきである．一方，データ浚いは統計学的に有意な結果を見つけたいがために行われるもので，表に出ることはない．

regression-dilution bias
回帰の希釈バイアス

回帰分析では，x 変数の変動，測定誤差，ランダムなノイズは回帰直線の傾きの推定にバイアス（および精度低下）をもたらし，傾きの推定値は系統的に0に近づく．x の測定値の変動が大きいほど，傾きの推定値は真の値ではなく，0に近づく．変動は常に傾きを0に近づかせる方向に動き，解析にバイアスをもたらす．この真の傾きから離れる希釈化は回帰の希釈（regression dilution, regression attenuation）と呼ばれる．

susceptibility bias (confounding by indication; indication bias)
感受性バイアス（適応による交絡，適応バイアス）

試験群間のベースラインの大きな不均衡によって生じるバイアス．

結果の解釈に伴うバイアス

解釈時のバイアスは，イベントの誤解や不正確な説明につながる．

association-causation bias
関連-因果関係バイアス

変数間の関連や相関を因果関係の証拠と誤解すること．

cohort effect
コホート効果

幼年期や中年期といった人生のある段階を過ごす際，その時期の歴史的な特徴から生じる人生への影響．

control rate bias
対照率バイアス

臨床試験では，関心のあるアウトカムが対照群で発生する率を「対照率 control rate」と呼ぶ．対照率は本質的に，標本が抽出される母集団でのアウトカム発生率の代用である．たとえば，もし対照群の死亡率が低ければ，治療群も同様に低くなり，効果的な治療でも大きな効果を示さないであろう．言い換えれば，「命を救うためには人々が死にかけていなければならない」のである．治療効果が小さな試験では，対照群の低いイベント発生率が原因である可能性を考えるべきである．

ecological bias or ecological fallacy (aggregation bias)
生態学的バイアスまたは生態学的誤謬（集合バイアス）

生態学的誤謬は統計データの解釈時に生じる誤りとして広く認められており，集団から収集された統計データのみに基づいて，その集団に所属する個人の性質を推測する際に生じる．この誤りでは，ある集団の構成員全員が大きな集団としての特性をもっていると想定してしまう．固定観念は生態学的誤謬の一種である．これは，「フロリダはヒスパニックとして生まれ，ユダヤ人として死ぬことのできるアメリカ唯一の州である」というのと同じことである．

lead-time bias (detection bias)
リードタイムバイアス（検出バイアス）

リードタイムバイアスは，早期診断が生存時間延長の真の原因なのに，治療の改善が原因だと解釈する場合に生じる．たとえば，生存時間解析で，開始時点を病気の診断時点，終了時点を死亡した時点とすると，生存時間の変化は通常治療が死亡を遅らせることによって生じる．しかし，早期発見を可能にする技術の進歩も，死亡を遅らせることによってではなく，解析の開始時点を時間的に前に動かすことによって生存時間を変化させる．

period effect
時期効果

利用可能な医療の変化のように，ある期間を通して集団全体に影響を及ぼす要因に関連する効果．たとえば，ハリケーンカトリーナや大恐慌は，それを生きぬいた人々に時期効果を及ぼす．

placebo effect
プラセボ効果

治療を受けていると患者が信じることで，患者の健康と安寧が見たところ変化する状況．昔からプラセボ効果はよくみられ，かつ強いと信じられており，患者が治療を受けていると信じているときに発生するが，通常は疼痛の重症度や悪心の程度など，患者の報告に基づく「ソフト」なエンドポイントの改善に限定される．プラセボ投与群と無治療群を比較した最新の厳密な研究では，プラセボ効果の裏づけはほとんど見いだせず，視覚的アナログ尺度による痛みの研究での小さな効果に限られていた[10]．

Simpson's paradox (Yule-Simpson effect)
Simpsonのパラドックス (Yule-Simpson効果)

いくつかの群からなるデータが1つの群にまとめられるとき，比較や関連の方向が逆転することをSimpsonのパラドックスと呼ぶ．標的とするメンバーを高い割合で含む小さな集団が，標的とするメンバーを低い割合で含む大きな集団と併合される場合に生じる．たとえば，下表のデータを見ると，個々の試験ではどちらもB薬の生存率のほうがよい．しかし，この試験結果が併合されるとA薬の生存率のほうがよいことになる．

治療	試験1の生存割合 (生存者n/全体N)	試験2の生存割合 (生存者n/全体N)	併合した結果 (生存者n/全体N)
A薬	1000/5000＝20.0%	40/320＝12.5%	1040/5320＝19.5%
B薬	60/270＝22.2%	100/700＝14.3%	160/970＝16.5%
	B薬が2.2%優れる	B薬が1.8%優れる	A薬が3.1%優れる！

研究の報告に伴うバイアス

preferential citation bias
優先的引用バイアス

有益な効果を報告する試験は，益がないことを報告する試験よりも多く引用される[11]．

publication bias
公表バイアス

ポジティブ（統計学的に有意）な結果を示す試験はネガティブな結果を示す試験よりも論文が投稿されやすく，公表されやすいという事実によって生じるバイアス．バイアスは大規模試験よりも小規模試験に影響を及ぼすようであるが，系統的レビューとメタアナリシスはこのバイアスの影響を受けることがある[2,3,12]．

● 参考文献

1) Last JM. A Dictionary of Epidemiology, 2nd ed. Oxford : Oxford University Press ; 1988.
2) Dorak MT. Bias & confounding. http://dorakmt.tripod.com/epi/bc.html. Accessed 12/19/04.
3) Sackett DL. Bias in analytic research. J Chron Dis. 1979 ; 32 : 51-63.
4) Eli I. Reducing confirmation bias in clinical decision-making. J Dent Educ. 1996 ; 60 : 831-5.
5) Tape TG, Panzer RJ. Echocardiography, endocarditis, and clinical information bias. J Gen Intern Med. 1986 ; 1 : 300-4.
6) Eldevik OP, Dugstad G, Orrison WW, Haughton VM. The effect of clinical bias on the interpretation of myelography and spinal computed tomography. Radiology. 1982 ; 145 : 85-9.
7) Marshall KG. Prevention. How much harm? How much benefit? 2. Ten potential pitfalls in determining the clinical significance of benefits. Can Med Assoc J. 1996 ; 154 : 1837-43.
8) Wen SW, Kramer MS, Hoey J, et al. Terminal digit preference, random error, and bias in routine clinical measurement of blood pressure. J Clin Epidemiol. 1993 ; 46 : 1187-93.
9) Cleophas TJ. Carry-over bias in clinical investigations. J Clin Epidemiol. 1993 ; 33 : 799-804.
10) Hrobjartsson A, Gotzsche P. Is the placebo powerless? An analysis of clinical trials comparing placebo with no treatment. N Engl J Med. 2001 ; 344 : 1594-1602.
11) Ravnskov U. Cholesterol lowering trials in coronary heart disease: frequency of citation and outcome. BMJ. 1992 ; 305 : 15-9.
12) Felson DT. Bias in meta-analytic research. J Clin Epidemiol. 1992 ; 45 : 885-92.

Bibliography

Abrams K, Ashby D, Errington D. Simple Bayesian analysis in clinical trials : a tutorial. Control Clin Trials. 1994 ; 15 : 349-59.

Abramson NS, Kelsey SF, Safar P, Sutton-Tyrrell KS. Simpson's paradox and clinical trials : what you find is not necessarily what you prove. Ann Emerg Med. 1992 ; 21 : 1480-2.

Ad Hoc Working Group for Critical Appraisal of the Medical Literature. A proposal for more informative abstracts of clinical articles. Ann Intern Med. 1987 ; 106 : 598-604.

Adams ME, McCall NT, Gray DT, et al. Economic analysis in randomized control trials. Med Care. 1992 ; 30 : 231-43.

Altman DG. Statistics and ethics in medical research. VI—Presentation of results. BMJ. 1980 ; 281 : 1542-4.

Altman DG. Statistics and ethics in medical research. VII—Interpreting results. BMJ. 1980 ; 281 : 1612-4.

Altman DG. Statistics and ethics in medical research. VIII—Improving the quality of statistics in medical journals. BMJ. 1981 ; 282 : 44-7.

Altman DG. Statistics in medical journals. Stat Med. 1982 ; 1 : 59-71.

Altman DG. Statistics in medical journals : developments in the 1980s. Stat Med. 1991 ; 10 : 1897-913.

Altman DG. Statistical reviewing for medical journals. Stat Med. 1998 ; 17 : 2661-74.

Altman DG, Bland JM. Measurement in medicine : the analysis of method comparison studies. Statistician. 1983 ; 32 : 307-17.

Altman DG, Bland JM. Improving doctors' understanding of statistics. J R Statis Soc A. 1991 ; 154 : 223-67.

Altman DG, Dore CJ. Randomisation and baseline comparisons in clinical trials. Lancet. 1990 ; 335 : 149-53.

Altman DG, Gore SM, Gardner MJ, Pocock SJ. Statistical guidelines for contributors to medical journals. BMJ. 1983 ; 286 : 1489-93.

Ambroz A, Chalmers TC, Smith H, et al. Deficiencies of randomized control trials [Abstract]. Clin Research. 1978 ; 26 : 280A.

American Medical Association. Manual of Style. Chicago : American Medical Association ; 1989.

American Medical Association. Attributes to Guide the Development of Practice Parame ters. Chicago : American Medical Association ; 1994 : 1-11.

Andersen JW, Harrington D. Meta-analyses need new publication standards [Editorial]. J Clin Oncol. 1992 ; 10 : 878-80.

[Anonymous]. Significance of significant [Editorial]. N Engl J Med. 1968 ; 278 : 1232-3.

[Anonymous]. Statistical errors [Editorial]. Br Med J. 1977 ; 8 : 66.

[Anonymous]. Methodologic guidelines for reports of clinical trials [Editorial]. Am J Clin Oncol. 1986 ; 9 : 276.

[Anonymous]. Presenting statistics [Editorial]. Aust N Z J Surg. 1987 ; 57 : 417-19.

Armstrong K,Schwarts JS, Fitzgerald G, et al. Effect of framing as gain versus loss on understanding and hypothetical treatment choices : survival and mortality curves. Med Decision Making. 2002 ; 2 : 76-83.

Arroll B, Schecter MT, Sheps SB. The assessment of diagnostic tests : a comparison of medical literature in 1982 and 1985. J Gen Intern Med. 1988 ; 3 : 443-7.

Ashby D, Machin D. Stopping rules, interim analyses and data monitoring committees [Editorial]. Br J Cancer. 1993 ; 68 : 1047-50.

Asilomar Working Group on Recom mendations for Reporting Clinical Trials in the Biomedical Literature. Checklist of information for inclusion in reports of clinical trials. Ann Intern Med. 1996 ; 124 : 741-3.

Audet AM, Greenfield S, Field M. Medical practice guidelines : current activities and future directions. Ann Intern Med. 1990 ; 113 : 709-14.

Avram MJ, Shanks CA, Dykes MH, et al. Statistical methods in anesthesia articles : an evaluation of two American journals during two six-month periods. Anesth Analg. 1985 ; 64 : 607-11.

Badgley RF. An assessment of research methods reported in 103 scientific articles from two Canadian medical journals. Can Med Assoc J. 1961 ; 85 : 246-50.

Bagley SC, White H, Golomb BA. Logistic regression in the medical literature : standards for use and reporting, with particular attention to one medical domain. J Clin Epidemiol. 2001 ; 54 : 979-85.

Bailar JC 3rd. Science, statistics, and deception. Ann Intern Med. 1986 ; 104 : 259-60.

Bailar JC 3rd, Mosteller F. Guidelines for statistical reporting in articles for medical journals. Ann Intern Med. 1988 ; 108 : 266-73.

Bandolier Evidence-Based Health Care. Evidence and diagnostics. February 2002. Available at www.ebandolier.com. Accessed 8/8/2005.

Basinski SH. Standards, guidelines and clinical policies. The Health Services Group. Can Med Assoc J. 1992 ; 146 : 833-7.

BaSiS Group Bayesian Standards in Science (BaSiS). http://lib.stat.cmu.edu/bayesworkshop/2001/BaSisGuideline.htm. Most recent access 5/3/06.

Bates AS, Margolis PA, Evans AT. Verification bias in pediatric studies evaluating diagnostic tests. J Pediatr. 1993 ; 122 : 585-90.

Begg CB. Biases in the assessment of diagnostic tests. Stat Med. 1987 ; 6 : 411-23.

Begg CB. Methodologic standards for diagnostic test assessment studies [Editorial]. J Gen Intern Med. 1988 ; 3 : 518-20.

Begg CB. Selection of patients for clinical trials. Semin Oncol. 1988 ; 15 : 434-40.

Begg CB. Suspended judgment. Significance tests of covariate imbalance in clinical trials. Control Clin Trials. 1990 ; 11 : 223-5.

Begg CB. Advances in statistical methodology for diagnostic medicine in the 1980s. Stat Med. 1991 ; 10 : 1887-95.

Begg C, Cho M, Eastwood S, et al. Improving the quality of reporting of randomized controlled trials : the CONSORT Statement. JAMA. 1996 ; 276 : 637-9.

Begg CB, Pocock SJ, Freedman L, Zelen M. State of the art in comparative cancer clinical trials. Cancer. 1987 ; 60 : 2811-5.

Bender R, Grouven U. Logistic regression models used in medical research are poorly presented [Letter]. BMJ. 1996 ; 313 : 628.

Berger JO, Berry DA. Statistical analysis and the illusion of objectivity. Am Scient. 1988 ; 76 : 159-65.

Bero L, Rennie D. The Cochrane Collaboration. Preparing, maintaining, and disseminating systematic reviews of the effects of health care. JAMA. 1995 ; 274 : 1935-8.

Berry G. Statistical guidelines and statistical guidance [Editorial]. Med J Aust. 1987 ; 146 : 408-9.

Bhopal R, Donaldson L. White, European, Western Caucasian, or What? Inappropriate labeling in research on race, ethnicity, and health. Am J Pub Health. 1998 ; 88 : 1301-7.

Bland JM, Jones DR, Bennett S, et al. Is the clinical trial evidence about new drugs statistically adequate? Br J Clin Pharmacol. 1985 ; 19 : 155-60.

Borzak S, Ridker PM. Discordance between meta-analyses and large-scale randomized, controlled trials : examples from the management of acute myocardial infarction. Ann Intern Med. 1995 ; 123 : 873-7.

Bossuyt PM, Reitsma JB, Bruns DE, et al. Towards complete and accurate reporting of studies of diagnostic accuracy. The STARD Initiative. BMJ. 2003 ; 326 : 41-4.

Bourne WM. "No statistically significant difference." So what? [Editorial]. Arch Ophthalmol. 1987 ; 105 : 40-1.

Bracken MB. Reporting observational studies. Br J Obstet Gynaecol. 1989 ; 96 : 383-8.

Braitman LE. Confidence intervals assess both clinical significance and statistical significance [Editorial]. Ann Intern Med. 1991 ; 114 : 515-7.

Brett AS. Treating hypercholesterolemia : How

should practicing physicians interpret the published data for patients? N Engl J Med. 1989 ; 321 : 676-80.

Brown GW. Standard deviation, standard error : which "standard" should we use? Am J Dis Child. 1982 ; 136 : 937-41.

Brown GW. Statistics and the medical journal [Editorial]. Am J Dis Child. 1985 ; 139 : 226-8.

Brown L. Am Rev Tuberculosis. September 1920, vol iv. Cited in : Pearl R. Introduction to Medical Biometry and Statistics. Philadelphia : WB Saunders ; 1941.

Browner WS, Newman TB. Confidence intervals [Letter]. Ann Intern Med. 1986 ; 105 : 973-4.

Bucher HC, Guyatt GH, Cook DJ, et al., for the Evidence-Based Medicine Working Group. User's guides to the medical literature. XIX. Applying clinical trials results. A. How to use an article measuring the effect of an intervention on surrogate endpoints. JAMA. 1999 ; 282 : 771-8.

Bulpitt CJ. Confidence intervals. Lancet. 1987 ; 28 : 494-7.

Bulpitt CJ, Fletcher AE. Economic assessments in randomized controlled trials. Med J Aust. 1990 ; 153 (Supp) : S16-9.

Bulpitt CJ, Fletcher AE. Measuring costs and financial benefits in randomized controlled trials. Am Heart J. 1990 ; 119 (3 Part 2) : 766-71.

Bunce H III, Hokanson JA, Weiss GB. Avoiding ambiguity when reporting variability in biomedical data. Am J Med. 1980 ; 69 : 8-9.

Center for Drug Evaluation and Research. Guideline for the format and content of the clinical and statistical section of new drug applications. Food and Drug Administration, Washington, DC : US Department of Health, Education, and Welfare ; July 1988.

Chalmers I, Adams M, Dickersin K, et al. A cohort study of summary reports of controlled trials. JAMA. 1990 ; 263 : 1401-5.

Chalmers TC, Smith H Jr., Blackburn B, et al. A method for assessing the quality of a randomized control trial. Cont Clin Trials. 1981 ; 2 : 31-49.

Cho MK, Bero LA. Instruments for assessing the quality of drug studies published in the medical literature. JAMA. 1994 ; 272 : 101-4.

Christensen E, Juhl E, Tygstrup N. Treatment of duodenal ulcer. Randomized clinical trials of a decade (1964 to 1974). Gastroenterology. 1977 ; 73 : 1170-8.

Cleveland WS. Graphs in scientific publications. Am Statistician. 1984 ; 38 : 261-9.

Committee on Data for Science and Technology. Biologists' guide for the presentation of numerical data in the primary literature. Report No. 25. Paris : International Council of Scientific Unions ; November 1977.

Concato J, Feinstein AR, Holford TR. The risk of determining risk with multivariable models. Ann Intern Med. 1993 ; 118 : 201-10.

Connett JE. Biostatistical red flags [Editorial]. Transfusion. 1994 ; 34 : 651-3.

Connor JT. The value of a P-valueless paper. Am J Gastroenterol. 2004 ; 99 : 1638-40.

Cook RJ, Sackett DL. The number needed to treat : a clinically useful measure of treatment effect. BMJ. 1995 ; 310 : 452-4.

Cooper GS, Zangwill L. An analysis of the quality of research reports in the Journal of General Internal Medicine. J Gen Intern Med. 1989 ; 4 : 232-6.

Cooper LS, Chalmers TC, McAlly M, et al. The poor quality of early evaluations of magnetic resonance imaging. JAMA. 1988 ; 259 : 3277-80.

Council of Biology Editors. Policy in Scientific Publication. Bethesda, MD : Council of Biology Editors ; 1990 : 207-18.

Council of Biology Editors, Style Manual Committee. Scientific Style and Format : The CBE Manual for Authors, Editors, and Publishers, 6th ed. Cambridge : Cambridge University Press ; 1994.

Crane VS, Gilliland M, Tuthill EL, Bruno C. The use of a decision analysis model in multidisciplinary decision making. Hosp Pharm. 1991 ; 26 : 309-25.

Cruess DF. Review of use of statistics in the American Journal of Tropical Medicine and Hygiene for January-December 1988. Am J Trop Med Hyg. 1989 ; 41 : 619-26.

Cruess DF. Statistics in journals [Letter]. Lancet. 1991 ; 337 : 432.

Dar R, Serlin RC, Omer H. Misuse of statistical tests in three decades of psychotherapy research. J Consult Clin Psychol. 1994 ; 62 : 75-82.

Davis NM, Cohen MR. Medication Errors : Causes and Prevention. Philadelphia : George Stickley Company ; 1981.

DerSimonian R, Charette LJ, McPeek B, Mosteller F. Reporting on methods in clinical trials. N Engl J Med. 1982 ; 306 : 1332-7.

Des Jarlais DC, Lyles C, Crepaz N, and the TREND Group. Improving the reporting quality of nonrandomized evaluation of behavioral and public health interventions. The TREND Statement. Am J Public Health. 2004 ; 94 : 361-6.

Detsky AS, Naglie IG. A clinician's guide to cost-effectiveness analysis. Ann Intern Med. 1990 ; 113 : 147-54.

Devereaux PJ, Manns BJ, Ghali WA, et al. Physician interpretations and textbook definitions of blinding terminology in randomized controlled trials. JAMA. 2001 ; 285 : 2000-3.

Diamond GA, Forrester JS. Clinical trials and statistical verdicts : probable grounds for appeal. Ann Intern Med. 1983 ; 98 : 385-94.

Dickersin K. The existence of publication bias and risk factors for its occurrence. JAMA. 1990 ; 263 : 1385-9.

Dickersin K, Berlin JA. Meta-analysis : state-of-the-science. Epidemiol Rev. 1992 ; 14 : 154-76.

Dunn HL. Application of statistical methods in physiology. Physiol Rev. 1929 ; 9 : 275-398.

Durant RH. Checklist for the evaluation of research articles. J Adolesc Health. 1994 ; 15 : 4-8.

Ebbutt AF, Frith L. Practical issues in equivalence trials. Stat Med. 1998 ; 17 : 1691-1701.

Eddy DM. Probabilistic reasoning in clinical medicine : problems and opportunities. In : Kahneman D, Slovic P, Tversky A, eds. Judgment Under Uncertainty : Heuristics and Biases. Cambridge : Cambridge University Press ; 1982 : 249-67.

Eddy DM. Clinical decision making : from theory to practice. Designing a practice policy : standards, guidelines, and options. JAMA. 1990 ; 263 : 3077-84.

Eddy DM. Clinical decision making : from theory to practice. Cost-effectiveness analysis : is it up to the task? JAMA. 1992 ; 267 : 3342-8.

Edwards A. Communicating risks through analogies [Letter]. BMJ. 2003 ; 327 : 749.

Egger M, Juni P, Bartlett, for the CONSORT Group. Value of flow diagrams in reports of randomized controlled trials. JAMA. 2001 ; 285 : 1996-9.

Ehrenberg AS. Rudiments of numercy. J R Statist Soc. 1977 ; 140 : 277-97.

Ehrenberg AS. The problem of numeracy. American Statistician. 1981 ; 35 : 67-71.

Eisenberg MJ. Accuracy and predictive values in clinical decision-making. Cleve Clin J Med. 1995 ; 62 : 311-6.

Eisenhart C. [Letter]. Science. 1968 ; 162 : 1332-3.

Elenbaas JK, Cuddy PG, Elenbaas RM. Evaluating the medical literature. Part III : Results and discussion. Ann Emerg Med. 1983 ; 12 : 679-86.

Elenbaas RM, Elenbaas JK, Cuddy PG. Evaluating the medical literature. Part II : Statistical analysis. Ann Emerg Med. 1983 ; 12 : 610-20.

Emerson JD, Colditz GA. Use of statistical analysis in the New England Journal of Medicine. N Engl J Med. 1983 ; 309 : 709-13.

Esquirol JED. Cited in : Pearl R. Introduction to Medical Biometry and Statistics. Philadelphia : WB Saunders ; 1941.

Ethgen M, Boutron I, Baron G, et al. Reporting of harm in randomized, controlled trials of nonpharmacologic treatment for rheumatic disease. Ann Intern Med. 2005 ; 143 : 20-5.

Evans DB. Principles involved in costing. Med J Aust. 1990 ; 153 (Supp) : S10-2.

Evans DB. What is cost-effectiveness analysis? Med J Aust. 1990 ; 153 (Supp) : S7-9.

Evans M, Pollock AV. Trials on trial : a review of trials of antibiotic prophylaxis. Arch Surg. 1984 ; 119 : 109-13.

Evans M. Presentation of manuscripts for publication in the British Journal of Surgery. Br J Surg. 1989 ; 76 : 1311-4.

Feinstein AR. Clinical biostatistics XXV. A survey of the statistical procedures in general medical journals. Clin Pharmacol Ther. 1974 ; 15 : 97-107.

Feinstein AR. Clinical biostatistics XXXVII. Demeaned errors, confidence games, nonplussed minuses, inefficient coefficients, and other statistical disruptions of scientific communication. Clin Pharmacol Ther. 1976 ; 20 : 617-31.

Feinstein AR. Clinical biostatistics XXXIX. The haze of Bayes, the aerial palaces of decision analysis, and the computerized Ouija board. Clin Pharmacol Ther. 1977 ; 21 : 482-96.

Feinstein AR. X and iprP : an improved summary for scientific communication [Editorial]. J Chronic Dis. 1987 ; 40 : 283-8.

Feinstein AR. Clinical judgment revisited : the distraction of quantitative models. Ann Intern Med. 1994 ; 120 : 799-805.

Feinstein AR, Spitz H. The epidemiology of cancer therapy. I. Clinical problems of statistical surveys. Arch Intern Med. 1969 ; 123 : 171-86.

Felson DT. Bias in meta-analytic research. J Clin Epidemiol. 1992 ; 45 : 885-92.

Felson DT, Anderson JJ, Meenan RF. Time for changes in the design, analysis, and reporting of rheumatoid arthritis clinical trials. Arthritis Rheum. 1990 ; 33 : 140-9.

Felson DT, Cupples LA, Meenan RF. Misuse of statistical methods in arthritis and rheumatism. 1982 versus 1967-68. Arthritis Rheum. 1984 ; 27 : 1018-22.

Fienberg SE. Damned lies and statistics : misrepresentations of honest data. In : Council of Biology Editors, Editorial Policy Committee. Ethics and Policy in Scientific Publication. Bethesda, MD : Council of Biology Editors ; 1990 : 202-6.

Finney DJ, Clarke BC. Guest editorial : code for presentation of statistical analyses. Phil Trans R Soc Lond B. 1992 ; 337 : 381-2.

Fischhoff B, Lichtenstein S, Slovic P, Keeney D. Acceptable Risk. Cambridge : Cambridge University Press ; 1981.

Fleming TR, DeMets DL. Surrogate end points in clinical trials : are we being mislead? Ann Intern Med. 1996 ; 125 : 605-13.

Forrow L, Taylor WC, Arnold RM. Absolutely relative : how research results are summarized can affect treatment decisions. Am J Med. 1992 ; 92 : 121-4.

Freeman KB, Back S, Bernstein J. Sample size and statistical power of randomized, controlled trials in orthopaedics. J Bone Joint Surg Br. 2001 ; 83 : 397-402.

Freiman JA, Chalmers TC, Smith H, Kuebler RR. The importance of beta, the type II error and sample size in the design and interpretation of the randomized control trial : survey of 71 negative trials. N Engl J Med. 1978 ; 299 : 690-4.

Ganiats TG. Practice guidelines movement. West J Med. 1993 ; 158 : 518-9.

Ganiats TG, Wong AF. Evaluation of cost-effectiveness research : a survey of recent publications. Fam Med. 1991 ; 23 : 457-62.

Garcia-Cases C, Duque A, Borja J, et al. Evaluation of the methodological quality of clinical trial protocols : a preliminary experience in Spain. Eur J Clin Pharmacol. 1993 ; 44 : 401-2.

Gardner MJ. Understanding and presenting variation [Letter]. Lancet. 1975 ; 25 : 230-1.

Gardner MJ, Altman DG. Confidence intervals rather than P values : estimation rather than hypothesis testing. BMJ. 1986 ; 292 : 746-50.

Gardner MJ, Altman DG. Estimating with confidence. BMJ. 1988 ; 296 : 1210-1.

Gardner MJ, Altman DG, Jones DR, Machin D. Is the statistical assessment of papers submitted to the British Medical Journal effective? BMJ. 1983 ; 286 : 1485-8.

Gardner MJ, Bond J. An exploratory study of statistical assessment of papers published in the British Medical Journal. JAMA. 1990 ; 263 : 1355-7.

Gardner MJ, Machin D, Campbell MJ. Use of checklists in assessing the statistical content of medical studies. BMJ. 1986 ; 292 : 810-2.

Gartland JJ. Orthopaedic clinical research : deficiencies in experimental design and determination of outcome. J Bone Joint Surg Am. 1988 ; 70 : 1357-64.

Garvey WD, Griffith BC. Scientific communication : its role in the conduct of research and creation of knowledge. Am Psychol. 1971 ; 349-62.

Gehlbach SH. Interpreting the Medical Literature, 3rd ed. New York : McGraw-Hill ; 1993.

Gelber RD, Goldirsch A, for the Inter national Breast Cancer Study Group. Reporting and interpreting adjuvant therapy clinical trials. J Natl Cancer Inst Monogr. 1992 ; 11 : 59-69.

Geller NL, Pocock SJ. Interim analyses in randomized clinical trials : ramifications and guidelines for practitioners. Biometrics. 1987 ; 43 : 213-23.

George SL. Statistics in medical journals : a survey of current policies and proposals for editors. Med Pediatr Oncol. 1985 ; 13 : 109-12.

Gerstman BB. Epidemiology Kept Simple : An Introduction to Classic and Modern Epidemiology. New York : Wiley-Liss ; 1998.

Gibbons JD, Pratt JW. P values : interpretation and methodology. Am Statistician. 1975 ; 29 : 20-5.

Gifford RH, Feinstein AR. A critique of methodology in studies of anticoagulant therapy for acute myocardial infarction. N Engl J Med. 1969 ; 280 : 351-7.

Gigerenzer G. Adaptive Thinking : Rationality in the Real World. New York : Oxford University Press ; 2000.

Gigerenzer G. Calculated Risks : How to Know When Numbers Deceive You. New York : Simon and Schuster ; 2002.

Gigerenzer G, Edwards A. Simple tools for understanding risks : from innumeracy to insight. BMJ. 2003 ; 327 : 741-4.

Gigerenzer G, Todd PM, ABC Research Group. Simple Heuristics That Make Us Smart. New York : Oxford University Press ; 1999.

Gill TM, Feinstein AR. A critical appraisal of the quality of quality-of-life measurements. JAMA. 1994 : 272 : 619-26.

Glantz SA. Biostatistics : how to detect, correct and prevent errors in the medical literature. Circulation. 1980 ; 61 : 1-7.

Glantz SA. It is all in the numbers [Editorial]. J Am Coll Cardiol. 1993 ; 21 : 835-7.

Godfrey K. Comparing the means of several groups. N Engl J Med. 1985 ; 313 : 1450-6.

Godfrey K. Simple linear regression in medical research. In : Bailar JC, Mosteller F, eds. Medical Uses of Statistics, 2nd ed. Boston : NEJM Books ; 1992 : 201-32.

Goel V. Decision analysis : applications and limitations. The Health Services Research Group. Can Med Assoc J. 1992 ; 147 : 413-7.

Goodman NW, Hughes AO. Statistical awareness of research workers in British anaesthesia. Br J Anaesth. 1992 ; 68 : 321-4.

Goodman SN. Multiple comparisons, explained. Am J Epidemiol 1998 ; 147 : 807-12.

Goodman SN. Toward evidence-based medical statistics. 1. The P value fallacy. Ann Intern Med. 1999 ; 130 : 995-1004.

Goodman SN. Toward evidence-based medical statistics. 2. The Bayes factor. Ann Intern Med. 1999 ; 130 : 1005-13.

Goodman SN, Berlin JA. The use of predicted confidence intervals when planning experiments and the misuse of power when interpreting results. Ann Intern Med. 1994 ; 121 : 200-6.

Goodman SN, Berlin JA, Fletcher SW, Fletcher RH. Manuscript quality before and after peer review and editing at Annals of Internal Medicine. Ann Intern Med. 1994 ; 121 : 11-21.

Gordis L. Epidemiology. Philadelphia : WB Saunders ; 1996.

Gore SM. Statistics in question. Assessing methods — confidence intervals. BMJ. 1981 ; 283 : 660-2.

Gore SM, Jones IG, Rytter EC. Misuse of statistical methods : critical assessment of articles in BMJ from January to March 1976. BMJ. 1977 ; 1 : 85-7.

Gore SM, Jones IG, Thompson SG. The Lancet's statistical review process : areas for improvement by authors. Lancet. 1992 ; 340 : 100-2.

Gotzsche PC. Methodology and overt and hidden bias in reports of 196 double-blind trials of nonsteroidal antiinflammatory drugs in rheumatoid arthritis. Control Clin Trials. 1989 ; 10 : 31-56. [Erratum : Control Clin Trials. 1989 ; 50 : 356.]

Grant A. Reporting controlled trials. Br J Obstet Gynaecol. 1989 ; 96 : 397-400.

Greene WL, Concto J, Feinstein AR. Claims of equivalence in medical research : are they supported by the evidence? Ann Intern Med. 2000 ; 132 : 715-22.

Grimes DA, Schulz KF. Randomized controlled

trials of home uterine activity monitoring : a review and critique. Obstet Gynecol. 1992 ; 79 : 137-42.

Griner PF, Mayewski RJ, Mushlin AI, Greenland P. Selection and interpretation of diagnostic tests and procedures : principles and applications. Ann Intern Med. 1981 ; 94 : 553-600.

Gross M. A critique of the methodologies used in clinical studies of hip-joint arthroplasty published in the English-language orthopaedic literature. J Bone Joint Surg Am. 1988 ; 70 : 1364-71.

Guyatt GH, Hayward R, Richardson WS, et al., for the Evidence-Based Working Group of the American Medical Asssociation. Moving from evidence to action. In : Guyatt GH, Rennie D, eds. User's Guides to the Medical Literature : A Manual for Evidence-Based Practice. Chicago : AMA Press ; 2002.

Guyatt GH, Sackett DL, Adachi J, et al. A clinician's guide for conducting randomized trials in individual patients. CMAJ. 1988 ; 139 : 497-503.

Guyatt GH, Sackett DL, Cook DJ. Users' guides to the medical literature. II. How to use an article about therapy or prevention. A. Are the results of the study valid? The Evidence-Based Medicine Working Group. JAMA. 1993 ; 270 : 2598-601.

Guyatt GH, Sackett DL, Cook DJ. Users' guides to the medical literature. II. How to use an article about therapy or prevention. B. What were the results and will they help me in caring for my patients? The Evidence-Based Medicine Working Group. JAMA. 1994 ; 271 : 59-63.

Guyatt GH, Sackett DL, Sinclair JC, et al. Users' guides to the medical literature. IX. A method for grading health care recommendations. The Evidence-Based Medicine Working Group. JAMA. 1995 ; 274 : 1800-4.

Guyatt GH, Tugwell PX, Feeny DH, et al. A framework for clinical evaluation of diagnostic technologies. Can Med Assoc J. 1986 ; 134 : 587-94.

Haines SJ. Six statistical suggestions for surgeons. Neurosurgery. 1981 ; 9 : 414-8.

Hall JC. The other side of statistical significance : a review of type II errors in the Australian medical literature. Aust N Z Med. 1982 ; 12 : 7-9.

Hall JC. Use of the t test in the British Journal of Surgery [Letter]. Br J Surg. 1982 ; 69 : 55-6.

Hall JC, Hill D, Watts JM. Misuse of statistical methods in the Australasian surgical literature. Aust N Z J Surg 1982 ; 52 : 541-3.

Hall JC, Mooney G. What every doctor should know about economics. Part 2. The benefits of economic appraisal. Med J Aust. 1990 ; 152 : 80-2.

Hampton JR. Presentation and analysis of the results of clinical trials in cardiovascular disease. BMJ. 1981 ; 282 : 1371-3.

Hayden GF. Biostatistical trends in Pediatrics : implications for the future. Pediatrics. 1983 ; 72 : 84-7.

Haynes RB. How to read clinical journals : II. To learn about a diagnostic test. Can Med Assoc J. 1981 ; 124 : 703-10.

Haynes RB, Mulrow CD, Huth EJ, et al. More informative abstracts revisited. Ann Intern Med. 1990 ; 113 : 69-76.

Hayward RS. Users' guides to the medical literature. VIII. How to use? clinical practice guidelines. A. Are the recommendations valid? The Evidence-Based Medicine Working Group. JAMA. 1995 ; 274 : 570-4.

Hayward RS, Laupacis A. Initiating, conducting and maintaining guidelines development programs. Can Med Assoc J. 1993 ; 148 : 507-12.

Hayward RS, Wilson MC, Tunis SR, et al. More informative abstracts of articles describing clinical practice guidelines.
Ann Intern Med. 1993 ; 118 : 731-7.

Healy MJ. Statistics from the inside. 5. Data structures. Arch Dis Child. 1992 ; 67 : 533-5.

Hemminki E. Quality of reports of clinical trials submitted by the drug industry to the Finnish and Swedish control authorities. Eur J Clin Pharmacol. 1981 ; 19 : 157-65.

Hemminki E. Quality of clinical trials—a concern of three decades. Methods Inf Med. 1982 ; 21 : 81-5.

Hennekens CH, Buring JE. Epidemiology in Medicine. Boston : Little, Brown ; 1987.

Henry DA, Wilson A. Meta-analysis. Part 1 : An assessment of its aims, validity and reliability. Med J Aust. 1992 ; 156 : 31-8.

Hillman AL. Economic analysis of health care technology : a report on principles. The Task Force on Principles for Economic Analysis of Health Care and Technology. Ann Intern Med. 1995 ; 123 : 61-70.

Hillman AL, Eisenberg JM, Pauly MV, et al. Avoiding bias in the conduct and reporting of cost-effectiveness research sponsored by pharmaceutical companies. N Engl J Med. 1991 ; 324 : 1362-5.

Hoffman JI. The incorrect use of chi-square analysis for paired data. Clin Exp Immunol. 1976 ; 24 : 227-9.

Hollis S, Campbell F. What is meant by intention to treat analysis? Survey of published randomised controlled trials. BMJ. 1999 ; 319 : 670-4.

Horton R. A manifesto for reading medicine. Lancet. 1997 ; 349 : 872-4.

Horwitz RI, Feinstein AR. Methodologic standards and contradictory results in case-control research. Am J Med. 1979 ; 66 : 556-64.

Horwitz RI, Singer BH, Makuch RW, Viscoli CM. Can treatment that is helpful on average be harmful to some patients? A study of the conflicting information needs of clinical inquiry and drug regulation. J Clin Epidemiol. 1996 ; 49 : 395-400.

Hosmer DW, Taber S, Lemeshow S. The importance of assessing the fit of logistic regression models : a case study. Am J Public Health. 1991 ; 81 : 1630-5.

Hughes MD. Reporting Bayesian analyses of clinical trials. Stat Med. 1993 ; 12 : 1651-63.

Hujoel PP, Baab DA, De Rouen TA. The power of tests to detect differences between periodontal treatments in published studies. J Clin Periodontol. 1992 ; 19 : 779-84.

Huth EJ. How To Write and Publish Papers in the Medical Sciences. Philadelphia : ISI Press ; 1982.

Hux JE, Naylor DC. Communicating the benefits of chronic preventive therapy : does the format of efficacy data determine patients' acceptancve of treatment? Med Decis Making. 1995 ; 15 : 152-7.

International Committee of Medical Journal Editors. Uniform requirements for manuscripts submitted to biomedical journals. N Engl J Med. 1991 ; 324 : 424-8.

Ioannidis JPA, Lau J. Completeness of safety reporting in randomized trials. JAMA. 2001 ; 285 : 437-43.

Irwig L, Tosteson ANA, Gastonis C, et al. Guidelines for meta-analyses evaluating diagnostic tests. Ann Intern Med. 1994 ; 120 : 667-76.

Iverson C, Dan BB, Glitman P, et al., eds. American Medical Association Manual of Style, 8th ed. Baltimore, MD : Williams & Wilkins ; 1983 : 305-9.

Jaeschke R, Guyatt GH, Sackett DL. Users' guides to the medical literature. III. How to use an article about a diagnostic test. A. Are the results of the study valid? The Evidence-Based Medicine Working Group. JAMA. 1994 ; 271 : 389-91.

Jaeschke R, Guyatt GH, Sackett DL. Users' guides to the medical literature. III. How to use an article about a diagnostic test. B. What are the results and will they help me in caring for my patients? The Evidence-Based Medicine Working Group. JAMA. 1994 ; 271 : 703-7.

Jamart J. Statistical tests in medical research. Acta Oncol. 1992 ; 31 : 723-7.

Jekel JF. Statistical significance versus importance [Letter]. Pediatrics. 1977 ; 60 : 125-6.

Jewett DL. Reporting negative results [Letter]. Audiology. 1991 ; 30 : 183-4.

Jones DR. Meta-analysis of observational epidemiological studies : a review. J R Soc Med. 1992 ; 85 : 165-8.

Jonson NE. Everyday diagnostics : a critiques of the Bayesian model. Med Hypotheses. 1991 ; 34 : 289-95.

Joseph M, ed. Man is the Only Animal that Blushes ... Or Needs To. The Wisdom of Mark Twain. New York : Random House ; 1970.

Journal of Hypertension. Statistical guidelines for the Journal of Hypertension. J Hyper. 1992 ; 10 : 6-8.

Journal of the American Medical Association. Instructions for preparing structured abstracts.

JAMA. 1993 ; 271 : 162-4.

Juhl E, Christensen E, Tygstrup N. The epidemiology of the gastrointestinal randomized clinical trial. N Engl J Med. 1977 ; 296 : 20-2.

Kahneman D, Slovic P, Tversky A, eds. Judgment under Uncertainty : Heuristics and Biases. Cambridge : Cambridge University Press ; 1982.

Kanter MH, Petz L. The validity of statistical analyses in the transfusion medicine literature with specific comments concerning studies of the comparative safety of units donated by autologous, designated and allogenic donors [Editorial]. Transfus Med. 1995 ; 5 : 91-5.

Kanter MH, Taylor JR. Accuracy of statistical methods in Transfusion : a review of articles from July/August 1992 through June 1993. Transfusion. 1994 ; 34 : 697-701.

Kaplan RM, Feeny D, Revicki DA. Methods for assessing relative importance in preference based outcome measures. Qual Life Res. 1993 ; 2 : 467-75.

Kassirer JP. Clinical trials and meta-analysis. What do they do for us? [Editorial]. N Engl J Med. 1992 ; 327 : 273-4.

Kassirer JP, Angell M. The journal's policy on cost-effectiveness analyses. [Editorial]. N Engl J Med. 1994 ; 331 : 669-70.

Kassirer JP, Moskowitz AJ, Lau J, Pauker SG. Decision analysis : a progress report. Ann Intern Med. 1987 ; 106 : 275-91.

Kaufman NJ, Dudley-Marling C, Serlin, RL. An examination of statistical interactions in the special education literature. J Special Ed. 1986 ; 20 : 31-42.

Kawachi I, Malcom LA. The cost-effectiveness of treating mild-to-moderate hypertension : a reappraisal. J Hypertens. 1991 ; 9 : 199-208.

Koes BW, Bouter LM, van der Heijden GJ. Methodological quality of randomized clinical trials on treatment efficacy in low back pain. Spine. 1995 ; 20 : 228-35.

Kupersmith J, Holmes-Rovner M, Hogan A, et al. Cost-effectiveness analysis in heart disease. Part I : General principles. Prog Cardiovasc Dis. 1994 ; 37 : 161-84.

Lagakos S. Statistical analysis of survival data. In : Bailar JC, Mosteller F, eds. Medical Uses of Statistics. 2nd ed. Boston : NEJM Books ; 1992 : 281-92.

Lang T. Twenty statistical errors even YOU can find in biomedical research articles. Croatian Med J. 2004 ; 45 : 361-70.

Lashner BA, Kirsner JB. The epidemiology of inflammatory bowel disease : are we learning anything new? [Editorial]. Gastroenterology. 1992 ; 103 : 596-8.

Last JM. A Dictionary of Epidemiology, 2nd ed. Oxford : Oxford University Press ; 1988.

Lau J, Antman EM, Jimenez-Silva J, et al. Cumulative meta-analysis of therapeutic trials for myocardial infarction. N Engl J Med. 1992 ; 327 : 248-54.

Lauden L. The Book of Risks : Fascinating Facts about the Chances We Take Every Day. New York : John Wiley ; 1994.

Laupacis A, Feeny D, Detsky AS, Tugwell PX. How attractive does a new technology have to be to warrant adoption and utilization? Tentative guidelines for using clinical and economic evaluations. Can Med Assoc J. 1992 ; 146 : 473-81.

Laupacis A, Naylor CD, Sackett DL. An assessment of clinically useful measures of the consequences of treatment. N Engl J Med. 1988 ; 318 ; 1728-33.

Laupacis A, Naylor CD, Sackett DL. How should the results of clinical trials be presented to clinicians? [Editorial]. ACP Journal Club. 1992 ; May/June : A-12-4.

Laupacis A, Sackett DL, Roberts RS. An assessment of clinically useful measures of the consequences of treatment. N Engl J Med. 1988 ; 318 : 1728-33.

Laupacis A, Wells G, Richardson WS, Tugwell P. Users' guides to the medical literature. V. How to use an article about prognosis. The Evidence-Based Medicine Working Group. JAMA. 1994 ; 272 : 234-7.

Lavori PW, Louis TA, Bailar JC, Polanski M. Designs for experiments : parallel comparisons of treatment. In : Bailar JC, Mosteller F, eds. Medical Uses of Statistics, 2nd ed. Waltham : Massachusetts Medical Society ; 1992 : 61-82.

Leape LL. Practice guidelines and standards : an overview. QRB Qual Rev Bull. 1990 ; 16 : 42-9.

LeBlond RF. Improving structured abstracts [Letter]. Ann Intern Med. 1989 ; 111 : 764.

Lee JT, Sanchez LA. Interpretation of "cost-effective" and soundness of economic evaluations in the pharmacy literature. Am J Hosp Pharm. 1991 ; 48 : 2622-7.

Lee KL, Bicknell NA, Pieper KS. Response to Palmas et al. [Letter]. Ann Intern Med. 1993 ; 118 : 231-2.

Lee KL, McNeer F, Starmer CF, et al. Clinical judgment and statistics : lessons from a simulated randomized trial in coronary artery disease. Circulation. 1980 ; 61 : 508-15.

Leis HP Jr, Robbins GF, Greene FL, et al. Breast cancer statistics : use and misuse. Int Surg. 1986 ; 71 : 237-43.

Levine M, Walter S, Lee H, et al. Users' guides to the medical literature. IV. How to use an article about harm. The Evidence-Based Medicine Working Group. JAMA. 1994 ; 271 : 1615-9.

Lewis RJ, Wears RL. An introduction to the Bayesian analysis of clinical trails. Ann Emerg Med. 1993 ; 22 : 1328-36.

Liberati A, Himel HN, Chalmers TC. A quality assessment of randomized control trials of primary treatment of breast cancer. J Clin Oncol. 1986 ; 4 : 942-51.

Light RJ, Pellimer DB. Summing Up : The Science of Reviewing Research. Cambridge, MA : Harvard University Press ; 1984.

Lionel ND, Herxheimer A. Assessing reports of therapeutic trials. BMJ. 1970 ; 3 : 637-40.

Longnecker DE. Support versus illumination : trends in medical statistics. Anesthesiology. 1982 ; 57 : 73-4.

MacArthur RD, Jackson GG. An evaluation of the use of statistical methodology in the Journal of Infectious Diseases. J Infect Dis. 1984 ; 149 : 349-54.

Mahon WA, Daniel EE. A method for the assessment of reports of drug trials. Can Med Assoc J. 1964 ; 90 : 565-9.

Mainland D. Chance and the blood count. Can Med Assoc J. 1934 ; (June) : 656-8.

Mainland D. Problems of chance in clinical work. Br Med J. 1936 ; 2 : 221-4.

Mainland D. Statistical ritual in clinical journals : is there a cure? BMJ. 1984 ; 288 : 841-3.

Malenka DJ, Baron JA, Johansen SJW, Ross JM. The framng effect of relative and absolute risk. J Gen Intern Med. 1993 ; 8 : 543-8.

Mann H. ASSERT Statement : Recommendations for the review and monitoring of randomized controlled clinical trials. http://www.assert-statement.org/ Accessed 6/30/05.

Mantha S. Scientific approach to presenting and summarizing data [Letter]. Anesth Analg. 1992 ; 75 : 469-70.

Marks RG. Proper statistical analysis and documentation considerations for published research articles. Occup Ther Ment Health. 1987 ; 7 : 51-68.

Marks RG, Dawson-Saunders EK, Bailar JC, et al. Interactions between statisticians and biomedical journal editors. Stat Med. 1988 ; 7 : 1003-11.

Mason J, Drummond M, Torrance G. Some guidelines on the use of cost effectiveness league tables. BMJ. 1993 ; 306 : 570-2.

Maynard A. The design of future cost-benefit studies. Am Heart J. 1990 ; 119 (3 Part 2) : 761-5.

McGill R, Tukey JW, Larsen WA. Variation of box plots. American Statistician. 1978 ; 32 : 12-6.

McNeil PJ, Pauker SG, Sox HC, Tversky A. On the elicitation of preferences for alternative therapies. N Engl J Med. 1982 ; 306 : 1259-62.

McPherson K. Statistics : the problem of examining accumulating data more than once. N Engl J Med. 1974 ; 290 : 501-2.

Medical Research Council Investigation. Streptomycin treatment of pulmonary tuberculosis. BMJ. 1948 ; ii : 769-82.

Meinert CL, Tonascia S, Higgins K. Content of reports on clinical trials : a critical review.

Control Clin Trials. 1984 ; 5 : 328-47.

Metz CE. Basic principles of ROC analysis. Semin Nucl Med. 1978 ; 8 : 283-98.

Mike V, Stanley KE, editors. Statistics in Medical Research. New York : John Wiley & Sons ; 1982 : 532-9.

Mills JL. Data torturing [Letter]. N Engl J Med. 1993 ; 329 : 1196-9.

Moher D, Cook DJ, Eastwood S, et al., for the QUOROM Group. Improving the quality of reports of meta-analyses of randomized controlled trials. The QUOROM Statement. Lancet. 1999 ; 354 : 1896-900.

Moher D, Dulberg CS, Wells GA. Statistical power, sample size, and their reporting in randomized controlled trials. JAMA. 1994 ; 272 : 122-4.

Moher D, Jadad AR, Nichol G, et al. Assessing the quality of randomized controlled trials : an annotated bibliography of scales and checklists. Control Clin Trials. 1995 ; 16 : 62-73.

Moher D, Olkin I. Meta-analysis of randomized controlled trials. A concern for standards. JAMA. 1995 ; 274 : 1962-4.

Moher D, Schulz K, Altman DG, for the CONSORT Group. CONSORT statement : revised recommendations for improving the quality of reports of parallel-group randomized trials. Ann Intern Med. 2001 ; 134 : 657-62.

Montgomery DC. Design and Analysis of Experiments, 2nd ed. New York : John Wiley and Sons ; 1984.

Morgan PP. Confidence intervals : from statistical significance to clinical significance [Editorial]. Can Med Assoc J. 1989 ; 141 : 881-3.

Morris RW. A statistical study of papers in the Journal of Bone and Joint Surgery Br 1984. J Bone Joint Surg Br. 1988 ; 70 : 242-6.

Moses L. Measuring effects without randomized trials? Options, problems, challenges. Med Care. 1995 ; 33 : AS8-14.

Moses LE. Statistical concepts fundamental to investigations. In : Bailar JC, Mosteller F, eds. Medical Uses of Statistics, 2nd ed. Boston : NEJM Books ; 1992 : 5-26.

Moskowitz G, Chalmers TC, Sacks HS, et al. Deficiencies of clinical trials of alcohol withdrawal. Alcohol Clin Exp Res. 1983 ; 7 : 42-6.

Mosteller F. Communications : Should mechanisms be established for sharing among clinical trial investigators experiences in handling problems in design, execution, and analysis? Problems of omission in communications. Clin Pharmacol Ther. 1979 ; 25 (5 Part 2) : 761-4.

Mosteller F, Gilbert JP, McPeek B. Reporting standards and research strategies for controlled trials. Control Clin Trials. 1980 ; 1 : 37-58.

Murray GD. The task of a statistical referee. Br J Surg. 1988 ; 75 : 664-7.

Murray GD. Confidence intervals [Editorial]. Nuc Med Commun. 1989 ; 10 : 387-8.

Murray GD. Statistical aspects of research methodology. Br J Surg. 1991 ; 78 : 777-81.

Murray GD. Statistical guidelines for the British Journal of Surgery. Br J Surg. 1991 ; 78 : 782-4.

Naylor CD, Chen E, Strauss B. Measured enthusiasm : does the method of reporting trial results alter perceptions of therapeutic effectiveness? Ann Intern Med. 1992 ; 117 : 916-21.

Naylor CD, Guyatt GH. Users' guides to the medical literature. X. How to use an article reporting variations in the outcomes of health services. The Evidence-Based Medicine Working Group. JAMA. 1996 ; 275 : 554-8.

Nierenberg AA, Feinstein AR. How to evaluate a diagnostic marker test. JAMA. 1988 ; 259 : 1699-1702.

Nord E. Methods for quality adjustment of life years. Soc Sci Med. 1992 ; 34 : 559-69.

O'Brien PC, Shampo MA. Statistics for clinicians. 1. Descriptive statistics. Mayo Clin Proc. 1981 ; 56 : 47-9.

O'Brien PC, Shampo MA. Statistics for clinicians. 7. Regression. Mayo Clin Proc. 1981 ; 56 : 452-4.

O'Brien PC, Shampo MA. Statistics for clinicians. 11. Survivorship studies. Mayo Clin Proc. 1981 ; 56 : 709-11.

O'Brien PC, Shampo MA. Statistics for clinicians. 12. Sequential methods. Mayo Clin Proc. 1981 ; 56 : 753-4.

O'Fallon JR, Duby SD, Salsburg DS, et al. Should there be statistical guidelines for medical research papers? Biometrics. 1978 ; 34 : 687-95.

Oliver D, Hall JC. Usage of statistics in the surgical literature and the 'orphan P' phenomenon. Aust N Z J Surg. 1989 ; 59 : 449-51.

Ottenbacher KJ. Statistical conclusion validity and type IV errors in rehabilitation research. Arch Phys Med Rehabil. 1992 ; 73 : 121-5.

Oxman AD. Evidence-based care : 2. Setting guidelines : how should we manage this problem? The Evidence-Based Care Resource Group. Can Med Assoc J. 1994 ; 150 : 1417-23.

Oxman AD, Guyatt GH. A consumer's guide to subgroup analyses. Ann Intern Med. 1992 ; 116 : 78-84.

Palmas W, Denton TA, Diamond GA. Publication criteria for statistical prediction models [Letter]. Ann Intern Med. 1993 ; 118 : 231-2.

Pauker SG, Kassirer JP. Decision analysis. N Engl J Med. 1987 ; 316 : 250-8.

Peace KE. The alternative hypothesis : one-sided or two sided? J Clin Epidemiol. 1989 ; 42 : 473-6.

Peterson HB, Kleinbaum DG. Interpreting the literature in obstetrics and gynecology : II. Logistic regression and related issues. Obstet Gynecol. 1991 ; 78 : 717-20.

Phelps CE, Mushlin AI. On the (near) equivalence of cost-effectiveness and cost-benefit analyses. Int J Technol Health Care. 1991 ; 7 : 12-21.

Plous S. The Psychology of Judgment and Decision Making. New York : McGraw-Hill ; 1993.

Pocock SJ, Hughes MD, Lee RJ. Statistical problems in the reporting of clinical trials : a survey of three medical journals. N Engl J Med. 1987 ; 317 : 426-32.

Prihoda TJ, Schelb E, Jones JD. The reporting of statistical inferences in selected prosthodontic journals. J Prosthodont. 1992 ; 1 : 51-6.

Raju TN, Langenberg P, Sen A, Aldana O. How much "better" is good enough? The magnitude of treatment effect in clinical trials. Am J Dis Child. 1992 ; 146 : 407-11.

Ransohoff DF, Feinstein AR. Problems of spectrum and bias in evaluating the efficacy of diagnostic tests. N Engl J Med. 1978 ; 299 : 926-30.

Raskob GE, Lofthouse RN, Hull RD. Methodological guidelines for clinical trials evaluating new therapeutic approaches in bone and joint surgery. J Bone Joint Surg. 1985 ; 67-A : 1294-7.

Raykov T, Tomer A, Nesselroade JR. Reporting structural equation modeling results in Psychology and Aging : some proposed guidelines. Psychol Aging. 1991 ; 6 : 499-503.

Redelmeier DA, Rozin P, Kahneman D. Understanding patients' decisions ; Cognitive and emotional perspectives. JAMA. 1993 ; 270 : 72-6.

Reed JF, Slaichert W. Statistical proof in inconclusive "negative" trials. Arch Intern Med. 1981 ; 141 : 1307-10.

Reid MC, Lachs MS, Feinstein AR. Use of methodologic standards in diagnostic test research. JAMA. 1995 ; 274 : 645-51.

Reiffenstein RJ, Schiltroth AJ, Todd DM. Current standards in reported drug trials. Can Med Assoc J. 1968 ; 99 : 1134-5.

Reizenstein P, Delgado M, Gastiaburu J, et al. Efficacy of and errors in randomized multicenter trials : a review of 230 clinical trials. Biomed Pharmacotherapy. 1983 ; 37 : 14-24.

Rennie D. Vive la difference (P < 0.05) ! [Editorial]. N Engl J Med. 1978 ; 299 : 828-9.

Rennie D. CONSORT revised : improving the reporting of randomized trials. JAMA. 2001 : 285 : 2007-7.

Reznick RK, Guest CB. Survival analysis : a practical approach. Dis Colon Rectum. 1989 : 32 : 898-902.

Richardson WS, Detsky AS. Users' guides to the medical literature. VII. How to use a clinical decision analysis. A. Are the results of the study valid? The Evidence-Based Medicine Working Group. JAMA. 1995 ; 273 : 1292-5.

Richardson WS, Detsky AS. Users' guides to the medical literature. VII. How to use a clinical decision analysis. B. What are the results and will they help me in caring for my patients? The Evidence-Based Medicine Working Group. JAMA. 1995 ; 273 : 1610-3.

Riegelman RK, Hirsch RP. Studying a Study and Testing a Test : How to Read the Medical Literature, 2nd ed. Boston : Little, Brown ; 1989.

Rochon PA, Gurwitz JH, Cheung MC, et al. Evaluating the quality of articles published in journal supplements compared with the quality of those published in the parent journal. JAMA. 1994 ; 272 : 108-13.

Ross OB. Use of controls in medical research. JAMA. 1951 ; 145 : 72-5.

Rothman AJ, Kiviniemi MT. Treating people with information : an analysis and review of approaches to communiating health risk information. J Natl Cancer Inst Monogr. 1999 ; 25 : 44-51.

Rothman KJ. Significance questing [Editorial]. Ann Intern Med. 1986 ; 105 : 445-7.

Rothman KJ. Epidemiology : An Introduction. New York : Oxford University Press ; 2002.

Rothman KJ, Greenlnd S, Walker AM. Concepts of interaction. Am J Epidemiol. 1980 ; 112 : 467-70.

Sackett DL. How to read clinical journals : V. To distinguish useful from useless or even harmful therapy. Can Med Assoc J. 1981 ; 124 : 1156-62.

Sackett DL. Interpretation of diagnostic data : 5. How to do it with simple maths. Can Med Assoc J. 1983 ; 129 : 947-54.

Sackett DL, Haynes RB, Guyatt GH, Tugwell P. Clinical Epidemiology : A Basic Science for Clinical Medicine, 2nd ed. Boston : Little, Brown ; 1991.

Salsburg DS. The religion of statistics as practiced in medical journals. Am Statistician. 1985 : 39 : 220-3.

Savitz DA. Measurements, estimates, and inferences in reporting epidemiologic study results [Editorial]. Am J Epidemiol. 1992 ; 135 : 223-4.

Savitz DA, Olshan AF. Multiple comparisons and related issues in the interpretation of epidemiologic data. Am J Epidemiol. 1995 ; 142 : 904-8.

Savitz DA, Tolo KA, Poole C. Statistical significance testing in the American Journal of Epidemiology, 1970-1990. Am J Epidemiol. 1994 ; 139 : 1047-52.

Scherer RW, Dickersin K, Langenberg P. Full publication of results initially present ed in abstracts : a meta-analysis. JAMA. 1994 ; 272 : 158-62 [Erratum. JAMA. 1994 ; 272 : 1410].

Schoolman HM, Becktel JM, Best WR, Johnson AF. Statistics in medical research : principles versus practices. J Lab Clin Med. 1968 ; 71 : 357-67.

Schor S. Statistical reviewing program for medical manuscripts. Am Statistician. 1967 ; (Feb) : 28-31.

Schor S. Statistical proof in inconclusive "negative" trials. Arch Intern Med. 1981 ; 141 : 1263-4.

Schor S, Karten I. Statistical evaluation of medical journal manuscripts. JAMA. 1966 ; 195 : 1123-8.

Schultz KF. Subverting randomization in controlled trials. JAMA. 1995 ; 274 : 1457-8.

Schultz KF, Chalmers I, Grimes DA, Altman DG. Assessing the quality of randomization from reports of controlled trials published in journals of obstetrics and gynecology. JAMA. 1994 ; 272 : 125-8.

Schultz KF, Chalmers I, Hayes RJ, Altman DG. Empirical evidence of bias : dimensions of methodological quality associated with estimates of treatment effects in controlled trials. JAMA. 1995 ; 273 : 408-12.

Schwartz D, Lellouch J. Explanatory and pragmatic attitudes in therapeutical trials. J Chronic Dis. 1967 ; 20 : 637-48.

Schwartz L, Woloshin S, Welch HG. Putting cancer in context. J Natl Cancer Inst. 2002 ; 94 : 799-804.

Schwartz WB, Gorry GA, Kassirer JP, Essig A. Decision analysis and clinical judgment. Am J Med. 1973 ; 55 : 459-72.

Sheehan TJ. The medical literature : let the reader beware. Arch Intern Med. 1980 ; 140 : 472-4.

Sheps SB, Schechter MT. The assessment of diagnostic tests : a survey of current medical research. JAMA. 1984 ; 252 : 2418-22.

Shiffman RN, Shekelle P, Overhage JM, et al. Standardized reporting of clinical practice guidelines : a proposal from the Conference on Guideline Standardization. Ann Intern Med. 2003 ; 139 : 493-8.

Shott S. Statistics in veterinary research. J Am Vet Med Assoc. 1985 ; 187 : 138-41.

Shuster JJ, Binion J, Walrath N, et al. Statistical review process. Recommended procedures in biomedical research articles [Editorial]. JAMA. 1976 ; 235 : 534-5.

Shutty M. Guidelines for presenting multivariate statistical analyses in Rehabilitation Psychology. Rehab Psych. 1994 ; 39 : 141-4.

Siegel JA, Sparks RB. The Biologic Effects of Radiation and Their Associated Risks. http://www.internaldosimetry.com/courses/laymans/linkedpages/compare.html. Accessed 11/8/03.

Siegel JE, Weinstein MC, Russell LB, Gold MR. Recommendations for reporting cost-effectiveness analyses. Panel on Cost-Effectiveness in Health and Medicine. JAMA. 1996 ; 276 : 1339-41.

Simel DL, Feussner JR, Delong ER, Matchar DB. Intermediate, indeterminate, and uninterpretable diagnostic test results. Med Decis Making. 1987 ; 7 : 107-14.

Simes J. Meta-analysis : its importance in cost-effectiveness studies. Med J Aust. 1990 ; 153 (Suppl) : S13-16.

Simmons GH, Fishbein M. The Art and Practice of Medical Writing. Chicago : American Medical Association ; 1925.

Simon G, Wagner E, Vonkorff M. Cost-effectiveness comparisons using real world randomized trials : the case of new antidepressant drugs. J Clin Epidemiol. 1995 ; 48 : 363-73.

Simon R. Confidence intervals for reporting results of clinical trials. Ann Intern Med. 1986 ; 105 : 429-35.

Simon R, Wittes RE. Methodologic guidelines for reports of clinical trials. Cancer Treat Rep. 1985 ; 69 : 1-3.

Simpson RJ, Johnson TA, Amara IA. The box-plot : an exploratory analysis graph for biomedical publications. Am Heart J. 1988 ; 116 : 1663-5.

Smith DG, Clemens J, Crede W, et al. Impact of multiple comparisons in randomized clinical trials. Am J Med. 1987 ; 83 : 545-50.

Snapinn SM. Noninferiority trials [Commentary]. Curr Control Trials Cardiovasc Med. 2000,1 : 19-21.

Sonis J, Joines J. The quality of clinical trials published in The Journal of Family Practice, 1974-1991. J Fam Pract. 1994 ; 39 : 225-350.

Sonnenberg FA, Beck JR. Markov models in medical decision making : a practical guide. Med Decis Making. 1993 ; 13 : 322-38.

Sox HC Jr. Probability theory in the use of diagnostic tests : an introduction to critical study of the literature. Ann Intern Med. 1986 ; 104 : 60-6.

Spiegelhalter DJ, Myles JP, Jones DR, Abrams KR. Bayesian methods in health technology assessment : a review. Health Technol Assess 2000 ; 4 : 1-30.

Squires BP. Statistics in biomedical manuscripts : what editors want from authors and peer reviewers [Editorial]. Can Med Assoc J. 1990 ; 142 : 213-4.

Standards of Reporting Trial Group. A proposal for structured reporting of randomized controlled trials. JAMA. 1994 ; 272 : 1926-31. [Correction : JAMA. 1995 ; 273 : 776.]

Stefadouros MA. A new system of visual presentation of analysis of test performance : the double-ring diagram. J Clin Epidemiol. 1993 ; 46 : 1151-8.

Stewart LA, Parmar MKB. Bias in the analysis and reporting of randomized controlled trials. Int J Tech Assess Health Care. 1996 ; 12 : 264-75.

Stoddart GL. How to read journals. VII. To understand an economic evaluation (Part A). Can Med Assoc J. 1984 ; 130 : 1428-34.

Stoddart GL. How to read journals. VII. To understand an economic evaluation (Part B). Can Med Assoc J. 1984 ; 130 : 1542-9.

Stoto MA. From data analysis to conclusions : a statistician's view. In : Council of Biology Editors, Editorial Policy Committee. Ethics and Policy in Scientific Publication. Bethesda, MD : Council of Biology Editors ; 1990 : 207-18.

Stroup DF, Berlin JA, Morton SC, et al. Meta-analysis of observational studies in epidemiology : a proposal for reporting. JAMA. 2000 ; 283 : 2008-12.

Sumner D. Lies, damned lies, or statistics? J Hypertens. 1992 ; 10 : 3-8.

Sung L, Hayden J, Greenberg ML, et al. Seven items were identified for inclusion when reporting a Bayesian analysis of a clinical study. J Clin

Epidemiol 2005 ; 58 : 261-8.

Testa MA, Simonson DC. Assessment of quality-of-life outcomes. N Engl J Med. 1996 ; 334 : 835-40.

Thompson JR. Invited commentary : re : "multiple comparisons and related issues in the interpretation of epidemiologic data." Am J Epidemiol 1998 ; 147 : 801-6.

Thorton H. Patients' understanding of risk [Editorial]. BMJ. 2003 ; 327 : 693-4.

Timmreck TC. An Introduction to Epidemiology, 2nd ed. Boston : Jones and Bartlett ; 1998.

Trobe JD, Fendrick AM. The effectiveness initiative. I. Medical practice guidelines. Arch Ophthalmol. 1995 ; 113 : 715-7.

Tugwell PX. How to read clinical journals : III. To learn the clinical course and prognosis of disease. Can Med Assoc J. 1981 ; 124 : 869-72.

Tyson JE, Furzan JA, Reisch JS, Mize SG. An evaluation of the quality of therapeutic studies in perinatal medicine. J Pediatr. 1983 ; 102 : 10-3.

Udvarhelyi IS, Colditz GA, Rai A, Epstein AM. Cost-effectiveness and cost-benefit analyses in the medical literature : are the methods being used correctly? Ann Intern Med. 1992 ; 116 : 238-44.

Vaisrub N. Manuscript review from a statistician's perspective [Editorial]. JAMA. 1985 ; 253 : 3145-7.

van Walraven C, Naylor CD. Do we know what inappropriate laboratory utilization is? A systematic review of laboratory clinical audits. JAMA.1998 280 : 550-8.

von Elm E. The STROBE Statement. http://www.strobe-statement.org/. Accessed July 4, 2005.

Vrbos LA, Lorenz MA, Peabody EH, McGregor M. Clinical methodologies and incidence of appropriate statistical testing in orthopaedic spine literature. Are statistics misleading? Spine. 1993 ; 18 : 1021-9.

Wainapel SF, Kayne HL. Statistical methods in rehabilitation research. Arch Phys Med Rehabil. 1985 ; 66 : 322-4.

Wald N, Cuckle H. Reporting the assessment of screening and diagnostic tests. Br J Obstet Gynaecol. 1989 ; 96 : 389-96.

Walker AM. Reporting the results of epidemiological studies. Am J Public Health. 1986 ; 76 : 556-8.

Walker RD, Howard MO, Lambert MD, Suchinsky R. Medical practice guidelines. West J Med. 1994 ; 161 : 39-44.

Wallenstein S, Zucker CL, Fleiss JL. Some statistical methods useful in circulation research. Circ Res. 1980 ; 47 : 1-9.

Walter SD. Methods of reporting statistical results from medical research studies. Am J Epidemiol. 1995 ; 141 : 896-906.

Ware JH, Mosteller F, Delgado F, et al. P values. In : Bailar JC, Mosteller F, eds. Medical Uses of Statistics. 2nd ed. Boston : NEJM Books ; 1992 : 181-200.

Warner KE. Issues in cost effectiveness in health care. J Public Health Dent. 1989 ; 49 (5 Spec No) : 272-8.

Wasson JH, Sox HC. Clinical prediction rules. Have they come of age? JAMA. 1996 ; 275 : 641-2.

Wasson JH, Sox HC, Neff RK, Goldman L. Clinical prediction rules. Applications and methodological standards. N Engl J Med. 1985 ; 313 : 793-9.

Watts GT. Statistics in journals [Letter]. Lancet. 1991 ; 337 : 432.

Wears RL. What is necessary for proof? Is 95% sure unrealistic? [Letter]. JAMA. 1994 ; 271 : 272.

Weech AA. Statistics : use and misuse. Aust Paediatr J. 1974 ; 10 : 328-33.

Weinstein MC. Principles of cost-effective resource allocation in health care organizations. Int J Technol Assess Health Care. 1990 ; 6 : 93-103.

Weinstein MC, Stason WB. Foundations of cost-effectiveness analysis for health and medical practices. N Engl J Med. 1977 ; 296 : 716-21.

Weiss GB, Bunce H. Are we ready for statistical guidelines for medical research papers? [Letter]. Biometrics. 1979 ; 35 : 911.

Weiss W, Dambrosia JM. Common problems in designing therapeutic trials in multiple sclerosis. Arch Neurol. 1983 ; 40 : 678-80.

Welch HG. Comparing apples and oranges : Does cost-effectiveness analysis deal fairly with the old and young? Gerontologist. 1991 ; 31 : 332-6.

Welch HG. Should I Be Tested for Cancer? Maybe Not and Here's Why. Berkeley : University of California Press ; 2004.

West RR. A look at the statistical overview (or meta-analysis). J R Coll Physicians Lond. 1993 ; 27 : 111-5.

White SJ. Statistical errors in papers in the British Journal of Psychiatry. Br J Psychiatry. 1979 ; 135 : 336-42.

Whiting P, Rutjes AWS, Dinnes J, et al. Development and validation of methods for assessing the quality of diagnostic accuracy studies. Health Technol Assess. 2004 ; 8 : 1-234.

Wills CE, Holmes-Rovner M. Patient comprehension of information for shared treatement decision making : state of the art and future directions. Pat Ed Counsel. 2003 ; 50 : 285-90.

Wilson A, Henry DA. Meta-analysis. Part 2 : Assessing the quality of published meta-analyses. Med J Aust. 1992 ; 156 : 173-87.

Wilson MC, Hayward RS, Tunis SR, et al. Users' guides to the medical literature. VIII. How to use clinical practice guidelines. B. What are the recommendations and will they help you in caring for your patients? The Evidence-Based Medicine Working Group. JAMA. 1995 ; 274 : 1630-2.

Witzig R. The medicalization of race : scientific legitimization of a flawed social construct. Ann Intern Med. 1996 ; 125 : 675-9.

Working Group on Recommendations for Reporting Clinical Trials in the Biomedical Literature. Call for comments on a proposal to improve reporting clinical trials in the biomedical literature : a position paper. Ann Intern Med. 1994 ; 121 : 894-5.

Wulff HR. Confidence limits in evaluating controlled therapeutic trials [Letter]. Lancet. 1973 ; 2 : 969-70.

Wulff HR, Andersen B, Brandenhoff P, Guttler F. What do doctors know about statistics? Stat Med. 1987 ; 6 : 3-10.

Wurman RS. Information Anxiety : What to Do When Information Doesn't Tell You What You Need to Know. New York : Bantam Books ; 1990.

Yancy JM. Ten rules for reading clinical research reports [Editorial]. Am J Surg. 1990 ; 159 : 553-9.

Young MJ, Bresnitz EA, Strom BL. Sample size nomograms for interpreting negative clinical studies. Ann Intern Med. 1983 ; 99 : 248-51.

Yusuf S, Wittes J, Probstfield J, Tyroler HA. Analysis and interpretation of treatment effects in subgroups of patients in randomized clinical trials. JAMA. 1991 ; 266 : 93-8.

Zelen M. Guidelines for publishing papers on cancer clinical trials : responsibilities of editors and authors. J Clin Oncol. 1983 ; 1 : 164-9.

Zitter Group. Outcomes Backgrounder : An Overview of Outcomes and Pharmaco economics. San Francisco : The Zitter Group ; 1994 : 1-56.

Zivin JA, Bartko JJ. Statistics for disinterested scientists. Life Sci. 1976 ; 18 : 15-26.

索引

外国語と日本語の複合語は，冒頭の語が日本語の場合は和文索引に，外国語の場合は欧文索引に収めた．
太字の頁数は図表の頁．

和文索引

あ

アルファ	39
アルファエラー	39

い

閾値分析	268
意思決定表	264
異常	108
一元配置分散分析	91
一致性の尺度	63
一般化可能性	207
陰性	108
陰性的中度	117
陰性尤度比	115
インデックス検査	110

う

後ろ向きのコホート研究	187
打ち切り	97
打ち切りのあるデータ	100
打ち切りのないデータ	100

え

疫学	132
疫学的研究	151
エビデンス・テーブル	表17.2 **229**, 230
エビデンスの階層	表17.1 **228**
エフェクトサイズ	150, 223
円グラフ	313
エンドポイント	46, 58, 164, 165
代替──	164
多重──	58
複合──	165

お

横断研究	201
応答集合	204

か

オープンラベル継続試験	155
オッズ	22
オッズ比	17, 22, 26, 35, 63

か

カイ2乗検定	43, 63–66
関連性の──	65
適合性の──	66
独立性の──	65
割合の比較の──	66
Pearsonの──	65
カイ2乗適合度検定	78
回帰係数	74
回帰直線	図7.2 35, **79**, 234
回帰の希釈バイアス	401
回帰分析	図7.1 **72**, 76
回帰補填	81
解析	169, 170
サブグループ──	170
回想誤差	198
階層的回帰	82
回想バイアス	400
外的妥当性	207, 270
ガイドライン	269
害発生必要数	25
開放コホート	188
確定バイアス	398
確率分布	65, 129
確率論的感度分析	268
過誤	39, 42, 52, 182
第1種の──	39, 52
第2種の──	39, 42
第3種の──	182
過剰標本抽出	158
仮説	41
帰無──	41
対立──	41
仮説検定	38, 171
片側検定	44

カットイン見出し	283
カッパ統計量	64
カテゴリー尺度法	245
カテゴリカルデータ	5, 312
カテゴリカル変数	63
可変ブロックデザイン	158
観察研究	393
感受性バイアス	401
間接的アプローチ	243
感度	76, 105, 112
モデルの──と特異度	76
感度分析	171, 251, 265
関連	62
関連─因果関係バイアス	402
関連性のカイ2乗検定	65

き

偽陰性	113
記述統計量	3, 68
基準関連妥当性	207
基準的賭け法	245
既存コホート研究	187
既存対照	196
期待バイアス	399
帰無仮説	39, 41, 125, 153
脚注	278
級間相関	69
級内相関	69
境界	269
偽陽性	113
共分散分析	72, 90, 91
寄与分画	21
許容できる差の最大値	168
寄与リスク	21
寄与リスク減少	250
金銭的費用	243

く

偶発節	271
クラスター試験	154
グループ	275, 294
クロスオーバー試験	154, 166
群間変動	90
群比較	90

け

経済的転換	243
経済的評価	394
系統的レビュー	215, 220, 393
経路	269
ケースコントロール研究	193, 194
欠測モデル	81
決断節	271
決断分析	271
決定閾値	114
決定係数	74, 76, 77
決定樹　図19.1	258, **259**, 264
決定分析　表19.1	256, **257**
決定論的感度分析	268
限界費用アウトカム比	248
研究	150, 151, 241
疫学的——	151
効果を評価する——	151
実践的——	151
説明的——	150
治療的——	151
パイロット——	241
病態生理学的——	151
有効性を評価する——	150
研究対象集団	133
研究デザイン	145, 392
健康状態指数	238
健康労働者バイアス	198, 396
言語バイアス	396
検査	107
スクリーニング——	107
病期——	107
モニタリング——	107
ルーチン——	107
現在価値分析	250
減少バイアス	401

検定	38, 40, 43, 44, 46, 48, 52, 63, 77, 78, 102, 125
カイ2乗——	43, 63
カイ2乗適合度——	78
仮説——	38
片側——	44
古典的仮説——	125
多重——	52
適合度逸脱	78
適合度または非適合度の——	77
ノンパラメトリック——	46
パラメトリック——	46
両側——	44
ログランク——	102
Anderson-Darling 適合度——	78
Cramer-Smirnov-Von Mises——	78
Fisher の直接法	43
Hosmer-Lemeshow 適合度——	78
Kolmogorov-Smirnov 適合度——	78
Student の t——	48
Student の両側 t——	40
t——　表4.1	43
U——	43
Wilcoxon——	102
検定統計量	48, 67

こ

交互作用	178
交互作用項	83
交差積比	23
構成概念妥当性	207
構造的不確実性	268
公表バイアス	221, 222, 404
効用	263
交絡	166, 395
交絡作用	178
誤差	167, 395
固守	176
固定効果モデル	225
固定コホート	188
古典的仮説検定	125
誤分類バイアス	189, 195, 198

コホート研究	186, 187
後ろ向きの——	187
既存——	187
前向きの——	187
コホート効果	402
混合バイアス	400

さ

最小化法	161
最大値	168
許容できる差の——	168
最適情報サイズ	222
差異のある回想バイアス	198
サブグループ解析	57, 170
残差	77
残差標準偏差	77
参照基準	106, 110
参照集団	133
暫定診療ガイドライン	269
散布図　図6.1　図7.1	
	62, **63**, **76**, 234, 294, 316

し

視覚的アナログ尺度	245
志願者バイアス	397
時間得失法	245
時間範囲	260
時期効果	403
試験	154, 155
オープンラベル継続——	155
クラスター——	154
クロスオーバー——	154
多施設共同——	155
要因——	154
ランダム化比較——	154
N-of-1——	155
試験後確率	126
試験対象集団	133
事後確率	118
自己記入質問表	202
自己選択バイアス	398
事前確率	118
事前確率分布	126
自然頻度	24, 28
実験的研究	392, 151
疾病費用分析	238
質問表	201

支払い	243
支払意思法	243
尺度	7
視覚的アナログ——	245
中心傾向の——	7
ばらつきの——	7
ジャックナイフ法	78, 95
重回帰	72, 90
重回帰分析	52
収束妥当性	207
重点サンプリング法	130
自由度	48, 67
受信者動作特性	114
受信者動作特性曲線	図10.3
	115, **116**, 265
遵守	176
順序データ	6
紹介—フィルターバイアス	
	160, 198, 397
生涯有病数	138
状態遷移過程	264
症例の混合	107
叙述的レビュー	215
所属集団バイアス	396
処置選択バイアス	397
真陰性	113
診断検査	393
診断効率	114
診断再評価バイアス	399
診断の「精査」バイアス	198
診断の正確度	78, 114
真陽性	113
信頼区間	32, 33, 36, 177
heterogeneousな——	33
95%——	33
信頼係数	33
信頼性	206
診療ガイドライン	
	表19.1　256, **257**, 261, 394

す

推定	32
推定値	39
スクリーニング検査	107
ステップワイズ法	82
スパナ見出し	283
スプライン関数	319

スペクトル効果	107

せ

正確検定	66
正規分布	9
請求額	243
精査バイアス	398
正常	108
生存時間解析	97
生存時間曲線	97
生存者バイアス	397
生存率	35, 101
生態学的バイアス	402
生命表	表9.2　103
生命表法	101, 142
生命保険数理法	142
絶対差	177
絶対リスク	18, 26, 27
絶対リスク減少	21, 250
絶対リスク差	21
折半信頼性	206
説明的研究	150
説明変数	82, 218
線形回帰	72
線形重回帰	73
線形重回帰分析	80
線形重回帰モデル	表7.1　81
線形単回帰	73
線形単回帰分析	74
線形モデル	265
全数調査	157
選択的報告	221
選択バイアス	189, 398

そ

相関	62
相関行列	表6.2　70
相関係数	35, 68, 76
点多重系列——	68
点二系列——	68
Kendallの順位——	68
Pearsonの積率——	68
Spearmanの順位——	68
相関の解析	68
相関の尺度	63
総コホート死亡率	139
操作的定義	164, 218

総死亡率	139
相乗効果	178
相対差	177
相対リスク	21, 26
相対リスク減少率	21, 250
相対リスク差	21
増分費用アウトカム比	248
層別標本	158
測定誤差	32
測定バイアス	400
粗死亡率	139

た

第1種の過誤	39, 52
第2種の過誤	39, 42
対応のあるデータ	12
対照率バイアス	402
代替エンドポイント	164, 244
対立仮説	41, 154
多元配置分散分析	91
多項回帰	73
多施設共同試験	155
多重エンドポイント	58
多重検定	52, 53, 59
多重中間検討	52
多重比較	52, 90
多重比較法	56
多重ロジスティック回帰	73
多重ロジスティック回帰分析	86
多重ロジスティック回帰モデル	
	表7.3　87
妥当性	110, 206
多変量分散分析	90
単一値補填	81
単回帰	72
単変量解析	82
単ロジスティック回帰	73
単ロジスティック回帰分析	
	表7.2　84, **85**

ち

地域対照	196
致命率	138
注意バイアス	399
中央値	11
中央によるランダム化	161
中間解析	58, 168

中止バイアス	397	どぶ浚い検定	401	反復測定	190
抽出誤差	32			反復測定分散分析	92
中心傾向の尺度	7	**な**		判別妥当性	207
調査報告	202	内的整合性	206		
直接年齢調整	140	内的妥当性	270	**ひ**	
治療選択バイアス	397	内容妥当性	207	比	5, 15
治療的研究	151			非応答者バイアス	396
治療必要数	25, 35, 250	**に**		比較	153, 275, 294
		二系列相関係数	68	主要な――	153
つ		二元配置分散分析	91	副次的な――	153
追加解析	53			非金銭的費用	243
追跡期間	165	**ね**		ヒストグラム	図1.3　8
追跡研究	186	ネガティブ試験数	221	非正規分布	11
		年間有病数	138	非線形回帰	73
て				人得失法	245
データ	12, 100	**の**		百分率	16
打ち切りのある――	100	ノンパラメトリック検定		費用	243
打ち切りのない――	100	表4.2　44, 46		費用アウトカム曲線	265
対応のある――	12			病院対照	196
matched――	12	**は**		評価者間信頼性	106
データ浚い	53, 170, 176, 401	パーセンタイル	16, 109	評価尺度	245
データの補填	81	パーセンタイル順位	16	病期検査	107
適応バイアス	398	パーセンテージ	4	費用結果分析	238
適格性の基準	157	バイアス	160, 166, 189, 195,	費用効果分析	238, 244
適合性のカイ2乗検定	66		198, 208, 228, 395	費用最小化分析	237
適合度逸脱検定	78	健康労働者――	198	標準化死亡比	141
デルファイ過程	262	誤分類――	189, 195, 198	標準誤差	7, 37
点推定値	33	差異のある回想――	198	平均値の――	7
点多重系列相関係数	63, 68	紹介―フィルター――	160	標準偏差	7, 9, 129
点二系列相関係数	68	紹介フィルター――	198	病状進行バイアス	399
		診断の「精査」――	198	病態生理学的研究	151
と		選択――	189	標的集団	133
統計学的検出力	39, 40, 42, 159	灰色文献	219	費用同定分析	237
統計学的検定	表4.2　44	ハイリスク集団	133	費用便益分析	238, 244
統計学的不均一性	224	パイロット研究	126, 241	標本	157
統計学的有意差	50	箱ひげ図	314	表面妥当性	206
統計手法	42	ハザード比	17, 35, 63, 103	非ランダム化試験	55
同時回帰	82	ハザード率	24	非劣性	150
同時対照	196	外れ値	46, 75, 96, 179	頻度論的アプローチ	38
動的コホート	188	発生密度	136		
同等性	150	発生密度率	24	**ふ**	
同等性マージン	150	発病率	136, 137	ファイ係数	63, 66
特異度	76, 106, 112, 113	パネル研究	186	不安バイアス	399
モデルの感度と――	76	ばらつきの尺度	7	フォレストプロット	
特定疾病死亡率	139	パラメトリック検定			図17.4　226, 230, **231**
独立性のカイ2乗検定	65	表4.2　11, 44, 46		複合エンドポイント	165
ドットチャート	294, 312	範囲	11	プラセボ効果	403

フローチャート	
図13.1	172, 173–175, 227
クロスオーバー試験 図13.3	175
文献の系統的レビュー	
図17.3	227
3群のランダム化臨床試験	
図13.2	174
ブロック割り付け	158
分割点	5
分散分析　　表8.1　表8.2	
52, 72, 90–92, 94, 95	
一元配置——	91
共——	91
多元配置——	91
二元配置——	91
反復測定——	92

へ

ペアリング	157
平均値	9, 39, 129
平均値の標準誤差	7
平均値への回帰	400
平均費用アウトカム比	247
平均平方誤差の平方根	77
平均余命	142
平均罹患リスク	136
閉鎖コホート	188
ベイズ流アプローチ	38
ベイズ流解析　図11.1	127–129
完全な——	128
経験的な——	129
ベイズ流統計学	124
併存妥当性	207
ベータ	40
ベータエラー	39
ベネフィット	18, 27
変数減少法	82
変数増加法	82
変動係数	10
弁別妥当性	207
変量効果モデル	225

ほ

補填	81
回帰——	81
単一値——	81
データの——	81
ホットデッキ——	81
方法論的多様性	224
方法論的不確実性	268
ボックスプロット	294

ま

前向きのコホート研究	187
マグニチュード推定法	245
マッチング	157

み

未調整死亡率	139

む

無作為選択	157

め

メタアナリシス　図17.2　215, 220,	
222, 223, 224, 232, 233, 393	
累積——	232
メタ回帰	73
メタ回帰分析	234
面接者による調査	202

も

盲検化	162
黙諾	204
持ち越しバイアス	401
モニタリング検査	107
モンテカルロシミュレーション	265

や

薬剤経済学	236

ゆ

有意水準	39, 42, 54, 171
優越性	150
有害事象	27
有効性を評価する研究	150
優先的引用バイアス	403
尤度	118

尤度関数	126, 127
尤度比	106, 115, 126
陽性——	106
有病—罹患バイアス	397
有病率　　表12.1　表12.2	
106, 135, 136, 137, 138	
ユニバース	133

よ

要因試験	154
陽性	108
陽性的中度	106, 117
陽性尤度比	106, 115
要約統計量	3
予測妥当性	207
予測分布	128

ら

ランダム化	161
ランダム化試験	55
ランダム化比較試験	149, 154
ランダム誤差	32
ランダム割り付け	160

り

リードタイムバイアス	100, 402
罹患リスク	136
罹患率　　表12.1　135, 136	
罹患率研究	186
罹患割合	136
リスク　表2.1　15, 17–19, 24–26, 28	
確率として表す——	24
自然頻度として表す——	25
リスク因子	108
リスク差	21
リスク集団	133
リスクスコア	72
リスクの尺度	26
リスク比	17, 21, 35, 63, 103
率	5, 15, 17
率比	17
罹病	138
両側検定	44
臨床疫学	133
臨床研究デザイン　　表17.1	228
臨床的多様性	224

る

累積発生率比	21
累積メタアナリシス	図17.6
	232, **233**
累積罹患率	136
ルーチン検査	107

れ

| レビュー | 216 |

| 連続データ | 6 |
| 連続変数 | 63 |

ろ

漏斗状プロット	図17.1　222
ログランク検定	102
ロジスティック回帰	72

わ

| 割合 | 5, 16, 35 |

割合の比較のカイ2乗検定	66
割り付け	158, 160
ブロック――	158
ランダム――	160
割り付けの非開示	161
割引	250
割引因子	250

欧文索引

A

absolute difference	177
absolute risk	18
absolute risk difference	21
absolute risk reduction	21, 250
acquiescence	204
actuarial法	101
adherence	176
ADRS	140
allocation concealment	161
alpha error	39
alpha level	42, 171
alternative hypothesis	41
AMA Manual of Style	387
analysis of covariance	72, 90
analysis of variance	72, 90
ANCOVA	72, 90, 91
Anderson-Darling適合度検定	78
annual prevalence	138
ANOVA	52, 53, 56, 72, 90
ARR	21, 250
ASDRS	140
association	62
attack rate	136
attributable fraction	21
attributable risk	21
attributable risk reduction	250
average cost-outcome ratio	247
average risk of disease	136

B

| backward variable selection | 82 |
| BaSiS | 128 |

Bayesian approach	38
Bayesの定理	118, 124, 264
Bayes因子	126
Berkson-Gage法	101, 142
Berksonの誤り	396
beta error	39
Bland-Altman法	64, 110
blinding	162
blocking	158
Bonferroniの修正	54, 56
boundary	269

C

CART	266
case-fatality rate	138
category scaling	245
CBE Style Manual	387
censored	97
censored data	100
central randomization	161
chi-square test	63
Clevelandのドットチャート	
	図1.2　7, 8
Clevelandの格子チャート	318
clinical diversity	224
clinical epidemiology	133
clinical practice guideline	257
closed cohort	188
coefficient of determination	76
coefficient of variation	10
community control	196
compliance	176
composite endpoint	165
concurrent control	196

concurrent validity	207
confidence coefficient	33
confidence interval	7, 32, 177
confounding	166
confounding effect	178
CONSORT	145
construct validity	207
content validity	207
continuous data	6
convergent validity	207
correlation	62
correlation coefficient	76
cost-benefit analysis	238
cost-consequence analysis	238
cost-effectiveness analysis	238
cost-identification analysis	237
cost-minimization analysis	237
cost-of-illness analysis	238
cost-outcome curve	265
cost-utility analysis	238
Cox-Mantel検定	102
Coxの比例ハザード回帰	73
Coxの比例ハザード回帰モデル	
	表9.3　104
Cramer-Smirnov-Von Mises検定	78
criterion validity	207
Cronbachのアルファ	64, 206
cross-product ratio	23
crude death rate	139
cumulative incidence	136
cumulative incidence ratio	21
cumulative meta-analysis	232
Cutler-Ederer法	101, 142
cutpoint	5

CV	10	

D

data dredging	53
decision analysis	256
decision table	264
decision tree	264
degree of freedom	67
Delphi process	262
deterministic sensitivity analysis	268
diagnostic accuracy	78, 114
diagnostic efficiency	114
diagnostic "work-up" bias	198
differential recall bias	198
discount factor	250
discounting	250
discriminant validity	207
divergent validity	207
DOI	152
Duncanの多重範囲手順	56
Dunnettの手順	56
dynamic cohort	188

E

economic conversion	243
effectiveness study	151
efficacy study	150
effort-to-yield measure	35
eligibility criteria	157
EMBASE	219
epidemiologic study	151
equivalence	150
equivalence margin	150
estimate	39
evidence-based medicine	145, 256
exact test	66
experimental population	133
explanatory study	150
external validity	207, 270

F

face validuty	206
factorial trial	154
failure-time解析	97
faking bad	204
FDA	128
Fisherの最小有意差法	56
Fisherの直接法	43
fixed cohort	188
fixed-effect model	225
follow-up period	165
follow-up study	186
forward variable selection	82
Framingham Heart Study	188
frequentist approach	38

G

Gaussの定義　図10.1	108, 109
Gauss求積法	130
generalizability	207
gray literature	219

H

hazard rate	24
hazard ratio	63
health status index	238
healthy worker bias	198
heterogeneousな信頼区間	33
hierarchical regression	82
historical control	196
Hosmer-Lemeshow適合度検定	78
hospital control	196
hot deck imputation	81
human capital approach	243
hypothesis testing	38

I

ICMJE	151
imputation	81
incidence	135
incidence density	136
incidence density rate	24
incidence proportion	136
incidence risk	136
incidence study	186
incremental cost-outcome ratio	248
indirect approach	243
intention-to-treat解析	100, 169
interaction term	83
interactive effect	178
interclass correlation	69
interim analysis	168
internal consistency	206
internal validity	270
intraclass correlation	69
ITT	169

K

Kaplan-Meier曲線　図9.1	99, 102
Kaplan-Meier推定量	102
Kaplan-Meier法	101, 142
Kendallの順位相関係数	68
Kolmogorov-Smirnov適合度検定	78

L

L'Abbéプロット　図17.5	231, 232
Laplace近似	130
life table method	101, 142
lifetime prevalence	138
LIKA試験	150
likelihood function	126, 127
limits of agreement法	64, 110
linear model	265
linear regression	72
LOCF	179
Loess曲線	319

M

magnitude estimation technique	245
MAIPD	233
MANOVA	90
marginal cost-outcome ratio	248
Markov過程	264
Markov連鎖モンテカルロ法	130
matchedデータ	12
maximum allowable difference	168
measure of agreement	63
measure of central tendency	7
measure of correlation	63
measure of dispersion	7
MEDLINE	219
meta-analysis	215
meta-analysis of individual patient data	233
meta-regression analysis	234
methodological diversity	224
methodological uncertainty	268
minimization	161
misclassification bias	198
MITT	169

model missingness	81	
modified intention-to-treat解析	169	
MOOSE	145	
morbidity	138	
multiple analysis of variance	90	
multiple comparison	52	
multiple comparison procedure	56	
multiple look	52	
multiple regression	72, 90	
multiple testing	52	
multiway ANOVA	91	

N

narrative review	215
natural frequency	24
negative predictive value	117
Neymanのバイアス	397
NNH	25
NNT	25, 250
N-of-1試験	155
non-inferiority	150
NS	286
null hypothesis	41
null hypothesis of no difference	39
number needed to harm	25
number needed to treat	25, 35, 250

O

odds	22
odds ratio	22, 63
one-way ANOVA	91
open cohort	188
operational definition	164, 218
optimal information size	222
outlier	46, 75, 96, 179
overall death rate	139
oversampling	158
Oxford Database of Perinatal Trials	219

P

paired data	12
pathophysiologic study	151
pathway	269
Pearsonのカイ2乗検定	65
Pearsonの積率相関係数	63, 68
percentage	16
percentile	16
percentile rank	16
Per-protocol解析	169
person trade-off technique	245
pharmacoeconomics	236
phi coefficient	63
point biserial correlation coefficient	68
point estimate	33
point multiserial correlation coefficient	63, 68
positive predictive value	117
PP	169
pragmatic study	151
predictive probability	128
predictive validity	207
present value analysis	250
prevalence	135
primary comparison	153
prior probability distribution	126
probabilistic sensitivity analysis	268
proportion	5, 16
provisional practice guideline	269
publication bias	221
P値	38, 47–49, 52, 54, 62, 70

Q

QALY	238
QOL	238
QUOROM	145

R

random-effect model	225
rate	5, 15, 17
rate ratio	17
rating scale	245
ratio	5, 15
RCT	149
recall error	198
receiver operating characteristics 曲線	114, 265
reference population	133
reference standard	106, 110
referral filter bias	160, 198
regression imputation	81
relative difference	177
relative risk	21
relative risk difference	21
relative risk reduction	21, 250
reliability	206
repeated-measures ANOVA	92
research question	145, 215
residual	77
response set	204
risk	15, 17
risk difference	21
risk expressed as a natural frequency	25
risk expressed as a probability	24
risk ratio	21, 63
risk score	72
RMSE	77
ROBUST	128
ROC曲線	114, 115
RRR	21, 250

S

scatter plot	316
Scheffeの方法	56
Science Citation Index	219
SD	7, 9
secondary comparison	153
selective reporting	46
selective reporting of results	221
SEM	7
sensitivity	105, 112
sensitivity analysis	251, 265
simple imputation	81
simple regression	72
Simpsonのパラドックス	403
simultaneous regression	82
SI単位	303
SMR	141
social desirability	204
SORT	145
Spearmanの順位相関係数	63, 68
specificity	106, 112, 113
split-half reliability	206
S-PLUS	130
standard deviation	7
standard error of the mean	7
standard gamble	245
standardized mean difference	223
STARD	146

STARD声明	105	
state-transition process	264	
statistical heterogeneity	224	
statistical power	39, 159	
stepwise selection	82	
stratified sample	158	
STROBE	146	
structural uncertainty	268	
Student-Neuman-Keuls検定	56	
Studentのt検定	48, 54	
Studentの両側t検定	40	
study population	133	
superiority	150	
surrogate endpoint	164, 244	
survival analysis	97	
survival rate	101	
synergistic effect	178	
systematic review	215	

T

test statistic	48, 67	
test-retest再現性	111, 206	
therapeutic study	151	
threshold analysis	268	
through-the-door選択	157	
time horizon	260	
time trade-off technique	245	
trellis chart	318	
TREND	146	
Tukeyのボックスプロット	図1.1 7, **8**, 314	
Tukeyの方法	53, 56	
two-way ANOVA	91	
type I error	39, 52	
type II error	39	
t検定	43	

U

unadjusted death rate	139
uncensored data	100
univariate analysis	82
utility	263
U検定	43

V

validity	110, 206
visual analog scale	245

W

Web of Science	219
Wilcoxon検定	102
willingness-to-pay approach	243
WinBUG	130

数字索引

3方向感度分析	図18.3	252
5年生存率		139
95％信頼区間		7, 33

著者について

Thomas A. Lang, MA

　Tom Lang 氏は 1975 年からテクニカルおよびメディカルライティングに従事しており，1990 年から 1998 年にかけて，オハイオ州クリーブランドにある Cleveland Clinic Foundation の Medical Editing Services のマネジャーの職にあった．その後 Cleveland Clinic を離れ，マサチューセッツ州ボストンにあるタフツ大学医学部ニューイングランド・メディカルセンターの New England Cochrane and Evidence-Based Practice Centers のシニアサイエンティフィックライターとして勤務した．現在は独立し，科学出版およびメディカルライティングのコンサルティング，研修，教育業務を行っている．

　また，Tom Lang Communications and Training の社長として，北米，欧州，日本，中国で広く講演を行っており，あらゆる医学分野の医師および研究者に対してメディカルライティングおよびエディティングのサービスを提供している．このほかにも，系統的レビューのプロジェクトに関与するとともに，米国，日本，中国の大学のメディカルコミュニケーション教育のカリキュラムを策定し，医学研究の報告に関する基準である CONSORT，QUOROM，MOOSE の委員会に参加している．

　Lang 氏の教育能力はシカゴ大学グラハム校教養学部によって認められ，同大学は 2005 年にメディカルライティングおよびエディティングの教育に対して第 1 回 Excellence in Teaching 賞を授与した．また，1994 年には米国メディカルライター協会からワークショップのリーダーとしての顕著な働きに対する Golden Apple 賞，2002 年には米国統計学会から Excellence in Continuing Education 賞をそれぞれ受賞した．さらに，米国メディカルライター協会，欧州メディカルライター協会，科学編集者協議会 Council of Science Editors，日本メディカルライター協会でも幅広く教鞭をとっている．

　Lang 氏は，科学編集者協議会の元会長かつ米国メディカルライター協会のフェローであり，メディカルライティング領域の顕著な貢献者に贈られる Swanberg 賞の 2002 年の受賞者でもある．また，シカゴ大学では Medical Writing and Editing Certificate Program での教育を 1999 年の設立当初から担当し，米国最古の薬科大学であるフィラデルフィア理科大学のバイオメディカルライティングの外部教授も務めている．

　Lang 氏は南カルフォルニア大学 Annenberg School for Communications からコミュニケーションマネジメントの修士号を取得した．現在はカルフォルニア州デイビスに在住．

　連絡先：tomlangcom@aol.com

Michelle Secic, MS

　Michelle Secic 氏は，Secic Statistical Consulting, Inc. のシニア生物統計家かつ社長であり，同社は世界中のさまざまな医学研究プロジェクトに対して統計学のサポートを提供している．その解析プロジェクトは，小規模データから医薬品や医療機器を含む大規模臨床試験まで幅広く及んでいる．

　Secic 氏は 1990 年から 2001 年にかけて Cleveland Clinic Foundation の生物統計家として勤務し，生物統計グループのアソシエイト・チームリーダーおよび臓器移植センター研究部門のマネジャーを務めた．

　2001 年にはコンサルティング会社を拡張するために Cleveland Clinic を離れ，統計学のコンサルテ

ィングに加えて，米国統計学会の会員として医学雑誌の正式な統計学的査読を行っている．さらに，Clinical Device Group's Discussion Forum (www.clinicaldeviceforum.com) の諮問委員会の統計家でもある．

　氏は1990年にボーリンググリーン州立大学で応用統計学の修士号を取得した．現在は，夫Johnと2人の娘Stephanie, Nicoleとともに，オハイオ州シャルドンに在住．

　連絡先：www.secicstats.com

中山書店の出版物に関する情報は，小社サポートページを御覧ください．
https://www.nakayamashoten.jp/support.html

わかりやすい医学統計の報告
医学論文作成のためのガイドライン〈原著第2版〉

2011年9月1日	初版第1刷発行Ⓒ〔検印省略〕
2013年1月31日	第2刷発行
2014年9月5日	第3刷発行
2021年9月1日	第4刷発行

著 ───── Thomas A. Lang，Michelle Secic
監 訳 ───── 大橋靖雄，林 健一
発行者 ───── 平田 直
発行所 ───── 株式会社 中山書店
〒112-0006 東京都文京区小日向4-2-6
TEL 03-3813-1100（代表）
http://www.nakayamashoten.co.jp/

装丁・本文デザイン ── 公和図書デザイン室（臼井弘志＋藤塚尚子）
印刷・製本 ───── 図書印刷株式会社

ISBN978-4-521-73366-1
Published by Nakayama Shoten Co., Ltd.　　　Printed in Japan
落丁・乱丁の場合はお取り替え致します

- 本書の複製権・上映権・譲渡権・公衆送信権（送信可能化権を含む）は株式会社中山書店が保有します．

- **JCOPY** ＜(社)出版者著作権管理機構 委託出版物＞
本書の無断複写は著作権法上での例外を除き禁じられています．複写される場合は，そのつど事前に，(社)出版者著作権管理機構（電話 03-5244-5088，FAX 03-5244-5089, e-mail: info@jcopy.or.jp）の許諾を得てください．

- 本書をスキャン・デジタルデータ化するなどの複製を無許諾で行う行為は，著作権法上での限られた例外（「私的使用のための複製」など）を除き著作権法違反となります．なお，大学・病院・企業などにおいて，内部的に業務上使用する目的で上記の行為を行うことは，私的使用には該当せず違法です．また私的使用のためであっても，代行業者等の第三者に依頼して使用する本人以外の者が上記の行為を行うことは違法です．